中西医结合
心力衰竭诊疗学

主编 贾如意 冯晓敬 姚建明

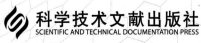

科学技术文献出版社
SCIENTIFIC AND TECHNICAL DOCUMENTATION PRESS

·北京·

图书在版编目（CIP）数据

中西医结合心力衰竭诊疗学 / 贾如意，冯晓敬，姚建明主编. —北京：科学技术文献出版社，2022.2

ISBN 978-7-5189-8753-5

Ⅰ.①中… Ⅱ.①贾… ②冯… ③姚… Ⅲ.①心力衰竭—中西医结合—诊疗 Ⅳ.① R541.605

中国版本图书馆 CIP 数据核字（2021）第 258402 号

中西医结合心力衰竭诊疗学

策划编辑：薛士滨　责任编辑：刘英杰　张雪峰　责任校对：张　微　责任出版：张志平

出 版 者	科学技术文献出版社	
地　　址	北京市复兴路15号　邮编 100038	
编 务 部	(010) 58882938，58882087（传真）	
发 行 部	(010) 58882868，58882870（传真）	
邮 购 部	(010) 58882873	
官 方 网 址	www.stdp.com.cn	
发 行 者	科学技术文献出版社发行　全国各地新华书店经销	
印 刷 者	北京虎彩文化传播有限公司	
版　　次	2022 年 2 月第 1 版　2022 年 2 月第 1 次印刷	
开　　本	787×1092　1/16	
字　　数	493千	
印　　张	21.25　彩插8面	
书　　号	ISBN 978-7-5189-8753-5	
定　　价	98.00元	

中西医结合心力衰竭诊疗学
编 委 会

主编简介

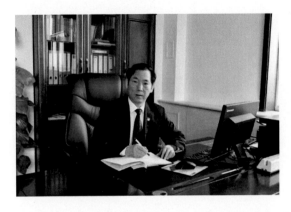

贾如意，毕业于上海医科大学（现为复旦大学上海医学院），医学博士，享受国务院政府特殊津贴，主任医师（二级）、教授、研究生导师、济南终身专业技术拔尖人才、泉城十大名医、山东省优秀医师、山东省杰出介入专家。历任济南市第四人民医院院长、党委书记兼院长，济南市中医医院党委书记、院长。

兼任山东中医药学会副会长、济南中医药学会理事长，山东省医学会介入心脏病学分会副主任委员、山东省医师协会心律失常专业委员会副主任委员、山东省医师协会胸痛专业委员会副主任委员、山东省医师协会高血压病专业委员会副主任委员、山东省高血压联盟副主席、山东省研究型医院协会介入心血管病分会主任委员、济南医学会心血管病专业委员会主任委员、济南市心血管内科质量控制中心主任、济南中医药学会中西医结合心血管病专业委员会主任委员、中国医师协会心血管内科医师分会委员、中国医师协会心血管内科医师分会动脉粥样硬化专业委员会委员、中国医师协会全科医师分会委员、山东生物医学工程学会心律专业委员会委员、房颤协作组副组长、山东省医师协会内科医师分会常委、山东省心血管病专业委员会委员，《山东卫生》杂志理事会常务理事，《山东医药》杂志编委会编委。

贾如意教授从事临床工作三十多年来，在心血管病的诊断、治疗与临床研究及医院管理方面积累了丰富的经验。擅长冠心病、心力衰竭、高血压病、心律失常等疾病的诊治及心血管病的介入性诊治。在山东省率先开展了血管腔内超声诊断及其在经皮冠状动脉介入术（PCI）中的应用工作，广泛开展了复杂高危PCI术、永久起搏器植入术、射频消融术等手术。积极开展高龄危重冠心病患者心血管病介入术，专业技术水平达到国内先进水平。建立完善了集 120、急诊科、心内科、介入中心、心外科为一体的急性心肌梗死"绿色通道",成功抢救了许多危重心脏病患者。

获得山东省科技进步三等奖 1 项,先后获得济南市科技进步二等奖 3 项、三等奖 6 项。参与原"九五"攻关课题、"十一五"国家科技支撑计划研究工作。开展新技术 20 余项,完成科研课题 12 项。发表 SCI 收录论文及国家级学术论文近 100 篇。主编《中西医结合冠心病诊疗学》《高血压及其相关疾病诊疗学》《实用冠心病治疗学》《内科急症学》等著作。成功主办了泰山中西医结合心脏病学会议、泰山高血压病学会议、泰山介入心脏病学会议、济南市中西医结合心血管病规范诊治培训班、泰山心脏病学会议、济南心血管病学术研讨会、济南市心血管内科规范诊治培训班等多项高水平国家级和省级继续医学教育项目。

在贾如意教授的带领下,济南市第四人民医院心血管病专业被评为山东省医药卫生重点学科、济南市 A 级重点专业、山东省著名医疗专科,学科专业技术水平达到国内先进水平。贾如意教授 2016 年来到济南市中医医院工作后,注重中西医技术优势互补,充分利用心血管病学理论知识、丰富的临床经验、高超的技术水平,加强专业团队建设,培养青年专业人才。带领济南市中医医院高血压科入选为济南市临床精品特色专科,心血管科获评"济南市中西医结合心血管疾病临床医学研究中心";批准牵头成立济南市高血压专科联盟。牵头成立济南中医药学会中西医结合心血管病专业委员会,大幅度提升了我院中西医结合救治心血管急危重症的综合水平,为医院心血管病学科取得了跨越式的大发展,为济南市心血管病学科的建设和发展做出了突出的贡献,取得令人瞩目的成就,取得了很好的社会、技术与经济效益,受到了群众、社会和各级领导的广泛好评。

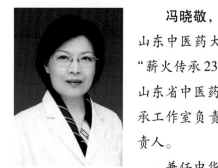

冯晓敬,济南市中医医院心血管病科主任,主任医师、教授,山东中医药大学硕士研究生导师,济南市名中医,济南市名中医"薪火传承 231 工程"指导老师,济南市中医医院优秀中医药人才。山东省中医药重点专科心血管专科负责人,山东省名老中医徐慧传承工作室负责人,齐鲁中医药优势专科集群心血管群成员单位负责人。

兼任中华中医药学会心病分会委员,中国中医药信息学会心脏康养分会常务理事,山东省医师协会心病委员会副主委,山东中医药学会心脏病专业委员会常务委员,山东中西医结合学会心血管病委员会委员,山东中医药学会活血化瘀委员会委员,济南中医药学会常务理事,济南中医药学会中医心病委员会主任委员,济南中医药学会中西医结合心血管病委员会副主委,济南中医药学会中西医结合心血管病专业委员会秘书，济南医学会心血管专业委员会委员，济南市心血管内科医疗质量控制中心秘书。

在30多年的心血管疾病临床工作中，对诊治高血压病、高脂血症、冠心病、心绞痛、心肌梗死、心力衰竭、心律失常、心脏神经症、心肌炎、失眠症等心血管常见病、多发病和疑难病、危急重症方面具有独特诊疗技术专长，善于运用中医辨证理论体系治疗本专业多种疑难病或危急重症。

主研课题10余项，承担国家"十五"科技攻关课题"芪参益气滴丸对心肌梗死二级预防的临床试验研究"，"复律膏治疗缓慢性心律失常的临床与实验研究"获山东省科技进步三等奖，"疏理肝脾、调畅气机法治疗中青年原发性高血压临床疗效的比较研究"获山东中医药科学技术奖三等奖，"强心复脉饮治疗心律失常（缓慢性）的临床应用研究"及"参苓降脂片的研制"分获济南市科技进步三等奖。在核心期刊或省级以上刊物发表学术论文30余篇，著作5部。

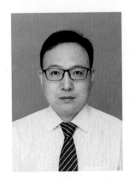

姚建明，医学硕士，济南市中医医院副主任医师。

兼任山东省中西医结合学会介入心脏病专业委员会委员，山东省医师协会心律失常专业委员会委员，山东省康复医学会心律失常专业委员会委员，济南医学会心脏急重症委员会副主任委员，济南中医药学会介入心脏病专业委员会主任委员。

前　言

中医药历史悠久，源远流长，是中华文化的一块瑰宝，凝聚着中国人民的博大智慧，为中华民族的繁衍昌盛做出了重要贡献。几千年来的中医临床实践，积累了丰富的心血管疾病防治经验。

心力衰竭是各种心脏病的严重和终末阶段，是21世纪最重要的慢性心血管病症。近年来，临床医学领域的新理论、新技术、新方法、新理念、新观点如雨后春笋般层出不穷，诊疗技术发展迅速，对心血管病学临床实践产生了巨大的影响，有力地推动了心血管疾病防治事业的发展。中医虽未提出"心力衰竭"的病名，但早在《黄帝内经》《金匮要略》等中医经典中均有对该病理论和临证经验的专门论述。中西医各有优点与不足，只有发挥中西医各自的优势，取长补短，才能更好地防治心血管疾病。如何将中医的优势特色与现代医学诊疗技术和经验有机结合，是中西医临床医生亟待解决的问题。

本书作者长期从事心血管疾病的预防、诊断和治疗，对心力衰竭积累了丰富的临床经验。本书综合了近几年国内外最新研究进展、大量的临床研究资料和国内外有关心力衰竭的诊疗指南、专家共识等，并结合作者的临床实践，系统全面地论述了各种类型心力衰竭及相关疾病的现代中西医诊断治疗方法；从中西医结合的角度进行全面论述，突出理论与实践结合、中医与西医互补，立足临床实践、病证结合。本书内容新颖、重点突出、特色鲜明、深入浅出、实用性强、方便阅读，是一部系统的中西医结合心力衰竭诊疗学专著，具有较高的学术水平。

　　本书旨在帮助基层及中青年心血管医师更好地解决临床工作中的常见问题，可作为心血管病学专业的中青年医师、内科医师、临床工作者及医学院校师生的专业参考书，希望对我国中西医结合防治心力衰竭及相关疾病的发展起到一定的推动作用。

目　录

第一章　心脏的生理功能 …………………………………………………………… 1

　第一节　心脏的泵血功能 ……………………………………………………… 1

　第二节　心脏的电生理学及生理特性 ………………………………………… 4

第二章　心力衰竭的病因和流行病学 …………………………………………… 8

　第一节　心力衰竭的概述 ……………………………………………………… 8

　第二节　心力衰竭的病因和诱因 ……………………………………………… 11

　第三节　心力衰竭的流行病学研究 …………………………………………… 12

第三章　心力衰竭的病理生理 …………………………………………………… 16

　第一节　心力衰竭的发病机制 ………………………………………………… 16

　第二节　心功能的代偿和失代偿 ……………………………………………… 21

　第三节　心力衰竭的分子生物学 ……………………………………………… 27

第四章　心力衰竭的临床表现 …………………………………………………… 32

　第一节　急性心力衰竭 ………………………………………………………… 32

　第二节　慢性心力衰竭 ………………………………………………………… 34

　第三节　舒张性心力衰竭 ……………………………………………………… 36

　第四节　难治性心力衰竭 ……………………………………………………… 37

　第五节　心力衰竭的辅助检查 ………………………………………………… 37

第五章　心力衰竭的西医诊断 …………………………………………………… 43

　第一节　心力衰竭的诊断及鉴别诊断 ………………………………………… 43

　第二节　HF 心功能的分级与分期 …………………………………………… 48

第六章　心力衰竭的西医治疗 ·· 52

　　第一节　急性心力衰竭的治疗 ······································· 52

　　第二节　慢性心力衰竭的治疗 ······································· 57

　　第三节　难治性和晚期 HFrEF 的处理 ······························ 72

　　第四节　慢性 HFpEF 及 HFmrEF 的治疗 ···························· 76

第七章　中医学对心生理功能的认识 ·································· 79

　　第一节　心的主要生理功能 ··· 79

　　第二节　心的生理特性 ··· 81

　　第三节　与形、窍、志、液、时的关系 ······························ 82

　　第四节　心与其他脏器之间的关系 ··································· 83

　　第五节　心与精、气、血、津液的关系 ······························ 86

第八章　心力衰竭的中医学认识与发展 ································ 89

　　第一节　中医学对心力衰竭的认识 ··································· 89

　　第二节　心力衰竭的中医病因病机 ··································· 93

第九章　心力衰竭的辨证论治 ··· 100

　　第一节　心力衰竭的中医辨证规律 ·································· 100

　　第二节　心力衰竭的中药治疗 ······································ 101

　　第三节　心力衰竭的其他中医药疗法 ································ 104

第十章　心力衰竭的起搏治疗 ··· 117

第十一章　机械通气在心力衰竭中的应用 ····························· 122

　　第一节　概　述 ·· 122

　　第二节　急性左心衰机械通气应用 ·································· 123

　　第三节　慢性心力衰竭中机械通气的应用 ···························· 125

　　第四节　右心衰竭中机械通气的应用 ································ 127

　　第五节　心衰机械通气后的撤机 ···································· 128

　　第六节　机械通气治疗中相应并发症 ································ 130

第十二章　冠心病心力衰竭的治疗 ···································· 132

　　第一节　冠心病心力衰竭的西医治疗 ································ 132

　　第二节　冠心病心力衰竭的中医治疗 ································ 135

第十三章　高血压性心力衰竭的治疗···140

　　第一节　高血压性心力衰竭的西医治疗···140

　　第二节　高血压性心力衰竭的中医治疗···152

第十四章　心脏瓣膜病心力衰竭的治疗···156

　　第一节　二尖瓣病变心力衰竭的治疗···157

　　第二节　主动脉瓣病变心力衰竭的治疗···160

第十五章　心肌炎心力衰竭的治疗···163

　　第一节　心肌炎心力衰竭的西医治疗···163

　　第二节　心肌炎心力衰竭的中医治疗···164

第十六章　心肌病心力衰竭的治疗···169

　　第一节　扩张型心肌病心力衰竭的治疗···169

　　第二节　肥厚型心肌病心力衰竭的治疗···171

　　第三节　限制型心肌病心力衰竭的治疗···173

　　第四节　心肌病心力衰竭的中医治疗···174

　　第五节　特殊类型心肌病心力衰竭的治疗···177

第十七章　慢性肺源性心脏病心力衰竭的治疗·······································181

　　第一节　慢性肺源性心脏病心力衰竭的西医治疗···································181

　　第二节　慢性肺源性心脏病心力衰竭的中医治疗···································184

第十八章　心力衰竭合并肾功能不全的治疗···191

　　第一节　心力衰竭合并肾功能不全的西医治疗·····································191

　　第二节　心力衰竭合并肾功能不全的中医治疗·····································199

第十九章　心力衰竭合并贫血的治疗···206

　　第一节　心力衰竭合并贫血的西医治疗···208

　　第二节　心力衰竭合并贫血的中医治疗···209

第二十章　心力衰竭合并内分泌代谢疾病的治疗·····································216

　　第一节　甲状腺功能障碍合并心力衰竭的治疗·····································216

　　第二节　糖尿病合并心力衰竭的治疗···222

第二十一章　心力衰竭合并心律失常的治疗 ·· 230

　　第一节　心力衰竭合并心律失常的发病机制 ······································ 230

　　第二节　心力衰竭合并心律失常的药物治疗 ······································ 231

　　第三节　心力衰竭合并心律失常的器械治疗 ······································ 237

第二十二章　心力衰竭合并脑血管病的治疗 ·· 241

　　第一节　心力衰竭合并脑血管病的西医治疗 ······································ 241

　　第二节　心力衰竭合并脑血管病的中医治疗 ······································ 246

第二十三章　心力衰竭的外科治疗 ·· 251

第二十四章　心力衰竭非心脏手术围手术期管理 ······································ 258

　　第一节　麻醉对心力衰竭患者的影响 ·· 258

　　第二节　心力衰竭患者非心脏手术围手术期管理流程及要点 ················ 258

第二十五章　老年心力衰竭的治疗 ·· 264

　　第一节　老年心力衰竭的临床表现 ··· 264

　　第二节　老年心力衰竭的治疗与综合管理 ·· 268

第二十六章　心力衰竭的护理 ··· 276

　　第一节　心力衰竭的护理诊断与评估 ·· 276

　　第二节　心力衰竭的护理措施 ·· 277

　　第三节　急性左心衰竭的治疗和护理 ·· 285

第二十七章　心力衰竭的康复治疗 ·· 287

　　第一节　心力衰竭的西医康复 ·· 287

　　第二节　心力衰竭的中医康复 ·· 313

第二十八章　心力衰竭的预防 ··· 317

第二十九章　心力衰竭的预后 ··· 325

　　第一节　心力衰竭预后相关变量 ··· 325

　　第二节　心力衰竭的预后预测 ·· 330

参考文献 ·· 331

第一章　心脏的生理功能

心脏（heart）主要功能是为血液流动提供动力，把血液运行至身体各个部分。循环系统（circulation system）是个相对封闭的管道系统，包括起主要作用的心血管系统（cardiovascular system）和起辅助作用的淋巴系统（lymphatic system）。心血管系统由心脏、血管和存在于心腔与血管内的血液组成，血管部分又由动脉、毛细血管和静脉组成。在整个生命活动过程中，心脏不停地跳动，推动血液在心血管系统内循环流动。血液循环的主要功能是完成体内的物质运输，运送细胞新陈代谢所需的营养物质和 O_2 到全身，以及运送代谢产物和 CO_2 到排泄器官。心脏的生理功能一旦发生障碍，机体的新陈代谢便不能正常进行，一些重要器官将受到严重损害，甚至危及生命。

第一节　心脏的泵血功能

心脏的节律性收缩和舒张对血液的驱动作用称为心脏的泵血功能，是心脏的主要功能。心脏收缩时将血液射入动脉，并通过动脉系统将血液分配到全身各组织；心脏舒张时则通过静脉系统使血液回流到心脏，为下一次射血做准备。正常成年人安静时，心脏每分钟可泵出血液 $5 \sim 6$ L。

一、心脏的泵血过程和机制

（一）心动周期

心脏的一次收缩和舒张构成一个机械活动周期，称为心动周期（cardiac cycle）。在一个心动周期中，心房和心室的机械活动都可分为收缩期（systole）和舒张期（diastole）。由于心室在心脏泵血活动中起主要作用，故心动周期通常是指心室的活动周期。

（二）心脏的泵血过程

1. 心室收缩期

心室收缩期（period of ventricular systole）可分为等容收缩期和射血期，而射血期又可分为快速射血期和减慢射血期。

（1）等容收缩期：心室开始收缩后，心室内的压力立即升高，当室内压升高到超过房内压时，即推动房室瓣使之关闭，因而血液不会倒流入心房。但此时室内压尚低于主动脉压，因此半月瓣仍处于关闭状态，心室暂时成为一个封闭的腔。从房室瓣关闭到主动脉瓣开启前的这段时期，心室的收缩不能改变心室的容积，故称为等容收缩期（period of isovolumic contraction）。此期持续约 0.05 秒。

（2）射血期：①快速射血期：在射血的早期，由于心室射入主动脉的血液量较多，血液流速也很快，故称为快速射血期（period of rapid ejection）。此期持续约 0.1 秒。在快速射血期内，心室射出的血液量约占总射血量的 2/3。②减慢射血期：在射血的后期，由于心室收缩强度减弱，射血的速度逐渐减慢，故称为减慢射血期（period of reduced ejection）。此期持续约 0.15 秒。

2. 心室舒张期

（1）等容舒张期：射血后，心室开始舒张，室内压下降，主动脉内的血液向心室方向反流，推动半月瓣使之关闭；但此时室内压仍高于房内压，故房室瓣仍处于关闭状态，心室又暂时成为一个封闭的腔。从半月瓣关闭至房室瓣开启前的这一段时间内，心室舒张而心室的容积并不改变，故称为等容舒张期（period of isovolumic relaxation）。此期持续 0.06 ~ 0.08 秒。

（2）心室充盈期：①快速充盈期：房室瓣开启初期，由于心室肌很快舒张，室内压明显降低，甚至成为负压，心房和心室之间形成很大的压力梯度，因此心室对心房和大静脉内的血液可产生"抽吸"作用，血液快速流入心室，使心室容积迅速增大，故这一时期称为快速充盈期（period of rapid filling），持续约 0.11 秒。②减慢充盈期：随着心室内血液充盈量的增加，房、室间的压力梯度逐渐减小，血液进入心室的速度也就减慢，故心室舒张期的这段时间称为减慢充盈期（period of reduced filling），持续约 0.22 秒。

二、心输出量

（一）每搏输出量和射血分数

一侧心室一次心脏搏动所射出的血液量，称为每搏输出量（stroke volume，SV），简称搏出量。正常成年人在安静状态下，左心室舒张末期容积（left ventricular end-diastolic volume，LVEDV）约125 mL，收缩末期容积（end-systolic volume，ESV）约55 mL，二者之差值即为搏出量，约70 mL（60 ~ 80 mL）。可见，心室在每次射血时，并未将心室内充盈的血液全部射出。搏出量占心室舒张末期容积的百分比，称为射血分数（ejection fraction）。健康成年人的射血分数为55% ~ 65%。正常情况下，搏出量与心室舒张末期容积是相适应的，即当心室舒张末期容积增加时，搏出量也相应增加，而射血分数基本保持不变。心室功能减退、心室异常扩大的患者，其搏出量可能与正常人无明显差异，但心室舒张末期容积增大，因此射血分数明显降低。所以，与搏出量相比，射血分数能更准确地反映心脏的泵血功能，对早期发现心脏泵血功能异常具有重要意义。

（二）每分输出量和心指数

一侧心室每分钟射出的血液量，称为每分输出量（minute volume），也称心输出量（cardiac output）或心排出量。左、右两侧心室的心输出量基本相等。心输出量等于心率与搏出量的乘积。心输出量与机体的新陈代谢水平相适应，可因性别、年龄及其他生理情况的不同而不同。调查资料表明，人在安静时的心输出量和基础代谢率一样，并不与体重成正比，而是与体表面积成正比。以单位体表面积（m^2）计算的心输出量称为心指数（cardiac index）。安静和空腹情况下测定的心指数称为静息心指数，可作为比较身材不同个体的心功能的评价指标。例如，中等身材的成年人体表面积为 $1.6 \sim 1.7$ m^2，在安静和空腹的情况下心输出量为 $5 \sim 6$ L/min，故静息心指数为 $3.0 \sim 3.5$ L/（min·m^2）。

三、心脏泵血功能的储备

健康成年人在安静状态下，心输出量为 $5 \sim 6$ L；剧烈运动时，心输出量可达 $25 \sim 30$ L，为安静时的 $5 \sim 6$ 倍。这说明正常心脏的泵血功能有相当大的储备量。心输出量可随机体代谢需要而增加的能力，称为心泵功能储备或心力储备（cardiac reserve）。

（一）搏出量储备

搏出量是心室舒张末期容积和收缩末期容积之差，所以，搏出量储备可分为收缩期储备和舒张期储备两部分。前者是通过增强心肌收缩能力和提高射血分数来实现的，而后者则是通过增加舒张末期容积而获得的。安静时，左心室舒张末期容积约125 mL，左心室收缩末期容积约为55 mL，搏出量为70 mL。由于正常心室腔不能过分扩大，一般只能达到140 mL左右，故舒张期储备仅15 mL左右；而当心肌做最大程度收缩时，心室收缩末期容积可减小到不足20 mL，因而收缩期储备可达 $35 \sim 40$ mL。相比之下，收缩期储备要比舒张期储备大得多。

（二）心率储备

正常健康成年人安静时的心率为 $60 \sim 100$ 次/分。假如搏出量保持不变，使心率在一定范围内加快，当心率达 $160 \sim 180$ 次/分时，心输出量可增加至静息时的 $2 \sim 2.5$ 倍，称为心率储备。但如果心率过快（大于180次/分），由于舒张期过短，心室充盈不足，可导致搏出量和心输出量减少。在心力衰竭患者，心肌收缩力减弱，搏出量减少，射血后心室内的剩余血量增多，心室舒张末期容积增大，表明收缩期储备和舒张期储备均下降。在这种情况下，常出现心率代偿性加快，以保证心输出量不致过低，也就是说，患者在安静状态下已动用心率储备。心力衰竭患者往往在心率增快到 $120 \sim 140$ 次/分时心输出量就开始下降，表明此时心率储备已不足以代偿搏出量储备的降低，所以心力衰竭患者的心率储备也显著低于正常人。在进行强烈的体力活动时，体内交感-肾上腺髓质系统的活动增强，机体主要通过动用心率储备和收缩期储备而使心输出量增加。在训练有素的运动员，心肌纤维增粗，心肌收缩能力增强，因此收缩期储备增加；同时，由于心肌收缩能力增强，可使心室收缩和舒张的速度都明显加快，因此心率储备也增加。此时，能使心输出量随心率加快而增多的心率水平将提高到 $200 \sim 220$ 次/分，心输出量最大可增加至正常时的7倍。

四、心功能评价

心脏的主要功能是泵血。在临床医学实践和科学研究工作中，常需对心脏的泵血功能进行判断，也即心功能评价，心功能评价分可为心脏射血功能评价和心脏舒张功能评价。

（一）从心室压力变化评价心功能

心导管检查是评价心室功能的金标准。心导管术（cardiac catheterization）是指导管从周围血管插入，送至心腔及各处大血管的技术，用以获取信息，达到检查、诊断和某些治疗的目的。导管可送入心脏右侧各部及肺动脉，亦可送入心脏左侧各部及主动脉。应用心导管技术可同时进行压力和容积的测定等以评价心功能。

（二）从心室容积变化评价心功能

超声心动图检测是临床最常用的无创检查方法，经过十多年来的发展，已成为目前无创评价左心室舒张功能最为常用和最为重要的方法。

心室收缩功能评价主要有左心室舒张末内径（LVDd）、左心室收缩末内径（LVDs）、左心室舒张末容积（LVEDV）、左心室收缩末容积（LVESV）、左心室射血分数（LVEF）、左心室缩短分数（LVFS）。临床上 LVEF 是评价绝大多数患者左心室收缩功能的首选指标。此外通过计算射血期心室容积的变化速率（dV/dt）和心室直径的变化速率（dD/dt）可用来反映心室收缩能力的变化。

第二节　心脏的电生理学及生理特性

一、心肌细胞的跨膜电位及其形成机制

工作细胞跨膜电位及其形成机制

1. 静息电位

心肌工作细胞（心房、心室肌细胞）的静息电位稳定，为 $-80 \sim -90$ mV。细胞膜在静息状态下对 K^+ 有较高的通透性，而细胞内的 K^+ 浓度又远高于细胞外，所以心肌工作细胞静息电位的形成机制与神经细胞和骨骼肌细胞相似，也主要是由 K^+ 外流引起的 K^+ 平衡电位而产生。

2. 心室肌细胞动作电位

心室肌细胞动作电位由去极化和复极化两个过程或五个时期组成，即 0 期（快速去极化期）、1 期（快速复极初期）、2 期（平台期）、3 期（快速复极末期）和 4 期（完全复极期，或静息期）。

（1）动作电位 0 期：心室肌细胞受刺激而兴奋时发生去极化，膜电位由静息状态时的 -90 mV 迅速上升到 $+30$ mV 左右，构成动作电位的升支，其幅度约为 120 mV。0 期去极化过程十分短暂，仅占 $1 \sim 2$ ms，最大去极速率为 $200 \sim 400$ V/s。

（2）动作电位 1 期：0 期后，膜电位由 $+30$ mV 迅速下降到 0 mV 左右，形成动作电位的快速复极初期，即 1 期。此期占时约 10 ms。由于 0 期和 1 期膜电位变化迅速，在记录的

动作电位图形上呈尖峰状，因而常将这两部分合称为锋电位。

（3）动作电位2期：当1期复极到接近零电位上下时，便进入动作电位的复极2期。在2期内，复极化速度极其缓慢，膜电位几乎停滞于同一水平而形成平台，故又称平台期。平台期在心室肌细胞占时100~150 ms。平台期的存在是快反应心肌细胞动作电位时程较长的主要原因，也是区别于神经、骨骼肌动作电位的主要特征。

（4）动作电位3期：2期结束后，复极加快而进入快速复极末期，直至膜电位恢复到静息电位水平。3期持续100~150 ms。它是复极化的主要部分。

（5）动作电位4期：4期是动作电位复极完毕即膜电位恢复后的时期，又称静息期。心室肌动作电位的4期保持于稳定水平。

二、心肌的生理特性

心肌细胞具有兴奋性、传导性、自动节律性和收缩性等四种基本生理特性。

（一）兴奋性

心肌细胞兴奋性的周期性变化：心肌细胞每产生一次兴奋，其膜电位将发生一系列规律性变化，兴奋性也随之发生相应的周期性变化。心肌细胞兴奋性的这种周期性变化使心肌细胞在不同时期内对重复刺激表现出不同的反应特性，从而对心肌兴奋的产生和传导，甚至对收缩反应产生重要影响。现以心室肌细胞为例，说明在一次兴奋过程中兴奋性的周期性变化。

（1）有效不应期：心肌细胞发生一次兴奋后，从0期去极化开始到复极3期膜电位达到 -55 mV 这一段时间内，无论给予心肌多强的刺激，都不会引起去极化反应，这段时间称为绝对不应期（absolute refractory period，ARP）。在从复极至 -55 mV 继续复极至 -60 mV 的一段时间内，若给予阈上刺激虽可引起局部反应，但仍不会产生新的动作电位，这一时段称为局部反应期（local response period）。上述两段时间可合称为有效不应期（effective refractory period，ERP）。

（2）相对不应期：从有效不应期之后到复极基本完成（ -60 ~ -80 mV）的时间内，若给予阈上刺激，可引起可扩布性兴奋，此期称为相对不应期（relative refractory period，RRP）。原因是此期已有相当数量的钠通道复活到静息状态，但在阈刺激下激活的钠通道数量仍不足以产生使膜去极化达阈电位的内向电流，故需加大刺激强度方能引起一次新的兴奋。

（3）超常期：随着复极的继续，在膜电位由 -80 mV 恢复到 -90 mV 的时间内，膜电位值虽低于静息电位，但钠通道已大部分恢复到静息状态，且此期膜电位水平比其他各期都更接近于阈电位水平，若在此期内给予一个阈下刺激，即可引起一次新的动作电位，故称为超常期（supranormal period，SNP）。

（二）传导性

心肌的传导性（conductivity）是指心肌细胞具有传导兴奋的能力或特性。兴奋传导不仅发生在同一心肌细胞上，而且能在细胞之间进行。相邻心肌细胞之间以闰盘相连接，而闰盘处的肌膜中存在着较多的缝隙连接，形成沟通相邻细胞间的亲水性通道，使动作电位能从一个心肌细胞传给与之相邻的另一个心肌细胞，从而实现细胞间的兴奋传导。

各类心肌细胞都能传导动作电位，但它们传导动作电位的能力和速度则有所不同。在生物进化和个体发育过程中，心脏分化出特殊传导系统，包括窦房结、房室结、房室束、左右束支和浦肯野纤维网，它们是心内兴奋传导的重要结构基础。

（三）自动节律性

自动节律性（autorhythmicity）简称自律性，是指心肌在无外来刺激条件下能自动产生节律性兴奋的能力或特性。在正常情况下，仅有小部分心脏细胞具有自律性。能产生自律性的细胞属于特殊传导系统，包括窦房结、房室结、房室束和心室内的浦肯野细胞等。如前所述，这些心肌细胞具有自律性的原因在于其动作电位4期存在自动去极化过程。不同的自律细胞，4期自动去极化的速度和机制不完全相同。

心内特殊传导系统中各部分心肌细胞都具有自律性，但在正常情况下并非各种自律细胞都各自产生主动性兴奋。在心脏自律组织中，以窦房结P细胞的自律性为最高，每分钟约100次，但由于受心迷走神经紧张的影响，其自律性表现为每分钟70次左右；房室结和房室束每分钟分别约50次和40次；末梢浦肯野细胞的自律性最低，每分钟约25次。在生理情况下，心脏活动总是按照自律性最高的组织所发出的节律性兴奋来进行，产生兴奋并控制整个心脏活动的自律组织通常是自律性最高的窦房结，故窦房结是心脏活动的正常起搏点（normal pacemaker），由窦房结起搏而形成的心脏节律称为窦性节律（sinus rhythm），其他自律组织在正常情况下仅起兴奋传导作用，而不表现出其自身的节律性，故称为潜在起搏点。只有当正常起搏点或传导发生障碍时，潜在起搏点的起搏作用才显现出来；此时，某潜在起搏点转为优势，并代替窦房结产生可传播的兴奋而控制心脏的活动。此时异常的起搏部位称为异位起搏点（ectopic pacemaker）。

（四）收缩性

（1）同步收缩：参与骨骼肌同步收缩的肌纤维的数量取决于支配它的神经纤维和刺激强度的大小。与骨骼肌细胞不同，由于心肌细胞之间有低电阻的闰盘存在，兴奋可通过缝隙连接在细胞之间迅速传播，引起所有细胞几乎同步兴奋和收缩，因此，心肌可看作是一个功能合胞体。从解剖结构看，由于心房与心室之间存在纤维环和结缔组织将二者隔开，所以整个心脏可以看作分别由左、右心房和左、右心室组成的两个合胞体。而房室结传导纤维是唯一连接心房与心室的结构。心肌一旦兴奋，心房和心室这两个功能合胞体的所有心肌细胞将先后发生同步收缩，这种同步收缩保证了心脏各部分之间的协同工作和发挥有效的泵血功能。心肌的同步收缩也称"全或无"式收缩。虽然右心收缩做功远不及左心，但在协调完成心脏泵血过程中的作用不可忽视。

（2）不发生强直收缩：由于心肌兴奋性周期的有效不应期特别长，相当于整个收缩期和舒张早期。在有效不应期内，心肌细胞不再接受任何刺激而产生兴奋和收缩。因此，正常情况下，心脏不会发生强直收缩，这一特征使心脏的活动总是保持节律性的舒缩交替，有利于心脏的充盈和泵血功能。

（3）对细胞外 Ca^{2+} 依赖性：由于心肌细胞的肌质网不如骨骼肌发达，储存的 Ca^{2+} 量较少，其兴奋 - 收缩耦联过程高度依赖于细胞外 Ca^{2+} 的内流。

三、血管

血管（vessels）是循环系统的周围结构，为运输血液的管道，包括动脉、毛细血管和静脉。动脉将血液从心脏输向组织，管壁含有较多的肌纤维和弹力纤维，具有一定的张力和弹性，又称"阻力血管"（resistance vessels）；毛细血管将小动、静脉相连，在组织中呈网状分布，管壁仅由一层内皮细胞和少量纤维组织构成，血液在此可直接与组织进行物质交换：提供氧、激素、酶、维生素和其他营养物质；运走代谢产物和二氧化碳，故毛细血管又称"功能血管"（functional capillaries），其渗透性和静水压与血液胶体渗透压调节着血液与组织间的液体平衡。静脉将血液从组织汇入心脏，管壁较薄、管腔较大，又称"容量血管"（capacitance vessels）。血管内皮细胞除了是一道天然屏障外，还能分泌激素、细胞因子，在调节血管舒缩、维持正常凝血功能等方面起了重要作用。

四、调节血液循环的神经体液因素

心脏虽有自律性，但整个循环系统的功能受神经体液因素的调节：①交感神经通过兴奋心脏肾上腺素能 β_1 受体，使心率加速、传导加快和心脏收缩力增强，α 受体兴奋后使周围血管收缩（α 和 β_2 受体兴奋使冠脉血管和骨骼肌内血管舒张）；②副交感神经通过兴奋乙酰胆碱能受体，使心率减慢、传导抑制、心脏收缩力减弱和周围血管扩张；③激素、电解质和一些代谢产物是调节循环系统的体液因素：儿茶酚胺、钠和钙等起正性心率和心脏收缩作用，而乙酰胆碱、钾和镁等起负性心率和心脏收缩作用；儿茶酚胺、肾素、血管紧张素（RAS）、精氨酸加压素、血栓素 A_2、内皮素等使血管收缩，而激肽、环磷酸腺苷、ATP、前列环素（PGI_2）、组胺、酸性代谢产物等使血管扩张。在通常安静的情况下，成人心脏每分钟搏动 60～100 次；每次从左、右心室分别搏出 60～70 mL 血液（心搏量），每分钟从心室排出约 5 L 血液（心输出量），如以体表面积校正则为 $2.6～4.0$ L/（$min \cdot m^2$）（心排血指数）。当运动时，通过神经体液调节，心输出量可增加到 20 L/min，为正常时的 4 倍，因此心脏功能有很大的储备。近年来由于心钠素、内皮素等的发现，认为循环系统不仅是一个血流动力学系统，而且是人体内一个重要内分泌系统；现已证明，整个循环系统包括心脏、血管平滑肌细胞、内皮细胞甚至血管周围组织的细胞，都有内分泌功能，对心血管的活动起到调节作用。

第二章　心力衰竭的病因和流行病学

第一节　心力衰竭的概述

　　心力衰竭（heart failure，HF）简称心衰，是各种心血管事件的最终结果和各种心脏异常的累积效应，最终导致心脏泵血功能下降。心血管患者一旦出现 HF 的临床表现，提示预后差。HF 越重，死亡风险越高。因此，在面对 HF 这种严重的可以致死的疾病时，需要临床医生正确地诊断、准确地评估病情、深刻理解 HF 的病理生理机制、及时和恰当地治疗。

　　HF 是各种心脏疾病的严重表现或晚期阶段，死亡率和再住院率居高不下。发达国家的 HF 患病率为 1.5% ~ 2.0%，≥70 岁人群患病率≥10%。2003 年的流行病学调查显示，我国 35 ~ 74 岁成人 HF 患病率为 0.9%。我国人口老龄化加剧，冠心病、高血压、糖尿病、肥胖等慢性病的发病呈上升趋势，医疗水平的提高使心脏疾病患者生存期延长，导致我国 HF 患病率呈持续升高趋势。对国内 10 714 例住院 HF 患者的调查显示：1980 年、1990 年、2000 年 HF 患者住院期间病死率分别为 15.4%、12.3% 和 6.2%，主要死亡原因依次为左心衰竭（59%）、心律失常（13%）和心脏性猝死（13%）。China - HF 研究显示，住院 HF 患者的病死率为 4.1%。

一、定义

　　HF 是多种原因导致心脏结构和（或）功能的异常改变，使心室收缩和（或）舒张功能发生障碍，从而引起的一组复杂的临床综合征，主要表现为呼吸困难、疲乏及液体潴留（肺淤血、体循环淤血及外周水肿）等。HF 患者心脏结构和功能存在较大差异，从左心室大小和左心室射血分数（left ventricular ejection fraction，LVEF）正常至重度心室扩张和（或）LVEF 显著降低。HF 的病理生理机制主要是血流动力学障碍和神经内分泌系统的异常激活。血流动力学障碍表现为心排血量减少和肺循环或体循环淤血，其严重程度常与 HF 的症状、体征相一致。神经内分泌系统［主要是交感神经系统和肾素－血管紧张素－醛固酮系统（renin-angiotensin-aldosterone system，RAAS)］的异常激活，参与并促进心肌重构，是 HF 不断进展恶化的基础。部分患者无容量负荷增多的症状或体征，仅有活动耐力下降，故用"HF"优于既往常用的"充血性 HF"。HF 不是"心肌病"或"左心室功能不全"的同义词，后两个术语仅描述了发生 HF 的结构或功能原因之一。

二、分类

（一）按发生部位分类

1. 左心衰竭（left heart failure）

在成年患者中以左心衰竭常见，可见于冠心病、高血压病、主动脉（瓣）狭窄及关闭不全等。由于左心室舒张期充盈和收缩期射血功能障碍，临床上以心排血量减少和肺循环淤血、肺水肿为特征。

2. 右心衰竭（right heart failure）

常见于肺部疾病引起肺微循环阻力增加，如缺氧引起肺小血管收缩和慢性阻塞性肺疾病；也可见于肺大血管阻力增加，如肺动脉狭窄、肺动脉高压及某些先天性心脏病（如法洛四联症和房室间隔缺损）。由于右心室负荷过重，不能将体循环回流的血液充分输送至肺循环，临床上以体循环淤血、静脉压升高、下肢甚至全身性水肿为特征。

3. 全心衰竭（whole heart failure）

左、右心室同时或先后发生衰竭，称为全心衰竭。可见于病变同时侵犯左、右心室，如心肌炎、心肌病等。由于长期左心衰竭导致肺循环阻力增加，久之合并右心衰竭在临床上较为常见。

（二）按左室射血分数分类

可根据病理生理和临床特点对 HF 进行分类，以利于临床诊断和治疗。左心室射血分数与 HF 患者的病因、人口学特点、治疗及预后等密切相关。根据 LVEF，HF 分为射血分数降低的 HF（heart failure with reduced ejection fraction，HFrEF）、射血分数保留的 HF（heart failure with preserved ejection fraction，HFpEF）及射血分数中间值的 HF（heart failure with midrange ejection fraction，HFmrEF），其诊断标准见表 2-1。2021 年 ESCHF 指南，将射血分数中间值的 HF 更改为射血分数轻度降低的 HF。近年分类里又增加了射血分数改善的心力衰竭（heart failur with improved EF，HFimpEF）：基线 LVEF≤40%，第二次测量时 LVEF 比基线增加≥10%，且 >40%。

表 2-1　心力衰竭的分类和诊断标准

诊断标准	HFrEF	HFmrEF	HFpEF
1	症状或体征	症状或体征	症状或体征
2	LVEF≤40%	LVEF 41%~49%	LVEF≥50%
3		利钠肽升高，并符合以下至少1条：①左心室肥厚和（或）左心房扩大；②心脏舒张功能异常	利钠肽升高，并符合以下至少1条：①左心室肥厚和（或）左心房扩大；②心脏舒张功能异常

续表

诊断标准	HFrEF	HFmrEF	HFpEF
备注	随机临床试验主要纳入此类患者，有效的治疗已得到证实	此类患者临床特征、病理生理、治疗和预后尚不清楚，单列此组有利于对其开展相关研究	需要排除患者的症状是由非心脏疾病引起的，有效的治疗尚未明确

注：HFrEF 为射血分数降低的心力衰竭，HFmrEF 为射血分数中间值的心力衰竭，HFpEF 为射血分数保留的心力衰竭，LVEF 为左心室射血分数；利钠肽升高为 B 型利钠肽（BNP）>35 ng/L 和（或）N 末端 B 型利钠肽原（NT-proBNP）>125 ng/L。

对于 HFrEF 患者，应尽早给予由大量随机对照临床试验证实的可改善预后的治疗。对于 HFpEF 患者，应针对症状、心血管基础疾病及并发症、心血管病危险因素，采取综合性治疗手段。HFmrEF 为 HF 分类中新增的一类，占 HF 患者的 10%~20%，其临床特征、病理生理学特点及治疗策略仍需进一步研究。HFrEF 和 HFpEF 不能简单地等同于收缩性 HF 和舒张性 HF，因 HFrEF 同时合并舒张功能异常，HFpEF 同样存在一定程度的收缩功能下降。HFmrEF 收缩功能障碍和舒张功能障碍并存的特点可能更加突出。部分 HFrEF 患者经治疗后 LVEF 改善，甚至完全恢复正常，同时伴有生活质量的改善及再住院率和病死率的降低，称为射血分数改善或恢复的 HF（heart failure with recovered ejection fraction，HFrecEF）。

（三）按 HF 发生的时间、速度分类

1. 慢性心力衰竭（chronic heart failure）

慢性心力衰竭是指在原有慢性心脏病基础上逐渐出现 HF 的症状和体征，是缓慢进展的过程，一般均有代偿性心脏扩大或肥厚及其他心脏代偿机制参与。经过治疗，症状和体征稳定 1 个月以上的称稳定性 HF。

2. 急性心力衰竭（acute heart failure）

急性心力衰竭是因急性的严重心肌损害或突然加重的心脏负荷使心功能正常或处于代偿期的心脏在短时间内发生衰竭或使慢性 HF 急剧恶化，威胁生命，通常需要紧急入院进行医疗干预，以急性左心衰竭最常见。

区分 HF 的急性和慢性主要是因为二者治疗的原则不同：慢性 HF 重在延缓心室重构，降低再入院率和病死率，长期规范的药物治疗是基石，也是重点。急性 HF 则需要尽快缓解症状，稳定血流动力学，降低死亡风险。急性 HF 管理中强调应该尽量缩短确立诊断及开始治疗的时间，尽快给予患者合适的治疗。急性 HF 和慢性 HF 是相对的，在一定条件下可以相互转化：多数急性 HF 患者经治疗后症状部分缓解，转为慢性 HF；而慢性 HF 患者常因各种诱因急性加重需要住院治疗。HF 是一种复杂的临床综合征，不是单一疾病，这些分类从不同侧面反映了 HF 的特点。治疗中应考虑患者的血流动力学和病理生理特点，HFrEF、HFpEF、HFmrEF、急性 HF 及慢性 HF，从而给予恰当的治疗。

（四）按心排血量分类

1. 低输出量性心力衰竭（low output heart failure）

患者的心排血量低于正常群体的平均水平，常见于冠心病、高血压、心脏瓣膜性疾病及心肌炎等引起的心力衰竭。由于外周血管阻力增加，患者可有血管收缩，四肢发冷、苍白，脉压减小和动－静脉血氧含量差增大的表现。

2. 高输出量性心力衰竭（high output heart failure）

高输出量性心力衰竭主要见于严重贫血、妊娠、甲状腺功能亢进、动静脉瘘及维生素缺乏症等。上述疾病是因外周血管阻力降低、血容量扩大或循环速度加快，静脉回心血量增加，心脏过度充盈，代偿阶段其心排血量明显高于正常，处于高动力循环状态。由于心脏容量负荷长期过重，供氧相对不足，能量消耗过多。一旦发展至心力衰竭，心排血量较心力衰竭前（代偿阶段）有所下降，不能满足上述病因造成的机体高水平代谢的需求，但患者的心排血量仍高于或不低于正常群体的平均水平。

第二节　心力衰竭的病因和诱因

一、急性心力衰竭病因

（一）急性左心衰竭的常见病因

1. 慢性心力衰竭急性加重（见本节"慢性心力衰竭"中的病因）。

2. 急性弥漫性心肌损害引起心肌收缩无力，如急性心肌梗死、急性重症心肌炎、药物所致的心肌损伤与坏死、围生期心肌病。

3. 急性血流动力学障碍

（1）急性起病的心脏容量负荷加重，如外伤、急性心肌梗死或感染性心内膜炎引起的瓣膜损害、腱索断裂，左心室乳头肌功能不全，室间隔穿孔，主动脉窦瘤破入心腔，人工瓣膜急性损害及过快或过多静脉输血或输入含钠液体。

（2）急性起病或加重的机械性阻塞引起心脏排血受阻，如重度主动脉瓣或二尖瓣狭窄；心室流出道梗阻、心房内血栓或黏液瘤嵌顿。

（3）高血压危象。

（4）主动脉夹层。

（5）急性起病的心室舒张受限制，如急性大量心包积液或积血、心脏压塞，快速的异位心律等。

（6）严重的心律失常，如心室颤动（简称室颤）和其他严重的室性心律失常、显著的心动过缓等，使心脏暂停排血或排血量显著减少。

（二）急性右心衰竭的病因

急性右心衰竭多见于右心室梗死、急性大块肺栓塞和右侧心瓣膜病。

二、慢性心力衰竭病因

（一）病因

成人慢性心力衰竭的病因主要是冠心病、高血压、瓣膜病和扩张型心肌病。其他较常见的病因有心肌炎和先天性心脏病。较少见的病因有心包疾病、甲状腺功能亢进与减退、贫血、维生素 B_1 缺乏、动静脉瘘、心房黏液瘤和其他心脏肿瘤、结缔组织疾病、高原病及少见的内分泌病等。上述病因，可通过下列机制损害心脏功能，引起心力衰竭。

1. 原发性心肌收缩力受损

如心肌缺血和梗死、心肌炎症、变性或坏死（如风湿性或病毒性心肌炎、白喉性心肌坏死、心肌病等），可使心肌收缩力减弱而导致心力衰竭。

2. 压力负荷（后负荷）过重

体循环及肺高压，左、右心室流出道狭窄，主动脉或肺动脉瓣狭窄等，均能使心室收缩时阻力增高、后负荷加重，引起继发性心肌舒缩功能减弱而导致心力衰竭。

3. 容量负荷（前负荷）过重

瓣膜关闭不全、心内或大血管间左至右分流等，使心室舒张期容量增加，前负荷加重，也可引起继发性心肌收缩力减弱和心力衰竭。

4. 高动力性循环状态

主要发生于贫血、体循环动静脉瘘、甲状腺功能亢进、脚气性心脏病等。由于周围血管阻力降低，心输出量增多，也能引起心室容量负荷加重，导致心力衰竭。

5. 心室前负荷不足

二尖瓣狭窄、心脏压塞和限制型心肌病等，引起心室充盈受限，体、肺循环淤血。

（二）诱因

心力衰竭加重或急性发作常有以下诱发因素。

（1）感染最常见为呼吸道感染，其他有风湿热、泌尿道感染、感染性心内膜炎等。

（2）过度体力活动和情绪激动。

（3）钠盐摄入过多。

（4）心律失常特别是快速性心律失常，如伴有快速心室率的房颤、房扑。

（5）妊娠和分娩。

（6）输液（特别是含钠盐的液体）、输血过快和（或）过多。

第三节　心力衰竭的流行病学研究

在全球范围内心血管疾病严重地危害着人类的生命和健康。而 HF 作为各种心脏病发展的严重阶段，正在成为 21 世纪最重要的心血管病症。目前全球 HF 患者的数量已高达 2250万，并且仍以每年 200 万的速度递增，且 5 年存活率与恶性肿瘤相仿。欧洲心脏病学会

（European Society of Cardiology，ESC）于 2021 年发布的新的急性和慢性 HF 诊断和治疗指南指出，全世界大约 2% 的成年人患有 HF。患病率随年龄增长，从 55 岁以下人群的 1% 上升到 70 岁及以上人群的 10% 以上。

《中国心血管健康与疾病报告 2020》表明，我国心血管病负担沉重，心血管病死亡占我国城乡居民总死亡原因的首位，农村为 46.66%，城市为 43.81%。中国心血管病患病率处于持续上升阶段。推算心血管病现患人数 3.3 亿，其中冠心病 1139 万，肺源性心脏病 500 万，心力衰竭 890 万，心房颤动 487 万，风湿性心脏病 250 万，先天性心脏病 200 万，高血压 2.45 亿。

HF 患者预后差，生活质量明显降低，患者确诊后平均每年住院一次，超过一半的患者在 5 年内死亡。随着流行病学的变迁和社会经济的发展，发展中国家 HF 的流行病学特点与发达国家日益相近，如冠心病作为 HF 的病因在我国显得越来越突出。

一、HF 的发病率和患病率

欧洲心脏病学会近年来通过对 51 个国家的统计发现，在约 10 亿的人群中，至少有 1500 万例 HF 患者，另外，还有与之数量相当的无症状的心功能不全患者。在普通人群中，HF 的总患病率为 2%～3%，而在 70～80 岁的老年人群中，则高达 10%～20%。另外，在老年患者中未见明显的性别差异，但在年轻患者中，男性的比例高于女性，这可能是因为在年轻人群中冠心病多见于男性的缘故在美国。HF 也是患者住院的首要原因。美国的 HF 患者人数已经超过 500 万，并且仍以 55 万/年的速度不断增加。Framingham 研究还发现，当年龄到 40 岁时，人群发生 HF 的危险性明显增高（男性 21%，女性 20%），而且这种危险性与心肌缺血及血压水平密切相关。与我国地理位置相近、种族人群特征相似的日本发病情况与欧美国家类似。日本的一项研究中纳入了 11 个地区共 2685 名 HF 患者，结果发现 HF 患者平均年龄与欧美人群相仿，为 74 岁，并且有 56% 的 HF 患者的年龄在 75 岁以上。与欧美稍有不同的是，日本女性患者的比例（54%）略高于男性患者（46%）。

随着冠心病、高血压发病率的上升，人口老龄化加速及各种危险因素的增加，我国 HF 患者数量也在增加。冠状动脉疾病所致缺血性心脏病成为引起 HF 最常见的病因。高血压是导致 HF 的原因之一。中国高血压调查分析了 2012—2015 年入选的 22 158 名居民，发现在 ≥35 岁的成年人中，心力衰竭的患病率为 1.3%，较 2000 年增加了 44.0%，射血分数保留的心力衰竭、射血分数中间值的心力衰竭和射血分数降低的心力衰竭患病率分别 0.3%、0.3% 和 0.7%。左心室收缩功能障碍患病率（LVEF＜50.0%）为 1.4%，中/重度舒张功能障碍患病率为 2.7%。2003 年，顾东风等在我国南方和北方各 5 个省市，随机抽样调查了 15 518 名成年人（年龄 35～74 岁），分析发现，我国 HF 患病率为 0.9%，其中男性为 0.7%，女性为 1.0%。该性别特征与日本相似，而与欧美不同，这可能与我国因风湿性瓣膜病而引起的 HF 发病率较欧美高有关。与发达国家一样，我国 HF 患病率也随着年龄的增长而升高，35～44 岁、45～54 岁、55～64 岁及 65～74 岁年龄组的 HF 患病率分别为 0.4%、1.0%、1.3% 以及 1.3%。另外，我国北方地区的患病率（1.4%）明显高于南方地区（0.5%），这正好与我国冠心病和高血压发病的地理分布特征相吻合，而城市人群的患病率

（1.1%）仅略高于农村人群的患病率（0.8%）。

我国与发达国家的 HF 患者数量都在不断增加，发病率和患病率也在逐步上升，其重要原因之一就是社会人口老龄化，HF 发病率随着年龄的增长而升高。2008 年，美国老龄人口（≥65 岁）已达3890 万，占全国人口数量的 12.8%。预计到2030 年，美国老龄人口（≥65 岁）将升至7210 万，占全国人口数量的 19.3%。预计20 年后 HF 患者的数量将是现在的 2 倍。同样，日本人口也正在快速老龄化，数据表明，日本女性平均寿命已经超过 85 岁。所以，随着患者存活率的提高和生命的延长，HF 患病率及患者数量也就有了相应的增长。庞大的 HF 患者人群，正消耗着大量的医疗资源。

二、HF 的死亡率

值得注意的是，虽然 HF 患者死亡率较过去有所下降，但仍然处于较高水平。比如，日本的 HF 患者 1 年和 3 年死亡率分别为 11.3% 和 29.2%，而美国的 HF 患者 1 年死亡率更高，并且70 岁以上的患者 1 年死亡率又明显较 70 岁以下患者高（22% ：13.7%）。欧洲的情况也不容乐观，其 4 年生存率仅为 50%，而且有 40% 因 HF 入院的患者将可能在 1 年内再次入院治疗或者死亡。我国历经 3 年的回顾性调研显示，住院 HF 患者的死亡率为 8.9%，明显高于同期住院心血管病患者总死亡率，而且 HF 死亡平均年龄仅 66.4 岁。我国 42 家医院登记的 10 714 例心力衰竭患者中，1980 年、1990 年和 2000 年住院病死率分别为 15.4%、12.3% 和 6.2%；China-HF 研究入选的 2012 年 1 月—2015 年 9 月全国 132 家医院 13 687 例心力衰竭患者中，住院心力衰竭患者的病死率为 4.1%。

研究发现，高龄、有 HF 住院史、低体重指数（<19）、低血压（收缩压≤90 mmHg）、肾功能受损、贫血、糖尿病、高水平 C－反应蛋白（>0.3 mg/dL）、低射血分数（EF≤35%）、B 型利钠肽（brain natriuretic peptide，BNP）（≥200 pg/dL）、美国纽约心脏病学会心功能分级（New York Heart Association，NYHA）>Ⅱ级、低脉压（≤30 mmHg），以及左室舒张末内径扩大（≥60 mm）等因素都与 HF 的预后高度相关。

China-HF 研究显示，我国心力衰竭的主要并发症构成发生明显变化，瓣膜病所占比例逐年下降，高血压（50.9%）、冠心病（49.6%）及心房颤动（24.4%）是目前中国心力衰竭患者的主要并发症。感染仍是心力衰竭发作的首要原因，其次为心肌缺血及劳累。

此外，随着对疾病的深入认识，舒张性 HF（也称"左室收缩功能保存的 HF"）越来越受到人们的重视，它常见于伴有高血压或者糖尿病的老年女性。调查显示，在欧美国家和日本，左室收缩功能保存的 HF 患者数量不仅占 HF 患者总数的 1/2，而且其死亡率和再住院率都与左室射血分数降低的 HF 相当，甚至更高。

三、HF 的治疗情况

中华医学会心血管病学分会对我国 42 家医院 1980 年、1990 年、2000 年住院病例的回顾研究显示，住院期间治疗 HF 药物以利尿剂、硝酸酯类和洋地黄类等传统药物为主，3 个年段使用比例分别为 55.4%、43.2%、48.2%。另外，对 HF 确有疗效的血管紧张素转换酶抑制剂（angiotensin converting enzyme inhibitor，ACEI）、血管紧张素Ⅱ受体拮抗剂（angiotensin receptor blocker，ARB）和 β 受体阻滞剂，3 个年段使用率虽逐步上升，但升幅有限。

在中国境内，国家食品药品监督管理局批准了 2 项关于人工心脏治疗终末期心脏衰竭安全性和有效性评价的注册登记临床试验研究，两项均为阜外医院牵头。第 1 项是重庆永仁心生产的 EVAHEART I 临床试验，2018 年 1 月至 2019 年 12 月共完成 15 例，1 例术后 156 天接受心脏移植，余 14 例患者长期携带人工心脏生存 350～728 天；第 2 项是苏州同心生产的 CH-VAD 临床试验研究，2019 年 1 月—2019 年 12 月，3 家中心共完成 23 例，围手术期死亡 1 例，余 22 例术后 1 个月心功能恢复至 NYHA I～II 级，截至随访均携带装置长期生存 60～356 天。同国际机械循环支持协会发布的同期数据比较，境内单位独立完成 37 例人工心脏植入术的围手术期 30 天死亡率为 0，术后 1 年生存率为 92.0%，达到国际水准。全国 35 家（不包括港澳台）心脏移植中心，全面实施脑死亡心脏捐献以来，2015 年至 2018 年共完成心脏移植 1583 例，其中 2015 年 279 例，2016 年 368 例，2017 年 446 例和 2018 年 490 例。我国心脏移植受者院内存活率为 92.3%，与国际心肺移植协会 2009—2016 年心脏移植术后 30 天的存活率（92.6%）相近。

第三章　心力衰竭的病理生理

第一节　心力衰竭的发病机制

心力衰竭的发生机制复杂，迄今尚未完全阐明。目前认为，心力衰竭的发生发展是多种机制共同作用的结果。不同原因所致的心力衰竭以及心力衰竭发展的不同阶段参与作用的机制不同，但是，神经－体液调节失衡在其中起着关键作用，而心室重塑是心力衰竭发生与发展的分子基础，最终的结果是导致心肌舒缩功能障碍。

一、正常心肌舒缩的分子基础

心肌组织由许多心肌细胞相互联结而成。心肌细胞内有成束的肌原纤维，沿心肌细胞纵轴平行排列。肌原纤维由多个肌节连接而成，心肌收缩与舒张的实质是肌节的缩短与伸长。

（一）收缩蛋白

肌节是心肌舒缩的基本单位，主要由粗、细肌丝组成。粗肌丝的主要成分是肌球蛋白（myosin），分子量约 500 kD，全长约 150 nm，由杆状的尾部、能弯曲的颈部和粗大的头部三部分构成。头部具有 ATP 酶活性，可分解 ATP，提供肌丝滑动所需要的能量。头部含有与肌动蛋白（actin）之间形成横桥（cross-bridge）的位点，在粗、细肌丝之间的滑行中起了重要作用。细肌丝的主要成分是肌动蛋白，分子量 47 kD，呈球形，互相串联成双螺旋的细长纤维。肌动蛋白上有特殊的位点，可与肌球蛋白形成可逆性结合。肌动蛋白和肌球蛋白是心肌舒缩活动的物质基础，称为收缩蛋白。

（二）调节蛋白

主要由细肌丝上的原肌球蛋白（tropomyosin）和肌钙蛋白（troponin）组成。原肌球蛋白呈杆状，含有两条多肽链，头尾串联并形成螺旋状细长纤维嵌在肌动蛋白双螺旋的沟槽内。肌钙蛋白由原肌球蛋白亚单位（TnT）、钙结合亚单位（TnC）和抑制亚单位（TnI）构成一个复合体。调节蛋白本身没有收缩作用，主要通过肌钙蛋白与 Ca^{2+} 的可逆性结合改变原肌球蛋白的位置，从而调节粗、细肌丝的结合与分离。

（三）心肌的兴奋－收缩耦联

当心肌细胞兴奋时，细胞膜电位的变化可以激活细胞膜上的 L 型钙通道开放，细胞外 Ca^{2+} 顺浓度梯度进入细胞，进一步激活肌质网内储存的 Ca^{2+} 释放，使胞质内 Ca^{2+} 浓度迅速升高。Ca^{2+}和肌钙蛋白结合，改变原肌球蛋白的位置，从而暴露肌动蛋白上肌球蛋白的作用点，使肌球蛋白头部与肌动蛋白结合形成横桥。胞质 Ca^{2+} 浓度的升高可激活肌球蛋白头部的 Ca^{2+}-Mg^{2+}-ATP 酶，水解 ATP 释放能量，引发心肌收缩，完成由化学能向机械能的转化，形成一次兴奋 – 收缩耦联。在此过程中，Ca^{2+} 为兴奋 – 收缩耦联活动中的重要调节物质，ATP 则为粗、细肌丝的滑动提供能量。

（四）心肌的舒张

当心肌细胞复极化时，大部分 Ca^{2+} 由肌质网 Ca^{2+}-ATP 摄取并储存在肌质网中，小部分由细胞膜钠 – 钙交换蛋白和细胞膜 Ca^{2+}-ATP 转运至细胞外，使胞质 Ca^{2+} 浓度迅速降低，Ca^{2+} 与肌钙蛋白解离，肌动蛋白的作用位点又被掩盖，横桥解除，心肌舒张。

二、发生机制

（一）心肌收缩功能降低

心肌收缩能力降低是造成心脏泵血功能减退的主要原因，可以由心肌收缩相关的蛋白改变、心肌能量代谢障碍和心肌兴奋 – 收缩耦联障碍分别或共同引起。

1. 心肌收缩相关的蛋白改变

（1）心肌细胞数量减少：多种心肌损害（如心肌梗死、心肌炎及心肌病等）可导致心肌细胞变性、萎缩，严重者因心肌细胞死亡而使有效收缩的心肌细胞数量减少，造成原发性心肌收缩力降低。心肌细胞死亡可分为坏死（necrosis）与凋亡（apoptosis）两种形式。

①心肌细胞坏死：心肌细胞在严重的缺血、缺氧、致病微生物（细菌和病毒）感染、锑中毒及阿霉素毒性等损伤性因素作用下，因溶酶体破裂，大量溶酶体酶特别是蛋白水解酶释放，引起细胞成分自溶，心肌细胞发生坏死，心肌收缩性严重受损。在临床上，引起心肌细胞坏死最常见的原因是急性心肌梗死。一般而言，当梗死面积达左室面积的 23% 时便可发生急性心力衰竭。

②心肌细胞凋亡：细胞凋亡是引起心肌收缩力降低的重要原因，特别是造成老年心脏心肌细胞数量减少的主要原因。细胞凋亡除了可以直接引起收缩能力降低外，还可因心肌肥大与凋亡共存使心肌肥厚与后负荷不匹配，使室壁应力增大并进一步刺激重构与凋亡。在心力衰竭时，心肌细胞凋亡又可致室壁变薄，心室进行性扩大。因此，干预心肌凋亡已成为防治心力衰竭的重要目标之一。

（2）心肌结构改变

①在分子水平上，肥大心肌的表型改变，胎儿期基因过表达；而一些参与细胞代谢和离子转运的蛋白质，如肌质网钙泵蛋白和细胞膜 L 型钙通道蛋白等合成减少。

②在细胞水平上，心肌肥大的初期，心肌的组织结构基本正常。可见一定程度的线粒体数目增多、表面积增大，肌原纤维增多和细胞核增大。这些变化可改善细胞的内呼吸功能，使细胞利用氧的能力增强，以克服供氧不足带来的不利影响。但心肌过度肥大时，尤其是增粗时，肌丝与线粒体不成比例的增加，肌节不规则叠加，加上显著增大的细胞核对邻近肌节

的挤压，导致肌原纤维排列紊乱，心肌收缩力降低。

③在器官水平上，与代偿期的心腔扩大和心室肥厚不同，衰竭时的心室表现为心腔扩大而室壁变薄，扩张的心室几何结构发生改变，横径增加使心脏由正常的椭圆形变成球状。心室扩张使乳头肌不能锚定房室瓣，主动脉和肺动脉瓣环扩大，可造成功能性瓣膜反流，导致心室泵血功能进一步降低，而血流动力学紊乱进一步加重并参与心室重塑的进展。值得注意的是，损伤心脏各部分的变化并不是均一的。重构心脏不同部位的心肌肥大、坏死和凋亡共存，心肌细胞和非心肌细胞的肥大与萎缩、增生与死亡共存。例如，在缺血中心区往往以心肌坏死为主，而在缺血边缘区可以观察到许多细胞凋亡，在非缺血区发生反应性心肌肥大。心肌细胞减少伴有成纤维细胞增生，细胞外基质增多，发生心脏纤维化。心脏衰竭在多个层次和水平出现的不均一性改变是造成心脏收缩能力降低及心律失常的结构基础。

2. 心肌能量代谢障碍

ATP 是心肌唯一能够直接利用的能量形式，心肌细胞必须不断合成 ATP 以维持正常的泵血功能和细胞活力。心肌的能量代谢包括能量产生、储存和利用三个环节。其中任何一个环节发生障碍，都可导致心肌收缩性减弱。

（1）能量生成障碍：生理状态下，维持心脏收缩功能和基础代谢所必需的 ATP 主要来自线粒体的氧化代谢，极少量来源于糖酵解。供给心肌能量的底物包括脂肪酸、葡萄糖、乳酸、酮体和氨基酸等。在有氧条件下，正常心肌优先利用脂肪酸，心肌约 2/3 的 ATP 来源于脂肪酸的 β - 氧化，仅 1/3 由葡萄糖及乳酸等分解产生。在心力衰竭的过程中，心肌脂肪酸氧化明显下调，底物代谢从优先利用脂肪酸向利用葡萄糖转变，而缺氧或损伤的心肌线粒体的结构与功能发生改变，有氧氧化障碍，糖酵解加速，不仅造成心肌能量生成减少，还使局部乳酸生成增加，进一步损伤心肌。心脏是一个高耗氧的器官。骨骼肌从动脉血中摄取 20%~25% 的氧，而心肌细胞从动脉血中摄取 75% 的氧，冠状动静脉血氧含量差可达 14 mL/dL，这意味着当心肌需氧增加时，主要依赖增加心肌的血液供应来保证心肌的能量生成。冠心病引起的心肌缺血是造成心肌能量生成不足的最常见原因，休克、严重贫血等也可以减少心肌的供血供氧，引起心肌能量生成障碍。过度肥大的心肌内线粒体含量相对不足，而且肥大心肌的线粒体氧化磷酸化水平降低。心肌肥大时，毛细血管的数量增加不足，这些均导致肥大心肌产能减少。此外，维生素缺乏引起的丙酮酸氧化脱羧障碍，也使心肌细胞有氧氧化障碍，导致 ATP 生成不足。

（2）能量储备减少：当心肌产生足够的 ATP 时，在磷酸肌酸激酶（creatine phosphate kinase）的催化下，ATP 与肌酸之间发生高能磷酸键转移而生成磷酸肌酸（creatine phosphate，CP），迅速将线粒体中产生的高能磷酸键以能量贮存的形式转移至胞质。随着心肌肥大的发展和心肌损伤的加重，产能减少而耗能增加，尤其是磷酸肌酸激酶同工型发生转换，导致磷酸肌酸激酶活性降低，使储能形式的磷酸肌酸含量减少，作为能量储备指数的 CP/ATP 比值明显降低。当心肌细胞坏死时，细胞膜完整性被破坏，磷酸肌酸激酶释放入血，使血清磷酸肌酸激酶活性升高，可用于评价心肌细胞的损伤程度。

（3）能量利用障碍：心肌对能量的利用是指把 ATP 储存的化学能转化成为心肌收缩的机械做功的过程。在收缩期，Ca^{2+} 与肌钙蛋白 C 结合，位于肌球蛋白头部的 Ca^{2+}-Mg^{2+}-ATP

酶水解 ATP，这不仅为横桥的形成与滑动提供能量，还影响肌球蛋白与肌动蛋白的亲和力。当肌球蛋白与 ADP 及 Pi 结合时，与肌动蛋白的亲和力高；而与 ATP 结合时，与肌动蛋白的亲和力低。因此，Ca^{2+}-Mg^{2+}-ATP 酶活性是决定心肌对 ATP 进行有效利用和收缩速率的重要因素。在人类衰竭的心肌中 Ca^{2+}-Mg^{2+}-ATP 酶活性降低，其机制主要与心肌调节蛋白改变有关。如肌球蛋白轻链 - 1（myosin light chain，MLC-1）的胎儿型同工型增多；肌钙蛋白 T 亚单位的胎儿型同工型（TnT4）增多等，使肥大心肌肌球蛋白头部的 ATP 酶活性降低，利用 ATP 产生机械功能障碍，心肌收缩性降低。

3. 心肌兴奋 - 收缩耦联障碍

心肌的兴奋是电活动，而收缩是机械活动，Ca^{2+} 在把心肌兴奋的电信号转化为收缩的机械活动中发挥了极为重要的中介作用。Ca^{2+} 可通过多个机制影响心肌的兴奋 - 收缩耦联，进而调控心肌的收缩与舒张。心肌细胞兴奋时，膜去极化激活细胞膜 L 型钙通道开放，少量细胞外 Ca^{2+} 迅速进入胞质，触发肌质网使其内储存的 Ca^{2+} 释放入胞质，胞质 Ca^{2+} 浓度快速上升，Ca^{2+} 与肌钙蛋白 C 结合，引起心肌收缩。当心肌开始舒张时，肌质网 Ca^{2+}-ATP 酶（又称钙泵）消耗 ATP 将 Ca^{2+} 转运至肌质网内储存。此外，还有少量胞质内 Ca^{2+} 经细胞膜上的 Na^+-Ca^{2+} 交换蛋白与钙泵转运到细胞外。在这一过程中，Ca^{2+} 与肌钙蛋白 C 的结合是横桥形成的启动环节，而肌质网 Ca^{2+}-ATP 酶是调控心肌舒张的重要靶点。任何影响心肌对 Ca^{2+} 转运和分布的因素都会影响钙稳态，导致心肌兴奋 - 收缩耦联障碍。

（1）肌质网钙转运功能障碍：肌质网通过摄取、储存和释放三个环节维持胞质 Ca^{2+} 的动态变化，从而调节心肌的舒缩功能。心力衰竭时，肌质网 Ca^{2+} 摄取和释放能力明显降低，导致心肌兴奋 - 收缩耦联障碍。其机制是：①肌质网释放的 Ca^{2+} 约占心肌收缩总钙量的 75%，过度肥大或衰竭的心肌细胞中，肌质网钙释放蛋白的含量或活性降低，Ca^{2+} 释放量减少。②肌质网 Ca^{2+}-ATP 酶含量或活性降低，使肌质网摄取 Ca^{2+} 减少，一方面胞质内不能迅速降低，使心肌舒张延缓；另一方面造成肌质网贮存的 Ca^{2+} 量减少，供给心肌收缩的 Ca^{2+} 不足，心肌收缩性受到抑制。

（2）胞外 Ca^{2+} 内流障碍：心肌收缩时胞质中的 Ca^{2+} 除大部分来自肌质网外，尚有少量从细胞外经 L 型钙通道内流。Ca^{2+} 内流在心肌收缩活动中起了重要作用，它不但可直接升高胞内 Ca^{2+} 浓度，更主要的是触发肌质网释放 Ca^{2+}。长期心脏负荷过重或心肌缺血、缺氧时，都会出现细胞外 Ca^{2+} 内流障碍，其机制为：①心肌内去甲肾上腺素合成减少及消耗增多，导致去甲肾上腺素含量下降；②过度肥大的心肌细胞上 β 肾上腺素受体密度相对减少；③心肌细胞 β 肾上腺素受体对去甲肾上腺素的敏感性降低，这些机制都使 β 肾上腺素受体兴奋引起的 L 型钙通道磷酸化降低，细胞膜 L 型钙通道开放减少，导致 Ca^{2+} 内流受阻。此外，细胞外液的 K^+ 与 Ca^{2+} 在心肌细胞膜上有竞争作用，因此在高钾血症时 K^+ 可阻止 Ca^{2+} 的内流，导致胞内 Ca^{2+} 浓度降低。

（3）肌钙蛋白与 Ca^{2+} 结合障碍：心肌兴奋 - 收缩耦联的关键是 Ca^{2+} 与肌钙蛋白 C 结合，它不但要求胞质的 Ca^{2+} 浓度迅速上升到足以启动收缩的阈值（10^{-5} mol/L），同时还要求肌钙蛋白活性正常，能迅速与 Ca^{2+} 结合，否则可导致兴奋 - 收缩耦联中断。各种原因引起心肌细胞酸中毒时，由于 H^+ 与肌钙蛋白的亲和力比 Ca^{2+} 大，H^+ 占据了肌钙蛋白上的

Ca^{2+} 结合位点，此时即使胞质 Ca^{2+} 浓度已上升到收缩阈值，也无法与肌钙蛋白结合，心肌的兴奋 - 收缩耦联因而受阻。酸中毒还可引起高钾血症，减少钙离子内流；H^+ 浓度升高使肌质网中钙结合蛋白与 Ca^{2+} 亲和力增大，使肌质网在心肌收缩时不能释放足量的 Ca^{2+}。

（二）心肌舒张功能障碍

舒张期是指心动周期中从主动脉瓣关闭到二尖瓣关闭之间的时间，心脏舒张是保证心室有足够的血液充盈的基本因素，其功能障碍的特点是在左室收缩功能正常时，左室充盈压升高。任何使心室充盈量减少、弹性回缩力降低和心室僵硬度（ventricular stiffness）增加的疾病都可以引起心室舒张功能降低。例如，高血压性心脏病可因心室壁增厚，特别是向心性肥厚降低心室充盈量。心肌负荷过重和衰老都可伴有心肌纤维化，造成心室僵硬度增加，使心脏的被动充盈受损，需加强心房收缩以完成对心室的充盈，左心腔内充盈压升高。

心肌舒张功能障碍的确切机制目前尚不完全清楚，可分为主动性舒张功能减弱和被动性舒张功能减弱。

1. 主动性舒张功能减弱

主动性舒张功能减弱发生于舒张早期。心肌收缩后，产生正常舒张的首要因素是胞质中 Ca^{2+} 浓度要迅速从 10^{-5} mol/L 降至 10^{-7} mol/L，Ca^{2+} 与肌钙蛋白解离，肌钙蛋白恢复原来的构型。胞质内 Ca^{2+} 部分被 Ca^{2+}-ATP 酶摄取入肌质网，少量运出细胞外，因此心脏舒张是能量依赖性的。肥大和衰竭的心肌细胞由于缺血、缺氧，ATP 供应不足，肌质网或心肌细胞膜上 Ca^{2+}-ATP 酶活性降低，不能迅速将胞质内 Ca^{2+} 摄取入肌质网或向细胞外排出，使心肌收缩后胞质内 Ca^{2+} 浓度不能迅速降低并与肌钙蛋白解离，导致心室舒张迟缓和不完全，从而使心肌舒张功能降低。缺血心肌的舒张功能障碍可以出现在收缩功能障碍之前。另外，肌球 - 肌动蛋白复合体的解离也是一个需要消耗 ATP 的主动过程。损伤的心肌由于 ATP 缺乏及 Ca^{2+} 与肌钙蛋白亲和力增加，使肌球 - 肌动蛋白复合体解离困难，肌动蛋白难以恢复原有的构型，影响心室的舒张和充盈。

2. 被动性舒张功能减弱

被动性舒张功能减弱见于舒张晚期，指心室顺应性（ventricular compliance）降低及充盈障碍。心室顺应性是指心室在单位压力变化下所引起的容积改变（dV/dP），其倒数 dP/dV 即为心室僵硬度。高血压及肥厚性心肌病时心室壁增厚，心肌炎症、纤维化及间质增生等均可引起心室壁成分改变，导致心室顺应性下降，心室在舒张末期容量减少，每搏输出量减少，而心室收缩末期容量无明显变化。此时，需提高心室的充盈压以维持心室的充盈量。当左室舒张末压力过高时，肺静脉压随之上升，从而出现肺淤血、肺水肿等左心衰竭的临床表现。此时，心肌的收缩功能尚无明显损伤，心排血量无明显降低。心室舒张末压力 - 容积（P-V）曲线可反映心室的顺应性和僵硬度。当顺应性下降（僵硬度增大），压力 - 容积曲线左移。由于冠心病和高血压已经成为心力衰竭的主要病因，故因舒张功能障碍引起的心力衰竭也日益受到重视。此外，心肌细胞骨架的改变、后负荷过大、心率过快、心室显著扩张以及心室的相互作用也会影响心室舒张功能。

（三） 心脏各部分舒缩活动不协调

为保持心功能的稳定，心脏各部、左－右心之间、房－室之间及心室本身各区域的舒缩活动处于高度协调的工作状态。也就是说，心排血量的维持除受心肌舒缩功能的影响外，还需要心房和心室、左心和右心舒缩活动的协调一致。一旦心脏舒缩活动的协调性被破坏，将会引起心脏泵血功能紊乱，从而导致心排血量下降。在心肌炎、甲状腺功能亢进、严重贫血、高血压性心脏病、肺心病时，由于病变呈区域性分布，病变轻的区域心肌舒缩活动减弱，病变重的心肌完全丧失收缩功能，非病变心肌功能相对正常，甚至代偿性增强，不同功能状态的心肌共处一室，特别是病变面积较大时必然使整个心脏的舒缩活动不协调，导致心排血量下降。特别是心肌梗死患者，心肌各部分的供血是不均一的，梗死区、边缘缺血区和非病变区的心肌在兴奋性、自律性、传导性、收缩性方面都存在差异，在此基础上易发生心律失常，使心脏各部分舒缩活动的协调性遭到破坏。度过心肌梗死的急性期后，坏死心肌被纤维组织取代，该处室壁变薄，收缩时可向外膨出，形成室壁瘤，影响心脏泵血。无论是房室活动不协调还是两侧心室不同步舒缩，心排血量均有明显的降低。

第二节　心功能的代偿和失代偿

生理条件下，心排血量可以随着机体代谢需要的升高而增加，这主要是通过对心率、心室前、后负荷和心肌收缩性的调控实现的。心脏泵血功能受损时，心排血量减少，可以通过多种途径引起内源性神经－体液调节机制激活，这是心功能减退时介导心内与心外代偿与适应反应的基本机制，也是导致心力衰竭发生与发展的关键途径。

一、神经－体液调节机制激活

在初始的心肌损伤发生后，患者循环血或组织中儿茶酚胺、血管紧张素 II （angiotensin II，Ang II）、醛固酮、内皮素、肿瘤坏死因子等的含量或活性升高。这些神经－体液因子的增加在早期有一定的代偿意义，可引起心脏本身及心外组织器官的一系列代偿适应性变化，其中既有迅速启动的功能性代偿，又有缓慢持久的结构性代偿。在心力衰竭的最初阶段，这些适应性变化对于维持心脏泵血功能、血流动力学稳态及重要器官的血流灌注起着十分重要的作用。但是，随着时间的推移，神经－体液调节机制失衡的不利作用也逐渐显现出来，成为加重心肌损伤、促使心脏泵血功能降低及心力衰竭进展的关键环节。在神经－体液调节机制中，最为重要的是交感－肾上腺髓质系统和肾素－血管紧张素－醛固酮系统的激活。

（一） 交感－肾上腺髓质系统激活

心力衰竭时，心排血量减少可以激活颈动脉窦和主动脉弓的压力感受器，进而激活交感－肾上腺髓质系统，表现为交感神经活性升高，血浆儿茶酚胺浓度升高。在短期内，交感神经兴奋不但可使心肌收缩性增强、心率增快，心排血量增加，提高心脏本身的泵血功能，而且通过对外周血管的调节在血流动力学稳态中起着极为重要的支持作用。例如，腹腔内脏等阻力血管收缩有助于维持动脉血压，保证重要器官的血流灌注，静脉血管的收缩有助于提高回心血量。在心功能受损较轻特别是急性心肌损伤时，交感 – 肾上腺髓质系统激活引起的心血管代偿调节能有效地防止心排血量和血压发生明显的变化。但长期过度地激活交感 – 肾上腺髓质系统会对机体造成不利影响。例如，心肌损伤可引起心脏肾上腺素受体及其信号传导系统下调等。外周血管阻力增加会加重心脏后负荷，进而减少心排血量。内脏器官长时间供血不足会引起其代谢、功能和结构改变。

（二）肾素 – 血管紧张素 – 醛固酮系统激活

肾脏低灌流、交感神经系统兴奋和低钠血症等都可以激活肾素 – 血管紧张素 – 醛固酮系统。Ang Ⅱ增加可以通过直接的缩血管作用及与去甲肾上腺素的协同作用对血流动力学稳态产生明显影响。Ang Ⅱ可以升高肾灌注压，通过肾内血流的重分布维持肾小球血流量，从而维持肾小球滤过率。醛固酮增加可引起钠潴留，通过维持循环血量保持心排血量正常。但是，肾素 – 血管紧张素 – 醛固酮系统的过度激活也有明显的副作用。例如，过度的血管收缩加重左心室后负荷；钠潴留引起的血容量增加可使已经升高的心室充盈压进一步升高。Ang Ⅱ还可直接促进心肌和非心肌细胞肥大或增生。醛固酮增加除可促进远曲小管和集合管上皮细胞对水钠的重吸收、引起水钠潴留外，还可作用于心脏成纤维细胞，促进胶原合成和心室纤维化。总体来说，肾素 – 血管紧张素 – 醛固酮系统激活在心力衰竭的代偿及失代偿调节中的作用是弊大于利。

（三）钠尿肽系统激活

心房肌主要合成和分泌心房钠尿肽（atrial natriuretic peptide，ANP），心室肌主要合成和分泌 B 型利钠肽（B-type natriuretic peptide，BNP），它们均是钠尿肽家族的成员。BNP 基因转录生成由 134 个氨基酸残基构成的 B 型钠尿肽，随后被蛋白酶在 N 端切掉 26 个氨基酸残基的片段，在分泌或进入血液循环的过程中被蛋白水解酶裂解成由 32 个氨基酸残基组成的具有生物学活性的 BNP 和由 76 个氨基酸残基组成无生物学活性的 N 末端 B 型利钠肽原（N-terminal pro-B-type natriuretic peptide，NT-proBNP）。NT-proBNP 比 BNP 具有更长的半衰期及更高的稳定性，其浓度可反映短暂时间内新合成的而不是贮存的 BNP 释放，因此能更好地反映 BNP 通路的激活。钠尿肽类激素具有利钠排尿、扩张血管和抑制肾素及醛固酮的作用。生理状态下，循环血中可检测到少量 BNP/NT-proBNP。心力衰竭时，心脏负荷增加或心室扩大，心肌细胞受牵拉而合成并释放 BNP/NT-proBNP 入血，血浆 BNP/NT-proBNP 含量升高，并与心功能分级呈显著正相关。目前，动态监测血中 BNP/NT-proBNP 浓度已成为心力衰竭诊断和鉴别诊断、风险分层以及预后评估的重要生化指标。

心力衰竭还会激活肿瘤坏死因子等炎性介质的释放；引起内皮素和一氧化氮等血管活性物质的改变，这些因素都在不同程度上参与了心力衰竭的代偿及失代偿过程。

在神经 – 体液机制的调控下，机体对心功能降低的代偿反应可以分为心脏本身的代偿和心外代偿两部分。

二、心脏本身的代偿

心脏本身的代偿形式包括心率增快、心脏紧张源性扩张、心肌收缩性增强和心室重塑（ventricular remodeling）。其中，心率加快、心脏紧张源性扩张和心肌收缩性增强属于功能性调整，可以在短时间内被动员起来；而心室重塑是心室在前负荷和后负荷长期增加时，通过改变心室的结构、代谢和功能而发生的慢性综合性代偿适应性反应。

（一）心率加快

心排血量是每搏输出量与心率的乘积，在一定的范围内，心率加快可提高心排血量，并可提高舒张压，有利于冠脉的血液灌流，对维持动脉血压、保证重要器官的血流供应有积极意义。当组织细胞对血供的需求增加时，正常的心脏可通过增加每搏输出量和心率增加心排血量。而心力衰竭时，由于损伤的心脏每搏输出量相对固定，难以增加，心率加快成为决定心排血量的主要因素。心率主要受交感和副交感神经系统的调控。心功能损伤时，心率加快的机制主要是：①压力感受器的调控：由于心排血量减少，主动脉弓和颈动脉窦压力感受器的刺激减弱，经窦神经传到中枢的抑制性冲动减少，交感神经兴奋，引起心率加快；②容量感受器的调控：心脏泵血减少使心腔内剩余血量增加，心腔舒张末期容积和压力升高，可刺激位于心房和心室的容量感受器，经迷走神经传入纤维至中枢，使迷走神经抑制、交感神经兴奋；③化学感受器的调控：如果合并缺氧，可以刺激主动脉体和颈动脉体化学感受器，反射性引起心率加快。此外，焦虑、恐惧、应激、创伤和发热等刺激也可激活交感神经。心率加快是一种易被快速动员起来的代偿反应，往往贯穿心力衰竭发生和发展的全过程。

但是，心率加快的代偿作用也有一定的局限性，其原因是：①心率加快增加心肌耗氧量；②心率过快（成人 >180 次/分）明显缩短心脏舒张期，不但减少冠脉灌流量，使心肌缺血、缺氧加重，而且缩短心室充盈时间，减少充盈量，心排血量反而降低。

（二）心脏紧张源性扩张

静脉回心血量可以在一定程度上调控心肌的收缩能力。根据 Frank-Starling 定律，肌节长度在 1.7 ~ 2.2 μm 的范围内，心肌收缩能力随心脏前负荷（心肌纤维初长度）的增加而增加。左室舒张末压在 0 ~ 6 mmHg 的范围内，肌节长度为 1.7 ~ 1.9 μm。随着左室舒张末期充盈量增加，肌节长度增长，心肌收缩力逐渐增大。当肌节长度达到 2.2 μm 时，粗、细肌丝处于最佳重叠状态，形成有效横桥的数目最多，产生的收缩力最大，这个肌节长度称为最适长度（L_{max}）。当心脏收缩功能受损时，心脏本身会发生快速的、应急性的调节反应。由于每搏输出量降低，使心室舒张末期容积增加，前负荷增加导致心肌纤维初长度增大（肌节长度不超过 2.2 μm），此时心肌收缩力增强，代偿性增加每搏输出量，这种伴有心肌收缩力增强的心腔扩大称为心脏紧张源性扩张，有利于将心室内过多的血液及时泵出。近来的研究还指出，肌节长度的适度增长可增加心肌肌节对胞质 Ca^{2+} 的敏感性，增强心肌收缩力。但是，心脏紧张源性扩张的代偿能力也是有限的，当前负荷过大、舒张末期容积或压力过高时，心室扩张使肌节长度超过 2.2 μm，有效横桥的数目反而减少，心肌收缩力降低，每搏输出量减少。当肌节长度达到 3.6 μm 时，粗、细肌丝因不能重叠而丧失收缩能力。

应当注意的是，通过增加前负荷而增强心肌收缩力是急性心力衰竭时的一种代偿方式。慢性心力衰竭时，心室扩张如在一定限度内可增加心肌收缩力。但长期前负荷过重引起的心力衰竭以及扩张型心肌病主要是引起肌节过度拉长，使心腔明显扩大。这种心肌过度拉长并伴有心肌收缩力减弱的心腔扩大称为肌源性扩张，其已失去增加心肌收缩力的代偿意义。此外，过度的心室扩张还会增加心肌耗氧量，加重心肌损伤。

（三）心肌收缩性增强

心肌收缩性主要取决于心肌的收缩蛋白、可供利用的 ATP 含量和胞质游离钙浓度。心功能受损时，由于交感－肾上腺髓质系统兴奋，儿茶酚胺增加，通过激活 β 肾上腺素受体，增加胞质 cAMP 浓度，激活蛋白激酶 A，使肌膜钙通道蛋白磷酸化，导致心肌兴奋后胞质 Ca^{2+} 浓度升高而发挥正性变力作用。在心功能损伤的急性期，心肌收缩性的增强对于维持心排血量和血流动力学稳态是十分必要的代偿和适应机制。而慢性心力衰竭时，心肌 β 肾上腺素受体减敏，血浆中虽存在大量儿茶酚胺，但正性变力作用的效果显著减弱。

（四）心室重塑

心脏由心肌细胞、非心肌细胞（包括成纤维细胞、血管平滑肌细胞、内皮细胞等）及细胞外基质（extracellular matrix）组成。心室重塑是心肌损伤或负荷增加时，通过改变心室的结构、代谢和功能而发生的慢性综合性代偿适应性反应。心肌细胞的结构性适应不仅有量的增加，即心肌肥大（myocardial hypertrophy），还伴随着质的变化，即细胞表型（phenotype）改变，其功能与代谢均有别于正常心肌细胞。除心肌细胞外，非心肌细胞及细胞外基质也会发生明显的变化。

1. 心肌细胞重塑

心肌细胞重塑包括心肌细胞肥大和心肌细胞表型的改变。

（1）心肌肥大：正常心室肌细胞长 50～100 μm，宽 10～25 μm，心房肌略小于心室肌。心肌肥大是指心肌细胞体积增大，在细胞水平上表现为细胞直径增宽，长度增加；在器官水平表现为心室质（重）量增加，心室壁增厚。临床上可用超声心动图等无创性方法检测心室壁厚度，因此心肌肥大又称为心室肥厚（ventricular hypertrophy）。虽然大多数学者认为，哺乳类动物于出生后不久，心肌细胞即丧失了有丝分裂能力而成为终末分化细胞。但目前发现，心肌肥大达到一定程度（成人心脏重量超过 500 g）时，心肌细胞亦可有数量的增多。近年来由不同来源的干细胞诱导分化成心肌细胞已经成为治疗心力衰竭的重要研究方向。心肌肥大可由多种原因引起。当部分心肌细胞丧失时，残余心肌可以发生反应性心肌肥大（reactive hypertrophy）；长期负荷过重可引起超负荷性心肌肥大（overloading hypertrophy），按照超负荷原因和心肌反应形式的不同又可将超负荷性心肌肥大分为：

①向心性肥大（concentric hypertrophy）：心脏在长期过度的后负荷作用下，收缩期室壁张力持续增加，心肌肌节呈并联性增生，心肌细胞增粗。其特征是心室壁显著增厚而心腔容积正常甚或减小，使室壁厚度与心腔半径之比增大，常见于高血压性心脏病及主动脉瓣

狭窄。

②离心性肥大（eccentric hypertrophy）：心脏在长期过度的前负荷作用下，舒张期室壁张力持续增加，心肌肌节呈串联性增生，心肌细胞增长，心腔容积增大；而心腔增大又使收缩期室壁应力增大，进而刺激肌节并联性增生，使室壁有所增厚。离心性肥大的特征是心腔容积显著增大与室壁轻度增厚并存，室壁厚度与心腔半径之比基本保持正常，常见于二尖瓣或主动脉瓣关闭不全。无论是向心性肥大还是离心性肥大都是对室壁应力增加产生的适应性变化，是慢性心力衰竭时极为重要的代偿方式。心肌肥大时，室壁增厚可通过降低心室壁张力而减少心肌的耗氧量，有助于减轻心脏负担。另外，心肌肥大时单位重量心肌的收缩性是降低的，但由于整个心脏的重量增加，所以心脏总的收缩力是增加的，有助于维持心排血量，使心脏在较长一段时间内能满足组织对心排血量的需求而不致发生心力衰竭。但是，心肌肥大的代偿作用也是有一定限度的。过度肥大心肌可发生不同程度的缺血、缺氧、能量代谢障碍和心肌舒缩能力减弱等，使心功能由代偿转变为失代偿。

（2）心肌细胞表型改变：由于心肌所合成的蛋白质的种类变化所引起的心肌细胞"质"的改变。在引起心肌肥大的机械信号和化学信号刺激下，可使在成年心肌细胞中处于静止状态的胎儿期基因被激活，如 ANP、BNP 和 P - 肌球蛋白重链（p-myosin heavy chain，p-MHC）基因等，合成胎儿型蛋白质增加；或是某些功能基因的表达受到抑制，发生同工型蛋白之间的转换，引起细胞表型改变。表型转变的心肌细胞在细胞膜、线粒体、肌质网、肌原纤维及细胞骨架等方面均与正常心肌有差异，从而导致其代谢与功能发生变化。转型的心肌细胞分泌活动增强，还可以通过分泌细胞因子和局部激素，进一步促进细胞生长、增生及凋亡，从而改变心肌的舒缩能力。

2. 非心肌细胞及细胞外基质的变化

成纤维细胞占人心脏细胞总数的 60%~70%，是细胞外基质的关键来源。细胞外基质是存在于细胞间隙、肌束之间及血管周围的结构糖蛋白、蛋白多糖及糖胺聚糖的总称，其中最主要的是 I 和 III 型胶原纤维。 I 型胶原是与心肌束平行排列的粗大胶原纤维的主要成分，III型胶原则形成了较细的纤维网状结构。胶原网络与细胞膜上的结合蛋白质连接，维系心肌细胞的有序排列，为心肌提供了高强度的抗牵拉能力，同时又将心肌收缩和舒张时伴随的张力变化传递至心肌的各个部分。胶原纤维的量和成分是决定心肌伸展及回弹性能（僵硬度）的重要因素。

许多促使心肌肥大的因素如 Ang II、去甲肾上腺素和醛固酮等都可促进非心肌细胞活化或增生，分泌大量不同类型的胶原等细胞外基质，同时又合成降解胶原的间质胶原酶和明胶酶等，通过对胶原合成与降解的调控，使胶原网络结构的生物化学组成（如 I 型与 III 型胶原的比值）和空间结构都发生改变，引起心肌间质的增生与重塑。一般而言，重塑早期 III型胶原增多较明显，这有利肥大心肌肌束组合的重新排列及心室的结构性扩张。在重塑后期以 I 型胶原增加为主，它的增加可提高心肌的抗张强度，防止在室壁应力过高的情况下心肌细胞侧向滑动造成室壁变薄和心腔扩大。但是，不适当的非心肌细胞增生及基质重塑（如 I 型/III 型胶原的比值增大），一方面会降低室壁的顺应性而使僵硬度相应增加，影响心脏舒张功能；另一方面冠状动脉周围的纤维增生和管壁增厚，使冠状循环的储备能力和供血量降低。同时心肌间质的增生与重塑还会影响心肌细胞之间的信息传递和舒缩的协调性，影响心肌细胞的血氧供应，促进心肌的凋亡和纤维化。

三、心脏以外的代偿

心功能减退时，除心脏本身发生功能和结构的代偿外，机体还会启动心外的多种代偿机制，以适应心排血量的降低。

（一）增加血容量

慢性心力衰竭时的主要代偿方式之一是增加血容量，进而使静脉回流及心排血量增加。血容量增加的机制有：①交感神经兴奋。心力衰竭时，心排血量和有效循环血量减少，引起交感神经兴奋，肾血管收缩，肾血流量下降，近曲小管重吸收钠水增多，血容量增加。②肾素-血管紧张素-醛固酮系统激活，促进远曲小管和集合管对水钠的重吸收。③抗利尿激素（antidiuretic hormone，ADH）释放增多。随着钠的重吸收增加，以及 Ang Ⅱ 的刺激，ADH 的合成与释放增加；加上淤血的肝脏对 ADH 的灭活减少，使血浆 ADH 水平增高，促进远曲小管和集合管对水的重吸收。④抑制钠水重吸收的激素减少：PGE_2 和 ANP 可促进钠水排出。心力衰竭时 PGE_2 和 ANP 的合成和分泌减少，促进钠水潴留。一定范围内的血容量增加可提高心排血量和组织灌流量，但长期过度的血容量增加可加重心脏负荷，使心排血量下降而加重心力衰竭。

（二）血流重新分布

心力衰竭时，交感-肾上腺髓质系统兴奋，使外周血管选择性收缩，引起全身血流重新分布，主要表现为皮肤、骨骼肌与内脏器官的血流量减少，其中以肾血流量减少最明显，而心、脑血流量不变或略增加。这样既能防止血压下降，又能保证重要器官的血流量。但是，若外周器官长期供血不足，亦可导致该脏器功能减退。另外，外周血管长期收缩，也会导致心脏后负荷增大而使心排血量减少。

此外，心力衰竭时，体循环淤血和血流速度减慢可引起循环性缺氧，肺淤血和肺水肿又可引起乏氧性缺氧。对慢性缺氧的代偿可促进骨髓造血功能，使红细胞和血红蛋白生成增多，以提高血液携氧的能力。细胞的代偿表现为线粒体数量增多，细胞色素氧化酶活性增强，磷酸果糖激酶活性增强可以使细胞从糖酵解中获得一定的能量补充。通过组织细胞自身代谢、功能与结构的调整，使细胞利用氧的能力增强，以克服供氧不足带来的不利影响。随心功能恶化，长时间和不断加重的缺氧会引起细胞的代谢和功能损伤。

综上所述，心力衰竭时，在神经-体液机制的调节下，机体可以动员心脏本身和心脏以外的多种代偿机制进行代偿，并且这种代偿贯穿心力衰竭的全过程。一般说来，在心脏泵血功能受损的急性期，神经-体液调节机制激活，通过加快心率、增加心肌收缩性和增加外周阻力，维持血压和器官血流灌注。同时，启动心室重塑，心功能维持于相对正常的水平。但是，随着心室重塑缓慢而隐匿地进行，其副作用日益明显，终将进入心力衰竭的失代偿期。心力衰竭时机体的代偿至关重要，它决定着心力衰竭是否发生，以及发病的快慢和程度。严重心功能受损时，如急性大面积心肌梗死、严重心肌炎、急性心脏压塞时，由于起病急，病情严重，机体来不及充分动员代偿机制，患者常在短时间内陷入严重的心力衰竭状态。相反，对于起病缓慢的慢性心功能受损，如高血压和心脏瓣膜病等，机体可充分调动各种适应性代偿调节机制，患者在发生心力衰竭之前往往可经历数月、数年甚至更长的代偿期。

第三节　心力衰竭的分子生物学

心力衰竭是各种心血管疾病的终末阶段，多见于高血压、冠心病、瓣膜病、心肌病等疾病的晚期。分子生物学研究认为心衰的本质是心肌组织细胞中某些相关基因表达异常的结果。

一、半乳糖凝集素-3

半乳糖凝集素-3（Galectin-3，Gal-3）是一种低表达水平的凝集素，在损伤和应激时表达显著增高，在细胞黏附、炎症和组织纤维化中起了重要作用。Gal-3 是器官纤维化的标志物（包括心肌纤维化），HF 患者血浆中 Gal-3 水平增高，并且增加 NT-proBNP 对判断患者预后的价值。2017 年 AHA/ACC HF 指南将 Gal-3 作为Ⅱb 类推荐。几项动物实验证明 Gal-3 参与了心脏重构，破坏 Gal-3 基因以及药物抑制 Gal-3 后，心脏重构及心肌纤维化减轻。Besler 等对扩张型心肌病和炎性心肌病患者进行心内膜心肌活检，并与血液 Gal-3 水平对比，发现活检组织中的 Gal-3 水平并不能反映血浆 Gal-3 水平。Gal-3 并不是心肌特异性分泌的物质，它可以来自很多组织器官，如巨噬细胞、嗜酸性粒细胞、中性粒细胞和肥大细胞等。研究显示：血浆 Gal-3 升高的 HF 患者进行心脏移植后，血浆 Gal-3 水平并无下降，这表明高 Gal-3 水平 HF 患者中，非心脏来源的 Gal-3 是造成这些患者血浆 Gal-3 水平升高的主要因素。

二、生长分化因子 15

生长分化因子 15（growth differentiation factor-15，GDF-15）是与 HF 相关的另一炎症蛋白质。GDF-15 是转化生长因子-β（TGF-β）超家族的成员，在心肌细胞中，GDF-15 是在氧化应激下、细胞因子后或血管紧张素Ⅱ刺激下产生和释放的。在心脏外，GDF-15 由巨噬细胞、血管平滑肌细胞（VSMCs）、内皮细胞和脂肪细胞产生，因此，GDF-15 提供了来自心脏和心脏外疾病的信息。GDF-15 是新近发现的心功能不全的标志物，其水平升高已经被证明是心血管疾病的危险因素。普通人群中 GDF-15 的升高和不良事件以及 HF 的发生相关，对于心力衰竭患者和急性冠脉综合征患者，GDF-15 的升高对不良事件的发生有预测作用。GDF-15 参与了心肌重塑。体外培养的小鼠心肌细胞中，缺血再灌注应激可明显上调 GDF-15 的表达和分泌，提示 GDF-15 具有自分泌/旁分泌功能，缺乏 GDF-15 的小鼠更易发生缺血再灌注损伤，说明 GDF-15 具有心肌保护作用。此外，GDF-15 缺陷小鼠显示多形核白细胞增加到梗死区域，并且具有更高的发展心肌破裂的机会。GDF-15 可能也参与了心肌肥大，最有可能是通过 SMAD 蛋白激活。

三、可溶性肿瘤发生抑制蛋白2

肿瘤发生抑制蛋白2（suppression of tumorigenesis protein 2，ST2）属于白细胞介素–1（interleukin-1，IL-1）家族，分为可溶性ST2（soluble suppression of tumorigenesis 2，sST2）和跨膜型ST2两种亚型。sST2是一种反映心肌应激的蛋白质型生物标志物，在心肌梗死、急性冠脉综合征、HF等疾病中，与心肌重塑、心肌纤维化相关。研究表明，IL-33及其诱饵受体sST2构成的复合物，在心血管疾病的发病机制中起了重要作用，因为sST2的浓度增加，导致心脏保护性因子IL-33的信号受损，从而导致HF和不良事件的发生增加。sST2浓度升高导致的IL-33/ST2L信号受损的病理生理学表现为心肌肥厚、纤维化、左室功能恶化及动脉高压等。先前有临床研究表明sST2浓度的增加，与非ST段抬高性心肌梗死和慢性HF患者的不良结局相关。2017年AHA/ACC心力衰竭指南把sST2作为Ⅱb级推荐，用于HF患者的危险分层。Huang等进行的一项临床研究发现，射血分数降低的HF（heart failure with reduced ejection fraction，HFrEF）组sST2的中位浓度要显著高于射血分数保留的HF（heart failure with preserved ejection fraction，HFpEF）组，而射血分数中间值的HF（heart failure with midrange ejection fraction，HFmrEF）组sST2中位浓度与其他两组相比较无明显差异，并且只有HFrEF组的sST2水平高于健康受试者。受试者工作特征曲线（receiver operating characteristic curve，ROC曲线）分析显示左心室射血分数（LVEF）对三组HF患者1年不良事件发生均无预测价值；sST2与NT-proBNP对HFrEF患者1年不良事件发生的预测作用并无明显差异，sST2对HFmrEF患者1年不良事件的发生有预测作用，但是NT-proBNP没有，而对于HFpEF患者sST2和NT-proBNP均有显著统计学意义。多元分析提示，sST2和NT-proBNP均高于中位浓度是1年不良事件发生率的独立预测因子。因此研究者认为sST2可以根据不同的LVEF值提供不同的预测作用和预测信息，甚至优于NT-proBNP，sST2联合NT-proBNP检测可提高预测的精确度。

四、肿瘤坏死因子–α

肿瘤坏死因子–α（tumor necrosis factor-α，TNF-α）能够激活丝裂原活化蛋白激酶（mitogen-acoivated protein kinase，MAPK）–NF-κB信号通路，是左室功能不全的重要介导因子。TNF-α对心肌有不同的作用，既能促进心肌细胞肥大，又能促进心肌细胞凋亡。它还能刺激成纤维细胞增生，促进细胞因子和基质金属蛋白酶的分泌。TNF-α的这些作用都会导致组织重塑。TNF-α能减少肌浆网钙释放，下调ATP酶2a导致收缩和舒张功能障碍，可使β肾上腺素能受体与腺苷酸环化酶解耦联，从而影响β肾上腺素能受体的活性。TNF-α还能改变钙代谢、增加肺静脉心肌细胞发生心律失常的可能性，因此导致心律失常。高水平的循环TNF-α与心脏纤维化、炎症、心室扩张和病死率有关。在RENEWAL实验中，HFrEF患者使用依那西普治疗，使TNF-α功能性失活，但由于依那西普对死亡和再住院没有影响，实验提前终止。在ATTACH实验中，HFrEF患者随机接受不同剂量的英夫利昔单抗治疗，结果显示英夫利昔单抗并未改善LVEF，但是高剂量英夫利昔单抗与HF患者死亡和住院风险的增加相关。目前为止，抗TNF-α治疗HF是不安全且无效的，甚至可能是有害的。但有研究表明 TNF-α 可以用来预测 HF 患者心功能分级。Eskandari 等进行的一项对照研究显示，慢性 HF 患者 TNF-α 和 IL-6 的基线水平高于对照组，且 TNF-α 和 IL-6 的表达水平呈现出相关性；此外，TNF-α 与 LVEF 呈负相关。同时，TNF-α 水平与 HF 的严重程度相关，且缺血性病因与非缺血性病因的 HF 患者 TNF-α 的表达水平不同；使用 PHA 刺激后，IL-6 水平可以区分缺血性病因和非缺血性病因。多因素分析发现 NYHA 分级是单核细胞 TNF-α 表达水平的独立预测因子。TNF-α 在许多病理生理过程中都可以升高，在 HF 的诊断与预后方面，其特异性并不强，但对于某些风湿免疫疾病患者，在口服药物基础上可以联合抗 TNF-α 治疗，这提示我们在风湿免疫疾病并发 HF 患者的治疗中，HF 药物治疗联合抗 TNF-α 治疗是否可以同时改善两种疾病的预后，这为之后的临床研究提供了方向。

五、原癌基因

原癌基因是一类编码关键性调控蛋白的正常细胞基因，它在生物进化中是高度保守的，与各种生物细胞类的多种原癌基因 DNA 序列十分相似，可视为"管家基因"。在正常细胞中以非激活形式存在。为了适应各种不良因素，原癌基因启动的凋亡和重构的相互作用促进了心衰的发展。

激活原癌基因的诱因：缺血缺氧、压力负荷、心肌病、血管紧张素、细胞因子。

原癌基因在心衰中的作用机制：原癌基因使心肌细胞肥大。首先原癌基因诱导细胞蛋白质合成增加。Ras 可以增加细胞总 RNA、mRNA 和蛋白质在细胞中的积累并伴有 RNA 聚合酶 II 及细胞周期蛋白依赖激酶的表达。提示通过 Ras 途经可能合成所有的 mRNA。其次原癌基因可使与心肌肥大相关的蛋白合成增加。

原癌基因在心肌凋亡中的作用机制：Bcl-2 家族包括了阻遏凋亡的成员（Bcl-2、Bcl-xL）和促进凋亡的成员（Bax、Bad、Bcl-xS），可组成同二聚体、异二聚体，其结合的比例将决定细胞的存活和凋亡。当 Bcl-2 与 Bax 的结合点断裂，Bcl-2 对细胞的保护性消失，细胞发生凋亡。Bcl-xL 也能与 Bax 组成异二聚体进而消除其对凋亡的阻抑效应。Bad 以浓度依赖性方式替换 Bcl-xL/Bax、Bcl-Z/Bax 异二聚体中的 Bax，使 Bax 游离而促进细胞凋亡。

六、细胞凋亡抑制因子

心肌细胞凋亡是心衰过程中心肌细胞缺失的重要机制。在心衰发生发展中起了重要作用。Fas 位于细胞膜上通过形成 Fas/Fas-L 复合体而激活，继而活化 Bcl-2 家族和 caspases，细胞凋亡就发生了。Fas/Apo-1 受体属肿瘤坏死因子受体超家族成员，是细胞凋亡抑制因子，具有无跨膜区，Fas/Apo-1 受体可分为膜结合性和可溶性两种，可溶性受体（sFas）是缺少 Fas 跨膜区域的分子，可以和细胞 Fas 分子竞争结合 Fas-L 而部分阻止 Fas 介导的细胞凋亡，故又称 sFas 为凋亡抑制因子。李静等采用酶联免疫吸附测定（ELISA）方法在 58 例慢性心衰患者血清中定量测定 Fas/Apo-1，研究结果证实心衰患者血清中 sFas 水平明显高于正常对照组，且与左室射血分数呈负相关。提示血清中细胞凋亡抑制因子 sFas 水平可以反映心衰时心肌细胞凋亡程度。心衰发生时心肌细胞表达足够密度的 Fas/Apo-1 受体，其中大部分为膜结合受体，通过与其配体结合诱导凋亡，小部分为可溶性受体，因中和部分配体而

心力衰竭诊疗学

抑制凋亡最终导致心肌细胞凋亡增加。通过检测 sFas 可以间接反映细胞凋亡情况。动物实验证实血管紧张转换酶抑制剂和 β-受体阻滞剂可使凋亡减轻。

七、基质金属蛋白酶

基质金属蛋白酶（MMPs）是一组特异地降解心肌细胞外基质（ECM）成分参与心脏重构的 Zn^{2+} 依赖性的内源性蛋白酶家族。MMPs 可降解除多糖以外所有 ECM 成分，还可通过基质降解时释放强有力的基质合成分子，如基质素及一些生物活性因子，包括转化生长因子（TGF-β1）、胰岛素样生长因子（IGF）及成纤维细胞生长因子（FGF）而调节胶原的合成，最终破坏心脏纤维胶原网络导致左室纤维化及扩张。激活的 MMPs 能被特异性的金属蛋白酶组织抑制因子（TIMPS）所抑制。与心脏重构有关的 MMPs：MMP-1、MMP-13、MMP-2、MMP-9、MMP-14。TIMPS 在体内由多种细胞表达，存在于多数组织与体液中。目前，已发现 4 种 TIMPS，它们与 MMPs 以 1∶1 的比例形成复合物。TIMPs 的抑制作用是通过其 N 端功能区的半胱氨酸残基与 MMPs Zn^{2+} 活性中心的结合来实现的。TIMP-1 对 MMPs 有很强的亲和性，能抑制除 MMP-2 和 MT-MMP 以外的大多数 MMPs 的活性。选择性表达于心肌的 TIMP-4 可抑制 MMP-1、-3、-7、-9，在心脏重构治疗中颇具潜力。多项实验报道，在扩张型心肌病患者心肌组织中存在 TIMP 水平的下降与 MMP/TIMP 结合情况的变化。这两种变化可以单独或联合存在。

八、肌浆网钙 ATP 酶 2a

肌浆网钙 Ca^{2+} ATP 酶（SERCA）是参与钙离子调节的主要蛋白，SERCA 活性下降使肌质网摄取 Ca^{2+} 的功能下降，可以影响心肌的收缩和舒张功能。大量的人及动物模型表明，在心衰的心肌细胞中肌浆网钙 ATP 酶 2a（SERCA2a）活性明显下降，同时伴有 Ca^{2+} 转运障碍，表现为舒张期肌浆网对 Ca^{2+} 摄取减少，胞质内 Ca^{2+} 聚集，影响心脏的舒张功能；而收缩期释放钙减少，胞质内 Ca^{2+} 下降，收缩功能也相应下降。在心衰患者心肌细胞的体外试验中过表达 SERCA2a 也显示收缩力的改善。但心衰发展的不同时期，SERCA2a 活性的变化也不一样。当心脏负荷加重心肌出现代偿性肥厚时 SERCA2a 的活性增加，失代偿时则开始下降，心衰时其活性下降更明显。随着负荷的加重，出现心衰时 SERCA2a mRNA 的量及 SERCA2a 活性均下降，SERCA2a 的量也下降，心衰部位的心肌 SERCA2a 较正常心肌降低 30%。

九、Ⅰ型前胶原氨基端肽（PⅠP）和Ⅲ型前胶原氨基端肽（PⅢP）

心室重构是导致心衰不断加重的病理生理基础，心室重构的结构基础是心肌细胞和 ECM 的变化，心肌 ECM 的变化主要是胶原沉积和纤维化。心肌胶原蛋白在 ECM 中占主要地位，是构成心脏胶原网络的主要成分，其中Ⅰ型约占心肌胶原总量的 80%，Ⅲ型约占 10%，PⅠP 和 PⅢP 在胶原合成过程中释放入血液，被认为是体内Ⅰ、Ⅲ型胶原合成的间接标志。石亮等应用放射免疫法测定 20 例正常人和 61 例 CHF 患者血清中 PⅠP 和 PⅢP 浓度结果，CHF 组血清中 PⅠP 和 PⅢP 含量较正常组明显升高，并随着心功能等级的增加而有升高趋势，但与导致心衰的基础病因无关。血清 P I P 和 P Ⅲ P 水平与左室重量指数（LV-MI）呈正相关，与二尖瓣张口舒张早期或晚期最大血流速度（VE/VA）呈负相关，并与同期测定的血浆血管紧张素 Ⅱ 和醛固酮含量有一定相关性。因此，CHF 患者血清 P I P 和 P Ⅲ P 水平显著升高可以反映其左室重构过程中 ECM 的代谢变化。

十、环磷酸腺苷反应元件结合蛋白 α/δ 亚型基因

交感神经系统异常激活是慢性心衰心功能恶化的主要原因之一。β 肾上腺素能受体是调节心功能的重要激素受体，心衰时 β 受体脱敏机制是一个重要机制。在分子水平上，心衰是心肌细胞基因异常表达的结果。基因表达的改变主要涉及转录调控环节。核转录因子（CREB）家族包括 CREB、激活转录因子和环磷酸腺苷反应元件调节蛋白。人心肌中存在的 CREB 剪接异构体最常见有两种 α-CREB 和 δ-CREB，刘缓等采用反转录聚合酶链反应（RT-PCR）方法定量检测了正常人与心衰患者在外用血淋巴细胞 α-CREB、δ-CREB、诱导性腺苷酸环化酶早期阻遏物（ICER）、β－受体激酶 1（β-ARK1）、β－受体激酶 2（β-ARK2）、β－阻抑蛋白 1（β-arrestinl）6 种基因的信使核糖核酸水平。结果 CREB 的不同亚型出现不同变化，心衰时 α-CREB 表达水平升高，δ-CREB 表达水平下降，CREB 的调节蛋白 ICER 表达水平升高，受体脱耦联的关键调控蛋白 β-ARK1、β-ARK2、β-arrestinl 的基因表达水平在心衰患者中明显升高。因此 β 受体相关基因的异常表达可能是心衰 β 受体脱敏的重要分子生物学机制。

第四章 心力衰竭的临床表现

第一节 急性心力衰竭

急性心力衰竭表现为迅速发生或在慢性心力衰竭基础上急性加重的心力衰竭症状和体征。从劳累性呼吸困难逐渐加重到急性肺水肿和心源性休克，病情严重程度可不同。

一、急性肺水肿

急性肺水肿（acute pulmonary edema）为急性左心衰竭最常见的表现。典型发作为突然、严重气急；每分钟呼吸可达 30～40 次，端坐呼吸，阵阵咳嗽，面色灰白，口唇青紫，大汗，常咳出泡沫样痰，严重者可从口腔和鼻腔内涌出大量粉红色泡沫液。发作时心率、脉搏增快，血压可升高，正常或低于正常。两肺可闻及广泛的水泡音和（或）哮鸣音。心尖部可听到奔马律，但常被肺部水泡音掩盖。X 线片可见典型蝴蝶形大片阴影由肺门向周围扩展。

急性肺水肿早期肺间质水肿阶段时可无上述典型的临床和 X 线表现，而仅表现为气促、阵阵咳嗽、心率增快、心尖部奔马律和肺部哮鸣音，X 线片显示上肺静脉充盈、肺门血管模糊不清、肺纹理增粗和肺小叶间隔增厚。间质肺水肿如不能及时诊断并采取治疗措施，可以发展成肺泡性肺水肿。

二、休克

由心输出量突然且显著减少引起的休克，称为心源性休克（cardiogenic shock）。临床上除休克外，多伴有心功能不全。

三、晕厥

心输出量明显减少引起脑部缺血而发生的意识丧失，称为心源性晕厥（cardiogenic syncope）。如晕厥不及时恢复可出现四肢抽搐、呼吸暂停、发绀等表现，称为阿-斯综合征（Adams-Stokes syndrome）。主要见于急性心脏排血受阻或严重心律失常。

四、心搏骤停

心搏骤停（sudden cardiac arrest，SCA）为严重心功能不全的表现。心搏骤停的临床过程可分为 4 个时期。

（一）前驱期

许多患者在发生心搏骤停前有数天或数周，甚至数月的前驱症状，如心绞痛、气急或心悸的加重，易于疲劳，以及其他非特异性的主诉。这些前驱症状并非心脏性猝死（sudden cardiac death，SCD）所特有，而常见于任何心脏病发作之前。有资料显示50%的SCD者在猝死前一个月内曾求诊过，但其主诉常不一定与心脏疾病有关。在医院外发生心搏骤停的存活者中，28%在心搏骤停前有心绞痛或气急的加重，但前驱症状仅提示有发生心血管病的危险。

（二）发病期

发病期即导致心搏骤停前的急性心血管改变时期，通常不超过1小时。典型表现包括：长时间的心绞痛或急性心肌梗死的胸痛，急性呼吸困难，突然心悸，持续心动过速或头晕、目眩等。若心搏骤停瞬间发生，事前无预兆，则95%为心源性，并有冠状动脉病变。从心脏猝死者所获得的连续心电图记录中可见在猝死前数小时或数分钟内常有心电活动的改变，其中以心率增快和室性期前收缩的恶化升级为最常见。猝死于室颤者，常先有一阵持续的或非持续的室速。这些以心律失常发病的患者，在发病前大多清醒并可以进行日常活动，发病期（自发病到心搏骤停）短。心电图异常大多为室颤。另有部分患者以循环衰竭发病，在心搏骤停前已处于不活动状态，甚至已昏迷，其发病期长。在临终心血管改变前常已有非心脏性疾病，异常心电图以心室停搏多见。

（三）心搏骤停期

意识完全丧失为该期的特征。如不立即抢救，一般在数分钟内进入死亡期，罕有自发逆转者。心搏骤停会依次出现如下症状和体征：①心音消失。②脉搏扪不到、血压测不出。③意识突然丧失或伴有短阵抽搐。抽搐常为全身性，多发生于心脏停搏后10秒内，有时伴眼球偏斜。④呼吸断续，呈叹息样，以后即停止，多发生在心脏停搏后20~30秒内。⑤昏迷，多发生于心脏停搏30秒后。⑥瞳孔散大，多在心脏停搏后30~60秒出现。但此期尚未到生物学死亡，如给予及时恰当的抢救，有复苏的可能。其复苏成功率取决于：①复苏开始的迟早；②心搏骤停发生的场所；③心电活动失常的类型（室速、室颤、心室停搏抑或心电－机械分离）；④在心搏骤停前患者的临床情况。如心搏骤停发生在可立即进行心肺复苏的场所，则复苏成功率较高。在医院或加强性监护病房可立即进行抢救的条件下，复苏的成功率主要取决于患者在心搏骤停前的临床情况：若为急性心脏情况或暂时性代谢紊乱，则预后较佳；若为慢性心脏病晚期或严重的非心脏情况（如肾衰竭、肺炎、败血症、糖尿病或癌症），则复苏的成功率并不比院外发生的心搏骤停的复苏成功率高。后者的成功率主要取决于心搏骤停时心电活动的类型，其中以室速的预后最好（成功率达67%），室颤其次（25%），心室停搏和心电－机械分离的预后很差。高龄也是一个重要的影响复苏成功的因素。

（四）生物学死亡期

从心搏骤停向生物学死亡的演进，主要取决于心搏骤停心电活动的类型和心脏复苏的及时性。室颤或心室停搏，如在前 4～6 分钟内未给予心肺复苏，则预后很差；如在前 8 分钟内未给予心肺复苏，除非在低温等特殊情况下，否则几乎无存活。从统计资料来看，目击者立即施行心肺复苏术和尽早除颤是避免生物学死亡的关键。心脏复苏后住院期死亡最常见的原因是中枢神经系统的损伤。缺氧性脑损伤和长期使用呼吸器的继发感染占死因的 60%，低心输出量占死因的 30%，而由于心律失常的复发致死者仅占 10%。

第二节　慢性心力衰竭

各类心力衰竭的临床表现类同，但有心力衰竭临床表现的并非仅左室功能的异常。临床上习惯于按心力衰竭开始发生于哪一侧心脏和充血主要表现的部位，将其分为左侧心力衰竭、右侧心力衰竭和全心衰竭。心力衰竭开始或主要发生在左侧心脏并以肺充血为主要表现的称为左侧心力衰竭；开始或主要发生在右侧心脏并以肝、肾等器官和周围静脉淤血为主要表现的称为右侧心力衰竭；两者同时并存的称全心衰竭。

一、左侧心力衰竭

左心室衰竭多见于高血压性心脏病、冠心病、主动脉瓣病变和二尖瓣关闭不全。急性肾小球肾炎和风湿性心肌炎是儿童和少年患者左心室衰竭的常见病因。二尖瓣狭窄时，左心房压力明显增高，也有肺充血表现，但非左心室衰竭引起，因而称为左心房衰竭。

1. 症状

（1）呼吸困难：是左侧心力衰竭最主要的症状。肺充血时肺组织水肿，气道阻力增加，肺泡弹性降低，吸入少量气体就使肺泡壁张力增高到引起反射性启动呼气的水平，这就造成呼吸困难，特点是浅而快。根据肺充血的程度不同，呼吸困难有下列不同表现形式。

①劳力性呼吸困难：肺轻微充血时仅在剧烈活动或体力劳动后出现呼吸急促，如登楼、上坡或平地快走等活动时出现。随肺充血程度加重，逐渐发展到更轻的活动或体力劳动后，甚至休息时，也发生呼吸困难。

②端坐呼吸：一种由于平卧时出现呼吸困难而必须采取的高枕、半卧甚至坐位以解除或减轻呼吸困难的状态；最严重的即使端坐床边，两腿下垂，上身向前，双手紧握床边，仍不能缓解。

③阵发性夜间呼吸困难：是左心室衰竭早期的典型表现。呼吸困难可连续数夜，每夜发作或间断发作，多在夜间熟睡 1～2 小时后，患者因气闷、气急而惊醒，被迫坐起，可伴阵咳、哮鸣性呼吸音或泡沫样痰。发作较轻者采取坐位后十余分钟至一小时内呼吸困难自动消退，患者又能平卧入睡，次日白天可无异常感觉。严重者可持续发作，阵阵咳嗽，咳粉红色泡沫样痰，甚至发展成为急性肺水肿。

（2）倦怠、乏力、运动耐量下降：为心输出量低下、骨骼肌血供不足的表现。

（3）陈-施呼吸（Cheyne-Stokes respiration）：见于严重心力衰竭。呼吸有节律地由暂停逐渐增快、加深，再逐渐减慢、变浅，直到暂停，半至一分钟后呼吸再起，如此周而复始。发生机制是心力衰竭时脑部缺血和缺氧，呼吸中枢敏感性降低所致。脑缺氧严重的患者还可伴有嗜睡、烦躁、神志错乱等精神症状。陈-施呼吸提示预后不良。

2. 体征

（1）原有心脏病的体征。

（2）左心室增大：心尖冲动向左下移位，心率增快，心尖区有舒张期奔马律，肺动脉瓣区第二心音亢进，其中舒张期奔马律最有诊断价值，在患者心率增快或左侧卧位并做深呼气时更易听到。左心室扩大还可致相对性二尖瓣关闭不全，产生心尖区收缩期杂音。

（3）交替脉：脉搏强弱交替。轻度交替脉仅能在测血压时发现。

（4）肺部啰音：两侧肺底细湿啰音是左侧心力衰竭的重要体征之一。阵发性呼吸困难或急性肺水肿时可有粗大湿啰音，满布两肺，并可伴有哮鸣音。

（5）胸腔积液：左侧心力衰竭患者中约 25% 有胸腔积液。胸腔积液可局限于肺叶间，或呈单侧/双侧胸腔积液。

二、右侧心力衰竭

从临床和病理生理角度大致分为三类：①右心室压力负荷和（或）容量负荷过度，如肺动脉高压、三尖瓣反流、复杂先天性心脏病等；②右心室心肌病变，如右心室心肌梗死、右心室心肌病等；③心包疾病和体循环回流受阻，如缩窄性心包炎、三尖瓣狭窄等。

1. 症状

主要由慢性持续淤血引起各脏器功能改变所致，如长期消化道淤血引起食欲缺乏、恶心、呕吐等；肾脏淤血引起尿量减少、夜尿多；肝淤血引起上腹饱胀，甚至剧烈腹痛，长期肝淤血可引起黄疸。

2. 体征

（1）原有心脏病的体征。

（2）心脏增大：以右心室增大为主者可伴有心前区抬举性搏动。心率增快，部分患者可在胸骨左缘相当于右心室表面处听到舒张早期奔马律。右心室明显扩大可致功能性三尖瓣关闭不全，产生三尖瓣区收缩期杂音，吸气时杂音增强。

（3）静脉充盈：颈外静脉充盈为右侧心力衰竭的早期表现。半卧位或坐位时在锁骨上方见到颈外静脉充盈，或颈外静脉充盈最高点距离胸骨角水平 10 cm 以上，都表示静脉压增高，右侧较明显。严重右侧心力衰竭静脉压显著升高时，手背静脉和其他表浅静脉也充盈，合并三尖瓣关闭不全时，可见静脉搏动。

（4）肝大和压痛：出现较早，大多发生于皮下水肿之前。肝大剑突下较肋缘下明显，质地较软，具有充实饱满感，边缘有时扪不清，叩诊剑突下有浊音区，且有压痛。压迫肝脏（或剑突下浊音区）时可见颈静脉充盈加剧（肝颈静脉反流现象）。随心力衰竭的好转或恶化，肝大的程度可在短时期内变化。右心衰竭突然加重时，肝脏急性淤血，引起肝脏急剧增大，肝小叶中央细胞坏死，可伴有右上腹与剑突下剧痛和明显压痛、黄疸。长期慢性右侧心力衰竭引起心源性肝硬化时，肝扣诊质地较硬，压痛可不明显，常伴黄疸、腹水。

（5）下垂性水肿：早期水肿常不明显，多在颈静脉充盈和肝大较明显后才出现。先有皮下组织水分积聚，体重增加，到一定程度后才引起凹陷性水肿。水肿最早出现在身体的下垂部位，起床活动者以脚、踝内侧和胫前较明显，仰卧者骶部水肿；侧卧者卧侧肢体水肿显著。病情严重者可发展到全身水肿。

（6）胸腔积液和腹水：胸膜静脉回流至上腔静脉、支气管静脉和肺静脉，右侧心力衰竭时静脉压增高，可有双侧或单侧胸腔积液。双侧胸腔积液时，右侧量常较多，单侧胸腔积液也以右侧为多见，其原因不明。胸腔积液含蛋白量较高（2～3 g/100 mL），细胞数正常。大量腹水多见于三尖瓣关闭不全、三尖瓣下移和缩窄性心包炎，亦可见于晚期心力衰竭。

（7）心包积液：右侧心力衰竭或全心衰竭时可有心包积液，一般不引起心脏压塞。

（8）发绀：长期右侧心力衰竭患者大多有发绀，可表现为面部毛细血管扩张、青紫和色素沉着。发绀是血供不足时组织摄取血氧相对增多、静脉血氧低下所致。

（9）晚期患者可有明显营养不良、消瘦甚至恶病质。

第三节　舒张性心力衰竭

心力衰竭（心衰）异质性很强，由多种原因造成心脏结构和（或）功能异常，导致心室充盈或射血功能障碍，从而引起一系列复杂临床综合征。主要表现为呼吸困难、疲乏无力和液体潴留（肺淤血、体循环淤血及外周水肿）。继 2012 年欧洲和 2013 年美国的心衰指南提出左心室射血分数（LVEF）心衰分类概念，2016 年欧洲指南将心衰分为射血分数降低的心衰（HFrEF）、射血分数保留的心衰（HFpEF）和射血分数中间值的心衰（HFmrEF）。HFrEF 定义为 LVEF≤40%，亦称为收缩性心衰（systolic heart failure，SHF）；HFpEF 定义为 LVEF≥50%，亦称为舒张性心衰（diastolic heart failure，DHF）。舒张性心力衰竭是临床上最为常见的血管疾病之一，主要是心室舒张不良使左室舒张末压升高，导致肺淤血。

舒张功能异常可导致左心室舒张末压力升高，进而造成左心房、肺静脉压力升高，引起肺淤血。单纯或早期舒张性心力衰竭的主要症状常常只是静息或劳力性呼吸困难等肺淤血症状。这是与收缩功能异常所致充血性心力衰竭几乎完全相同的症状和体征。若持久的舒张性心力衰竭或与收缩性心力衰竭并存而合并或继发右心室功能异常，则除了呼吸困难、气短等左心衰竭的症状外还可有腹胀、尿少及双下肢水肿等右心衰竭症状。舒张性心力衰竭症状酷似收缩性心力衰竭症状，二者出现概率相似，临床上很难区别。

单纯或早期舒张性心力衰竭的特异性体征不多：双肺呼吸音可减弱，可闻及肺部水泡音；心浊音界常无扩大，可闻及舒张期奔马律。原发心脏病体征并存时，可发现原发心脏病的体征。如肥厚型梗阻性心肌病可在胸骨左缘第四肋间闻及较粗糙的收缩期杂音；主动脉瓣狭窄可在主动脉瓣第一听诊区闻及较响亮的收缩期杂音；缺血性心脏病可能伴有心尖部第一心音低钝，病理性第三心音等；而高血压性心脏病所致的早期或单纯舒张性心力衰竭还可有心尖部搏动增强，心尖部可闻及 II～III 级收缩期杂音，主动脉瓣第二心音亢进且大于肺动脉瓣第二心音等。与收缩性心力衰竭并存或持久性舒张性心力衰竭，其体征与 CHF 相似。主要表现为左右心力衰竭体征加原发心脏病体征。确定患者系"收缩衰竭"抑或"舒张衰竭"或两者兼有，对治疗的选择至关重要。临床上，当收缩或舒张功能异常所致充血性心力衰竭的症状和体征无法区别时，胸片所示的正常心影和肺淤血征象对诊断有一定帮助，区别两者主要依靠超声心动图、心导管、放射性核素等检查。

第四节　难治性心力衰竭

难治性心力衰竭是指通过一般治疗，包括卧床休息、控制饮食、经强心剂及利尿剂治疗而无明显疗效的状态。临床表现为休息时即有严重左或右心衰竭，心功能分级常为Ⅳ级，心率增快，尤以房颤的心室率难以减慢，高度水肿，各浆膜腔内积液，尿少，四肢厥冷，发绀，明显低血压，SBP 常低于 85 mmHg，脉压小，在洋地黄未达到治疗量时即出现中毒症状。

难治性心力衰竭发病率高，致死率高，为临床中一种危重的心脏疾病，常发生于各类心脏病的临终阶段。其发生率高，死亡风险高，再住院率高，造成经济负担重。神经 – 内分泌激素、细胞因子激活常是其发生的主要机制。

难治性心力衰竭常见于大面积心肌丢失、严重先天性心血管畸形、心瓣膜病等具有严重器质性心脏病患者：①多次发生心肌梗死或大面积心肌梗死，严重心肌重构的冠心病、心肌纤维化和乳头肌功能不全者。②心肌病，尤其是扩张型心肌病患者。③严重或恶性高血压心脏病患者，伴有严重的肾或脑血管病变及风湿性多瓣膜病，伴有严重肺动脉高压者。④失去手术时机的心血管病变，病程逐渐恶化者。

难治性心力衰竭常用的检查：①X 线检查可见心脏明显扩大，心胸比值（CTR）常大于 0.60。②超声心动图测定心室收缩末内径明显扩大，LVEF 低于 35%。③血清钠持续低于 130 mmol/L，伴肾功能损害。血去甲肾上腺素持续增高。④心脏指数持续低于 2.0 L/(min·m^2)，最大耗氧量持续低于 14 mL/(kg·min)，肺毛细血管楔嵌压持续大于 25 mmHg，左心室每搏做功小于 196 mJ（20 gf·m），右房压明显增高，肺血管阻力增高，中至重度肺动脉高压。⑤心肌代谢异常，冠状静脉窦氧含量显著降低。

难治性心力衰竭的诊断：难治性心力衰竭不同于治疗措施不力或方法不当所致的严重心力衰竭，有进行性结构性心脏病，是严重器质性心脏病终末期的表现，虽经内科治疗，通过休息、限钠、限水，给予利尿剂和强心剂后，心衰仍难以控制，仍需应用扩张血管药、ACE 抑制剂、非洋地黄类正性肌力药物及改善心肌顺应性、不能安全出院、反复住院、等待心脏移植、应用心脏机械辅助装置来控制心力衰竭者，也包括部分心功能 NYHA Ⅳ级患者，预后极差。

第五节　心力衰竭的辅助检查

一、心力衰竭的常规检查

（一）心电图

所有心衰及怀疑心衰患者均应行心电图检查。心衰患者一般有心电图异常，心电图完全正常的可能性极低。心电图部分异常可提示病因或治疗适应证（如房颤的抗凝治疗、运动不同步的再同步化治疗、心动过缓的起搏治疗等）。有心律失常或怀疑有无症状性心肌缺血时应行 24 小时动态心电图检查。

（二）胸部 X 线片

有呼吸困难的患者均应行胸部 X 线片检查，可提示肺淤血、肺水肿、肺部基础病变及心脏增大等信息，但胸部 X 线片正常并不能除外心衰。心衰患者胸部 X 线片表现有肺门血管充血、上肺血管影增粗、Kerley B 线、胸腔积液。肺门"蝴蝶"征是典型的肺水肿征象。侧位片有助于判断心脏扩大。胸部 X 线片上心影正常提示可能是 HFpEF 或近期发生的收缩功能下降。明显的左心房扩大提示二尖瓣病变或心房肌弥漫性病变（如果存在双心房扩大）可能。单独右心室扩大征象提示肺动脉高压可能是右心衰的原因。胸部 X 线片还显示冠状动脉、心脏瓣膜、心包部位的钙化。

（三）生物学标志物

1. 血浆利钠肽［B 型利钠肽（B-type natriuretic peptide，BNP）或 N 末端 B 型利钠肽原（N-terminal pro-B-type natriuretic peptide，NT-proBNP）］测定

利钠肽检测是诊断和评估心衰必不可少的部分，用于心衰筛查、诊断和鉴别诊断、病情严重程度和预后评估。出院前的利钠肽检测有助于评估心衰患者出院后的心血管事件风险。利钠肽主要由心室肌合成和分泌，当心室容量和压力负荷增加时，心肌受到牵张，心肌细胞内储存的前体肽 proBNP 即被释放出来，并很快分解为无活性的 NT-proBNP 和有活性的 BNP。除心室壁张力增加外，其他因素如缺血、缺氧、神经激素［如血管紧张素 Ⅱ（Angiotensin Ⅱ，Ang Ⅱ）］及生理因素（如随年龄增加，男性较女性更高）也能调控其合成和分泌。很多心血管和非心血管因素均会导致 NT-proBNP 水平升高，尤其是房颤、高龄及肾功能不全。脑啡肽酶抑制剂使 BNP 降解减少，而 NT-proBNP 不受影响。BNP 或 NT-proBNP 的检测有助于诊断或排除心衰。BNP < 100 pg/mL、NT-proBNP < 300 pg/mL 通常可排除急性心衰。BNP < 35 pg/mL、NT-proBNP < 125 pg/mL 时通常可排除慢性心衰，但其敏感性和特异性较急性心衰低。诊断急性心衰时，NT-proBNP 水平应根据年龄和肾功能不全进行分层：50 岁以下患者 NT-proBNP > 450 pg/mL，50 岁以上患者 NT-proBNP > 900 pg/mL，75 岁以上患者 NT-proBNP > 1800 pg/mL，肾功能不全（肾小球滤过率 < 60 mL/min）时 NT-proBNP 应 > 1200 pg/mL。在监测和指导心衰治疗方面，经各项治疗后利钠肽水平较基线值明显下降，即 NT-proBNP 较基线值降幅 ≥ 30% 或绝对值 < 4000 pg/mL；BNP 较基线值降幅 > 50% 或绝对值 < 350～400 pg/mL，提示治疗有效。建议在综合判断临床病情基础上，至少监测包括基线（发作/住院时）和病情稳定（出院前）2 个时间点的 BNP/NT-proBNP 水平；如果患者病情变化或极度危重，又缺乏血流动力学监测条件，也可检测利钠肽水平。需要注意的是，临床医师不应单纯依靠 BNP/NT-proBNP 水平进行心衰诊疗，应结合患者整体临床情况做出判断。在预后或危险评估方面，急性心衰患者入院时 BNP/NT-proBNP 水平越高，短期和长期不良临床事件（包括全因/心血管疾病死亡、全因/心衰/心血管疾病再住院）发生风险越高。

BNP/NT-proBNP 水平测定有助于判断慢性心衰患者预后（包括全因/心血管疾病死亡、全因/心衰/心血管疾病再住院）或病情严重程度，慢性心衰患者应定期连续监测 BNP/NT-proBNP 水平，检测值长期稳定提示心衰进展风险低，检测值升高提示心衰恶化，需更密切的临床监测和随访。

2. 心脏肌钙蛋白

心衰患者入院时行心脏肌钙蛋白（cardiac troponin，cTn）检测，用于分析急性心衰患者的病因［如急性心肌梗死（acute myocardial infarction，AMI）］和评估预后。严重心衰患者 cTn 水平可能会升高，这是由于心肌供氧和需氧之间不平衡，心肌局部发生缺血损伤，cTn 水平升高的心衰患者死亡风险增加。BNP/NT-proBNP 和 cTn 联合检测还有助于评估急性失代偿性心衰患者的预后。

3. 其他生物学标志物

反映心肌纤维化、炎症、氧化应激的标志物，如可溶性 ST2（soluble suppressor of tumor-genicity 2，sST2）、半乳糖凝集素 3（galectin-3，Gal-3）及生长分化因子 15（growth differen-tiation factor-15，GDF-15）也有助于心衰患者的危险分层和预后评估，联合检测多种生物标志物可能是未来的发展方向。

（四）其他实验室检查

血常规、尿液分析、血生化［包括钠、钾、钙、血尿素氮、肌酐或估算的肾小球滤过率（estimated glomerular filtration rate，eGFR）、肝酶、胆红素、血清铁、铁蛋白、总铁结合力］、空腹血糖、糖化血红蛋白、血脂、促甲状腺激素为心衰患者初始常规检查。在病程发展中还需重复测定电解质、肾功能等。临床怀疑某些特殊病因导致的心衰（如血色病、自身免疫性疾病、淀粉样变性、嗜铬细胞瘤等），应进行相应的筛查和诊断性检查。

（五）经胸超声心动图

经胸超声心动图是评估心脏结构和功能的首选方法，可提供房室容量、左/右心室收缩和舒张功能、室壁厚度、瓣膜功能及肺动脉高压的信息。LVEF 可反映左心室收缩功能，推荐改良双平面 Simpson 法。初始评估心衰或有可疑心衰症状患者均应测量 LVEF，当临床情况发生变化、评估治疗效果、考虑器械治疗时，应重复测量。图像质量差时，建议使用声学对比剂以清晰显示心内膜轮廓。组织多普勒和应变成像的可重复性和可行性已被证实，对于存在心衰发生风险的患者，应考虑采用，以识别临床前的心肌收缩功能异常。超声心动图是目前临床上唯一可判断舒张功能不全的成像技术，但单一参数不足以准确评估，建议多参数综合评估。HFpEF 主要的心脏结构异常包括左房扩大（左心房容积指数 >34 mL/m^2）、左室肥厚［左心室质量指数 ≥115 g/m^2（男性）或 95 g/m^2（女性）］；主要的心脏舒张功能异常指标包括 E/e′≥13、e′平均值（室间隔和游离壁）<9 cm/s；其他间接指标包括纵向应变或三尖瓣反流速度。

二、心力衰竭的特殊检查

(一) 心脏磁共振

心脏磁共振 (cardiac magnetic resonance, CMR) 是测量左/右心室容量、质量及射血分数的"金标准"。当超声心动图未能做出诊断时, CMR 是最好的替代影像检查。CMR 是复杂性先天性心脏病 (简称先心病) 的首选检查方法。延迟钆增强 (late gadolinium enhancement, LGE) 和 T1 成像是评估心肌纤维化或瘢痕负荷的首选影像检查, 可以确定心衰的病因。对于扩张型心肌病患者, 在临床和其他影像学检查不能明确诊断的情况下, 应考虑采用LGE 以鉴别缺血性与非缺血性心肌损害。对于疑似心肌炎、淀粉样变、结节病、美洲锥虫病、法布里病、致密化不全心肌病及血色病患者, 推荐采用 CMR 以显示心肌组织的特征。

(二) 经食管超声心动图和负荷超声心动图

经食管超声心动图 (transesophageal echocardiography, TEE) 适用于经胸超声心动图声窗不佳且 CMR 不可用或有禁忌证时; 高度怀疑主动脉夹层、心内膜炎或先心病; 评估心房内或左心耳内血栓。运动或药物负荷超声心动图可用于心肌缺血和 (或) 存活心肌、部分瓣膜性心脏病患者的评估。对于劳力性呼吸困难、HFpEF、静息舒张功能参数不能准确评估的患者, 负荷超声心动图有一定辅助作用。适应证、禁忌证及方法见《负荷超声心动图规范化操作指南》。

(三) 心脏计算机断层扫描

心脏计算机断层扫描 (computed tomography, CT) 能够有效评估冠状动脉病变, 尤其是冠状动脉钙化情况, 反映冠状动脉粥样硬化总负荷。对于低中度可疑冠心病或非侵入性负荷试验未明确提示心肌缺血的心衰患者, 可考虑行心脏 CT 以排除冠状动脉狭窄 (Ⅱb 类, C级)。当需要时, CT 可用于其他肺部疾病的鉴别诊断, 其中肺水肿在心衰患者中的表现至关重要, 通常表现为间隔增厚与磨玻璃征共存征象。

(四) 冠状动脉造影

冠状动脉造影适用于: ①对于经药物治疗后仍有心绞痛的患者 (Ⅰ类, C级); ②合并症状性室性心律失常或有心脏停搏史患者; ③存在冠心病危险因素、无创检查提示存在缺血的心衰患者 (Ⅱa类, C级)。

(五) 核素心室造影及核素心肌灌注和 (或) 代谢显像

当超声心动图未能做出诊断时, 可建议使用核素心室造影评估左心室容量和 LVEF。核素心肌灌注显像包括单光子发射计算机断层成像 (single-photon emission computed tomography, SPECT) 和正电子发射计算机断层成像 (positron emission computed tomography, PECT), 可用于诊断心肌缺血。代谢显像可判断心肌存活情况。对于心衰合并冠心病患者,在决定行血运重建前，可考虑采用心脏影像学检查（CMR、负荷超声心动图、SPECT、PECT）评估心肌缺血和心肌存活情况（Ⅱb类，B级）。

（六）6 min 步行试验

用于评估患者的运动耐力。6 min 步行距离 <150 m 为重度心衰，150~450 m 为中度心衰，>450 m 为轻度心衰。

（七）心肺运动试验

心肺运动试验能量化运动能力，可用于心脏移植和（或）机械循环支持的临床评估，指导运动训练处方的优化，原因不明呼吸困难的鉴别诊断。适用于慢性心衰患者临床症状稳定 2 周以上，参照《慢性稳定性心力衰竭运动康复中国专家共识》。

（八）基因检测

大多数临床确诊的心衰，常规基因检测对明确诊断缺乏肯定价值。对于肥厚型心肌病、特发性扩张型心肌病及致心律失常性右室心肌病患者，推荐基因检测和遗传咨询。限制型心肌病和孤立的致密化不全心肌病亦可能具有遗传起源，也可考虑基因检测。肥厚型心肌病是一种主要经遗传获得的常染色体显性遗传病，大多数致病基因和突变位于编码 β - 肌球蛋白重链（MYH7）和心脏肌球蛋白结合蛋白 C（MYBPC3）的肌小节基因。扩张型心肌病中 50% 为特发性，约 1/3 是遗传所致。在已检出的 50 多个与扩张型心肌病相关的基因中，很多与细胞骨架相关，最常见的是肌联蛋白基因（TTN）、核纤层蛋白 A 基因（LMNA）及肌间线蛋白基因（DES）。致心律失常性右室心肌病大多数是编码细胞桥粒的成分基因突变所致。当前发现与此类心肌病相关的 10 个基因突变，可解释 50% 的病例。

（九）心肌活检

用于经规范治疗后病情仍快速进展，临床怀疑心衰是可治疗的特殊病因所致且只能通过心肌活检明确诊断的患者。有助于区分心肌炎症性或浸润性病变，如心肌淀粉样变、结节病、巨细胞性心肌炎。不推荐用于心衰患者的常规评价。

（十）生活质量评估

生活质量（quality of life，QOL）评估采用心理学量表，对心理健康、躯体健康及社会功能等进行多维度量化评估。QOL 量表可分为普适性量表和疾病特异性量表，前者最常使用的是 36 条简明健康状况问卷（36-item short-form health survey，SF-36）、12 条简明健康状况问卷（12-item short-form health survey，SF-12）、6 条简明健康状况问卷（6-item short-form health survey，SF-6）、世界卫生组织幸福指数 - 5（World Health Organization-5 well-being index，WHO-5）、欧洲 5 维健康指数（Europe quality of life 5-dimensional，EQ-5D）。心衰特异性 QOL 评估工具较常使用的有明尼苏达心衰生活质量量表（Minnesota living with heart failure questionnaire，MLHFQ）和堪萨斯城心肌病患者生活质量量表（Kansas city cardiomyopathy

心力衰竭诊疗学

questionnaire，KCCQ）。

（十一）有创性血流动力学检查

在慢性心衰患者中，右心导管和肺动脉导管检查适用于：①考虑心脏移植或机械循环支持的重症心衰患者的术前评估；②超声心动图提示肺动脉高压的患者，在瓣膜/结构性心脏病干预治疗前评估肺动脉高压及其可逆性；③对于规范治疗后仍存在严重症状，或血流动力学状态不清楚的患者，为调整治疗方案可考虑行此检查。

第五章　心力衰竭的西医诊断

第一节　心力衰竭的诊断及鉴别诊断

欧洲心脏病学会（European Society of Cardiology，ESC）在 2016 年发布了 HF 指南，在这 5 年中 HF 领域的发展突飞猛进，尤其是新的药物治疗方法不断涌现。2021 年，ESC 在科学年会上发布了《2021 欧洲心脏病学会指南：急性和慢性心力衰竭诊断和治疗指南》。新指南基于近年来的新证据和新共识，在 HF 的分类、药物和器械治疗、急性 HF 的管理以及并发症的管理等方面提出了新的建议。ESC 2021 年 HF 指南指出，根据左心室射血分数（LVEF），HF 被划分为射血分数降低的 HF（HFrEF，LVEF≤40%）、射血分数中间值的 HF（HFmrEF，LVEF 41%～50%）和射血分数保留的 HF（HFpEF，LVEF≥50%）。

一、HF 的症状和体征

详细的病史采集和体格检查可提供心衰的病因和诱因线索，明确患者存在的心血管疾病及非心血管疾病。由于心衰的代偿程度和受累心室不同，心衰患者的症状和体征有较大的个体差异，代偿良好的心衰患者可以无症状和体征。对特发性扩张型心肌病患者，应询问患者 3 代家族史以帮助确定家族性扩张型心肌病的诊断网。体格检查应评估患者的生命体征和判断液体潴留的严重程度，注意有无近期体重增加、颈静脉充盈、外周水肿、端坐呼吸等。颈静脉压升高和心尖冲动位置改变对诊断心衰更为特异。

二、HF 的检查

（一）常规检查

心电图，X 线胸片，生物标志物如利钠肽［B 型利钠肽（B-type natriuretie peptide，BNP）或 N 末端 B 型利钠肽原（N-terminal pro-BNP，NT-proBNP）］测定，心脏肌钙蛋白（cardiac troponin，cTn），反映心肌纤维化、炎症、氧化应激的标志物（如可溶性 ST2、半乳糖凝集素 3 及生长分化因子 15），经胸超声心动图等。

（二）特殊检查

心脏磁共振、冠状动脉造影、心脏 CT、负荷超声心动图、核素心室造影及核素心肌灌注和（或）代谢显像、心肺运动试验、6 min 步行试验、有创血流动力学检查、心肌活检、基因检测等。

三、HF 的诊断和评估

HF 的诊断和评估依赖于病史、体格检查、实验室检查、心脏影像学检查和功能检查。首先，根据病史、体格检查、心电图、胸片判断有无心衰的可能性。然后，通过利钠肽检测和超声心动图明确是否存在心衰，再进一步确定心衰的病因和诱因。最后，还需评估病情的严重程度及预后，以及是否存在并发症及合并症。全面准确的诊断是心衰患者有效治疗的前提和基础。

四、HF 的鉴别诊断

HF 的诊断通常并不困难，但也需要与其他疾病相鉴别，如可引起气急的支气管和肺部感染、支气管哮喘、慢性阻塞性肺病（COPD）和肺源性心脏病、肺栓塞、自发性气胸、成人呼吸窘迫综合征（ARDS），以及可引起水肿的肝、肾、外周血管、内分泌、风湿免疫系统疾病等。例如反复出现的气急，可以是肺淤血，也可以是慢性气道感染、COPD；发作性气急可以是夜间阵发性呼吸困难（心源性哮喘），也可以是支气管哮喘；骤发的气急多见于肺栓塞、自发性气胸，但也可以是 HF 伴急性肺水肿。上述疾病均各自具有临床特点，HF 与之相鉴别并不困难。详细采集病史和细致规范的常规全身检查，应反复进行，仍是不可或缺的基础工作，可以提供有价值的线索，指引下一步可能需做的特殊实验室或器械检查项目。

BNP/NT-proBNP 是心衰的生物学标志物，在心衰的诊断和鉴别诊断中有不容低估的重大价值，应充分利用。老年人因不明显的呼吸道感染或轻度 COPD、心肌缺血，或体力衰退，肌肉、关节功能降低等均可出现气急，此时 BNP/NT-proBNP 检测极有帮助。

五、HFrEF 的诊断

（一）符合以下 4 条基本和必备条件

1. 有 HF 的症状和体征

（1）主要症状：有呼吸困难、疲乏、体力下降和外周水肿等。呼吸困难（气促）最常见，起初为活动时气促，睡眠高枕、阵发性夜间呼吸困难、随病情加重可出现静息心率增快（较既往增加 10～25 次/分）、静息时气促和端坐呼吸。疲乏和体力下降系由于心搏出量降低和组织灌注不良，可能是出现气急等症状的前驱表现，也可能是病情加重和失代偿的前奏。右心衰竭可有右上腹疼痛，并可出现腹水和腹胀，因胃肠道淤血可出现恶心、食欲缺乏、厌食等。晚期 HF 可出现精神错乱、方向感缺失、性格改变、焦虑和抑郁等精神和心理障碍。

（2）主要体征：肺底部的细湿啰音提示存在肺淤血和左心衰竭。左心衰竭的早期可闻及第三心音并形成奔马律。还能闻及二尖瓣反流的全收缩期杂音，可由器质性心瓣膜疾病导致，更常见于二尖瓣的相对关闭不全。心脏尤其左心室扩大使心尖冲动弥漫并向左下方移位，这是左心衰竭尤其 HFrEF 最重要体征之一。

水肿是液体潴留的表现，提示有全心衰竭，大多从左心衰竭发展至右心衰竭而来。多为外周性、足踝部水肿最早出现，为可凹陷性水肿。可扩展至胫前区域，严重者可出现于整个腿部和全身皮下，卧床者多见于骶髋部、腰背部。可伴胸腔积液，大多为单侧，且倾向出现于右侧胸腔，少数为双侧胸腔积液。也可伴肝大。常见颈静脉充盈和肝颈静脉回流征阳性。

水肿均伴体重增加，但只有液体潴留达到 3~4 L（相当于体重 5%~10%），才会发生外周性水肿，故水肿并非早期液体潴留的敏感指标。体重轻微增加而无其他原因可解释的，应考虑存在液体潴留。

2. 左室射血分数

LVEF < 40%，且伴心脏尤其左心室显著扩大。心脏和心腔大小的测量以及 LVEF 的评估主要依据超声心动图检查。测定 LVEF 值必须采用 Simpson 法。

3. B 型利钠肽

BNP 及其 N 末端 B 型利钠肽原（NT-proBNP）显著增高。这是公认的 HF 生物学标志物。HF 时心脏受到牵拉或扩张，心房和心室分泌的此种递质明显增多，血中的浓度也显著增高。BNP < 35 ng/L，或 NT-proBNP < 125 ng/L 为正常，可以除外 HF 的诊断；显著增高如在上述数值 4~5 倍以上（BNP > 150 ng/L 或 NT-proBNP > 600 ng/L）则有助于 HF 的诊断。BNP/NT-proBNP 在初发的 HF 患者，即使症状轻微仍可明显升高，严重病例尤其是 HF 反复发生的患者，往往可升至数千或更高。

4. 可存在基础心血管疾病的证据

诊断有赖于详询病史、临床表现和各种检查，对于已有 HF 的患者一般并不难做出。

（二）诊断步骤

HFrEF 的诊断可采用如下 7 个步骤。

第 1 步：确定是否存在 HF。能否确诊 HF 可依据上述的诊断标准中的第 1、2、4 条，即有 HF 的症状和体征，BNP/NT-proBNP 显著增高，以及伴器质性心血管疾病。这 3 条标准均是 HFrEF 明确诊断必备的。

第 2 步：确诊哪个心室的 HF 须依据病史、临床表现和超声心动图检查。

单纯左心衰竭主要表现为气急和肺淤血，肺部有细湿啰音，但没有水肿和颈静脉显著扩张充盈。超声心动图上显著增大的是左心室和左心房，一般右侧心腔都不会扩大。有的扩张型心肌病，早期即可有左右两侧心脏增大，以左心房和左心室增大为主，临床上也主要呈气急、肺淤血的左心衰竭表现，水肿则少见。这是因为扩张型心肌病往往同时累及左右心室，但左心室肌肉丰厚，受累更重，受损症状出现更早，左心衰竭表现可先于右心衰竭。两者出现的时间可有数月至 1 年的间隔。这一临床特点也就成为临床上区别扩张型心肌病 HF 和其他主要累及左心的心脏病所致 HF 的鉴别要点。

全心衰竭绝大多数由左心衰竭发展而来。左心扩大和左心衰竭使左心房与左心室压力增高，导致肺部和肺循环压力增高，右房和右室逐渐扩大，并最终导致右心室衰竭。其临床特点是气急和水肿并存，不过，由于体循环容量负荷显著增加，使肺淤血反而有所减轻，气急症状也可稍减轻和缓解。

第3步：如何区别急性 HF 或慢性 HF。两者的区别具有临床意义，两种 HF 不仅处理的强度和节奏有区别，处理的方法和重点也有所不同。急性 HF 可扼要地定义为 HF 的症状和体征突然发生或加重。这一定义包含 2 种状况（或类型），一种 HF 为突发和初发的，既往并无 HF 史，但大多有器质性心脏病（包括高血压），心衰由一些因素诱发，如骤发的血压升高、补液过多过快、心肌炎症或全身感染等。另一种 HF 为突然加重的，既往有慢性 HF 病史但处于代偿即稳定状态，称为慢性 HF 急性失代偿，或失代偿性慢性 HF。

慢性 HF 的含义不言自明。HF 的症状持续 0.5～1 年仍存在，或症状虽已消失而心衰所致的心脏扩大、LVEF 降低等仍存在，或再次出现过 HF 症状，即认为是慢性 HF。

第4步：确定 HF 的类型。慢性 HF 的两种类型即 HFrEF 和 HFpEF 区别要点，一是看LVEF，前者必须≤40%，后者则≥50%。如 LVEF≥40% 不能诊断 HFrEF。不过，如患者既往曾确诊为 HFrEF，经过积极治疗，心脏大小恢复正常，LVEF 提高至 40% 以上，仍可做出诊断，此种状况属于"已恢复"或"已改善"的 HFrEF；二是看心脏大小，尤其是左心室的大小，前者左心室均有不同程度的增大，后者则不增大，或仅有左房增大，可伴室间隔和左心室壁对称性肥厚；如心脏大小正常，一般不考虑为 HFrEF；三是看基本临床特征，前者可见于各个年龄组，无性别差异，后者多见于老年和女性患者，绝大多数是高血压所致，常伴糖尿病、心房颤动等；四是看 BNP/NT-proBNP 水平，前者不仅升高，且升幅较大，后者也可升高，但升幅仅为轻度至中度。

第5步：确定 HF 的病因。依据病史、查体、实验室和器械检查，一般不难确定。如存在多种可能病因，须确定哪一种是导致 HF 的主要和基本病因，其他则为 HF 的并发症，或HF 发作的诱因。这样做极有必要，作为 HF 的基本病因必须尽早矫治，否则仍可能反复导致 HF 发作和加重。

第6步：确定 HF 的诱因。各种常见的诱因中以各种感染、心律失常（尤其伴快速心室率的心房颤动）、患者依从性差、摄盐摄水过多等较常见，肺栓塞和应用了损害心肌或导致水钠潴留的药物（包括某些中药）作为诱因往往较隐匿，易被忽略。HF 的有效治疗必须同时消除诱因。

第7步：确定有哪些并发症。半数以上 HF 的患者伴有各种并发症。并发症使 HF 预后更差，还会加重或混淆 HF 的症状，增加处理难度，消除或缓解并发症可提高 HF 治疗的效果和安全性。

六、HFpEF 诊断

对本病的诊断应充分考虑下列两方面的情况。

（一）主要临床表现

（1）有典型心衰的症状和体征。

（2）LVEF 正常或轻度下降（≥50%），且左心室不大。

（3）有相关结构性心脏病存在的证据（如左心室肥厚、左心房扩大）和（或）舒张功能不全。

（4）超声心动图检查无心瓣膜病，并可排除心包疾病、肥厚型心肌病、限制型（浸润性）心肌病等。

（二）其他需要考虑的因素

（1）应符合本病的流行病学特征。大多为老年患者、女性，HF 的病因为高血压或既往有长期高血压史，部分患者可伴糖尿病、肥胖、房颤等。

（2）BNP 和（或）NT-proBNP 测定有参考价值，但尚有争论。如测定值呈轻至中度升高，或至少在"灰区值"之间，有助于诊断。

总体来讲，尽管美国、欧洲国家及我国的 HF 指南均对 HFpEF 提出了诊断标准，但各标准间稍有差异。实际上，在临床工作中，满足以下几点即可做出诊断：①具有 HF 典型的呼吸困难、活动耐量减少或体液潴留的症状和体征。②LVEF≥50%。③排除瓣膜疾病。

七、HFmrEF

在对 HFmrEF 和 HFpEF 的随机对照试验（RCT）的回顾性分析中发现，LVEF 在 41%～50% 范围的患者可能从 LVEF < 40% 的患者接受的相似治疗中获益，因此，2021 ESC 指南将 HFmrEF 从"射血分数中间值的 HF"重命名为"射血分数轻度降低的 HF"。

八、HF 的预后评估

（一）对心衰危险因素的干预

1. 高血压

高血压是心衰最常见、最重要的危险因素，长期有效控制血压可以使心衰风险降低 50%。对存在多种心血管疾病危险因素、靶器官损伤或心血管疾病的高血压患者，血压应控制在 130/80 mmHg 以下。

2. 血脂异常

根据血脂异常指南进行调脂治疗以降低心衰发生的风险。对冠心病患者或冠心病高危人群，推荐使用他汀类药物预防心衰。

3. 糖尿病

糖尿病是心衰发生的独立危险因素，尤其女性患者发生心衰的风险更高。推荐根据目前糖尿病指南控制糖尿病。近来研究显示钠-葡萄糖协同转运蛋白 2 抑制剂（恩格列净或卡格列净）能够降低具有心血管高危风险的 2 型糖尿病患者的死亡率和心衰住院率。

4. 其他危险因素

对肥胖、糖代谢异常的控制也可能有助于预防心衰发生，戒烟和限酒有助于预防或延缓心衰的发生。

5. 利钠肽筛查高危人群

研究证实 BNP 可预测新发心衰的风险。心衰高危人群（高血压、糖尿病、血管疾病等）经利钠肽筛查（BNP > 50 ng/L），然后接受专业团队的管理和干预，可预防心衰发生。故建议检测利钠肽水平以筛查心衰高危人群（心衰 A 期），控制危险因素和干预生活方式有助于预防左心室功能障碍或新发心衰。

（二）对无症状性左心室收缩功能障碍的干预

对心肌梗死后无症状性左心室收缩功能障碍［包括 LVEF 降低和（或）局部室壁活动异常］的患者，推荐使用血管紧张素转换酶抑制剂（angiotensin converting enzyme inhibitor, ACEI）和 β 受体阻滞剂以预防和延缓心衰发生，延长寿命；对不能耐受 ACEI 的患者，推荐使用血管紧张素 Ⅱ 受体阻滞剂（angiotension Ⅱ receptor blocker, ARB）。在急性 ST 段抬高型心肌梗死的早期进行冠状动脉介入治疗减少梗死面积，可降低发生 HFrEF 的风险。在急性心肌梗死后尽早使用 ACEI/ARB、β 受体阻滞剂和醛固酮受体拮抗剂，特别是存在左心室收缩功能障碍的患者，可降低心衰住院率和死亡率。稳定性冠心病患者可考虑使用 ACEI 预防或延缓心衰发生。所有无症状的 LVEF 降低的患者，为预防或延缓心衰发生，可使用 ACEI 和 β 受体阻滞剂。存在心脏结构改变（如左心室肥厚）的患者应优化血压控制，预防发展为有症状的心衰。

第二节　HF 心功能的分级与分期

一、慢性 HF

（一）心衰分级

美国纽约心脏病协会（New York Heart Association, NYHA）心功能分级是临床常用的心功能评估方法，一般将心功能分为四级，HF 分为三度（表 5-1）。NYHA 心功能分级与预后密切相关，经过治疗后患者的 NYHA 心功能分级可在短期内迅速发生变化，可用于判断治疗效果，临床上用于心衰 B 阶段至 D 阶段患者的症状评估。

表 5-1　美国纽约以及病协会心功能分级标准

分级	临床表现
Ⅰ级	体力活动不受限，日常活动不引起过度的乏力、呼吸困难或心悸。即心功能代偿期。
Ⅱ级	体力活动轻度受限，休息时无症状，日常活动即可引起乏力、心悸、呼吸困难或心绞痛。亦称 Ⅰ 度或轻度心衰。
Ⅲ级	体力活动明显受限，休息时无症状，轻于日常的活动即可引起上述症状。亦称 Ⅱ 度或中度心衰。
Ⅳ级	休息时也有症状，任何体力活动均会引起不适。如无须静脉给药，可在室内或床边活动者为 Ⅳa 级；不能下床并需静脉给药支持者为 Ⅳb 级。亦称 Ⅲ 度或重度心衰。

（二）6 min 步行试验

6 min 步行试验是一项简单易行、安全、方便的试验，用以评定慢性心衰患者的运动耐力。

要求患者在平直走廊里尽可能地快走，测定 6 min 的步行距离，若 6 min 步行距离 <150 m，表明为重度心功能不全；150 ~ 450 m 为中度；>450 m 为轻度心功能不全。本试验除用以评价心脏的储备功能外，还常用以评价心衰治疗的疗效。

（三）运动耐量分级

大多采用活动平板或踏车分级运动试验，观察指标包括运动总时间、运动做功量、运动时左室射血分数增高程度、运动时最大氧摄入量（VO$_{2max}$）和无氧代谢阈（AT）。其中 VO$_{2max}$ 正常值为 >20 mL/（kg·min）；AT >14 mL/（kg·min）。学者 Weber 根据 VO$_{2max}$ 及 AT 数值将心功能分为 ABCD 四级（表 5-2）。此种运动耐量分级能客观地反映心脏储备功能，又可定量分级，有条件单位可以采用。

表 5-2　Weber 运动耐量心功能分级

分级	心功能损伤程度	VO$_{2max}$ mL/（kg·min）	AT mL/（kg·min）	CI L/（min·m^2）
A 级	无 ~ 轻度	>20	>14	8
B 级	轻中度	16 ~ 20	11 ~ 14	6 ~ 8
C 级	中重度	10 ~ 16	8 ~ 11	4 ~ 6
D 级	重度	<10	<8	<4

注：CI：心脏指数。

（四）HF 分期

心衰是慢性、自发进展性疾病，很难根治，但可以预防。根据心衰发生、发展过程，从心衰的高危因素进展为结构性心脏病，出现心衰症状，直至难治性终末期心衰，分为 4 个阶段（表 5-3）。病情一旦进展到下一阶段，难以逆转，心衰的防控重在预防。

表 5-3　HF 发生及发展的 4 个阶段

阶段	定义	患者群	NYHA 心功能分级
阶段 A（前心衰阶段）	患者为心衰的高危人群，无心脏的结构或功能异常，无心衰的症状和（或）体征	高血压、冠心病、糖尿病、肥胖、代谢综合征、使用心脏毒性药物史、酗酒史、风湿热史、心肌病家族史等	无
阶段 B（前临床心衰阶段）	患者已发展为器质性心脏病，但无心衰的症状和（或）体征	左室肥厚、陈旧性心肌梗死、无症状心脏瓣膜病等	I
阶段 C（临床心衰阶段）	患者有器质性心脏病，既往或目前有心衰症状和（或）体征	器质性心脏病患者伴运动耐量下降（呼吸困难、疲乏）和液体潴留	I ~ IV

续表

阶段	定义	患者群	NYHA心功能分级
阶段D（难治性终末期心衰阶段）	患者器质性心脏病不断进展，虽经积极的内科治疗，但休息时仍有症状，且需要特殊干预	因心衰反复住院，且不能安全出院者；需要长期静脉用药者；等待心脏移植者；应用心脏机械辅助装置者	Ⅳ

1. 预防从阶段 A 进展至阶段 B

预防从阶段 A 进展至阶段 B，即防止发生结构性心脏病，2017 年美国心脏病学会（American College of Cardiology，ACC）/美国心脏协会（American Heart Association，AHA）心衰指南更新中推荐对 A 阶段人群进行利钠肽筛查，接受专业团队的管理和以指南为导向的治疗，预防左室功能障碍（收缩性或舒张性）或新发心衰。

2. 预防从阶段 B 进展至阶段 C

预防从阶段 B 进展至阶段 C，即预防出现心衰的症状和体征，这对于已有心脏病的患者尤为重要。

二、急性心功能衰竭

主要分级有 Killip 分级、Forrester 分级及临床程度分级。Killip 分级（表 5-4）主要用于急性心肌梗死患者，分级依据临床表现和胸部 X 线片结果。Forrester 分级（表 5-5）依据临床表现及血流动力学指标，可用于急性心肌梗死后，最适用于首次发作的急性 HF。临床程度分级（表 5-6）适用于心肌病患者，主要依据临床表现，最适用于急性失代偿心衰。

（一）Killip 分级

表 5-4　急性心肌梗死 Killip 分级

分级	临床表现
Ⅰ级	无心衰
Ⅱ级	有心衰，两肺中下部有湿啰音，占肺野下 1/2，可闻及奔马律。X 线胸片有肺淤血
Ⅲ级	严重心衰，有肺水肿，细湿啰音遍布两肺（超过肺野下 1/2）
Ⅳ级	心源性休克、低血压（收缩压 <90 mmHg）、发绀、出汗、少尿

（二）Forrester 分级

表 5-5　急性左心衰竭 Forrester 分级

分级	PCWP（mmHg）	CI［L/（min·m^2）］	组织灌注情况
Ⅰ级	≤18	>2.2	无肺淤血，无组织灌注不良

分级	PCWP（mmHg）	CI［L/（min·m²）］	组织灌注情况
Ⅱ级	>18	>2.2	有肺淤血
Ⅲ级	<18	≤2.2	无肺淤血，有组织灌注不良
Ⅳ级	>18	≤2.2	有肺淤血，有组织灌注不良

注：PCWP：肺毛细血管楔压。

（三）临床程度分级

表5–6　急性左心衰竭的临床程度分级

分级	皮肤	肺部啰音
Ⅰ级	干、暖	无
Ⅱ级	湿、暖	有
Ⅲ级	干、冷	无/有
Ⅳ级	湿、冷	有

第六章　心力衰竭的西医治疗

在全球范围内心血管疾病严重危害着人类的生命和健康，冠心病作为 HF 的病因在我国显得越来越突出，而 HF 作为各种心脏病发展的严重阶段，正在成为 21 世纪最重要的心血管病症。HF 患者预后差，生活质量明显降低，患者确诊后平均每年住院一次，超过一半的患者在 5 年内死亡。HF 是几乎所有心脏疾病的最终阶段，被誉为"心脏病最后的战场"，因此 HF 的诊断和治疗对于所有心脏病患者都至关重要。

第一节　急性心力衰竭的治疗

一、控制基础病因和 HF 的诱因

应用静脉和（或）口服降压药物控制高血压；选择有效抗菌药物控制感染；积极治疗各种影响血流动力学的快速性或缓慢性心律失常；应用硝酸酯类药物改善心肌缺血。糖尿病伴血糖升高者既应有效控制血糖水平，又要防止低血糖。

二、根据急性 HF 临床分型确定治疗方案

急性心衰是由多种病因引起的急性临床综合征，表现为心衰症状和体征迅速发生或急性加重，常危及生命，通常需要紧急入院，并立即进行医疗干预。而对急性心衰患者的准确评估是给予规范治疗的前提。

2016 年心衰指南根据是否存在淤血（分为"湿"和"干"）以及是否存在外周低灌注（分为"暖"和"冷"）将急性心力衰竭（acute heart failure，AHF）分为 4 型："干冷""干暖""湿冷""湿暖"。2021 ESC 新指南对急性心衰的分型进行了全面的更新，同样是根据淤血和低灌注情况来进行分类，但主要依据的是临床表现的异质性特点及不同的治疗选择，从病因、发病机制、起病情况、临床表现、主要血流动力学异常以及治疗方案等方面将其分为急性失代偿性心衰、急性肺水肿、孤立性右室衰竭和心源性休克四大类。新的 AHF 分型方法更加贴近临床，因此便于实践（表 6-1）。

三、容量管理

如果评估容量负荷重，每日尿量目标可为 3000 ~ 5000 mL，直至达到最佳容量状态。

保持每天出入量负平衡约 500 mL，体重下降 0.5 kg，严重肺水肿者水负平衡为 1000 ~ 2000 mL/d，甚至可达 3000 ~ 5000 mL/d。3 ~ 5 d 后，如肺淤血、水肿明显消退，应减少水负平衡量，逐渐过渡到出入量大致平衡。肺淤血、体循环淤血明显者，无明显低血容量因素

表 6-1 基于临床表现的 AHF 分型

	急性失代偿性心力衰竭	急性肺水肿	孤立性右心室衰竭	心源性休克
主要机制	左室功能不全 水钠潴留	后负荷增加和（或）显著左室舒张功能障碍 心脏瓣膜病	右心室功能障碍和（或）毛细血管前肺动脉高压	重度心脏功能障碍
引起症状的主要原因	液体积聚，心室压力增加	液体再分配到肺部导致急性呼吸衰竭	中心静脉压增加，常伴有全身灌注不足	全身灌注不足
进展	渐进的（数天）	快速（数小时）	渐进或快速	渐进或快速
主要血流动力学异常	左室舒张末压和肺毛细血管楔压增加 心输出量正常或减低 收缩压正常或降低	左室舒张末压和肺毛细血管楔压增加 心输出量正常 收缩压升高	右室舒张末压增加 低输出量 低收缩压	左室舒张末压和肺毛细血管楔压增加 低输出量 低收缩压
主要临床表现	湿暖型或湿冷型	湿暖型	湿冷型	湿冷型
主要治疗	利尿剂 正性肌力药/血管收缩剂（如果外周低灌注/低血压） 必要情况下考虑短期机械循环支持或肾脏替代治疗	利尿剂 血管扩张剂	利尿剂治疗外周充血 正性肌力药/血管收缩剂（如果外周低灌注/低血压） 必要情况下考虑短期机械循环支持或肾脏替代治疗	正性肌力药/血管收缩剂 短期机械循环支持肾脏替代治疗

（大出血、严重脱水、大汗等）时，每天液体量一般宜在 1500 mL 以内，不要超过 2000 mL，同时钠摄入不超过 2 g/d。

四、缓解各种严重症状

（一）低氧血症和呼吸困难

患者取坐位，双腿下垂，以减少静脉回流。给予吸氧。立即高流量鼻管给氧，对病情特别严重者应采用面罩呼吸机持续加压（CPAP）、水平气道正压（BiPAP）给氧，使肺泡内压增加，一方面可以使气体交换加强；另一方面可以对抗组织液向肺泡内渗透。

（二）胸痛和焦虑

应用吗啡 3~5 mg 静脉注射不仅可以使患者镇静，减少躁动带来的额外心脏负担，同时

也具有小血管舒张的功能而减轻心脏的负荷。必要时每间隔 15 分钟重复 1 次，共用 2~3
次。老年患者可酌情减量或改为肌内注射。

（三）呼吸道痉挛

应用支气管解痉药物。

（四）淤血症状

利尿剂有助于减轻症状。

五、药物治疗

（一）利尿剂

凡有液体潴留证据的急性 HF 患者均应使用利尿剂。首选静脉袢利尿剂，如呋塞米、托
拉塞米、布美他尼，应及早应用。常用呋塞米，宜先静脉推注 20~40 mg，于 2 分钟内推
完，10 分钟内起效，之后可静脉滴注 5~40 mg/h，起初 6 h 总剂量不超过 80 mg，起初 24 h
总量不超过 160 mg。除利尿作用外，本药还有扩张静脉作用，有利于缓解肺水肿。

亦可应用托拉塞米 10~20 mg 静脉注射。如果平时使用袢利尿剂治疗，最初静脉剂量应
不小于长期每日所用剂量。需监测患者症状、尿量、肾功能和电解质。根据患者症状和临床
状态调整剂量和疗程。有低灌注表现的患者应在纠正后再使用利尿剂。

2021 ESC 指南提出对于增加剂量的袢利尿剂反应不佳的难治性水肿患者，应考虑在袢
利尿剂的基础上联合使用噻嗪类利尿剂治疗。

利尿剂反应不佳或抵抗的处理：

（1）增加袢利尿剂的剂量。

（2）静脉推注联合持续静脉滴注：静脉持续和多次应用可避免因为袢利尿剂浓度下降
引起的水钠重吸收。

（3）2 种及以上利尿剂联合使用。

（4）应用增加肾血流的药物，如小剂量多巴胺或重组人利钠肽。

（5）常规利尿剂治疗效果不佳，伴低钠血症可加用托伐普坦。

（6）超滤治疗或其他肾脏替代治疗。

（二）血管扩张药

收缩压是评估患者是否适宜应用此类药物的重要指标。收缩压 > 110 mmHg 的患者通常
可安全使用；收缩压在 90~110 mmHg，应谨慎使用；收缩压 < 90 mmHg 禁忌使用。有明显
二尖瓣狭窄或主动脉瓣狭窄的患者应慎用。射血分数保留的 HF 患者因对容量更加敏感，使
用血管扩张药应谨慎。应用过程中需密切监测血压，根据血压情况调整合适的维持剂量。

1. 硝酸酯类药物

适用于急性 HF 合并高血压、冠心病心肌缺血、二尖瓣反流的患者。紧急时亦可选择舌

下含服硝酸甘油。硝酸酯类药物持续应用可能发生耐药。2021 ESC 指南指出：对于 SBP > 110 mmHg 的 AHF 患者，可考虑应用静脉血管扩张剂作为改善症状、减轻充血的起始治疗。

硝酸甘油：初始剂量 5～10 μg/min，最大剂量 200 μg/min，每 5～10 分钟增加 5～10 μg/min。紧急时舌下含服硝酸甘油片。

硝酸异山梨酯：初始剂量 1 mg/h，最大剂量 5～10 mg/h，逐渐增加剂量。

2. 硝普钠

适用于严重 HF、后负荷增加以及伴肺淤血或肺水肿的患者，特别是高血压危象、急性主动脉瓣反流、急性二尖瓣反流和急性室间隔穿孔合并急性 HF 等需快速减轻后负荷的疾病。硝普钠（使用不应超过 72 h）停药应逐渐减量，并加用口服血管扩张药，以避免反跳现象。

硝普钠初始剂量 0.5 μg/kg，每 5～10 分钟增加 5 μg/kg，逐渐调整剂量，最大剂量 5 μg/(kg·min)，疗程 ≤72 h。

3. 重组人利钠肽

具有多重药理作用，扩张静脉和动脉（包括冠状动脉），兼有一定的促进钠排泄、利尿作用。

重组人利钠肽：负荷量 1.5～2 μg/kg 或不用负荷量，继以 0.0075～0.01 μg/(kg·min) 维持，疗程一般 3 d，根据血压调整剂量。

（三）正性肌力药物

适用于症状性低血压（收缩压 < 90 mmHg）伴低心排血量和（或）组织器官低灌注的患者。注意事项如下。

（1）症状性低血压伴低心排血量或低灌注时应尽早使用，而当器官灌注恢复和（或）淤血减轻时则应尽快停用。

（2）药物的剂量和静脉滴注速度应根据患者的临床反应做调整，强调个体化治疗。

（3）此类药物可诱发心动过速、心律失常、心肌缺血等，用药期间应持续心电、血压监测。

（4）血压正常、无器官和组织灌注不足的急性 HF 患者不宜使用。

因低血容量或其他可纠正因素导致的低血压患者，需先去除这些因素再权衡使用。

（四）血管收缩药

对外周动脉有显著收缩血管作用的药物，如去甲肾上腺素、肾上腺素等，适用于已应用正性肌力药物后仍出现心源性休克或合并明显低血压状态的患者。心源性休克时首选去甲肾上腺素维持收缩压。这些药物具有正性肌力活性，也有类似于正性肌力药的不良反应，用药过程中应密切监测。

（五）洋地黄类药物

可轻度增加心输出量、降低左心室充盈压、减慢房室结传导和改善症状。主要适应证是房颤伴快速心室率（＞110次/分）的急性 HF 患者。使用剂量为西地兰0.2～0.4 mg 缓慢静脉注射，2～4 h 后可再用0.2 mg。急性心肌梗死后24 h 内应尽量避免使用。

（六）血管紧张素受体脑啡肽酶抑制剂（ARNI）

2019 ESC 心衰专家共识认为，对于住院的新发心衰或失代偿心衰患者，可以考虑开始使用沙库巴曲缬沙坦来减少短期不良事件，而不是先使用 ACEI 再转换为沙库巴曲缬沙坦。最近美国心脏病学会（ACC）共识也提倡早期启动沙库巴曲缬沙坦治疗。

在本次 2021ESC 指南更新之前，基于 PIONEER-HF 和 TRANSITION 研究结果，2021 年 ARNI 在 ADHF 患者中应用的专家共识指出，所有因急性心衰住院的 HFrEF 患者均应考虑沙库巴曲缬沙坦治疗，从住院第1天起，筛查每例患者是否有使用指征。

而本次 ESC 指南强调需要关注心衰住院管理，PIONEER-HF 研究显示出积极的结果。对于血流动力学稳定的 HFrEF 患者，在因急性心衰发作住院时，尽早启动沙库巴曲缬沙坦治疗是安全的，可以更好地降低 NT-proBNP 水平，并降低心衰再住院风险。TRANSITION 研究证实院内起始沙库巴曲缬沙坦，在住院早期起始沙库巴曲缬沙坦可滴定到200 mg bid，治疗安全有效。

六、基层医院的转诊建议

应根据患者病情、生命体征及基层医疗卫生机构实际医疗处理能力决定是否转诊患者至上级医院；应预判患者转诊至上级医院可进行的下一步处理方案，并直接转诊至可承担相应处理的上级医院。主要转诊建议如下。

（1）当患者表现为急性肺水肿和急性呼吸困难甚至是心源性休克时。

（2）急性患者需使用机械辅助治疗措施，如主动脉内球囊反搏和临时心肺辅助系统等特殊治疗手段者。转诊上级医院可进行的非药物治疗包括如下。

①主动脉内球囊反搏。

②机械通气：包括无创呼吸机辅助通气和气道插管/人工机械通气。

③肾脏替代治疗。

④机械循环辅助装置：包括经皮心室辅助装置、体外生命支持装置和体外膜肺氧合装置。

2021ESC 指南指出：应考虑对心源性休克患者使用短期机械循环支持以桥接恢复（BTR）、桥接决策（BTD）以及桥接其他治疗（BTB）。其他适应证包括心源性休克原因的治疗或长期机械循环支持或心脏移植。（Ⅱa）

（3）急性 HF 经治疗已稳定，无法确定急性 HF 病因诊断者。转诊上级医院进行 HF 病因检查，如急性冠脉综合征、高血压急症、心律失常、急性机械并发症、急性肺栓塞。

（4）已确定急性 HF 病因诊断并拟针对病因行介入治疗或外科手术治疗者。

（5）拟行心脏移植者。严重急性 HF 已知其预后不良可考虑心脏移植，且经过辅助装置或人工帮助稳定病情。

七、2021 ESC 指南还新增了对急性心衰住院患者出院前和出院后早期随访的新建议

建议出院前对因心衰住院患者进行仔细评估，以排除仍存在充血性症状或体征，并优化口服治疗（Ⅰ级推荐，C 类证据）；

建议出院前起始有循证证据支持的口服药物治疗（Ⅰ级推荐，C 类证据）；

建议出院后 1～2 周进行早期随访，以评估充血性症状或体征、药物耐受性以及起始或上调有循证证据支持的药物治疗（Ⅰ级推荐，C 类证据）。

第二节　慢性心力衰竭的治疗

慢性 HFrEF 的治疗

（一）治疗原则和目的

从建立 HF 分期的观念出发，HF 的治疗应包括防止和延缓 HF 的发生，缓解临床 HF 患者的症状，改善其长期预后和降低死亡率，为此，必须从长计议。包括对各种可导致心功能受损的危险因素如冠心病、高血压、糖尿病的早期治疗；调节 HF 的代偿机制，减少其负面效应如拮抗神经体液因子的过度激活，阻止心肌重塑的进展，对临床 HF 患者，除缓解症状外，还应达到以下目的：①提高运动耐量，改善生活质量；②阻止或延缓心肌损害进一步加重；③降低死亡率。

（二）治疗方法

1. 病因治疗

（1）基本病因的治疗：对所有有可能导致心脏功能受损的常见疾病如高血压、冠心病、糖尿病、代谢综合征等，在尚未造成心脏器质性改变前即应早期进行有效的治疗。如控制血压、血糖等，目前已不困难；药物、介入及手术治疗改善冠心病心肌缺血；慢性心脏瓣膜病及先天畸形的介入或换瓣、纠治手术等，均应在出现临床 HF 症状前进行。对于少数病因未明的疾病如原发性扩张型心肌病等亦应早期干预，从病理生理层面延缓心室重塑过程。病因治疗的最大障碍是发现和治疗过晚，很多患者常满足于短期治疗缓解症状，拖延时日终至发展为严重的心力衰竭不能耐受手术，而失去了治疗的时机。

（2）消除诱因：常见的诱因为感染，特别是呼吸道感染，应积极选用适当的抗菌药物治疗。对于发热持续 1 周以上者应警惕感染性心内膜炎的可能性。心律失常特别是心房颤动也是诱发心力衰竭的常见原因，对心室率很快的心房颤动应尽快控制心室率，如有可能应及时复律。潜在的甲状腺功能亢进、贫血等也可能是心力衰竭加重的原因，应注意检查并予以纠正。

2. 一般治疗

（1）休息：控制体力活动，避免精神刺激，降低心脏的负荷，有利于心功能的恢复。但长期卧床易导致静脉血栓形成甚至肺栓塞，同时也使消化功能减低，肌肉萎缩。因此，应鼓励 HF 患者主动运动，根据病情轻重不同，从床边小坐开始逐步增加症状限制性有氧运动，如散步等。

（2）控制钠盐摄入：HF 患者血容量增加，且体内水钠潴留，因此减少钠盐的摄入有利于减轻水肿等症状，但应注意在应用强效排钠利尿剂时，过分严格限盐可导致低钠血症。

（3）宜低脂饮食，戒烟，肥胖患者应减轻体质量，严重 HF 伴明显消瘦（心脏恶病质）者，应给予营养支持。

（4）综合性情感干预包括心理疏导可改善心功能，必要时酌情应用抗焦虑或抗抑郁药物。

（5）氧气治疗。

3. 药物治疗

（1）血管紧张素转换酶抑制剂（ACEI）

1）作用机制：ACEI 的主要作用，简言之，一是阻止血管紧张素 II（Ang II）的生成，从而取消了 Ang II 收缩血管、刺激醛固酮释放，即阻断血管紧张素转化酶（ACE）-Ang II-AT1（Ang II 的 I 型受体）轴对心脏的损伤作用，有利于心血管重构的防治；二是抑制缓激肽的降解作用，从而保存缓激肽活性，后者使一氧化氮（NO）和前列腺环素（PGI2）生成增加，两者均有舒张血管、降低血压、抗血小板凝聚、抗心肌重构和血管重构的作用；三是可增强 ACE2-Ang（1～7）-Mas 轴防治心肌重构的作用。

2）ACEI 的关键临床试验

①CONSENSUS 研究：北欧依那普利生存研究（Cooperative North Scandinavian Enalaril Survival Study）。研究目的：评估在常规治疗基础上加用依那普利对严重心力衰竭患者的疗效。研究结果：该试验因依那普利组患者病死率显著降低而提前终止。6 个月病死率相对显著降低 40%，随访 1 年时降低 31%，试验终止时降低 27%。在 2 年随访中病死率仍显著降低。在进展性心力衰竭患者中总病死率降低约 50%。心脏性猝死率无差异。

②SOLVD - 治疗试验：左心室功能障碍研究之治疗研究（The Studies of Left Ventricular Dysfunction）。研究目的：评估依那普利对左室功能障碍和有心力衰竭症状患者的病死率影响。结果：依那普利组病死率显著降低 16%。对病死率的有益作用主要是进展性心力衰竭所致的死亡显著降低。依那普利组亦降低死亡和因心力衰竭恶化住院率的复合终点 26%。两组心脏性猝死率相似。

③SOLVD - 预防试验：左心室功能障碍研究之预防研究（The Studies of Left Ventricular Dysfunction）。研究目的：评估依那普利对左室功能障碍但无明显心力衰竭症状患者病死率的影响。结果：依那普利组和安慰剂组总病死率分别为 14.8% 和 15.8%，此种非显著性降低主要由于依那普利组心血管死亡率降低（12.5% 比 14.1%，$P = 0.12$）。依那普利组发生心力衰竭比率显著减少，因 HF 再住院率亦显著降低。这一研究提示应用 ACEI 预防心力衰竭是有益和有效的。

④AIRE 研究：急性心肌梗死雷米普利疗效研究（The Acute Infarction Ramipril Efficacy Study）。研究目的：在急性心肌梗死后幸存并有早期心力衰竭证据患者中比较雷米普利和安慰剂对患者病死率的影响。结果：雷米普利组病死率显著降低 27%。这获益在 30 天时即已很明显。心脏性猝死率降低 30%。AIREX 为本研究的随访和扩展研究，分析 603 例平均随访 59 个月的患者，雷米普利仍显著降低病死率 36%。

⑤Grag 等荟萃分析：这是 ACEI 对心力衰竭患者病死率和发病率的随机试验总览。这一综合分析聚焦 32 项研究共 7105 例，这些研究均为安慰剂对照，观察时间 >8 周，采用意图处理（ITT）的方法评估全因病死率。ACEI 组显著降低总死亡率和因心力衰竭的病死率或再住院率。LVEF 最低部分的患者获益最大，病死率降低主要由于减少了因进展性心力衰竭的死亡、心律失常死亡和致死性心肌梗死（MI）发生率均呈非显著性降低。不同的 ACEI 之间无显著性差异。

3）应用方法

ACEI 适用于所有慢性 HFrEF 患者，包括 B、C、D 各个阶段人群和心功能 Ⅰ、Ⅱ、Ⅲ、Ⅳ各级患者（LVEF <40%），都必须使用，而且需要终身使用。阶段 A 人群应该考虑用 ACEI 来预防 HF。以下情况须慎用：①双侧肾动脉狭窄；②血清铁蛋白（SF）>265.2 μmol/L（3 mg/dL）；③血钾 >5.5 mmol/L；④伴症状性低血压（收缩压 <90 mmHg）；⑤左室流出道梗阻，如主动脉瓣狭窄、梗阻型肥厚性心肌病等。既往发生过致命性不良反应如喉头水肿（或严重的血管神经性水肿）、无尿性肾衰竭患者以及妊娠妇女应列为禁忌。

ACEI 治疗心力衰竭是这一类药物的效应（表 6-2）。由于组织 RAAS 较之循环 RAAS 发挥更重要作用，理论上具有脂溶性、可通过细胞膜进入组织和细胞内、有较广泛组织分布的 ACEI，应能产生更好的疗效。但这一观点并未在临床研究中得到证实，几种不同的 ACEI 并未显示对 HF 的存活率和症状的改善有所不同，也未见到某些类型 ACEI 更占优势。起始剂量为目标剂量的 1/4，间隔 1～2 周剂量倍增一次，逐渐增加达到目标剂量或最大耐受剂量，并长期或终身维持，避免突然停药。如无法达到大剂量，即使应用小至中等剂量患者仍可获益。

表 6-2　常用 ACEI 药物及剂量

药物	起始剂量	目标剂量
卡托普利	6.25 mg，3 次/日	50 mg，3 次/日
依那普利	2.5 mg，2 次/日	10 mg，2 次/日
福辛普利	5 mg，1 次/日	20～30 mg，1 次/日
赖诺普利	5 mg，1 次/日	20～30 mg，1 次/日
培哚普利	2 mg，1 次/日	4～8 mg，1 次/日
雷米普利	2.5 mg，1 次/日	10 mg，1 次/日
贝那普利	2.5 mg，1 次/日	10～20 mg，1 次/日

4）ACEI 的不良反应及处理

ACEI 的不良反应轻微，患者一般耐受性良好。可有恶心、腹泻等消化道反应或头晕、头痛、疲劳等中枢神经系统反应。主要不良反应如下。

①低血压和首剂反应：初次应用可出现低血压、头昏。应从小剂量起始、避免血容量过低、服药后坐位或平卧位休息 30 分钟等可减轻低血压不良反应。

②咳嗽：较常见，多为干咳，也是停药的主要原因，停药后可减轻或消失。大多可以耐受，应鼓励继续使用。如持续咳嗽难以耐受，可考虑停用、换用其他 ACEI 或 ARB。偶有支气管痉挛，吸入色甘酸钠可以缓解。咳嗽与支气管痉挛的原因可能是 ACEI 使缓激肽、前列腺素、P 物质等在肺内蓄积。

③高血钾：ACEI 减少 Ang 生成，使醛固酮分泌减少，血钾升高。不同的 ACEI 对血钾的影响相似。伴有慢性肾功能不全者治疗中可发生高钾血症，严重者可引起心脏传导阻滞甚至心搏骤停。补钾、合用保钾利尿剂更易发生高钾血症。螺内酯与 ACEI 合用使高钾血症发生率有所增加，老年患者尤需注意。

④肾功能损伤：ACEI 使用后血压下降可导致一过性肾脏灌注减少、肾功能不全、血肌酐上升。长时间、大剂量使用利尿剂时更易发生。通常均为可逆性。如应用数周内血肌酐水平较基线上升 30% 以上，宜减量；如上升超过 50%，应暂停应用。

⑤血管神经性水肿：亦称血管性水肿（angioedema），较为罕见，可发生于嘴唇、舌头、口腔、鼻部与面部其他部位。偶可发生于声带、喉头危险性较大，甚至可威胁生命。发生的机制与缓释肽或其他代谢产物有关。多见于用药的第一个月，一旦发生应立即停药。

（2）血管紧张素 II 受体阻滞剂（ARB）在 HFrEF 中的应用

ARB 于 1994 年问世并开始应用于临床，主要通过阻断 Ang II 和 AT_1 的结合，从而阻断 RAAS 对心肌重构和心力衰竭防治发挥有益的作用。

1）主要的临床试验的证据

①ELITE 研究。氯沙坦用于老年患者的评价试验（evaluation of losartan in the elderly）。研究目的：在老年心力衰竭患者中比较氯沙坦和卡托普利对肌酐清除和主要心脏事件的影响。结果：两组增加发生率相似（10.5%）。中断治疗的患者氯沙坦组较少；咳嗽不良反应者 0 比 12 例。氯沙坦组死亡和住院率呈降低趋势，全因病死率显著降低 45%，心脏性猝死数分别为 5 例和 14 例。这一病死率降低的获益可见于除女性外的各个亚组。

②ATLAS 研究。赖诺普利治疗和生存评价试验（assessment of treatment with lisinopril and survival trial）。研究目的：在左室功能障碍和有心力衰竭症状患者中评估赖诺普利对病死率的疗效。结果：高剂量组死亡风险非显著性降低 8%，死亡或全因住院率则显著降低 12%，因心力衰竭住院显著降低 24%，高剂量组头晕和肾功能不全较多见，但两组终止用药患者数相似。

③ELITE II 研究。氯沙坦用于老年患者的评价试验之二（evaluation of losartan in the elderly II）。研究目的：在老年心力衰竭患者中比较 ARB 氯沙坦和卡托普利对病死率的获益。结果：两组全因病死率无显著差异。猝死或心脏停搏复苏亦无显著差异。氯沙坦组不良反应较少，尤其咳嗽较少。

④Val-HeFT研究。缬沙坦心力衰竭试验（valsartan heart failure trial）。研究目的：评估心力衰竭患者在常规治疗下加用缬沙坦对病死率的影响。结果：缬沙坦组与卡托普利组相比，全因病死率无显著差异，二级复合终点（死亡或心脏停搏复苏、因心力衰竭住院或静脉给予正性肌力药或血管扩张剂≥4小时）发生率缬沙坦组显著降低。这一获益主要由于因心力衰竭住院发生率降低。

⑤CHARM - 总体研究。坎地沙坦降低心力衰竭病死率和发病率评估试验之总体研究（candesartan in heart failure assessment of reduction in mortality and morbidity trial-overall）。研究目的：在3个不同类型心力衰竭人群中比较坎地沙坦和安慰剂对全因病死率的影响。结果：中位数随访37.7个月，坎地沙坦非显著性降低全因病死率，显著降低心血管死亡和心力衰竭住院率。由于基础治疗中有ACEI，这一结果实际上提示，坎地沙坦合用ACEI较单用ACEI，心力衰竭患者可以获益。坎地沙坦组亦伴NYHA分级、LVEF值、心力衰竭症状和体征以及生活质量改善。

⑥HEAAL研究。氯沙坦高剂量和低剂量对心力衰竭患者临床结局影响的研究（effects of high-dose versus low-dose lorsartan on clinic outcome in patients with heart failure）。研究目的：比较高剂量和低剂量氯沙坦对慢性心力衰竭患者的影响。结果：高剂量组主要终点事件发生率显著降低，这主要由于因心力衰竭住院率显著降低。不良反应（肾功能损害、低血压、高钾血症）发生率高剂量组较高，但并未因此使该组终止治疗患者比率显著增加。

2）临床应用方法

ARB从受体（AT_1）水平上阻断RAAS，理论上其阻断作用应更充分和有效，但在实际应用上，并不能证实在心力衰竭治疗中优于ACEI。该药也不能阻断醛固酮的生成。

ARB仍被推荐为不能耐受ACEI患者的一种替代。已用了ACEI和β受体阻滞剂仍有症状的心力衰竭患者，又不能耐受醛固酮拮抗剂，此时可谨慎加用ARB，但此种ACEI加ARB的联合还是应十分谨慎，与其加用ARB，不妨将ACEI的剂量增大。此类药禁用于双侧肾动脉狭窄、妊娠或可能妊娠、血清肌酐水平明显升高 > 265.2 μmol/L（3 mg/dL）、血钾 > 5.5 mmol/L、伴症状性低血压（收缩压 < 90 mmHg）的患者。

应从小剂量起始，逐步将剂量增至推荐剂量或可耐受的最大剂量。与ACEI相似，如可能引起低血压、肾功能不全和高血钾等；在开始应用ARB（表6-3）及改变剂量的1~2周内，应监测血压（包括体位性血压）、肾功能和血钾。在ARB和ACEI合用时尤其要注意上述的各种不良反应。

表6-3 治疗慢性HF的ARB及其剂量

药物种类	起始剂量	推荐剂量
坎地沙坦	4 mg/d	32 mg/d
缬沙坦	20~40 mg/d	80~160 mg/d
氯沙坦	20~50 mg/d	150 mg/d
厄贝沙坦	75 mg/d	300 mg/d

续表

药物种类	起始剂量	推荐剂量
替米沙坦	40 mg/d	80 mg/d
奥美沙坦	10 mg/d	20～40 mg/d

（3）血管紧张素受体脑啡肽酶抑制剂

1）作用机制

这是一种新的具有双重作用靶点的药物，称为血管紧张素受体和脑啡肽酶抑制剂（an-giotensin receptor neprilysin inhibitor，ARNI，LCZ696），可同时作用于与心力衰竭发生相关联的两个途径：其缬沙坦基团阻断血管紧张素Ⅱ与AT_1受体的结合，其前药AHU377基团抑制脑啡肽酶而抑制B型利钠肽的降解，使后者在体内的水平增高。该药的问世改变了近20多年HFrEF治疗应用神经内分泌阻滞剂的传统理念。LCZ696除了具有ARB缬沙坦类似的阻断RAAS的作用，还显著升高B型利钠肽（B-type natriuretic peptide，BNP）水平，后者具有利尿、利钠、扩张血管、抗心肌纤维化以及抑制和延缓心肌重构的有益作用，也是一种调节神经内分泌的作用。

该药的问世不仅可以提高慢性心力衰竭药物的疗效，还指明了未来心力衰竭治疗药物研究和开发的新方向，即具有双靶点作用的药物值得进行寻找和探索，心力衰竭的药物研究将会迎来新的热潮。2021ESC指南进一步提升了沙库巴曲缬沙坦治疗HFrEF的一线地位，尤其对之前未使用过ACEI的患者可作为起始药物。

2）关键的临床研究

该试验前瞻性比较LCZ696和ACEI对心力衰竭整体病死率和发病率影响的试验（Pro-spective comparison of ARNI with ACEI to determine impact on global mortality and morbidity in heart failure trial，PARADIM-HF）。研究目的：评估LCZ696较之ACEI依那普利在降低慢性HFrEF心血管病死率上是否显著占优。结果：由于LCZ696在心血管病死率方面压倒性的显著获益，试验提前终止。LCZ696组和依那普利组相比较，心血管死亡风险降低为20%，主要复合终点显著降低20%。二级终点亦获显著改善：全因病死率显著降低16%，耐受性及生活质量也显著改善。此外，LCZ696的应用也是安全的，咳嗽、高钾血症和肾功能损害、因各种不良反应而停药的发生率均较低，血管性水肿发生率也较低。症状性低血压虽较多见，但因低血压所致的停药率并未因此而增加。

2021 ESC指南以上更新推荐主要是基于PIONEER-HF研究。这是一项关于院内起始沙库巴曲缬沙坦治疗的前瞻性、多中心、随机双盲试验，共纳入887例因急性失代偿心衰（ADHF）住院的HFrEF患者。结果证实，院内起始沙库巴曲缬沙坦治疗均较起始ACEI疗效更佳，第8周时较依那普利显著降低严重复合临床终点风险46%。

亚组分析显示，对于未接受ACEI治疗患者，沙库巴曲缬沙坦临床获益更佳，可进一步降低心血管死亡/心衰再住院率。

3）临床应用

欧美指南均将ARNI作为Ⅰ类推荐，2017年7月获得CFDA批准在中国上市。

2018 中国 HF 指南：对于 NYHA 心功能Ⅱ～Ⅲ级、有症状的 HFrEF 患者，若能够耐受 ACEI/ARB，推荐以 ARNI 替代 ACEI/ARB，以进一步减少 HF 的发病率及死亡率（Ⅰ级推荐，B 类证据）。2021ESC 指南对于所有 HFrEF 患者，沙库巴曲缬沙坦可替代 ACEI，以降低心衰住院和死亡风险（Ⅰ级推荐，B 类证据）。对于之前未使用过 ACEI 的 HFrEF 患者，起始沙库巴曲缬沙坦治疗（Ⅱ级推荐，B 类证据）。

需要注意的是，患者由服用 ACEI/ARB 转为 ARNI 前血压需稳定，并停用 ACEI 36 h，因为脑啡肽酶抑制剂和 ACEI 联用会增加血管神经性水肿的风险，且从小剂量开始。

（4）利尿剂

1）利尿剂应用的临床意义

水钠潴留是心力衰竭的基本特征。明显的水钠潴留使药物如 ACEI、β 受体阻滞剂等效果严重受限，不良反应发生增加，还可刺激和加剧 RAAS 和交感神经系统的过度兴奋，促进心力衰竭的发展。因此水钠潴留不仅是心力衰竭的"果"，也是其加重和恶化的"因"，消除水钠潴留是心力衰竭治疗必不可少的举措。利尿剂（diuretics）是目前唯一可充分消除水钠潴留，并使心力衰竭患者处于"干重状态"的药物。

2）传统利尿剂及其应用

①袢利尿剂：袢利尿剂（loop diuretics）为优化选择和主要应用的药物。静脉给药还可使前列腺素 E 增加，对肾功能具有保护作用，故肾功能受损的心力衰竭患者也可使用。常用的有呋塞米、托拉塞米，均具有良好的量 - 效关系，原则上剂量可不受限制。但长期使用大剂量并不能使患者获益，反而可显著增加利尿剂的各种不良反应。故目前倾向于推荐使用一个中等度的适当剂量，如呋塞米起初 6 小时不超过 60 mg，全天 100～160 mg，不宜超过 200 mg。除了口服，也可以静脉给药。长期应用原则是应用最小剂量维持患者处于干重状态，如呋塞米 5～10 mg/d，或隔天一次。病情重和病程长的患者可能需要较大的维持剂量。

②噻嗪类利尿剂：利尿作用远逊于袢利尿剂，适用于轻度心力衰竭且肾功能正常，或伴高血压的患者，也可与袢利尿剂联合，可加强利尿效果。此类药在肾功能中度受损如估计肾小球滤过率（eGFR）< 30 mL/(min·1.73 m²) 时几乎完全失效。临床上常用的噻嗪类利尿剂有氢氯噻嗪和吲达帕胺。

③保钾利尿剂：以阿米洛利和氨苯蝶啶为代表，作用较温和，单独使用仅适合轻至中度心力衰竭伴水肿患者，多与袢利尿剂或噻嗪类利尿剂合用以增强利尿作用，并减少低钾血症的发生。由于几乎所有 HFrEF 均会使用 ACEI（或 ARB）和醛固酮拮抗剂，此时产生的主要问题是高钾血症而非低血压。在后两种药应用尤其合用时必须强调利尿剂只能是袢利尿剂，而非噻嗪类利尿剂，决不可应用保钾利尿剂（表6-4）。

表6-4 慢性 HFrEF 常用利尿剂及其剂量

药物	起始剂量	每天最大剂量	每天常用剂量
袢利尿剂			
呋塞米	20～40 mg，1 次/日	120～160 mg	20～80 mg

续表

药物	起始剂量	每天最大剂量	每天常用剂量
袢利尿剂			
布美他尼	0.5~1.0 mg，1次/日	6~8 mg	1~4 mg
托拉塞米	10 mg，1次/日	100 mg	10~40 mg
噻嗪类利尿剂			
氢氯噻嗪	12.5~25.0 mg	100 mg	25~50 mg
美托拉宗	2.5 mg，1次/日	20 mg	2.5~10 mg，1次/日
吲达帕胺[a]	2.5 mg，1次/日	5 mg	2.5~5 mg，1次/日
保钾利尿剂			
阿米洛利	2.5 mg[b]/5 mg[c] 1次/日	20 mg	5~10 mg[b]/10~20 mg[c]
氨苯蝶啶	25 mg[b]/50 mg[c] 1次/日	200 mg	100 mg[b]/200 mg[c]
血管加压素 V_2 受体拮抗剂			
托伐普坦	7.5~15.0 mg，1次/日	60 mg	7.5~30.0 mg

注：a 吲达帕胺是非噻嗪类磺胺类药物；b 与血管紧张素转换酶抑制剂（ACEI）或血管紧张素受体拮抗剂（ARB）合用时的剂量；c 不与 ACEI 或 ARB 合用时的剂量。

3）利尿剂的不良反应

①电解质紊乱和血容量不足：电解质紊乱如低血钾、低血钠、低血镁等可诱发严重的室性心律失常，甚至死亡。血容量不足会导致低血压和重要脏器的低灌注状态，肾脏的长期或急性严重的低灌注可导致肾功能减退，甚至肾衰竭。大剂量和长期应用利尿剂还可使 RAAS和交感神经系统过度激活，也会促进心力衰竭的发展，而不利其有效的控制。

②血肌酐水平升高：各种利尿剂均可引起，尤多见于伴肾衰竭，以及应用 ACEI 和（或）螺内酯的患者。超大剂量利尿剂可引起脱水并导致显著的血肌酐升高，此时患者有疲乏和直立性低血压，后者是利尿剂最重要的不良反应之一。

③低钠血症：也是常见并发症，多为轻度的（血钠＜130 mmol/L）。严重的低钠血症可由噻嗪类利尿剂（主要的）或噻嗪类与阿米洛利合用所致，为预后不良之兆。其机制可能是诱发抗利尿激素不适当的分泌。传统采用补盐方法，晚近则可应用托伐普坦来矫正。

④高尿酸血症和痛风：主要见于肥胖、伴肾衰竭及应用大剂量利尿剂的患者。

应用利尿剂过程中应定期监测血电解质、肌酐和肾功能，起初每2周1次，尔后间隔3个月，病情稳定的可一年测一次。此外，应教会患者测量体重、监测自身状况和自行调整利尿剂剂量。

4）新型利尿剂托伐普坦

心力衰竭时抗利尿激素（ADH）明显升高，升高程度与心力衰竭严重度成正比。ADH的作用是与集合管基侧膜上的 V_2 受体结合，经由一系列复杂的生化过程，使自由水得以进入肾脏小血管。托伐普坦是一种选择性 V_2 受体抑制剂，可竞争性与 V_2 受体结合，从而阻断了 ADH 与 V_2 受体的结合，终止自由水重吸收过程，不含电解质的自由水从集合管排出增多，从而产生利尿作用，其特点是排水不排钠。

该药适用于 HFrEF 常规利尿剂治疗效果不佳、有低钠血症或肾功能损害倾向的患者。短期应用可明显改善临床症状，长期疗效包括安全性和对预后影响尚不清楚。不建议常规应用和作为一线利尿剂应用。该药为口服制剂（15 mg/片）。起始剂量 7.5 mg/d，根据血钠水平可增加至 15～30 mg/d。但一般应限制剂量在 7.5～15 mg/d。

常见不良反应有口渴和口干、血钠升高、头晕、尿频等。不适合应用的情况有：需迅速升高血钠水平、对口渴不敏感或不能正常反应、低血容量低钠血症、无尿、与经由肝脏 CYP450 3A4 途径代谢的药物合用等。

（5）β 受体阻滞剂

1）作用机制

在衰竭的心肌细胞中，作为一种代偿性反应，肾上腺素能受体的信号作用能下调 β_1/β_2 受体的比率。此种下调是由于 β 受体"隐藏"于心肌细胞膜的褶皱内，称之为"内在化"。与此同时，长期和持续的交感刺激也使心肌的 β 受体功能衰竭，对交感神经刺激的反应显著降低。

β 受体阻滞剂的应用有助于使"内在化"的 β_1 受体重新显现出来，数量增加，并恢复正常的 β_1/β_2 受体的比率；还可使衰竭的 β_1 受体恢复功能。尤为重要的是，β 受体阻滞剂阻断了交感神经系统的过度兴奋，阻抑了心肌重构的过程。β 受体阻滞剂此种对心肌重构和心力衰竭进展的有益影响，称之为"生物学效应"。

β 受体阻滞剂的药理作用是抑制心肌收缩力，可诱发和加重心力衰竭。一种药物既有药理作用，又有生物学效应，而且两者对同一种疾病的治疗具有截然相反的影响，这在心血管病临床上乃至临床医学上都是罕见和独特的现象。正是这种独特的作用，决定了 β 受体阻滞剂在心力衰竭治疗中独特的应用方法。

2）β 受体阻滞剂用于心力衰竭的主要试验：最早进行的大样本随机对照试验是 MRRIT-HF 和 CIBISI 两项研究，尔后又完成了一些其他的研究。

①MERIT-HF 研究：美托洛尔缓释胶囊（metoprolol CR/XL）治疗充血性心力衰竭随机试验（Metoprolol CR/XL Randomized Intervention Trial in Congestive Heart Failure）。研究目的：在有症状心力衰竭伴 LVEF 降低患者中评估在标准治疗基础上加用美托洛尔缓释胶囊能否降低病死率。结果：美托洛尔组全因病死率显著降低 34%，还显著降低心血管病死率 38% 和心脏性猝死率 41%，以及因心力衰竭进展的死亡率 49%。两组不良反应发生率相类似。

②CIBIS 研究：心功能障碍比索洛尔（bisoprolol）研究（Cardiac Insufficiency Bisoprolol Study）之一，即 CIBIS Ⅰ 试验入选 NYHA Ⅱ、Ⅲ 或 Ⅳ 级，且 LVEF ＜40% 患者分别给予比索洛尔或安慰剂。结果表明，比索洛尔使心功能状态显著改善，但病死率仅呈降低趋势，统计学上并未达到显著差异。CIBIS 研究目的：评价比索洛尔降低有症状慢性心力衰竭全因病死率的疗效。结果：因比索洛尔显著降低全因病死率，研究提前终止。比索洛尔还显著降低心脏性猝死率 44%，以及再住院率，且有益作用独立于心力衰竭的严重程度和病因。

③US. 卡维地洛（carvedilol）研究：卡维地洛既能阻断 β 受体，又具有阻断 α_1 受体的

作用。一系列临床研究评估了卡维地洛治疗 HFrEF 的疗效。美国卡维地洛心力衰竭研究（US. Carvedilol Heart Failure Study）。研究目的：评价卡维地洛治疗慢性心力衰竭的疗效和安全性。结果：在 6 个月中卡维地洛显著降低病死率 65%，降低心血管住院 27%，降低死亡和住院率 38%。基础心率 >82 r/min 患者获益最大。安慰剂组患者心力衰竭恶化较多。

④COPERNICUS 研究：卡维地洛前瞻性随机累积生存研究（Carvedilol Prospective Randomized Cumulative Survival Study）。研究目的：评价卡维地洛对慢性稳定性心力衰竭死亡和其他严重临床事件的长期影响。结果：卡维地洛组死亡风险显著降低 35%，死亡和住院率复合终点显著降低 24%。

⑤Lechat P 等对 β 受体阻滞剂治疗心力衰竭疗效做了荟萃分析：包括 18 项随机双盲安慰剂对照临床研究，共计 3023 例慢性心力衰竭患者，β 受体阻滞剂组 LVEF 显著增加 29%，死亡或因心力衰竭再住院率显著降低 37%，全因病死率降低 32%。非选择性 β 受体阻滞剂较之 $β_1$ 选择性阻滞剂降低更多。β 受体阻滞剂对 NYHA 分级的影响仅为边缘性显著有益作用。证实有效的主要为美托洛尔、比索洛尔和卡维地洛这 3 种类型。一种 $β_1$ 高度选择性的制剂——奈必洛尔亦证实对老年心力衰竭患者有效，其他种类 β 受体阻滞剂无获益证据。

3）临床应用方法

β 受体阻滞剂应以小剂量起始（通常为目标剂量的 1/8），以滴定的方法逐渐增加剂量，直至达到目标剂量或最大耐受剂量（表6-5）。

表6-5　β 受体阻滞剂应用剂量

药物种类目标剂量	初始剂量	目标剂量
琥珀酸美托洛尔	12.5/25 mg, qd	200 mg, qd
酒石酸美托洛尔	6.25 mg, tid	50 mg, tid
比索洛尔	1.25 mg, qd	10 mg, qd
卡维地洛	3.125 mg, bid	25~50 mg, bid
奈必洛尔	1.25 mg, qd	10 mg, qd

此药通常可良好耐受。心血管不良反应有心动过缓、低血压、头昏。还可诱发哮喘或使 COPD 伴支气管痉挛患者气道阻力增加。中枢神经系统不良反应有疲劳、头痛、失眠和性功能障碍。这些不良反应主要见于 $β_1$ 受体非选择性或选择性低的药物种类。高度选择性的 β 受体阻滞剂如美托洛尔、比索洛尔等可减少外周受体介导的不良反应如支气管痉挛，且长期应用对肺功能、糖代谢、脂代谢及男性性功能的不良影响很少。

禁忌证主要为严重的哮喘、有症状的低血压或心动过缓及严重的失代偿性心力衰竭。后者主要指药物应用不能使病情稳定和改善的 NYHA Ⅳ级心功能患者，以及急性心力衰竭。相对禁忌证有不伴支气管痉挛的 COPD 和外周血管疾病。糖尿病和间歇性跛行并非 β 受体阻滞剂的绝对禁忌证。

4）应用过程中出现的问题及处理

①低血压伴症状：常见如头昏、轻度头痛。此种状况可能并非单纯由 β 受体阻滞剂引

起，其他合用药物也可能有影响，应重新考虑减量或停用钙拮抗剂、硝酸酯类，如无充血的证据，还可减小利尿剂的剂量。

②心力衰竭的症状和体征加重或恶化：传统上建议 β 受体阻滞剂应该减量或暂时停用，待病情稳定后再使用和增加剂量。B-CONVINCED 研究比较了慢性心力衰竭急性加重患者中停用和不停用 β 受体阻滞剂的影响，结果发现两者对主要和二级观察终点并无显著差异，而停用的患者尔后加用 β 受体阻滞剂往往较为困难，且剂量也明显小于未停用的患者。因此，如果心力衰竭症状加重，并非 β 受体阻滞剂所致，一般不宜停药和减量。应寻找病情恶化的原因，并做相应处理。症状较重者，且不能排除与 β 受体阻滞剂增加剂量有关，只需适当减量。

③心动过缓：要评估严重程度，检查是否合用了其他可降低心率的药物如地高辛、胺碘酮、维拉帕米或地尔硫草等，可减少或暂时停用这些药物。如存在窦房结和（或）房室结病变，或持续性窦性心动过缓伴症状，应停用 β 受体阻滞剂，改为伊伐布雷定。

（6）醛固酮受体拮抗剂

1）作用机制

衰竭的心脏中和循环中醛固酮生成及活化明显增加，与心力衰竭严重程度和预测的死亡率密切相关。作为 RAAS 的终产物，醛固酮对心肌重构，尤其是对心肌细胞外基质促进纤维增生上的不良影响是独立的，并可与 Ang Ⅱ 的不良作用相叠加，在促进心肌和血管重构，以及心力衰竭进展的病理生理机制中发挥了重要作用。醛固酮还可阻止心肌摄取去甲肾上腺素，使后者的游离浓度增加而诱发冠状动脉痉挛和心律失常，增加心力衰竭时室性心律失常和猝死的可能性。

慢性心力衰竭患者应用 ACEI 或 ARB 治疗后，血清醛固酮水平仅短期下降，很快又恢复并超过基础水平，即出现"醛固酮逃逸现象"。联合使用 ACEI 和 ARB 也不能抑制醛固酮的产生，唯有使用醛固酮拮抗剂（aldosterone antagonist）才能有更好阻抑醛固酮的作用。

2）主要临床研究的证据

①RALE 研究。螺内酯随机评价研究（randomized aldactone evaluation study）。研究目的：评估螺内酯（spironolactone、aldactone、安体舒通）是否能够降低严重心力衰竭患者的病死率。结果：螺内酯组与安慰剂组相比较，病死率显著降低。这一益处主要归因于心脏性猝死风险显著降低 29%，进行性心力衰竭死亡风险降低 36%。螺内酯应用伴较高的男性乳腺发育，而严重高血钾发生率两组相似。

②EPHESUS 研究。依普利酮对 AMI 后心力衰竭疗效和生存影响的研究（eplerenone post-acute myocardial infarction heart failure efficacy and survival study）。研究目的：评估依普利酮对 AMI 后并发左室功能障碍者发病率和病死率的影响。结果：依普利酮组较之安慰剂组全因病死率显著降低，同时也降低心血管死亡和心血管住院率，并降低心脏性猝死率 21%。依普利酮组严重高钾血症较多见，低血钾则较少见。

③EMPHASES-HF 研究。醛固酮拮抗剂可否用于非晚期 HF？在前两项试验中观察到的有益作用是否可以扩展到伴轻度症状或无症状的患者？这一设想在新的研究中得到证实。这是一项前瞻性、安慰剂对照、以临床结局为终点的研究，有 29 个国家的 278 所医疗机构参

加。平均随访 21 个月结果表明，主要复合终点死亡和因心力衰竭住院的风险，依普利酮组较之安慰剂组显著降低 37% ；全因死亡率、全因住院率和因 HF 住院率分别降低 24% 、23% 和 42% 。各种不同状况的亚组患者分析表明，依普利酮对主要复合终点的有益影响与整个研究完全一致。该研究由于这种"压倒性"的有益结果而提前终止。这一研究也扩大了醛固酮拮抗剂应用的范围，使 NYHA Ⅱ ~ Ⅳ级 HF 患者均具有适应证。

3）临床应用

临床研究证明，醛固酮拮抗剂单用时发挥的作用较弱，但与 ACEI、β 受体阻滞剂合用则既能进一步降低病死率，又能减少室性心律失常和降低心脏性猝死率。适用于心功能 NYHA Ⅱ ~ Ⅳ级患者。所有已使用了 ACEI（或 ARB）和 β 受体阻滞剂，仍持续有症状的患者，均可加用。一般推荐用于 LVEF≤35% 的患者。AMI 后、LVEF≤40% 、伴心力衰竭症状或既往有糖尿病史者亦可应用。伴明显高钾血症（血钾 >5.0 mmol/L）、肾功能不全 [血肌酐 >221 μmol/L（2.5 mg/d）或肌酐清除率 <30 mL/min] 者禁用。因为可能存在胎儿畸形等风险，孕妇也禁用。

螺内酯是一种非选择性醛固酮竞争性拮抗剂，这种拮抗作用是全面的，既能改善水盐代谢，亦能对抗醛固酮对心血管系统的一切不利影响，还能减少肾上腺皮质醛固酮的生物合成。该药是一种人工合成的类固醇类化合物，无内在活性。还有利尿作用，但较弱。起效缓慢而持久，服药后 1 天起效，2 ~ 4 天达最大效应，经粪便和尿排泄。依普利酮为选择性醛固酮受体拮抗剂，拮抗醛固酮受体的活性约为螺内酯的 2 倍。口服给药后约 1.5 小时达到血药峰值浓度，半衰期为 4 ~ 6 小时，吸收不受食物的影响。

从小剂量起始，逐渐加量，螺内酯初始剂量 5 ~ 10 mg，1 次/d，目标剂量 20 mg，1 次/d。依普利酮初始剂量 12.5 mg，1 次/d，目标剂量 25 ~ 50 mg，1 次/d（表 6-6）。必须同时应用袢利尿剂；起始应用前须确定血钾≤5.0 mmol/L；基础状况较差的患者，如 NYHA Ⅲ ~ Ⅳ级、血钾偏高、血压偏低，宜将 ACEI 或 ARB 减半量，停止使用补钾制剂。

表 6-6 治疗慢性 HF 的醛固酮拮抗剂及其剂量

药物	初始剂量	最大剂量
依普利酮	12.5 mg，qd	50 mg，qd
螺内酯	5 ~ 10 mg，qd	20 mg，qd

螺内酯不良反应较轻，少数可出现头痛、困倦等症状。其化学结构与黄体酮相似，故可能产生性激素样不良反应，引起男性乳腺发育、性功能障碍，以及女性月经失调、多毛症等，停药即可消失。男性乳腺发育约 4% ，乳房压痛较常见。长期服用可引起高血钾，尤其当肾功能不良时，故肾功能不全者禁用。依普利酮对肾上腺皮质激素、黄体酮和雄激素受体的亲和力较低，从而克服了螺内酯的促孕和抗雄激素等不良反应，男性乳腺发育和不耐受的发生率低于 1% 。

醛固酮拮抗剂应用期间应定期监测血钾和肾功能，一般在使用后 3 天和 1 周各监测 1 次，前 3 个月每月监测 1 次，以后每 3 个月监测 1 次。如血钾 >5.5 mmol/L，即应减量或停用。避免使用非甾体类抗炎药物和环氧化酶（COX-2）抑制剂，尤其是老年人。

（7）钠－葡萄糖协同转运蛋白 2 抑制剂（SGLT-2i）

SGLT-2 抑制剂是近年来 HF 领域最大的进展之一，2021ESC 新指南也毫不意外的对此进行推荐。基于 EMPA-REG OUTCOME、VERTIS-CV、CANVAS、DECLARE 等试验结果，对于存在心血管风险或已确诊心血管疾病的糖尿病患者，指南推荐采用 SGLT-2 抑制剂（卡格列净、达格列净、恩格列净、艾格列净、索格列净）以降低 HF 住院、主要心血管事件、终末期肾衰竭及心血管死亡发生风险。更重要的是，基于 DAPA-HF 和 EMPEROR-Reduced 试验结果，达格列净和恩格列净不仅适用于合并糖尿病的 HF 患者，不合并糖尿病的 HF 患者同样能够从中获益。

1）抗心衰机制如下

SGLT-2i 在心衰的保护作用有可能是通过以下机制进行的。SGLT-2i 通过抑制肾小球近端糖的吸收，渗透性利尿的作用，减少了体液，降低了心脏的前负荷。同时又由于可以降低动脉的僵硬度，从而降低了患者的后负荷。这一作用可能是通过抗氧化应激，改善内皮功能及血管平滑肌功能实现，其他尚有对心肌代谢底物作用等机制。

2）其中的支撑试验如下

①EMPA-REG OUTCOME 是一个多中心、随机、双盲的临床试验。该研究结果表明，SGLT-2 抑制剂恩格列净，对 2 型糖尿病合并心衰的患者，可以明显降低该类患者的心血管事件，改善预后。该研究共入组 7020 例患者，在基于指南指导的心衰治疗方案基础上每人服用 10 或 25 mg 的恩格列净或安慰剂。随访 3 年后，结果显示恩格列净明显与心血管疾病的死亡率、非致命性心肌梗死、非致命性卒中及全因死亡率相关，同时也有一个心衰相关的住院率的明显降低。不足之处在于，与对照组相比泌尿系感染率的增加。

②CANVAS 研究是应用 SGLT-2 抑制剂卡格列净对 2 型糖尿病合并心血管风险患者的研究。该研究 10 142 例患者有 2 型糖尿病合并心血管疾病风险。这些患者随机分为卡格列净 100 或 300 mg 或安慰剂，平均随访 188 周。研究结果提示卡格列净与心血管疾病死亡率的降低及非致死性心肌梗死、非致死性卒中率的降低密切相关。同时也显示心衰相关的住院率与卡格列净明显相关。

③DECLARE TIMI-58 临床试验是基于达格列净进行的。该研究结果提示，达格列净的应用降低了心衰合并 2 型糖尿病患者的死亡率、住院率。在其亚组分析结果中提示，达格列净还能降低糖尿病合并心梗患者的心血管死亡及心衰发生率。目前 SGLT-2 抑制剂种类较多，而此次新指南明确推荐应优先选择达格列净和恩格列净。

达格列净是首个在中国获批心衰适应证的 SGLT-2 抑制剂，适用于成人射血分数降低型心衰（HFrEF，NYHA Ⅱ～Ⅳ级）。当用于心衰时，其起始剂量和目标剂量均为 10 mg 每日一次（需要注意的是，达格列净用于心力衰竭的起始剂量与用于 2 型糖尿病时不同，用于 2 型糖尿病时起始剂量为 5 mg 每日一次，可根据患者情况增加至 10 mg 每日一次）。

（8）If－通道抑制剂

1）作用机制及特点

伊伐布雷定是一种单纯降低心率的药物，可选择性抑制窦房结 HCN_4 通道，抑制 If 电流，控制动作电位的间隔，从而降低窦房结发放冲动的节律和减慢心率。其作用特点有：a. 单纯减慢心率，且减慢心率作用具有基础心率依赖性；b. 无负性肌力作用；c. 延长心室舒张期充盈时间，显著增加心室容量，增加搏出量；d. 对血压和心脏电传导无影响；e. 对糖脂代谢无影响。降低心率依赖于患者的基础心率及活动强度，降低日间心率大于夜间心率，从而避免了心率的"过度降低"及症状性心动过缓的发生。由于心输出量不降低，又不降低血压，不会诱发和加重心力衰竭。研究目的：用伊伐布雷定能否进一步改善心力衰竭患者的预后。研究设计和实施：随机、双盲、安慰剂对照的研究。主要终点为心血管死亡和因心力衰竭恶化住院的复合终点；二级终点有心血管死亡、因心力衰竭恶化住院、全因死亡、任何原因的心血管死亡等。共入选 6505 例，均有心力衰竭的症状体征、LVEF≤35%、窦性心率≥70 次/分、过去一年中曾因心力衰竭而住院、NYHA Ⅱ～Ⅳ级且病情稳定。中位数随访时间为 22.9 个月。基础治疗包括 β 受体阻滞剂（使用率高达 90%），伊伐布雷定最大剂量 7.5 mg，bid，对照组用安慰剂。结果：伊伐布雷定组较安慰剂组主要终点发生风险显著降低达 18%（HR 0.82，P < 0.0001），心力衰竭住院或因 HF 死亡风险均显著降低 26%，由此证实伊伐布雷定可以在标准抗心力衰竭治疗基础上使患者显著获益。

2）临床研究证据

BEAUTIFUL 研究。于 2008 年颁布结果。对象为冠心病（大多为 MI 后）伴左心室功能障碍（LVEF≤40%），但并无心力衰竭症状的患者。伊伐布雷定组较之安慰剂组，平均心率稳定降低 6～8 次/分，主要终点全因死亡率和多数二级终点均无显著差异。研究的结果是阴性的。但对基础心率偏快（>75 次/分）的亚组人群作分析，发现伊伐布雷定组可显著降低冠心病某些类型的事件：致死和非致死性 MI 发生率降低 35%，冠脉血运重建术降低 30%，提示减慢心率可能使冠心病伴心功能降低患者获益。

SHIFT 研究。If 电流抑制剂伊伐布雷定治疗收缩性心力衰竭试验（Systolic Heart Failure Treatment with the If inhibitor Ivabradine Trial）。研究目的：旨在评价优化治疗基础上加用伊伐布雷定能否进一步改善心力衰竭患者的预后。结果：伊伐布雷定组较安慰剂组主要终点发生风险显著降低达 18%，心力衰竭住院或因 HF 死亡风险均显著降低 26%，由此证实伊伐布雷定可以在标准抗心力衰竭治疗基础上使患者显著获益。

3）临床应用方法

伊伐布雷定主要适用于以下两种情况：①窦性心律，LVEF≤35%，已应用循证剂量的 β 受体阻滞剂、ACEI（或 ARB）以及醛固酮拮抗剂，心率持续≥70 次/分；②窦性心律、LVEF≤35%、心率≥70 次/分，且不耐受 β 受体阻滞剂的患者。起始剂量为 2.5 mg，每天 2 次；最大剂量 7.5 mg，每天 2 次。

该药具有较好的耐受性和安全性，可能的不良反应有：心动过缓发生率约 3.3%，眼内闪光发生率约 3%，与视网膜 Ih 通道存在基因变异有关，表现为光线变化时视野局部的亮度增加，通常出现在治疗的 2 个月内，大多为轻至中度，逾 3/4 患者在治疗过程中可逐渐缓解，具有一过性和可逆性的特点，不影响驾驶车辆。

适应证：经过目标剂量或最大耐受量的 β 受体阻滞剂、ACEI（或 ARB）和 MRA（或 ARB）治疗后，患者仍有症状，LVEF≤35%、窦性心率≥70 次/分，应考虑使用伊伐布雷定降低 HF 住院与心血管死亡风险。

用法用量：伊伐布雷定起始剂量为 5 mg，一日两次。治疗 2 周后，如果患者的静息心率持续高于 60 次/分，将剂量增加至 7.5 mg，一日两次。

（9）地高辛

1）作用机制

洋地黄类是历史上第一种证实具有抗心力衰竭治疗作用的药物，沿用至今已逾 200 年。一般将其归类为正性肌力药物，但作用较弱，并不足以产生有益的效应。近来还发现此类药具有一定的神经内分泌抑制作用，可抑制和减少肾素和去甲肾上腺素的分泌，亦能抑制 RAAS 和交感神经系统的过度兴奋。不过，这种抑制作用也不强，无法在心力衰竭治疗中扮演主角。

2）临床研究证据

20 世纪 80 年代，正性肌力药物还是 HFrEF 治疗的主力，但一系列的临床研究仅证实此类药可能具有改善 HF 患者症状的益处，并不能降低病死率和改善预后。

PROMISE 研究。该研究评估了磷酸二酯酶抑制剂米力农（milrinone）对慢性心力衰竭预后的影响，共入选 1088 例 NYHA Ⅲ～Ⅳ级患者，随机接受米力农或安慰剂治疗，随访 6 个月。结果显示，米力农组患者血流动力学参数改善，但死亡率较安慰剂组增高 28%。

PRIME Ⅱ 研究。这是一项前瞻性随机研究，共纳入 2200 例心功能 Ⅲ～Ⅳ级患者，随机后分别应用 β 受体激动剂异波帕胺或安慰剂，随访时间不少于 6 个月。结果证实患者也并未获益。

DIG 试验：DIG 试验（1997 年）是一项评估地高辛（digoxin）对病死率影响的大样本前瞻性、双盲、安慰剂对照 RCT 试验，共入选 6800 例 LVEF < 45% 的心力衰竭患者，随机分至地高辛组或安慰剂组，随访 37 个月。结果证实，地高辛使死亡和因 HF 住院率显著降低，主要是因心力衰竭住院较少，总病死率并无显著影响。RADIANCE 试验（1993 年）和 PROVED 试验（1993 年）的结果表明，心力衰竭治疗中如撤除地高辛反而会导致病情恶化。洋地黄类药中只有地高辛做过心力衰竭治疗的临床试验。现在，地高辛已不是慢性 HF 治疗的第一线药物，也不拥有任何可改善患者预后如降低全因死亡率的证据，但其改善症状及降低心房颤动心室率作用则是肯定的。

3）地高辛的临床应用

地高辛适用于下列情况：①伴快速心室率心房颤动患者，以降低心室率，大多与 β 受体阻滞剂合用；②在标准和优化抗心力衰竭治疗（包括 ACEI、β 受体阻滞剂和醛固酮拮抗剂）后，持续有症状患者可加用地高辛；③在应用 ACEI 和 β 受体阻滞后，如对醛固酮拮抗剂有禁忌或不能耐受的患者，地高辛可代之；④基础血压偏低的患者可考虑早期应用，即与利尿剂、ACEI 等合用。在 20 世纪末评估 ACEI 或 β 受体阻滞剂疗效的早期研究，基础治疗只有利尿剂和地高辛，说明地高辛并非不能作为基础治疗。

采用维持量法，一般 HF 患者 0.25 mg/d，老年患者剂量减半，伴快速心室率心房颤动患者可应用至较大剂量 0.375～0.5 mg/d。由于剂量较小，应用过程中无须监测血中地高辛浓度。临床应用是安全的。偶可发生各种不良反应：a. 胃肠道症状如恶心、呕吐、腹胀、食欲减退或厌食。b. 各种心律失常，以室性期前收缩和传导阻滞多见，严重者可见Ⅱ度或Ⅲ度房室传导阻滞，或窦性停搏；双向性室性心动过速为典型和特征性过量中毒表现。c. 视觉异常如黄视、绿视、视觉模糊。过量中毒多见于心肌存在严重缺血、缺氧或损害、伴电解质紊乱、肝肾功能障碍等患者。药物相互作用也是重要原因，地高辛与一些常用的心血管药物如华法林、胺碘酮、他汀类、普罗帕酮及维拉帕米等有相互作用。

（10）四联标准治疗

对于 HFrEF 患者的治疗管理，2021 ESC 心衰指南给出了简易的流程图，把原来的"金三角"（ACEI/ARNI，β 受体阻滞剂，MRA），改为"新四联"：ACEI/ARNI，β 受体阻滞剂，MRA 和 SGLT-2i。这一国际权威心衰指南，首次将 SGLT-2i 列为心衰治疗的基石用药（表6-7）。

表6-7　四联标准治疗

推荐	类别	水平
HFmrEF 患者推荐使用 ACEI，以降低心衰住院和死亡风险	Ⅰ	A
稳定的 HFrEF 患者推荐使用 β 受体阻滞剂，以降低心衰住院和死亡风险	Ⅰ	A
HFrEF 患者推荐使用 MRA，以降低心衰住院和死亡风险	Ⅰ	A
HFrEF 患者推荐使用达格列净或恩格列净，以降低心衰住院和死亡风险	Ⅰ	A
HFrEF 患者推荐使用沙库巴曲缬沙坦替代 ACEI，以降低心衰住院和死亡风险	Ⅰ	B

对于 HFrEF 患者，应尽早联用包括 SGLT-2i 在内的有循证证据的药物（表6-8）。

表6-8　HFrEF 患者用药推荐

推　荐	类别	水平
心衰住院患者推荐出院前仔细评估以排除持续的充血体征，并优化口服药物治疗	Ⅰ	C
推荐出院前给予有循证证据的口服药物治疗	Ⅰ	C
推荐在出院后 1～2 周进行早期随访，评估充血体征、药物耐受性，并开始和（或）上调有循证证据的药物治疗	Ⅰ	C

此外，2021 ESC 新指南还纳入了一些其他新型抗心衰药物，对接受标准心衰治疗仍有心衰恶化的心功能Ⅱ～Ⅳ级患者，可考虑加用可溶性鸟苷酸环化酶激动剂（维利西呱）以减少心血管死亡率或心衰再住院率（Ⅱb，B）；Omecamtivmecarbil 目前尚未获批，但是未来在 HFrEF 中的应用也值得期待。

第三节　难治性和晚期 HFrEF 的处理

晚期心力衰竭又称为终末期心力衰竭，预后很差。难治性心力衰竭的内涵较广泛，包括顽固性心力衰竭、反复失代偿而需加强治疗或住院治疗（每年至少1～2次）的患者，尽管联合应用多种药物，心功能仍为Ⅳ级（主要为ⅣA级），症状难以控制和缓解。可以将顽固难治性心力衰竭看作为向终末期心力衰竭的过渡阶段。此类患者治疗目标是稳定病情，防止和减少失代偿住院的发生，降低死亡率（因心力衰竭的死亡和猝死）。

一、预防各种诱发因素

这些诱因均可导致心功能失代偿。每次失代偿和住院均使心力衰竭病情加重和进展，更接近于达到终末期阶段。最常见诱因有不依从治疗、摄盐和水过多、各种感染尤其上呼吸道和肺部感染。应用药物不当如非甾体类抗炎剂或其他可损害心肌，引起水钠潴留的药物等，也较常见。患者往往有多种并发症（心脏的或非心脏的），需使用相关药物，与心力衰竭治疗药物合在一起，种类和数量多，要注意药物的不良反应和相互作用。

二、治疗心力衰竭的药物

原则上原来所用的药物如利尿剂、ACEI（或ARB）、β受体阻滞剂、醛固酮拮抗剂仍可继续应用。出现失代偿或症状加重，如并非β受体阻滞剂所致，无须减量和停药。血压低的患者可能不得不调整药物剂量，但如无明显症状，也无体位性低血压，也可以剂量不变。

三、控制液体潴留和水肿

顽固难控制的水肿是此类患者基本和主要特征，消除水肿也是最重要的治疗靶标。常规应用利尿剂往往效果甚微，即出现"利尿剂抵抗"，其原因和机制是多方面的，临床处理着重以下两方面。

（一）消除水肿的步骤和方法

第1步：采用合理的袢利尿剂方案。仍首选袢利尿剂尤其呋塞米，在原有剂量基础上增加50%~100%。如疗效差，可再增加剂量，直至达到最大量200 mg/d；或从口服改为静脉给药，分次静脉注射或持续静脉滴注均可，或口服与静脉给药联合。这样做可防止药物半衰期短，有效作用时间受限，使利尿作用具有长时间的可持续性。还可改用其他袢利尿剂如托拉塞米，虽属同一类药物，由于药代动力学、代谢及某些作用机制与呋塞米的差异，有可能发挥更佳作用。例如托拉塞米的利尿效果不受低蛋白血症的影响。甚至也可以两种袢利尿剂合用。

第2步：加用其他种类利尿剂，即不同类型利尿剂的联合应用。加用的药物首选噻嗪类利尿剂，可显著增强袢利尿剂的作用。剂量为25~50 mg，每天2次，在袢利尿剂前口服。如无高钾血症，或伴低血钾，也可加用保钾利尿剂如阿米洛利。加用醛固酮拮抗剂螺内酯也是一种选择。慢性HFrEF金三角方案中包括醛固酮拮抗剂，但螺内酯剂量限在20 mg/d，这一剂量足以阻断醛固酮促进心肌重构的作用，但利尿作用甚微。要产生良好的利尿效果，并与袢利尿剂发挥协同作用，其剂量至少为20~40 mg，每天2次。袢利尿剂单用效果欠佳原因之一是激活神经内分泌系统尤其是RAAS，以及继发性醛固酮增多，螺内酯可对抗和阻遏此种作用。

第3步：静脉给予扩张血管药物包括肾血管药。传统上应用小剂量多巴胺静脉滴注，但临床研究并未证实有效（ROSE 试验）。也可试用萘西立肽或传统血管扩张剂静脉滴注，但亦无有效的证据。

第4步：加用新型利尿剂托伐普坦。该药作用特点是利水不利钠，适用于传统利尿剂无效的顽固性水肿（包括利尿剂抵抗）、伴低钠血症或肾功能损害患者，可显著增加尿量，从而缓解和消除水肿及液体潴留，并改善充血症状。剂量从 7.5 mg/d 起始，可增至 15 ~ 30 mg/d。

在应用利尿剂过程中有可能造成血容量不足、电解质紊乱，包括低钾和低镁、高血钾等，增加心律失常和猝死的风险，还可导致血肌酐水平升高和肾功能损害，应予严密监测，酌情处理和调整方案。

第5步：采用超滤技术。专用于心力衰竭的超滤技术已成为"利尿剂抵抗"患者替代袢利尿剂治疗卓有成效的方法。适用于药物无效的顽固性水肿，也可用于失代偿心力衰竭伴高血容量或肾功能损害（血肌酐≥1.5 mg/d）的患者。对于晚期和终末期患者可间歇应用。

（二）消除利尿剂抵抗和引起水肿的继发原因

如低钠血钠症多为稀释性、低蛋白血症、低氯血症、低氧血症和酸中毒、肾功能不全、低血容量、感染等。

四、非药物治疗应用流程

（一）主动脉内球囊反搏（IABP）

IABP 可用于左室辅助装置或心脏移植前的过渡治疗。对其他原因的心源性休克是否有益尚无证据。

（二）机械通气

适用于合并Ⅰ型或Ⅱ型呼吸衰竭患者。无创呼吸机辅助通气对肺水肿和严重呼吸窘迫或用药物治疗不能改善的患者，可用作辅助治疗以缓解症状。分为持续气道正压通气和双相间歇气道正压通气两种模式。推荐用于经常规吸氧和药物治疗仍不能纠正的肺水肿合并呼吸衰竭，呼吸频率 > 20 次/分，能配合呼吸机通气的患者，但不建议用于 SBP < 85 mmHg 的患者。

（三）超滤治疗

参见"控制液体潴留和水肿"部分。

（四）左心室辅助装置（LVAD）

LVAD 此类装置近几年研究进展迅速，多采用的是连续性磁悬泵。适用于晚期心力衰竭且其他治疗无效的患者，可作为心脏移植前的过渡，也可作为辅助治疗以稳定病情，新的小型装置甚至可用于不能做心脏移植患者的长期治疗。血压和血流动力学指标有参考价值，如收缩压持续低于 80 mmHg，心脏指数（CI）< 2 L/（min·m²），肺毛细血管楔嵌压 < 20 mmHg，可考虑应用。

五、心脏移植

心脏移植适应证为终末期心力衰竭各种药物或器械治疗无效，且预期寿命少于 1 年的患者。常为住院患者，长期进行机械循环支持，或依赖呼吸机，需持续维持静脉滴注正性肌力药物。顽固难治性心力衰竭因急性失代偿需住院治疗，每年≥3 次的患者亦可以考虑采用。

移植后的长期处理中有效使用免疫抑制剂最为重要，以预防器官排斥反应；也要积极预防和处理这些药物的不良反应，处理其他并发症如动脉粥样硬化病变加重、移植心脏的心力衰竭等。

移植后生活质量和预后一般较好，大多数可重返工作。不过，运动和活动能力降低30%～40%，这是由于供体和受者间的不匹配导致生理功能受限、供体心脏去神经化、呼吸肌受损，或全身肌肉的异常。心脏移植第 1 年的生存率已超过80%。第 1 年生存者中超过50% 第 11 年仍可存活。

六、临终和撤除治疗的问题

这在国外已成为一个需具体面对的问题，但在国内谈这一个题目也许为时过早，只能在学术上做些探讨。

终末期心力衰竭的平均寿命仅半年。患者喘息不止，不能平卧、全身水肿，需静脉输注血管活性药物和机械辅助呼吸，而疾病仍在进展。有专业经验的医师和治疗组成员应尽告知责任，与患者及其亲人反复商谈和沟通。让后者充分了解必须面对的抉择：继续积极治疗，生存时间延长有限而生活质量极差，或可采用缓解症状的姑息治疗、撤除部分已无实际意义的药物、不作复苏，让患者平静、尊严地离去，这或许是合理的选择。

此时的处理主要是缓解症状的治疗和姑息治疗。不仅缓解心力衰竭的症状，而且要缓解最困扰患者的其他并发症的症状如焦虑、睡眠障碍、恐惧、烦躁、疲倦、精神抑郁、痛苦和沮丧等，应尽量减轻患者的痛苦与不适。撤除部分药物治疗或许反而可以减少痛苦和折磨。

对于终末期心力衰竭患者，药物如何保留或撤除，可依据如下考虑：①主要用于改善预后的药物，因可使症状加重和心功能恶化，宜停用和撤除；②主要用于改善症状、改善全身状况和心功能的药物如利尿剂、地高辛及血管扩张剂，不论其是否能改善预后，均宜保留和继续应用；③只要能够产生改善症状的作用，药物应尽量使用最小剂量；④给药的次数和剂量应确保 24 小时发挥作用，如应用不当可导致症状反复，影响患者睡眠和休息，并增加痛苦和焦虑。在生命的最后几天，患者会极为不适和焦虑，处理原则是应用适当的药物如吗啡、镇静安眠药及其他方法来缓解呼吸困难、疼痛和痛苦；⑤关于植入体内的器械处置，也是令人纠结的问题。永久性心脏起搏器、CRT-P（或 CRT-D）如仍可缓解症状，不妨保留，但 ICD 功能或许可关闭，患者很难耐受反复放电，徒增痛苦又于事无补。

第四节 慢性 HFpEF 及 HFmrEF 的治疗

一、诊断

（一）HFpEF 的诊断应充分考虑的情况

1. 主要临床表现

①有典型 HF 的症状和体征；②LVEF 正常或轻度下降（≥50%），且左心室不大；③有相关结构性心脏病存在的证据（如左心室肥厚、左心房扩大）和（或）舒张功能不全；④超声心动图检查无心瓣膜病，并可排除心包疾病、肥厚型心肌病、限制型（浸润性）心肌病等。

2. 应符合本病的流行病学特征

大多为老年患者、女性，HF 的病因为高血压或既往有长期高血压史，部分患者可伴糖尿病、肥胖、房颤等。

（二）HFmrEF 的诊断

HFmrEF 的 LVEF 在 41%~49%，其人群特征、临床表现、治疗及预后均与 HFrEF 类似。

二、治疗要点

（一）积极控制血压

目标血压宜低于单纯高血压患者的标准，即血压 <130/80 mmHg。5 大类降压药均可应用，优选 β 受体阻滞剂、ACEI 或 ARB。

（二）应用利尿剂

消除液体潴留和水肿十分重要，可缓解肺淤血，改善心功能。但不宜过度利尿，以免前负荷过度降低而致低血压。

（三）控制和治疗其他基础疾病和并发症

控制慢性房颤的心室率，可使用 β 受体阻滞剂或非二氢吡啶类 CCB（地尔硫䓬或维拉帕米）。如有可能，转复并维持窦性心律，对患者有益。积极治疗糖尿病和控制血糖。肥胖者要减轻体质量。伴左心室肥厚者，为逆转左心室肥厚和改善左心室舒张功能，可用 ACEI、ARB、β 受体阻滞剂等。地高辛不推荐使用。

（四）血运重建治疗

由于心肌缺血可以损害心室的舒张功能，冠心病患者如有症状或证实存在心肌缺血，应做冠状动脉血运重建术。

（五）如同时有 HFrEF，以治疗后者为主。

2021ESC 新版指南给出了药物治疗新建议（表6-9）。

表6-9 HFmrEF 的药物治疗建议

推 荐	类别	水平
针对 HFmrEF 患者，推荐使用利尿剂，以缓解症状和体征	I	C
HFmrEF 患者可以考虑使用 ACEI，以降低心衰住院和死亡风险	Ⅱb	C
HFmrEF 患者可以考虑使用 ARB，以降低心衰住院和死亡风险	Ⅱb	C
HFmrEF 患者可以考虑使用 β 受体阻滞剂，以降低心衰住院和死亡风险	Ⅱb	C
HFmrEF 患者可以考虑使用 MRA，以降低心衰住院和死亡风险	Ⅱb	C
HFmrEF 患者可以考虑使用沙库巴曲缬沙坦，以降低心衰住院和死亡风险	Ⅱb	C

HFpEF 的治疗与前两者有所不同。由于近年来 TOPCAT、PARAGON-HF、CHARM-Preserved、I-PRESERVE、DIG-Preserved 等研究的阴性结果，尽管美国食品药品管理局批准了螺内酯和 ARNI 用于 HFpEF 患者，新指南并未对改善预后的药物进行推荐。但此次 ESC 会议同期公布的 EMPEROR-Preserved 研究得到了振奋人心的结果，也期待未来 DELIVER、SPIRIT 等研究的结果能够改变 HFpEF 治疗的格局。尽管缺乏特异性的药物治疗手段，但 HFpEF 并非没有治疗方法。由于 HFpEF 是一组高度异质性的疾病，新指南提出应对 HFpEF 患者的病因、心血管和非心血管并发症进行筛查和治疗，以期通过对潜在病因和并发症的治疗来改善 HFpEF 患者的临床预后。

三、按心力衰竭分期治疗

（一）按心功能 NYHA 分级治疗

Ⅰ级：控制危险因素、ACE 抑制剂。

Ⅱ级：ACE 抑制剂、利尿剂、β 受体阻滞剂、用或不用地高辛。

Ⅲ级：ACE 抑制剂、利尿剂、β 受体阻滞剂、地高辛。

Ⅳ级：ACE 抑制剂、利尿剂、地高辛、醛固酮受体拮抗剂；病情稳定后，谨慎调整 β 受体阻滞剂。

（二）按 HF 分期治疗

A 期：积极治疗高血压、糖尿病、脂质紊乱等高危因素。

B 期：除 A 期中的措施外，有适应证的患者使用 ACE 抑制剂，或 β 受体阻滞剂。

C 期及 D 期：按 NYHA 分级进行相应治疗。

（三）"顽固性心力衰竭"及不可逆心力衰竭的治疗

"顽固性心力衰竭"又称为难治性心力衰竭，是指经各种治疗，HF不见好转，甚至疾病有进展者，但并非指心脏情况已至终末期不可逆转者。对这类患者应努力寻找潜在的原因并设法纠正，如风湿活动、感染性心内膜炎、贫血、甲状腺功能亢进、电解质紊乱、洋地黄类药物过量、反复发生的小面积肺栓塞等，或者有与心脏无关的其他疾病如肿瘤等。同时调整HF用药，强效利尿剂和血管扩张制剂及正性肌力药物联合应用等。对高度顽固水肿也可使用血液滤过或超滤，对适应证掌握恰当，超滤速度及有关参数调节适当时，常可即时明显改善症状。扩张型心肌病伴有QRS波增宽 > 120 ms的CHF患者可实施心脏再同步化治疗（cardiac resynchronization therapy，CRT），安置三腔心脏起搏器使左、右心室恢复同步收缩，可在短期内改善症状。

不可逆CHF患者大多病因无法纠正，如扩张型心肌病、晚期缺血性心肌病患者，心肌情况已至终末状态不可逆转，其唯一的出路是心脏移植。从技术上看心脏移植成功率已很高，5年存活率已可达75%以上，但限于我国目前的条件，尚无法普遍开展。

有心脏移植指征的患者在等待手术期间，可应用体外机械辅助泵维持心脏功能，以有限延长寿命。

第七章 中医学对心生理功能的认识

中医藏象学说的构建，既有解剖方法获得的直观认识，又有整体观察方法所把握的宏观生命规律。因此中医学对心的认识，不仅仅是一个解剖学概念，更主要是涵盖了心的生理功能概念。

解剖学概念上讲，心居胸中，两肺之间，隔膜之上，外有心包络卫护。其形圆而下尖，如未开之莲蕊。从《灵枢·本脏》有关"心大""心小""心高""心下""心坚""心脆"等描述可以看出内经时期已对"心"的位置、形态及质地有了较为直观的认识。

生理功能概念上讲，心的主要生理功能是主血脉，主藏神；生理特性主要有主通明和心气下降。心在五行属火，为阳中之阳，与自然界夏气相通应。心在体合脉，其华在面，在窍为舌，在志为喜，在液为汗。心与小肠相表里。

心是"君主之官""五脏六腑之大主"，在与其他脏腑的关系中，也体现了心的中心、君主地位，与脏腑官窍、肢体百节相联系。殷商时期，心即被赋予了"中心"之义；此后"重中"等哲学观念更进一步影响中医理论认知，如《礼记·中庸》云："中也者，天下之大本也；和也者，天下之达道也。致中和，天地位焉，万物育焉。"心为人身之君，居事物之中，为关键利害之所在。如二十八星宿之一就以"心"命名，此星位于二十八星的中间位置，为黅天之气所经之处，为阴阳昼夜切分的标志。

第一节 心的主要生理功能

一、主血脉

"心主身之血脉"（《素问·痿论》）。心主血脉，指心气推动和调控血液循行于脉中，流注全身而发挥营养和滋润作用，包括主血和主脉两个方面。

心主血体现在两个方面。一者，心搏动泵血，输送营养物质于全身脏腑形体官窍。心搏动推动血液在全身血管中循环无端，周流不息，成为血液循环的动力。所以说："人心动，则血行于诸经"（《医学入门·脏腑》）。心搏动主要依赖心气的推动和调控，心阳激发，心阴抑制，心阳与心阴协调，心气充沛，方能心脏搏动有力，频率适中，节律均匀。二者，心参与生血过程，即所谓"奉心化赤"，饮食水谷经脾胃运化而生成的水谷精微，须经心火"化赤"而为血，即"食气入胃，浊气归心，淫精于脉"（《素问·经脉别论》），清代张志聪释"化其精微，上注于肺脉，奉心神化赤而为血"。

心主脉，脉为血之府，是容纳和运行血液的通道。《灵枢·决气》曰："壅遏营气，令无所避，是谓脉。"心气充沛，心阴与心阳协调，心脏有节律搏动，脉管有规律舒缩，脉道通利，血运流畅。《素问·六节藏象论》所说"心者……其充在血脉"即针对心、脉、血构成一个相对独立系统而言。

生理状态下，心气充沛，心阴与心阳协调，血液充盈，脉道通利，血运周身，脏腑得养而见脉象和缓有力，节律调匀，面色红润光泽。若心气不充或阴阳失调，血脉壅塞，血运失常，脏腑失养，而见心悸怔忡或心胸憋闷疼痛，唇舌青紫，脉象细弱无力或结、涩等。

心脏有规律的跳动，与心脏相通的脉管亦随之产生有规律的搏动，称为"脉搏"。中医通过触摸脉搏的跳动，来了解全身气血的盛衰，作为诊断疾病的依据之一，称为"脉诊"。在正常生理情况下，心脏的功能正常，气血运行通畅，全身的功能正常，则脉搏节律调匀，和缓有力。否则，脉搏便会出现异常改变。

二、主藏神

心主藏神，即是心主神志。心统帅人体生命活动和主宰意识、思维等精神活动的功能。故《素问·灵兰秘典论》曰："心者，君主之官也，神明出焉。"

人身之神有广义和狭义之分。"阴阳不测谓之神"（《素问·天元纪大论》）。广义的神，泛指整个人体生命活动的主宰和总体现，如外现于人体的形象及面色、眼神、言语、应答、肢体活动姿态等。狭义的神是指人们的精神、意识、思维活动。神是人体形体的功能或功用。形具而神生，形者神之体，神者形之用。形存则神存，形谢则神灭。"生之来谓之精，两精相搏谓之神"（《灵枢·本神》）。神由先天之精气所化生，生长发育过程中还依赖于后天水谷精气的充养，即"神者，水谷之精气也"（《灵枢·平人绝谷》）。

心主藏神体现在两个方面。其一，主宰生命活动，即"心者，五脏六腑之大主也，精神之所舍也"（《灵枢·邪客》）。神明之心为人体生命活动的主宰。五脏六腑必须在心的统一指挥下，才能进行统一协调的正常的生命活动。神驭气控精，精藏于脏腑之中而为脏腑之精，脏腑之精所化之气为脏腑之气，脏腑之气推动和调控脏腑功能。其二，主思维、意识、精神，即"任物者谓之心"（《灵枢·本神》）。心具有接受外界客观事物和各种刺激并做出反应，进行意识、思维、情感等活动的功能。由于心为藏神之脏，故情志所伤，首伤心神。

中医学从整体观念出发，认为人体的一切精神意识思维活动，都是脏腑生理功能的反映。故把神分成五个方面，并分属于五脏，即"心藏神，肺藏魄，肝藏魂，脾藏意，肾藏志"（《素问·宣明五气论》）。人的精神意识思维活动，虽五脏各有所属，但主要还是归属于心。故曰："心为五脏六腑之大主，而总统魂魄，兼赅意志"（《类经·疾病类》）。

心主藏神与心主血脉密切相关。"血者，神气也"（《灵枢·营卫生会》），血液是神志活动的物质基础。因此，心主血脉的功能异常，亦必然出现神志的改变。而心藏神，神能驭气以调控心血的运行。病理情况下，两者也相互影响。如心血不足，则心神失养，见精神恍惚，心悸失眠等；心神异常，亦可影响心主血脉功能。

心主藏神，《灵枢·本神》言："是故怵惕思虑者则伤神，神伤则恐惧流淫而不止。因悲哀动中者，竭绝而失生。喜乐者，神惮散而不藏。愁忧者，气闭塞而不行。盛怒者，迷惑而不治。恐惧者，神荡惮而不收。心，怵惕思虑则伤神，神伤则恐惧自失。"《素问·举痛论》："惊则心无所倚，神无所归，虑无所定，故气乱矣……思则心有所存，神有所归，正气留而不行，故气结矣。"怵惕思虑喜怒愁忧惊恐无不动神，而神舍于心，进而产生与心的联系。"得神者昌，失神者亡"（《素问·移精变气论》）。心主神志的生理功能正常，则精神振奋，神志清晰，思维敏捷，对外界信息的反应灵敏和正常。如果心主神志的生理功能异常，不仅可以出现精神意识思维活动的异常，如失眠、多梦、神志不宁，或反应迟钝、精神萎靡，甚则昏迷、不省人事等，而且还可以影响其他脏腑的功能活动，甚至危及整个生命。所以说"主不明则十二官危"（《素问·灵兰秘典论》）。

《素问·灵兰秘典论》提出："主不明则十二官危，使道闭塞而不通，形乃大伤，以此养生则殃，以为天下者，其宗大危，戒之戒之。"心为十二藏之君主，神明之所出，统管一身。而神"明"与"道"通有密切关系，这个"道"是心与人体各部传递信息的通道。其中，十二经脉是沟通人体信息的重要通路，心与十二经脉相连。参考《灵枢·经脉》《灵枢·经别》，"足太阴之脉……注心中""足少阴之脉……络心""手少阴之脉……复从心系却上肺""手厥阴之脉……出属心包络""足太阳之正……当心入散""足少阳之正……上肝贯心""足阳明之正……上通于心""手太阳之正……走心""手少阳之脉……散络心包"。以上九条经脉皆通于心，与心联通。手少阴心经，是心的本藏经脉，起于心中而从心系却上肺，完成了与肺手太阴经的连通；《灵枢·经脉》云："足厥阴之脉……上注于肺……手阳明之脉……络肺"，此二经脉虽未有直接与心相连的记载，然均上通于肺，肺又是手少阴心经直接通行之处。心主神明与心为五脏六腑之大主有密切关系。

"心主神明"理论受到中国古代哲学的深刻影响。关于"心为神之宅，神为心之用"的观念，在古代哲学理论论述中多有体现。孔子曰："七十而从心所欲，不逾矩。"老子云："不可见欲，使民心不乱。"荀子言："心者，形之君也，而神明之主也。"孟子曰："心之官则思，思则得之，不思则不得也。"这些说法不仅有助于"心主神明"观点的提出，而且使这种观念为世人所广泛接受。

第二节　心的生理特性

一、心主通明

心主通明，指心脉以通畅为本，心神以清明为要。心居于胸中，五行属火，为阳中之太阳，称为"阳脏"或"火脏"，以阳气为用。心阳能推动血液循环，温通全身血脉，维持人的生命活动，使之生机不息，故喻之为人身之"日"。"盖人与天地相合，天有日，人亦有日，君父之阳，日也"（《医学实在易》）。心脏阳热之气，不仅维持了心本身的生理功能，而且对全身又有温养作用。"心为火脏，烛照万物"（《血证论·脏腑病机论》），故凡脾胃之腐熟运化，肾阳之温煦蒸腾，以及水液代谢等，心阳皆起着重要作用。但心阳必须与心阴相协调，才能维持心主血脉与藏神的正常功能，使心脉畅通，心神清明。若心阳不足，失于温煦鼓动，可致血行迟缓，瘀滞不畅，精神不振，神思恍惚；而心阴不足，失于凉润宁静，可致心悸怔忡、心烦失眠等。

二、心气下降

心位于人体上部,其气宜下降。心气含心阴与心阳两个部分,心阴牵制心阳,化为心气下行以助肾阳,制约肾阴,使人体上部不热,下部不寒,维持人体上下的寒温平衡与动静协调。若心火虚衰,不能下行资助肾阳,出现血流迟缓,腰以下寒凉,当温补心阳;若因心阴不足,不能牵制心火下降,出现上热下寒,当滋心阴以降心火。

第三节　与形、窍、志、液、时的关系

一、在体合脉

脉,临床所指经脉、血脉。经脉,一般指经络系统中的经脉,是经气运行的通络;血脉,一般指血液运行的通道,所谓"脉为血之府"。全身的血脉统属于心,由心主司,故称心在体合脉,"心之合,脉也"(《素问·五藏生成》)。

二、其华在面

面部色泽反映心血、心气的盛衰及其功能的强弱,故称心之华在面。其机制在于全身血气上注于面,即"十二经脉,三百六十五络,其血气皆上于面而走空窍"(《灵枢·邪气藏府病形》)。心气充盛,血脉充盈,则面色红润光泽;心气不足,可见面色㿠白;心血亏虚,则见面色无华;心脉痹阻,则见面色晦暗;心火亢盛,则见面色红赤。

三、在窍为舌

"舌者,音声之机也"(《灵枢·忧恚无言》)。舌主司味觉和语言,依赖心主血脉和藏神的生理功能,即"心气通于舌,心和则舌能知五味矣"(《灵枢·脉度》)。心主血脉和藏神生理功能正常,则舌体红活荣润,柔软灵活,味觉灵敏,语言流利;若心血不足,则舌色淡;心火上炎,则舌红生疮;心血瘀阻,则舌质紫黯,或有瘀斑;心神失常,则见舌强,语言謇涩。"舌者,心之官也"(《灵枢·五阅五使》)。心的经脉上通于舌,"手少阴之别……循经入于心中,系舌本"(《灵枢·经脉》);舌通过经络与脾、肝、肾等脏也有联系,此与心为"五脏六腑之大主"相合。

四、在志为喜

喜为心对外界刺激的应答而产生的良性情绪反应。心阴与心阳协调,是产生喜乐情绪的内在基础,即"在脏为心……在志为喜"(《素问·阴阳应象大论》)。喜乐有益于心主血脉的功能,即"喜则气和志达,营卫通利"(《素问·举痛论》);但喜乐过度则伤神,即"喜乐者,神惮散而不藏"(《灵枢·本神》)。而心主神志亦有太过与不及,而不限于喜,即"神有余则笑不休,神不足则悲"(《素问·调经论》);五志过极亦伤心,亦不限于喜,如"忧愁恐惧则伤心"(《灵枢·邪气藏府病形》)。

五、在液为汗

汗是五液之一，"阳加于阴谓之汗"（《素问·阴阳别论》）。心精心血为汗液化生之源，故称心在液为汗。心主血脉，心血充盈，津血同源，津液充足，化汗有源。而汗出过多，津液大伤，伤及心精心血，或见心悸怔忡。且汗液的生成与排泄又受心神的主宰与调节，如"惊而夺精，汗出于心"（《素问·经脉别论》）。汗由津液所化，津液是气的载体，大汗可大量耗散津液，致心气或心阳无所依附，或致心气脱失或心阳暴脱。

六、与夏气相通应

人与自然和谐统一，自然界四时阴阳消长，与人体五脏功能活动系统相通应。夏季为一年之中最热的季节，属阳中之阳；心为火脏，阳气最盛，同气相求，心应夏气，心阳亦随夏季阳气隆盛而振奋。

从病机角度而言，心脏疾患，尤其是心阳虚衰患者，病情多在夏季相对缓和。从治疗角度而言，中医学提出了"冬病夏治"的理论，如阳虚心脏病可借助夏季内外隆盛之时予以适当调理，效果更好。从预防角度而言，中医养神理论重视因时调摄，主张"夏三月，此谓蕃秀。天地气交，万物华实，夜卧早起，无厌于日，使志无怒，使华英成秀，使气得泄，若所爱在外，此夏气之应，养长之道也"（《素问·上古天真论》）。夏季尽量延长户外活动时间，振奋阳气，使心的生理功能得到扩展，发挥生命潜能。

第四节　心与其他脏器之间的关系

一、心与肺

心肺同居上焦。心主血，肺主气。心与肺的关系，主要表现在气和血的关系。心肺功能协调，气血运行正常，从而维持机体各脏腑组织的新陈代谢。

心主行血，肺司呼吸。心主血脉，而肺朝百脉，辅助心行血之职；肺主宗气，贯通心脉而行血气。气为血之帅，气行则血行；血为气之母，血至气亦至。宗气具有贯心脉而司呼吸的生理功能，从而加强了血行和呼吸之间的协调平衡。若血无气的推动，则血失统帅而瘀滞不行；气无血的运载，则气无所依附而涣散不收。

在病理上，若肺气虚或肺失宣肃，可影响心主行血的功能，导致血液运行滞涩，出现胸闷、心悸、唇舌青紫等血瘀症状。若心气不足或心阳不振，导致瘀阻心脉时，也会影响肺的宣发和肃降，从而出现咳嗽、气促等。

二、心与肾

心居胸中，属阳，五行属火；肾在腹中，属阴，五行属水。心肾之间相互依存，相互制约的关系，称之为心肾相交，又称水火相济、坎离交济。生理状态下，心肾相交表现在阴阳、水火、精血的动态平衡。

（一）水火既济

心位居于上而属阳，主火，其性主动；肾位居于下而属阴，主水，其性主静。从升降理论来说，在上者宜降，在下者宜升，升已而降，降已而升。心火必须下降于肾，与肾阳共同温煦肾阴，使肾水不寒。肾水必须上济于心，与心阴共同涵养心阳，使心火不亢。肾无心之火则水寒，心无肾之水则火炽。心必得肾水以滋润，肾必得心火以温暖。生理状态下，这种水火既济的关系，是以心肾阴阳升降的动态平衡为其重要条件的，即"人之有生，心为之火，居上，肾为之水，居下；水能升而火能降，一升一降，无有穷已，故生意存焉"（《格致余论·相火论》）。水火宜平而不宜偏，水火既济而心肾相交。水就下而火炎上，水火上下，名之曰交，交为既济、不交为未济。总之，心与肾，上下、水火、动静、阴阳相济，使心与肾的阴阳协调平衡，构成了水火既济、心肾相交的关系，即"心肾相交，全凭升降。而心气之降，由于肾气之升，肾气之升，又因心气之降"（《慎斋遗书》）。《吴医汇讲》说："水不升为病者，调肾之阳，阳气足，水气随之而升；火不降为病者，滋心之阴，阴气足，火气随之而降。则知水本阳，火本阴，坎中阳能引升，离中阴能降故也。"

（二）精血互生

心主血，肾藏精，精和血都是维持人体生命活动的必要物质。精血之间相互滋生，相互转化，血可以化而为精，精亦可化而为血。精血之间的相互滋生为心肾相交奠定了物质基础。

（三）精神互用

心藏神，神全可以益精。肾藏精，精能化气生神。积精可以全神，使精神内守；精能化气生神，为神气之本。神全可以驭精，为精气之主，即"虽神由精气而生，然所以统驭精气而为运用之主者，则又在吾心之神"（《类经·摄生类》）。所以说："心以神为主，阳为用；肾以志为主，阴为用。阳则气也、火也；阴则精也、水也。凡乎水火既济，全在阴精上承，以安其神；阳气下藏，以安其志"（《推求师意》）。总之，精是神的物质基础，神是精的外在表现，神生于精，志生于心，亦心肾交济之义。

（四）君相安位

心为君火，肾为相火（命火）。君火以明，相火以位，君火在上，如明照当空，为一身之主宰。相火在下，系阳气之根，为神明之基础。命火秘藏，则心阳充足，心阳充盛，则相火亦旺。君火相火，各安其位，则心肾上下交济。

病理状态下，心与肾之间的水火、阴阳、精血的动态平衡失调，称为心肾不交，表现为水不济火，肾阴虚于下而心火亢于上的心肾阴虚；或肾阳虚与心阳虚互为因果的心肾阳虚、水气凌心；或肾精与心神失调的精亏神逸等病理变化。

三、心与肝

心主行血，肝主藏血；心主藏神，肝主疏泄。心与肝之间的关系，主要表现在血液和神志两个方面。

（一）血液运行

心主行血，心是一身血液运行的枢纽；肝主藏血，肝是贮藏和调节血液的重要脏腑。两者相互配合，共同维持血液的运行。所以说"肝藏血，心行之"（王冰注《素问·五藏生成》）。心气充沛，心血充盈，则血行正常，肝有所藏。肝藏血充足，疏泄正常，有利于心主血脉。

（二）精神情志

心主藏神，肝主疏泄。人的精神、意识和思维活动虽然主要由心主宰，但与肝的疏泄功能亦密切相关。血液是神志活动的物质基础；心血充足、肝有所藏，则肝之疏泄正常、气机调畅、气血和平、精神愉快。肝血充盛，制约肝阳，使之勿亢，则疏泄正常，使气血运行无阻，心血亦能充盛，心得血养，心神内守。

病理状态下，心血瘀阻可累及肝，肝血瘀阻可累及心。心神不安与肝气郁结，心火亢盛与肝火亢逆，常可并存或相互引动；出现以精神恍惚、情绪抑郁为主，或以心烦失眠、急躁易怒为主的表现。

四、心与脾

心主血脉而行血，脾主生血又统血，所以心与脾的关系主要是血液生成与运行上的相互为用、相互协同。

（一）血液生成

脾主运化为气血生化之源，水谷精微经脾转输至心肺，贯注于心脉而化赤为血。心血赖脾气转输的水谷精微以化生，而脾主运化又有赖于心血的滋养和心阳的推动，即"脾之所以能运行水谷者，气也。气虚则凝滞而不行，得心火以温之，乃健运而不息，是为心火生脾土"（《医碥·五脏生克说》）。脾气健运，化源充足，则心血充盈；心血旺盛，脾得濡养，则脾气健运。

（二）血液运行

血液在脉内循行，既赖心气的推动，又靠脾气的统摄，方能循经运行而不溢于脉外。所谓"血所以丽气，气所以统血，非血之足以丽气也，营血所到之处，则气无不丽焉，非气不足以统血也，卫气所到之处，则血无不统焉，气为血帅故也"（《张聿青医案》）。可见血能正常运行而不致脱陷妄行，主要靠脾气的统摄。

血为水谷之精气，总统于心而生化于脾。血与气，一阴一阳，两相维系，气能生血，血能化气，气非血不和，血非气不运。气血冲和，阴平阳秘，脾气健旺，化源充足，气充血盈，充养心神，则心有所主。心血运于脾，心火生脾土，脾强则能主运化，而生血统血。因此，心与脾在病理上的相互影响，主要表现在血液生成和运行的功能失调，如眩晕、心悸、失眠、乏力、精神萎靡、面色无华等心脾两虚，或气虚血瘀，或气不摄血等。

五、心与小肠

心为脏，属阴；小肠为腑，属阳。手少阴心经属心络小肠，手太阳小肠经属小肠络心，心与小肠通过经脉的相互络属构成脏腑表里关系。

心主血脉，为血液循行的动力和枢纽；小肠为受盛之府，承受由胃腑下移的饮食物进一步消化，分清别浊。心火下移于小肠，则小肠受盛化物，分别清浊的功能得以正常进行。小肠化物，泌别清浊，清者经脾上输心肺，化赤为血，以养心脉，即"浊气归心，淫精于脉"（《素问·经脉别论》）。

病理上，心火可下移于小肠，可引起尿少、尿赤涩疼痛、尿血等小肠实热症状，即"心主于血，与小肠合，若心家有热，结于小肠，故小便血也"（《诸病源候论·血病诸侯》）。小肠实热亦可上熏于心，可见心烦、舌赤糜烂等。

六、心与心包络

心包络，简称心包，也称为膻中，是包在心脏外面的包膜，具有保护心脏的作用。《医学正传》载："心包络，实乃裹心之包膜也，包于心外，故曰心包络也。"《类经图翼》述："心外有赤黄裹脂，是为心包络。"受中国古代文化影响，心为君主之官，不能受邪，如果邪气侵袭，则心包代心受邪。另称为"膻中"，被比喻为心之宫城。如《灵枢·胀论》说："膻中者，心主之宫城也。"《灵枢·邪客》说："心者，五脏六腑之大主也，精神之所舍也，其脏坚固，邪弗能容也，容之则心伤，心伤则神去，神去则死矣。故诸邪之入于心者，皆在于心之包络。"《黄帝内经》这一说法在温病学说被进一步发挥，如将外感热病中出现的神昏、谵语等出现神志异常的病理变化，称为"热入心包"或"蒙蔽心包"。

第五节　心与精、气、血、津液的关系

《灵枢·本藏》说："人之血气精神者，所以奉生而周于性命者也。"精、气、血、津液是构成人体和维持人体生命活动的基本物质，也是人体脏腑、经络、形体、官窍生理活动的物质基础。

一、心与血

血液是构成人体和维持人体生命活动的基本物质之一，具有营养和滋润作用。心、血、脉是一个相对独立而且密闭的系统。"心主身之血脉"（《素问·痿论》）。心主血脉，血在脉中循行，流布全身，环周不休，内至五脏，外达皮肉筋骨，对全身各脏腑组织器官起着营养和滋润作用。

水谷精微，奉心化赤而为血，心参与生血过程。血流于经脉而归于肺，肺朝百脉而血运于诸经，血液自经而脏，由脏而经，循环不息，心搏动推动血液在全身脉管中循环无端，周流不息，成为血液循环的动力，即"人心动，则血行于诸经"（《医学入门·脏腑》）。心主血脉，心气推动和调控血液在脉中运行全身。心气的充足，心阴的宁静、凉润与心阳的推动、温煦作用相协调，在血液循行中起着主导作用。

二、心与气

气是构成人体和维持人体生命活动的最基本物质。《类经·摄生类》说："人之有生，全赖此气。"人体之气主要体现在推动、温煦、固摄等方面。人体的脏腑经络，赖于气的推动以维持其正常的功能。心主血，而赖于肝气疏泄行气导滞，脾气充盛助益和固摄血脉。

一者，气能生血。气参与、促进血液化生。从饮食物腐熟转化成水谷精微，从水谷精微转化成营气和津液，从营气和津液奉心化赤，每一个转化过程都离不开气的运动变化。气的运动变化能力旺盛，则脏腑的功能活动旺盛，化生血液的功能亦强。气旺则血充，气虚则血少。周学海说："前贤谓气能生血者……常见人之少气者，及因病伤气者，面色络色必淡，未尝有失血之症也，以其气力已怯，不能鼓化血汁耳。此一种气，即荣气也，发源于心，取资于脾胃，故曰心生血，脾统血，非心脾之体能生血统血也，以其藏气之化力能如此也"（《读医随笔·气能生血血能藏气》）。

二者，气能行血。血液在经脉中运行于周身，其动力来源于气。"气行乃血流"（《素问·五脏生成论》王冰注）。"气为血之帅，血随之而运行"（《血证论》），血为气之配，气升则升，气降则降，气凝则凝，气滞则滞。

三者，气能摄血。气的固摄作用使血液正常循行于脉管之中。"人身之生，总之以气统血""血之运行上下，全赖乎脾"（《血证论·脏腑病机论》）。

三、心与精

精，是秉受于父母的生命物质与后天水谷精微相融合而形成的一种构成人体和维持人体生命活动的最基本物质。人体之精分别贮藏于各个脏腑组织器官中。先天之精为生命之本原，主要藏于肾；后天之精来源于脾胃化生的水谷精微物质，经脾气转输作用不断输送到各个脏腑，并充养肾藏的先天之精，即"肾者主水，受五脏六腑之精而藏之"（《素问·上古天真论》）。心主血藏神，肾藏精，心肾相交，而精血互生，藏精全神。

"夫血者，水谷之精气也，和调于五脏，洒陈于六腑，男子化而为精，女子上为乳汁，下为经水。"（《赤水玄珠·调经门》）"精者，血之精微所成。"（《读医随笔·气血精神论》）血液流于肾中，与肾精化合而成为肾所藏之精。由于血能生精，血旺则精充，血亏则精衰。

神能驭精气。"夫心主血而藏神者也，肾主志而藏精者也。以先天生成之体质论，则精生气，气生神；以后天运用之主宰论，则神役气，气役精。"（《理虚元鉴》）心藏神，神全可以益精。肾藏精，精能化气生神。积精可以全神，使精神内守；精能化气生神，为神气之本。神全可以驭精，为精气之主。

四、心与津液

津液是机体一切正常水液的总称。水液代谢过程，是指水液的生成、输布以及水液被人体利用后的剩余水分和代谢废物的排泄的过程，是诸多脏腑相互协调、密切配合而完成的。《素问·经脉别论》描述："饮入于胃，游溢精气，上输于脾，脾气散精，上归于肺，通调水道，下输膀胱。水精四布，五经并行，合于四时五脏阴阳揆度，以为常也。"水液生成，脾主升清而向上转输至心肺。肺宣发肃降，将其敷布至周身。一部分经肺的宣发作用而运行于体表；另一部分水液经肺朝百脉，随营气循经脉而运行于体内，以濡养五脏六腑。肾为主水之脏，蒸腾气化水液，清者重新吸收而参与全身水液代谢，浊者化为尿液排泄。《景岳全书·肿胀》曰："盖水为至阴，故其本在肾；水化于气，故其标在肺；水惟畏土，故其制在脾。"心与水液代谢亦有密切关系。

一者，心阳温煦鼓动以助津液输布。心肺同居上焦，而心阳的盛衰对肺之阳气及其通调水道的功能有重要影响，如心阳虚衰累及肺则不能通行水液。心肾水火既济，心阳可下温肾阳使肾水不寒而发挥其温煦、推动作用。心主血脉，心气推动和调控血液的生成与运行。

二者，津血同源互化。心主血脉，血和津液都有饮食水谷精微所化生，同具有滋润濡养作用，二者之间相互滋生、相互转化，如当大汗、大吐、大泻等情况损伤津液而使津液不足时，血液中的津液便会渗出脉外以补充津液的亏耗；反之大量失血时，脉外的津液也会渗入脉中以弥补血液的不足，反之如"夺血者无汗"或"夺汗者无血"（《灵枢·营卫生会》）。

三者，血不利则为水。当心主血脉功能失常时，血行瘀滞既可导致病理性水液积聚，又会影响气的运行和津液的正常生成与输布。如"气上逆则六俞不通，温气不行，凝血蕴里而不散，津液涩渗，著而不去，而积皆成矣"（《灵枢·百病始生》）。张仲景在《金匮要略·水气病脉证并治第十四》中明确指出："少阳脉卑，少阴脉细，男子则小便不利，妇人则经水不通，经为血，血不利则为水，名曰血分。"阳气衰微，津液、血液运行不畅，因而在男子出现小便不利，女子经水不通、瘀血停滞引起水肿。民国唐容川论述："水病而不离乎血"（《血证论·汗血》），"瘀血化水，亦发水肿"（《血证论·阴阳水火气血论》），"又有瘀血流注亦发肿胀者，乃血变成水之证"（《血证论·肿胀》），指出瘀血可导致水肿。

第八章　心力衰竭的中医学认识与发展

第一节　中医学对心力衰竭的认识

　　心力衰竭是由于任何心脏结构或功能异常导致心室充盈或射血能力受损的一组复杂临床综合征。心衰为各种心脏病的严重和终末阶段，是 21 世纪最重要的慢性心血管病症。中国高血压调查分析了 2012—2015 年入选的 22 158 名居民，发现在 ≥35 岁的成年人中，心力衰竭的患病率为 1.3%，较 2000 年增加了 44.0%，估计现有心衰患者约 1300 万。射血分数保留心力衰竭、射血分数中间值心力衰竭和射血分数降低的心力衰竭患病率分别 0.3%、0.3% 和 0.7%。左心室收缩功能障碍患病率（LVEF < 50.0%）为 1.4%，中重度舒张功能障碍患病率为 2.7%。心衰具有患病率高、死亡率高、再住院率高和医疗花费高等特点，已经成为严重影响我国居民健康的重要公共卫生问题。

　　西医学认为，心肌病理性"重构"是心衰发生、发展的基本机制。导致心衰进展的两个关键过程，一是心肌死亡事件的发生，如急性心肌梗死、重症心肌炎所致的心肌损伤与坏死等；二是神经内分泌系统过度激活所致的系统反应，其中肾素－血管紧张素－醛固酮系统和交感神经系统两者的过度兴奋起着主要作用。心力衰竭以肺循环和（或）体循环淤血及器官、组织血液灌注不足为临床表现的综合征，主要表现为肺循环淤血引起的呼吸困难、咳嗽等，心排量减少引起的乏力、心慌、头晕、体力受限等，体循环淤血引起的腹胀、食欲不振、恶心呕吐、身体低垂部位对称性水肿等，甚者可出现因肾功能损害引起的少尿。切断以上两个关键过程是有效预防和治疗心衰的基础，可改善患者预后。

　　中医学认为，心力衰竭病位在心，而心有赖于肺的治节通调、脾的升清统摄、肝的疏泄调达、肾的固摄封藏，故与肺、脾、肝、肾密切相关。《素问·玉机真藏论》云："五脏相通，移皆有次。"冠状动脉硬化性心脏病、糖尿病、高血压、甲状腺功能亢进症、风湿性心脏病、贫血、慢性肾病等迁延不愈发为心力衰竭，中医论治病变多由肺、肝、脾、肾等脏累及于心而受病。同样，慢性心衰因肺循环、体循环淤血，组织缺血缺氧，此时病变可由心累及肺、肝、脾、肾等其他脏腑，使脏腑功能活动受到影响。左心衰竭多表现为呼吸困难、胸闷心悸，甚则咳嗽、咳粉红色泡沫样痰，可归属于中医"喘证""心胀""咯血""支饮"等范畴。右心衰竭多表现为胃肠道淤血、肝淤血、凹陷性水肿、胸腔积液、腹腔积液、心包积液等，可归属于中医"痰饮""黄疸""鼓胀""溢饮""悬饮""心水"等范畴。

一、历史溯源

(一) 先秦时期

《黄帝内经》对心力衰竭即有早期记载,见于"心胀""心咳""心痹""水"等,症状主要涉及"暴上气而喘""行而喘""不得卧""卧而喘""喘疾咳"等。如"夫心胀者,烦心短气,卧不安"《灵枢·胀论》);"心痛引背,不得息,刺足少阴……心痛,但短气不足以息,刺手太阴……"(《灵枢·杂病》);"有不得卧,不能行而喘者,有不得卧,卧而喘者,皆何藏使然?愿闻其故……夫不得卧,卧则喘者,是水气之客也。夫水者,循津液而流也。肾者,水藏,主津液,主卧与喘也"(《素问·逆调篇》);"肾病者……喘咳身重"(《素问·藏气法时论》);"心痹者,脉不通……暴上气而喘"(《素问·痹论》);"颈脉动,喘疾咳,曰水"(《素问·平人气象论》);"心咳者,其状引心痛,喉中介介如梗,甚者喉痹咽肿"(《素问·咳论》)。

《灵枢·胀论》论述"心胀""夫心胀者,烦心短气,卧不安"。其病位在心,突发心烦、气短、气喘、不能平卧等表现。病机责之"寒气逆上,真邪相攻,两气相搏",厥气在下,导致营卫之气停留静止,随后寒气逆而上行与营卫之真气相互搏击作用而形成,即"卫气之在身也,常然并脉循分肉,行有逆顺,阴阳相随,乃得天和,五脏更始,四时循序,五谷乃化。然后厥气在下,营卫留止,寒气逆上,真邪相攻,两气相搏,乃合为胀也。"命名为"胀"是指"气"向外排挤脏腑支撑胸胁,使皮肤肿胀,如"夫胀者,皆在于脏腑之外,排脏腑而郭胸胁,胀皮肤,故命曰胀"。有研究认为此类似于扩张型心肌病、心功能衰竭失代偿重症期的临床表现。

《素问·逆调篇》描述"夫不得卧,卧则喘者,是水气之客也。夫水者,循津液而流也。肾者,水脏,主津液,主卧与喘也""水气之客",为水气寄居侵袭;"水"与津液伴行,"水气之客"影响津液运行与代谢,超过肾所主能力,疾病表现为"卧与喘""颈脉动,喘疾咳"(《素问·平人气象论》)。"水气之客"指出了肾在本病中的重要地位。

《素问》所载"心痹""脉痹不已,复感于邪,内舍于心……所谓痹者,各以其时重感于风寒湿之气也""凡痹之客五藏者……心痹者,脉不通,烦则心下鼓,暴上气而喘""有积气在中,时害于食名曰心痹。得之外疾,思虑而心虚,故邪从之"。心痹的临床表现以心悸、气喘、胸闷、遇劳则甚、心烦易惊、唇面青紫、舌质紫黯或有瘀点、脉沉弦或结代等症为主,甚则可见肢体水肿或胁下积块,或阳气厥脱而见呼吸喘促、不得平卧、大汗淋漓、四肢厥冷等。外重感"风寒湿之气"导致心力衰竭失代偿加重而出现"暴上气而喘""害于食",与现代医学之风湿性心脏病合并急性左心衰竭非常相似。

《素问·咳论》载:"心咳之状,咳则心痛,喉中介介如梗状,甚则咽肿喉痹。"咳引胸痛,咽喉有刺痛和梗阻感,甚至咽喉肿痛。《素问·咳论》中还有"五脏六腑皆令人咳,非独肺也"及"此皆聚于胃,关于肺,使人多涕唾,而面水肿气逆也"的论述,指出心咳伴痰饮聚胃,气逆于肺,面浮水肿等多种并发症。此与心力衰竭肺循环淤血所引起的咳吐粉红色泡沫痰的临床症状有相近之处。

(二) 两汉时期

汉·张仲景提出了与心衰关系较为密切的"心水"与"支饮",并形成了理、法、方、药完备的体系。

张仲景首提"心水"病名,其《金匮要略·水气病脉证并治》中"其身重而少气,不得卧,烦而躁,其人阴肿""脉沉"等心水症状的阐发被后世认为是中医古籍中最接近心力衰竭的论述。"水停心下,甚者则悸,微者短气""水在心,心下坚筑,短气,恶心不欲饮",除了指出心水的病位在心,还具体描述了心水的典型症状"心悸、心烦、胸闷",及其"短气、脘痞、不得卧、恶心不欲饮水、水肿身重"等。

《金匮要略·痰饮咳嗽病脉证并治》所描述"支饮",如"咳逆倚息,短气不得卧,其形如肿,谓之支饮""水在心,心下坚筑,短气,恶水不欲饮""膈间支饮,其人喘满,心下痞坚,面色黧黑,其脉沉紧",这些记述类似于重症心力衰竭合并胸腔积液而出现呼吸困难、憋喘等。

另有《金匮要略·肺痿肺痈咳嗽上气病脉证治》所描述"肺胀"类似于肺源性心脏病心力衰竭失代偿期的临床表现,即"肺胀,咳而上气,烦躁而喘,脉浮者,心下有水,小青龙加石膏汤主之"。

在治法上,《金匮要略》提出的"腰以下肿,当利小便"与西医学治疗心力衰竭的"利尿"原则也非常一致。另外,他还提出了补益心阳、温阳利水等治法,在《伤寒论》中提到的治水方剂如桂枝甘草汤、真武汤、葶苈大枣泻肺汤等沿用至今,仍是中医临床治疗心衰的常用方剂。后世医家在张仲景治法的基础上又拓展了"温阳利水""健脾益气行水""攻下逐水""活血利水"等诸法,为中医学治疗心力衰竭提供了理论支撑,并广泛应用于临床。在组方用药上,《伤寒杂病论》中所载真武汤、葶苈大枣泻肺汤、苓桂术甘汤、肾气丸、木防己汤等至今仍是治疗心力衰竭相关病证的常用方。有研究表明,真武汤具有增强心肌收缩力、改善心功能的作用;葶苈子具有类强心苷作用,可增强心肌收缩力;苓桂术甘汤治疗慢性心力衰竭的临床疗效显著,能够有效纠正患者水电解质紊乱现象,提高患者心功能,改善其临床症状;应用加味金匮肾气丸并联合西药可明显改善慢性心力衰竭患者心脏功能,增加心肌抗缺氧能力;木防己汤对 β 受体的正性变时作用和正性变性作用可增加 Ca^{2+} 的电流作用,改善心功能。

(三) 魏晋南北朝及隋唐时期

晋·王叔和所著《脉经·脾胃部》记载有"心衰",即"心衰则伏,肝微则沉,故令脉伏而沉。工医来占,固转孔穴,利其溲便,遂通水道,甘液下流。亭其阴阳,喘息则微,汗出正流。肝着其根,心气因起,阳行四肢,肺气亭亭,喘息则安"。

隋·巢元方《诸病源候论·气病诸候》所载"水气之客"类似于水液潴留,即"不得卧,卧而喘者,是水气之客。夫水者,循津液而流也";亦有血病,如《血病诸候》又载"喘咳而上气逆,其脉数有热,不得卧者死"。

唐·孙思邈在《备急千金要方》第十三卷心脏方之心脏脉论,记述了"心水""心胀";

第十八卷大肠腑方之咳嗽章节，提及"治水咳逆上气，身体水肿，短气胀满，昼夜倚壁不得卧""凡心下有水者，筑筑而悸，短气而恐……故水在于心，其人心下坚，筑筑短气，恶水而不欲饮。水在于肺，其人吐涎沫，欲饮水……凡食少饮多，水停心下，甚者则悸，微者短气。"孙思邈提出了"心绝"危候，二十八卷脉法之诊五脏六腑气绝证候病载"患心绝，一日死，何以知之？肩息回视立死"。《素问》所载"心咳"，表现为"咳则心痛，喉中介介如梗状"，《备急千金要方》补充记载"咳而唾血引手少阴，谓之心咳"，此咳血症状与左心衰咳血的表现类似。

《备急千金要方》脾脏方中也有"心衰则伏"的记载，与今日所说严重心衰似有关联。"伏"可指外邪入里，与内邪相合为病，导致阳气难化，小便难少而出现水肿，如《金匮要略》曰："热止相搏，名曰伏，沉伏相搏名曰水，沉则脉络虚，伏则小便难，水走皮肤，即为水矣"；也可指阴盛阳衰而脉伏，即脉位极沉，如《脉权》曰："阴盛阳衰，四肢厥逆，六脉俱伏"。

（四）明清时期

明·张介宾《景岳全书》卷二十二讨论水肿危候时云："大凡水肿，先起于四肢而后归于腹者，难治。"此与心衰合并腹水相近。凡心衰引起腹水者，多已进入晚期，治疗比较困难。张氏在卷十九还做了这样的论述："大凡喘急不得卧，而脉见如此者，皆元气大虚，去死不远之候。若妄加消伐，必增剧而危，若用苦寒或攻下之，无不即死。"其中"大凡喘急不得卧，而脉见如此者，皆元气大虚，去死不远之候"类似于急性心力衰竭，认为本病以元气大虚为本，不可妄加苦寒攻下伤其垂危之真阳。徐春甫《古今医统大全·喘证门》论述"喘而不得卧，卧则喘，心下有水气，上乘于肺，肺得水而浮，使气不得通流，宜神秘汤"，此处描述类似于肺源性心脏病心衰失代偿阶段。王肯堂《证治准绳》在讨论肾喘时指出："喘逆上气，脉数有热，不得卧者，难治。"与心衰合并感染颇相似。

清代各医家对心衰的认识亦多为前人理论的诠释。清代医家高学山在《高注金匮要略》中对其解释曰："心为火脏，水入脏中即猝死。此言心水者，水在心之系，系终属心，故曰心水，四脏同义……心藏神，神为气之主，神郁于水，而气自滞，故身重而少气，不得卧者，灵道为水所阻，而不得下伏故也。水从火脏之化而热，故烦。肾不得心阳之下交，而其气自寒，故躁也。心肾同治少阴，而肾尤为水脏，心有水而肾更可知，故其人阴肿也。"

王清任发展了"瘀血"理论，在《医林改错》中开创了活血化瘀法治疗心衰的先河，认为体内瘀血系"元气虚"而致，"血管无气，必停而为瘀""血积既久，其水乃成""瘀血化水，亦发水肿，是血病而兼水也"。并指出"治血以治水"，竭力主张益气活血化瘀，并创制血府逐瘀汤、膈下逐瘀汤等方剂，丰富了中医对心衰的治疗。

近代中西医交流汇通促进了心衰研究的进展。张锡纯《医学衷中参西录》云："心者，血脉循环之枢机也""心机亢进，脉象即大而有力，或脉搏更甚数；心脏麻痹，脉象即细而无力，或脉搏更甚迟……于以知心之病虽多端，实可分为心机亢进、心脏麻痹而来也"。此说之心脏麻痹与心机亢进相对而言，与心功能不全更趋接近。陆渊雷先生在其医案中对心力衰竭就有较深的认识，沈男心悸初诊"心脏扩大而震动，胸次微痛，其颈动脉搏动可以目视……病已甚重"，予炙甘草汤加味而缓解，此应为"扩张型心肌病"所致心力衰竭。而另一例患者丁先生"上午怕冷，下午身热……胸中痞塞，本有咳喘证，时时带发，脉颇弦，舌颇淡"，复诊后"疟遂不发，尚胸闷心下痞硬，心悸，脉迟甚弱"，其病因"心脏弱，带发之喘咳颇苦"，明确治疗当予"强心定喘"。

二、现代发展

随着中医对重症心力衰竭的认识越来越深入，中医心衰病的概念越来越规范。1997年10月国家技术监督局颁布了《中医临床诊疗术语》首次以国家规范的名义将心衰病独立确定下来。指出心衰病主要病理机制为"因心病日久，阳气虚衰，运血无力，或气滞血瘀、心脉不畅、血瘀水停"，主要症状特点为"喘息心悸、不能平卧、咳吐痰涎、水肿少尿"，病性分类属于"脱病类疾病"。

2014年7月冠心病中医临床研究联盟、中国中西医结合学会心血管疾病专业委员会、中华中医药学会心病分会联合中国医师协会、中西医结合医师分会心血管病学专家委员会发布我国第一个《慢性心力衰竭中医诊疗专家共识》。本指南第一次将中医心衰概念和2014年中华医学会心血管病学分会发布的《中国心力衰竭诊断和治疗指南2014》的心衰概念等同起来。

2016年10月中国中西医结合学会心血管疾病专业委员会和中国医师协会中西医结合医师分会心血管病学专家委员会联合发布我国《慢性心力衰竭中西医结合诊疗专家共识》。本共识直接将慢性心力衰竭的概念和中医心力衰竭的内涵等同起来，即"由于任何心脏结构或功能异常导致心室充盈或射血能力受损的一组复杂临床综合征"。

第二节　心力衰竭的中医病因病机

中医学认为慢性心衰属本虚标实之证，心气亏虚为其发病之本。心衰病机可用"虚""瘀""水"概括，益气补虚、活血、利水为心衰的治疗大法。心衰的治疗目标不仅是改善症状、提高生活质量，更重要的是防止和延缓心室重构的发展，从而维持心功能、降低心衰的病死率和再住院率。

一、中医病因

（一）外感六淫

外邪引动伏饮是心衰反复发作的主要因素。心肺同居胸中，心主血脉，肺朝百脉，主司气血运行。久病咳喘之人，痰饮内伏，肺气壅塞，朝会百脉不及，久之心血瘀滞，心气心阳衰减；心气心阳已衰之人，感受外邪，外邪引动内饮，肺失宣肃，则水液停聚，聚痰成饮，致痰饮凝心，阻遏心阳，可见咳痰、气喘、自汗、气短息弱等。《素问·痹论篇》所论"风寒湿三气杂至，合而为痹也，痹不已，复感于邪，内舍于心……所谓痹者，各以其时，重感于风寒湿之气也"。多见于心肌炎、风心病所致的心衰，外感之邪犯心，随着病情发展可导致心衰的发生。所谓百病皆随季节变，风寒、暑湿、燥火大抵如此，寒气盛行，心有不适，水邪异常，反复犯心可至心力衰竭。

（二）饮食劳倦

饮食劳倦，伤及脾胃饮食失调，或劳倦过度，或久病伤脾，脾失健运，运化水谷精微无力，水液代谢失常。脾胃气弱，子病及母，无以奉心化赤，则心失所养；而心火不能温暖脾土，瘀血停滞胃肠而发为腹部胀满。可见面色无华、神疲乏力、纳少腹胀、便溏、水肿等。文献中也有关于饮食过咸、过甜，以及饮酒所伤所致心病的记载。如《素问·生气通天论》曰："味过于咸，大骨气劳，短肌，心气抑。味过于甘，心气喘满。"

《症因脉治》论："饮食不节，饥饱损伤，痰凝血滞，中焦混浊，则闭食闷痛之症作矣。"饮食不节，嗜食肥甘厚腻，或惯于饥饱失常，都会引起脾胃虚弱，脾胃运化水湿不利，则痰饮内生泛溢，上乘于心胸，困遏心阳。《儒门事亲·酒食所伤》言："夫膏粱之人，起居闲逸，奉养过度，酒食所伤，以致中脘留饮胀闷，痞膈醋心。"膏，肉之肥者；粱，食之精者；富贵而过于安逸，为酒食所伤。而烟草，辛温属阳，易伤津液，自鼻喉而入，熏灼脏腑，伤胃损血，壮火散气，而"性必有毒"。烟酒等不良嗜好伤及中焦脾胃，酿生痰湿，而上犯胸阳。

（三）情志不遂

情志不遂，肝气郁滞，肝主疏泄、调畅气机，气行则血行，气行则水行，肝郁气滞而血瘀、水停；气滞化火伤阴，肝肾阴虚，阴不敛阳，肾阴虚累及肾阳，心阳失助。忧思伤脾，气血运化失常，心失所养而致心衰。情志因素可导致心病的发生，进一步发展为心衰，如《灵枢·口问》云："心者，五脏六腑之主……悲哀愁忧则心动，心动则五脏六腑皆摇"。《证治准绳》云："心统性情，始由怵惕思虑则伤神。神伤脏乃应而心虚矣，心虚则邪干，故手心主包络受其邪而痛也。"《素问·五脏生成篇》曰："得之外疾，思虑而心虚，故邪从之。"《素问·血气形志》言："形乐志苦，病生于脉"，情志过极，气滞血瘀，血脉痹阻而及于心。

忧思伤脾，脾运失健，津液不布，遂聚为痰。郁怒伤肝，肝失疏泄，肝郁气滞，甚则气郁化火，气郁化火，耗伤阴精，或思虑过度，营谋强思等，致郁久化火，灼津成痰。气滞痰阻，血行失常，脉络不利，而气血瘀滞，或痰瘀互结，胸阳不运。《杂病源流犀烛·心病源流》曰："总之七情之由作心痛，七情失调可致气血耗逆，心脉失畅，痹阻不通而发心痛。"尤其是现代社会快节奏的生活方式，人们的工作及生活压力较大，情志失调更是心衰发生和加重的重要因素。

（四）年老体衰

年老久病及肾，《素问·上古天真论》曰："肾者主水，受五脏六腑之精而藏之。"肾阳为各脏腑阴阳之本，肾脏虚衰累及他脏。心肾阳衰而致血瘀水停，水饮泛溢肌肤则肢肿面浮，积于腹部则成腹水，积于胸部则成胸水；肾不纳气则气喘，甚则不能平卧；肾病日久，分清泌浊失职，浊毒内生，上犯于心，心阳不振，则瘀阻水泛；心肾不交，心神失养，则失眠。

二、中医病机

心力衰竭主要因为年老体虚、久病迁延、先天不足及六淫外袭、情志刺激、饮食失调、劳倦内伤、安逸过度导致心气衰弱，心脉失运，气不行血，血不利为水，以致瘀血、水停。心衰病的病位在心，与肺、脾、肾、肝诸脏关系密切。本病属本虚标实、虚实夹杂之证。本虚为心之气阳不足，标实为瘀血水停。心气不足，鼓动无力，经脉壅塞，以致心脉闭阻、心失所养，可见心悸胸闷，气滞则血瘀，久则可见癥瘕发绀，渐及脾肾，脾失健运，肾阳虚损，气化失职，则津液输布失调，最终导致水饮内停、上凌心肺，可见气急喘促、胸闷心悸，水饮泛溢肌肤发为水肿，日久则伤阴，可兼夹阴虚诸症。其中气虚证是心衰的根本证候，始终贯穿心衰的发生、发展，阳虚证则常见于危重阶段或心衰晚期，常兼阴虚。

（一）慢性缓解期

1. 本虚证

（1）气虚证

主症：气短，乏力，心悸。次症：活动易劳累，自汗，懒言或语声低微，面白少华。舌象：舌质淡或淡红。脉象：脉弱。

《圣济总录》曰："虚劳惊悸者，心气不足，心下有停水也。"心力衰竭发病初始阶段多为气虚，进而气阴两虚。气虚不能生津，津随气耗，又会加重心阴不足。心气充盛才能维持血液循脉运行于周身，充分发挥血液的营养作用。心气不足，心脏鼓动减弱、营运无力，则血液循环障碍进而出现一系列病理改变。《诸病源候论》谓："心主血脉，而气血通荣脏腑，遍循经络……心统领诸脏，其劳伤不足，则令惊悸恍惚，见心气虚也。"气虚则气短不足以息、疲倦乏力；气虚不能推动血行则胸闷、胸痛；气虚不能固摄则自汗。舌淡脉弱皆为气虚之象。

（2）阳虚证

主症：畏寒；肢冷；脘腹或腰背发凉。次症：困倦嗜睡；喜热饮；面色白；小便不利；水肿或胸腹水。舌象：舌质淡，舌体胖或有齿痕，苔白或白滑。脉象：脉沉细或迟、结代。

心阳有温煦、推动作用，维持整体生命活动生机不息。心主血脉赖心气之推动，而心气又有赖心阳的温煦激发，心阳旺盛则心气充沛，心气充沛则运血正常，也有助于心阳的激发。心力衰竭多由外邪的反复侵袭，劳累过度，以及脏腑功能失司所致的心气虚弱，心阳不振，鼓动无力。心气虚日久累及于阳，势必使机体出现畏寒肢冷等阳虚证候。心气不足、心阳虚弱在不同的病理阶段体现了心衰病变程度的不同，即"气虚乃阳虚之渐，阳虚为气虚之甚"。

唐宗海《血证论》曰："心为火脏，烛照万物"，心为阳脏而主通明，阳气能推动心脏搏动，温运血脉，兴奋精神，使生机不息。如若心阳虚衰，失于温煦，则血行滞缓，瘀阻心脉，水道不畅，湿浊内停，形成虚实夹杂症。如《金匮要略》认为"阳微阴弦"是胸痹的

心力衰竭诊疗学

主要病机，即上焦阳虚，阴寒内盛，阴乘阳位，痹阻胸阳；《金匮要略》所论"心下坚，大如盘，边如旋杯，水饮所作"，即水湿痰饮，阴寒内盛；《伤寒论》所论"少阴病，饮食入口则吐，心中温温欲吐，复不能吐。始得之，手足寒，脉弦迟者，此胸中实，不可下也，当吐之。若膈上有寒饮，干呕者，不可吐也，当温之，宜四逆汤"，此论述亦为肾阳虚衰，阴寒内盛。

（3）阴虚证

主症：口渴欲饮；手足心热；盗汗。次症：咽干；心烦；心悸怔忡；喜冷饮；颧红；尿黄或便秘。舌象：舌质红或红绛，舌体偏瘦，少苔或无苔或剥苔或有裂纹。脉象：脉细或细数、细促。

阴血亏虚，血不养心，水不济火，虚热内灼，心失所养，血脉不畅，而见心烦，心悸怔忡。诚如沈金鳌所说："人所主者心，心所主者血，心血消亡，神气失守，则心中空虚，怏怏动摇，不得安宁，无时不作，名曰怔忡。"心神失养，而见心悸、失眠；肾阴亏虚，腰膝酸软；虚热内灼，而见五心烦热、口燥咽干、潮热盗汗。

阴阳互根、气血相依，甚则阴虚及阳，伴见畏寒肢冷、自汗盗汗。血瘀明显者，可见舌体有瘀点瘀斑、舌下络脉紫黯。

2. 标实证

心之气阴不足或阳气受损，无力鼓动血脉，从而使血脉瘀阻；心脾肾阳气亏虚，无力运化水湿，化生痰浊；血不利则为水，瘀血、痰浊、水饮是心衰重要病理产物，而瘀血、痰浊、水饮又进一步损及气血阴阳，从而形成恶性循环。

（1）血瘀证

主症：面部、口唇、肢体色暗或青，指（趾）端发绀，静脉曲张或毛细血管异常扩张。次症：口干不欲饮；肌肤甲错；肝脾大；血液流变性、凝血检测异常，提示循环瘀滞；胸片示肺淤血。舌象：舌质暗（淡暗、暗红、紫黯或青紫），或有瘀斑、瘀点，舌下脉络迂曲青紫。脉象：脉涩或结代。

《医学入门》曰："血随气行，气行则行，气止则止，气温则滑，气寒则凝。"若心气不足推动无力，必将产生瘀血的病理状态。临床上常见唇舌紫黯、颈部青筋显露、肝大等血瘀症状。《读医随笔》提出了气虚致瘀的观点，"气虚不足以推血，则血必有瘀"。《灵枢·经脉篇》中提出"手少阴气绝，则脉不通，脉不通则血不流，血不流则发色不泽，故其面黑如漆柴"。血液瘀滞，失于濡养，无以上荣，而见口唇紫黯或暗红，面色紫黯，无以外养肢体，而见肢体麻木。舌为心之苗，失于濡养，而舌色暗红或紫黯，血脉瘀滞，而见瘀点、瘀斑，舌下络脉紫黯。血行不畅，而脉涩；心神失养，节律失和，或见脉结代。

阳气亏虚，行血不利而见血瘀者，多见胸痛剧烈、畏寒肢冷、脉沉细或沉迟。痰瘀同源，而易相互搏结，可见胸闷痰多、舌苔腻、脉滑。郁积化热者，可伴舌苔黄腻。

（2）水饮证

主症：水肿；胸腹水；小便不利。次症：心悸；喘促不得卧；口干不欲饮；清稀或泡沫痰；眩晕；脘痞或呕恶。舌象：舌淡胖大有齿痕，苔滑。脉象：脉沉或弦、滑。

水饮证可参考关于"心水"的相关论述。"心主身之血脉"（《素问·痿论》），"血不利则为水"（《金匮要略·水气病脉证并治第十四》）。如果心之功能虚弱，行血不利则会发生水肿，即"因心病日久，心的阳气不足、虚弱无力，血液运行不利、迟缓，则可瘀阻于皮下、脏腑组织间而成为水肿，或气滞血瘀，心脉不畅，血瘀水停"，以喘息心悸、不能平卧、咳吐痰涎、水肿少尿为主要临床表现，此即心性水肿的主要病机。

张仲景《金匮要略·水气病脉证并治》有"心水"一病证名，"心水者，其身重（肿）而少气，不得卧，烦而躁，其人阴肿"。所谓"不得卧"，是因为"卧则喘者，是水气之客也"。后世如《中藏经·论心脏虚实寒热生死逆顺脉证之法》亦谓"心有水气，则痹，气滞身肿，不得卧，烦而躁，其人阴肿"。宋·陈言《三因极—病证方论·水肿证治脉例》云："古方十种证候，以短气，不得卧，为心水"等。《金匮要略》之"心水"病证与西医的充血性心力衰竭（心衰）相合，陈可冀院士曾说道："充血性心力衰竭属于中医学中'心水'范畴"。

气虚水停，《灵枢·邪客》载："营气者，泌其津液，注之于脉，化以为血。"即津液流行于经脉之内为血。心气帅血运行，水津借脉通而周流，正如《景岳全书》所云："血流灌溉一身，无所不及，津液得以通行。"若心（阳）气亏虚，则水津运行无力，停滞为患，《伤寒明理论》曰："其气虚者，由阳气内弱，心下空虚，正气内动而悸也，其停饮者，由水停心下……心不自安则为悸也。"

水火失济，心肾同属少阴，统水火之气，心火通过经脉的作用下达于肾，肾水也因阳气的蒸腾上交于心，这样水升火降、水火既济，保持人体心肾相交的生理常态。若心阳亏虚，肾阳无资，主水无权，则水邪泛滥为患。火不生土，心主火，脾属土，母子相生相依。脾主运化水湿，赖心之阳气温煦，心气阳不足时，火不生脾土，水湿内停，水气病便易于发生。

（3）痰浊证

主症：咳嗽咳痰；喉中痰鸣；呕吐痰涎。次症：形体肥胖；胸闷；脘痞；头昏；纳呆或便溏。舌象：舌苔腻。脉象：脉滑。

痰浊是人体津液代谢障碍所形成的质地黏稠的病理产物。痰浊厚重黏滞，阻滞血脉，进而阻碍气血的运行，痹阻心阳，甚则与瘀血纠结为患，使瘀血难于消散。正如尤在泾在《金匮要略心典》中所说："阳痹之处，必有痰浊阻其间耳。"

"脾为生痰之源"，饮食劳倦伤及脾阳，脾失健运，水湿代谢失常而成痰浊。脾喜燥恶湿，而痰浊又进一步困阻脾阳，使脾运更弱，痰浊积聚不化。张景岳曾指出："夫人之多痰，皆由中虚使然，果使脾强胃健，如少壮者流，则水谷随食随化，皆成气血，焉得留而为痰？"

肾主水，水液代谢离不开肾的气化蒸腾作用，水液只有通过肾阳的蒸腾气化才能使得清气上升于肺，布散于全身，使浊气下降至膀胱，生成尿液，排出体外。若肾阳虚衰，蒸腾气化作用衰弱，水液不化，水湿代谢失常，可湿聚成痰；又因命门火衰，不能温暖脾土，则脾气虚，运化失职，更使水湿停聚生痰生湿；或者肾阴亏虚，阴虚内热，虚火煎灼津液，炼液为痰。

肝主疏泄以调畅气机，协调人体中气机升降、出入的平衡，若肝气郁结，失于调达，可使水液停滞，凝聚成痰湿，或肝郁化火，火盛灼津为痰，或肝气横逆克土，使脾土运化水湿失职，造成痰湿凝聚为患。

从脾失健运、肾气亏虚、肝失疏泄失于气化开合，到气血失调、气机逆乱和阳气虚衰失于温煦，都会影响到人体"水液"的正常代谢，从而在体内异常堆积，湿聚而成痰浊之邪，所以古人有"液有余便为痰"之说。"肺为贮痰之器"，痰浊上聚于肺，肺气宣降失司，而见咳嗽、咳痰等。

3. 慢性心衰不同阶段的中医证候特点

根据心衰的发生、发展过程，从心衰的高发危险因素进展为结构性心脏病，出现心衰症状，直至难治性终末期心衰，可分成 A、B、C、D 四个阶段。不同阶段中医证候分布特点有所不同。

（1）阶段 A（前心衰阶段）

患者为心衰的高发危险人群，尚无心脏的结构或功能异常，也无心衰的症状和（或）体征。中医证候以原发病证候为主。

《素问·上古天真论》曰："虚邪贼风，避之有时，恬淡虚无，真气从之，精神内守，病安从来？"《素问·生气通天论》载有"味过于甘，心气喘满"，是对过食膏粱厚味引起高血压、高脂血症和糖尿病等心血管危险因素的描述。顾松园《医镜》亦认为："气逆喘满，肥贵人之膏粱之病。"故处于心衰 A 阶段的患者均宜清淡饮食，多食新鲜蔬菜水果，多食山楂、山药、白术、陈皮和扁豆等理气健脾之品，以助消食化浊之力，减少心衰危险因素的发生率。孙思邈曰："动则不衰，用则不退。"可见，适量运动如散步、太极拳、八段锦等，理气活血，消痰化浊。

（2）阶段 B（前临床心衰阶段）

患者从无心衰的症状和（或）体征，发展成结构性心脏病，相当于无症状性心衰或纽约心脏病协会（NYHA）心功能 Ⅰ 级。中医证候仍以原发病证候为主，可见心气虚证。

《素问·五脏生成》曰："诸血者，皆属于心。"《医林改错》指出："元气既虚，必不能达于血管，血管无气必停留而瘀。"心气充足，血液充盈，脉道通利，才能心神精明，血脉通利。心衰 B 阶段患者可见气虚，兼有血瘀、痰浊为主要病机，益气、活血化痰泄浊为大法，使气虚得复、血瘀得化、痰浊得除。

（3）阶段 C（临床心衰阶段）

患者已有基础的结构性心脏病，既往或目前有心衰的症状和（或）体征，此阶段包括 NYHA 心功能 Ⅱ 级、Ⅲ 级及部分 Ⅳ 级患者。中医核心证候为气虚血瘀证，不同个体可表现出偏阳虚和偏阴虚，常兼见水饮、痰浊证。

此阶段心衰通常往两个方向发展：一为气阴两虚，血脉瘀阻，治宜益气养阴，活血通脉；二为阳虚水泛，瘀血阻络，治宜益气温阳，活血利水。叶天士认为"初病在经在气，久病入血入络"。张仲景指出"血不利则为水"，活血促进利水，利水益于活血，两者相辅相成，更好地达到补气强心之目的，补而不滞，又无久服伤正之弊。

（4）阶段 D（难治性终末期心衰阶段）

患者有进行性结构性心脏病，虽经积极的内科治疗，休息时仍有症状。中医常见证候与阶段 C 相似，但程度更重，阳虚、水饮证亦更多见。

《景岳全书》曰："五脏之伤，穷必及肾。"肾乃先天之本，是全身脏腑阴阳之根本。故D阶段应强调从肾论治。心衰D阶段常见气血阴阳俱虚，以及血瘀、水停。标本兼治，宜从肾论治，大补阴阳，兼益气温阳、活血利水。心衰常用利尿剂，或因食欲不佳，摄入不足，或因过用温药，导致阴液不足，合并气阴两伤，常需气阴双补，注意健脾补肾。

由于心衰D阶段患者应用了洋地黄或β受体阻滞剂等，可能混淆脉象，需辨病与辨证相结合，以防犯虚虚实实之戒。此阶段病情危重，低血压及各种复杂心律失常和多脏器病变，可通过益气温阳、活血利水、健脾补肾等中医治疗改善基础状况，为西医治疗应用ACEI和β受体阻滞剂创造条件，以改善生活质量和远期预后。

（二）急性发作期

1. 寒瘀水结型

症状：喘咳倚息，不能平卧，咳吐泡沫状痰；下肢或全身水肿，按之凹陷，甚则阴肿；小便不利；心悸气短，动则又甚；舌质淡胖，苔白滑；脉沉细无力或沉迟。

心脾肾阳虚，水饮凌心，水饮壅肺，则见喘咳倚息，不能平卧，咳吐泡沫状痰；水湿下聚，则见下肢或全身水肿；按之凹陷，甚则阴肿；水液气化不利，则见尿少；心神受扰，正气亏虚，则见心悸气短，动则又甚；舌质淡胖，苔白滑；脉沉细无力或沉迟，是阳气亏虚甚，而寒气凝滞，瘀血阻滞，水液停聚的征象。

2. 热瘀水结型

症状：喘咳倚息，不能平卧；咳嗽咳痰、咳痰黏稠或咳痰黄稠；下肢或全身水肿，按之凹陷，甚则阴肿；心悸气短，动则尤甚，胸闷憋气；腹胀纳呆、口干口渴，小便不利；舌质暗红或紫黯，苔黄厚或黄腻；脉滑数。

饮瘀化热，饮热壅肺，则见喘咳倚息，不能平卧，咳嗽咳痰、咳痰黏稠或咳痰黄稠。饮热扰心，则见心悸气短，动则尤甚，胸闷憋气。饮邪阻滞胃肠，泛溢肌肤，则见腹胀纳呆，下肢或全身水肿，按之凹陷，甚则阴肿。水饮痰浊乃病理产物，不具有濡润温养的作用，所以口干口渴。舌质暗红或紫黯，苔黄厚或黄腻，脉滑数，乃阴虚热盛，水饮结聚，瘀血阻络的征象。

第九章 心力衰竭的辨证论治

第一节 心力衰竭的中医辨证规律

近些年来，中医中药越来越广泛用于心力衰竭的治疗。通过探讨心力衰竭的中医辨证论治，以期更好地指导心力衰竭的临床治疗。

一、辨证要点

中医古籍有诸多心衰类似病症记录在"喘证""水肿""心悸""痰饮"等范畴中。如《素问·逆调论篇》"夫不得卧，卧则喘者，是水气之客也"、《金匮要略·痰饮咳嗽病脉证并治》"咳逆倚息，短气不得卧，其形如肿，谓之支饮"等提及的类似左心衰、肺水肿导致端坐呼吸的表现，而"水气""支饮"等则隐含心脏容量过负荷的概念，并认为"水停"乃心衰的重要病机。《素问·逆调论篇》有"若心气虚衰，可见喘息持续不已"、《伤寒治例》有"气虚停饮，阳气内弱，心下空虚，正气内动而为悸也"，阐述了心气虚是心衰的重要病机，而阳虚是其重要病机演变阶段。《诸病源候论》云："脾病则不能制水，故水气独归于肾，三焦不泻，经脉闭塞，故水气溢于皮肤，而令肿也，其状：目窠上微肿，如新卧起之状；颈脉动，时咳，股间冷；以手按肿处，随手而起，如物裹水之状，口苦舌干，不得正偃，偃则咳清水；不得卧，卧则惊，惊则咳甚；小便黄涩是也。"其中对水肿的描述"以手按肿处，随手而起，如物裹水之状"与右心衰导致的外周水肿一致；"颈脉动"与右心衰导致的颈静脉怒张相似；"股间冷"与左心衰低灌注导致的皮肤湿冷类似；"咳不得卧，卧则惊，惊则咳甚"与左心衰肺水肿导致的阵发夜间呼吸困难、端坐呼吸类似；而"小便黄涩"与左心衰低灌注导致的尿少、尿液浓缩类似。总之，这一描述与现代医学认识的心衰导致机体充血及低灌注的临床表现非常一致，而且充分体现了中医认识的心衰与肺、脾、肾相关，非独心也。另外，《灵枢·经脉》"手少阴气绝，则脉不通，少阴者心脉也，心者脉之合也，脉不通则血不流"、《金匮要略》"血不利则为水"、《血证论》"水与血相为倚伏"、"水病则累血，血病则累气"、"血积既久，其水乃成"等明确指出了心气虚、血瘀、水停三者相互关系，而血瘀亦与现代医学心衰中的体/肺循环淤血密切相关，因此，血瘀乃心力衰竭的重要病机演变阶段。

综上所述，中医认为心衰病位在心，属于本虚标实之证，本虚指的是气血阴阳亏虚，标实指的是瘀、痰、水，与五脏密切相关，不同时期，病变脏腑不同。现代中医证候研究在心衰的中医辨证分型标准上尚未达成一致，未能形成规范的临床路径。研究发现临床以心肺气虚证、气虚血瘀证、痰饮阻肺证、气阴亏虚证、心肾阳虚证、阳虚水泛证型出现频率最高。

二、不同阶段的中医证候特点

有医家认为应将心衰分为早期、中期及晚期，在早期一般为心气虚，在中期一般为瘀血阻滞，在晚期一般为阳虚水泛。心肾气虚为心衰的根本病机，且贯穿心衰全过程，水肿与瘀血为其主要病理产物，且瘀血最为关键，水肿则为心衰严重阶段。心衰的早期，主要以咳喘、憋闷为临床表现，因此病位主要在心肺；在心衰的中晚期，主要以气喘、下肢水肿为临床表现，因此病位主要在脾肾。

心衰总属本虚标实，血瘀、痰浊、水饮互结为标，虚实夹杂。与水液代谢关系极为密切，其病理演变由上到下分别影响心肺、脾胃、肝肾的功能，从三焦论治心衰，通利三焦，化气行水，调理三焦各部脏腑生理功能，根据临床症状的不同各有侧重。

"上焦"与心衰：上焦如雾，上焦失调则喘满，结合上焦的生理病理特点，当治上焦如羽，非轻不举，治疗更侧重于温心阳，补肺气，振奋上焦。心衰早期，患者常表现为咳嗽咳痰，喘息心悸，不能平卧，属心肺同病，病在上焦。心肺同居上焦，心主血脉，肺主行水，心气不足或心阳不振，气血运行不畅，加之肺失治节，气失宣肃，肺失通调，水津失布。上焦本如雾，雾不散，则上焦水气不利。

"中焦"与心衰：中焦如沤，中焦失调则留饮，是水液代谢上下交通之枢纽。心衰中晚期，患者多表现为面色苍白、食欲不振、恶心、脘腹胀满，甚则鼓胀腹水。脾胃居于中焦，"诸湿肿满，皆属于脾"，上病及中，中焦失于上焦肺之宣发、心阳之温煦，脾胃运化失调脾，则"脾灌四傍"失常。中焦本如沤，沤不利，则气机不畅，水饮壅塞中焦，导致留饮不散，久为中满，或为痰饮，或为水肿。

"下焦"与心衰：下焦如渎，下焦失调则肿满，肾主水，主导机体水液代谢，心肾相交，互为水火之脏。心衰终末期，患者多表现为下肢水肿、身体困重、二便艰涩，甚则全身肿胀。肾于下焦主水、主纳气，阴阳之本，肾失肺之肃降、心火之济，肾不主水，膀胱开合失司。三焦决渎之官，其官闭塞，则水道不通。水邪上凌心肺则喘息气短，游溢四肢则肿。总之，心衰与水液代谢密切相关，三焦为水液代谢之官，心衰的病变发展亦是循着三焦水道进展的。患者初期常表现为咳嗽咳痰、喘息心悸，病在上焦。疾病进展，患者出现纳少、食欲不振，病及脾胃，病在中焦。而后见小便量少、下肢水肿，则病达下焦。

第二节　心力衰竭的中药治疗

一、治疗原则

心力衰竭的病理特点为本虚标实，本虚为气虚、血虚、阳虚、阴虚，标实为血瘀、水停、痰饮，标本俱病，虚实夹杂；病变涉及五脏，形成以心为中心，肺、肾、肝、脾皆可致病的病理特征。所以在治疗时就需要以心为重，兼顾其他脏腑，且该病虚实夹杂，治疗时需标本兼顾。心衰以阳气亏虚为本，瘀血、水湿为标，治疗宜益气温阳、活血利水，其中益气温阳是治疗心衰的基本原则，应贯穿治疗的全过程，而活血、利水仅为治标之法。在临证时

心力衰竭诊疗学

要注意邪正关系，单纯补虚则易恋邪，单纯祛邪更伤阳气，因此宜标本兼顾，根据标本的轻重、缓急，治疗用药则有所侧重，并且在治疗过程中应注意气血相生、阴阳互根的关系。气虚补气，血虚补血。一方面气能生血，气旺则血充，气虚则血少，所以补血之时，需同时补气，且气能行血，心力衰竭一般都有不同程度的血瘀，气虚则血瘀加重，补气则能缓解血瘀；另一方面，血为气之丹，血旺则气旺，血衰则气少，气虚补气不忘补血。气血以温为宜，气得温则行，血得温则活，水得温则化，温阳贯穿心力衰竭治疗的全过程。

心力衰竭本虚为气虚、阳虚，标实为血瘀、水停、痰饮，所以治疗当温阳益气，如此则正复邪去，气允血行。在此基础上，根据病情轻重缓急，适当配合化瘀行水之法，寓通于补当中，以补为主，以通为辅，祛邪而不伤正，不可滥用攻伐，徒伤正气，正气愈虚则气血愈难复。同时，活血祛瘀与温阳利水相互为用，"治水以治血""治血以治水""须知痰水之壅，由瘀血使然，但瘀去则痰水自消"。对于热瘀水结则需活血、利水、清热并用。心力衰竭阳虚日久，或滥用利尿药，必损及阴液。若阳虚阴伤，阴阳俱虚，则需益气养阴、阴阳并补、阳生阴长、正气康复。心力衰竭如现水肿，又有阴伤，则需温阳利水与育阴利水法配合使用，使温阳而不伤阴，育阴而不助水湿，缓则治其本，急则治其标。

治疗慢性心力衰竭，一般应谨守病机，调节阴阳以平为期。但若在本虚的基础上又感受外邪，痰饮壅肺，肺失宣降，水道不通，咳嗽水肿迅速加重，不治标则难以治本，则应急治其标，解表宣肺，化痰利水。待表解饮化则治其本，补气血阴阳，否则闭门留寇，正气日消，终为不治。对于急性心衰，阳气暴脱、冷汗淋漓、面色灰白、口唇发绀、四肢厥逆、脉微欲绝者，又当用回阳救逆法益气固脱。

二、证治分类

心衰的辨证论治分型尚未完全统一，众说纷纭，各执一是，根据心衰的病理进程，在临床上将其分为心肺气虚证、气虚血瘀证、痰饮阻肺证、气阴亏虚证、心肾阳虚证、阳虚水泛证进行论述。

1. 心肺气虚证

证候：心悸，气短，肢倦乏力，动则加剧，神疲咳喘，面色苍白，舌淡或边有齿痕，脉细或虚数。

治则治法：补益心肺。

方药：益心汤。党参30 g、白术12 g、茯苓15 g、黄芪30 g、丹参20 g、百合12 g、白果12 g、桔梗12 g、瓜蒌12 g、前胡12 g、紫苑12 g、苏子12 g、陈皮12 g、当归15 g、甘草6 g、水煎服。

单纯气虚症状明显，心肺症状较轻者用保元汤；肺气不足，肺失宣降，咳嗽喘促明显者，用补肺汤；心气虚损，心失所养，心悸怔忡，心神不宁者宜用养心汤。

2. 气阴亏虚证

证候：心悸，气短，疲乏，动则汗出，自汗或盗汗，头晕心烦，口干，面颧暗红，舌质红少苔，脉细数无力或结代。

治则治法：益气养阴。

方药：生脉汤。人参10 g、麦冬12 g、五味子15 g、沙参12 g、扁豆12 g、茯苓15 g、泽泻12 g、泽兰12 g、熟地15 g、黄精12 g、玉竹12 g、桔梗12 g、远志12 g、炙甘草10 g、水煎服。

心力衰竭气阴两虚者或应用强心利尿剂或中药温阳利水、活血化瘀；久则气阴两伤者，若气阴两虚兼胸阳痹阻，症见心悸气短、胸闷心烦、疲乏无力、头晕失眠、口干出汗、舌淡红、苔薄白或薄黄、脉细或细数，则用生脉散合瓜蒌薤白桂枝汤以益气养阴，宣痹通阳；心悸不宁加茯苓、远志；纳差便溏去火麻仁，加茯苓、白术等。

3. 心肾阳虚证

证候：心悸，气短乏力，动则气喘，身寒肢冷，尿少水肿，腹胀便溏，面颧暗红，舌质红少苔，脉细数无力或结代。

治则治法：温补心肾。

方药：补阳汤。附子10 g、肉桂10 g、吴茱萸10 g、干姜12 g、姜黄12 g、人参10 g、白术12 g、茯苓15 g、泽泻12 g、泽兰12 g、猪苓12 g、防己12 g、苏子12 g、五味子12 g、车前子12 g、甘草6 g、水煎服。

阳虚不化水者，用真武汤合五苓散，温肾利水；气虚重者加人参；阴阳两虚，肾虚不能化水者，宜济生肾气丸；心肾阳虚兼气滞血瘀，胁下痞块或胁胀，则加丹参、重楼、鳖甲；舌质紫黯，水肿明显当瘀水同治，加丹参、泽兰、当归。

4. 气虚血瘀证

证候：心悸气短，胸胁作痛，颈部青筋暴露，胁下痞块，下肢水肿，面色灰青，唇青甲紫，舌质紫黯或有瘀点、瘀斑，脉涩或结代。

治则治法：益气活血。

方药：益气活血汤。党参30 g、白术15 g、茯苓15 g、黄芪30 g、灵芝12 g、姜黄12 g、莲子12 g、丹参30 g、泽兰12 g、甘松12 g、桃仁12 g、红花12 g、当归15 g、川芎12 g、柏子仁12 g、甘草6 g、水煎服。

肝大胁痛明显者加郁金、泽兰、香附。

5. 阳虚水泛证

证候：心悸气短，或不得平卧，咳吐泡沫痰，面肢水肿，畏寒肢冷，烦躁出汗，额面灰白，口唇青紫，尿少腹胀，或伴胸水、腹水，舌暗淡或暗红、舌苔白滑，脉细促或结代。

治则治法：温阳利水。

方药：温阳汤。附子12 g、肉桂12 g、人参12 g、白术15 g、茯苓15 g、猪苓15 g、泽泻12 g、冬瓜皮15 g、苏子15 g、半夏12 g、白芥子10 g、白茅根30 g、车前子12 g、大腹皮12 g、甘草6 g、水煎服。

汗出不止加龙骨、牡蛎、五味子；面色灰暗，有瘀点，加丹参、红花。

6. 痰饮阻肺证

证候：心悸气急，咳嗽喘促，不能平卧，咳白痰或痰黄黏稠，胸脘痞闷，头晕目眩，尿少水肿，或伴痰鸣，或发热口渴，舌苔白腻或黄腻，脉弦滑或滑数。

治则治法：泻肺化痰。

方药：泻肺汤。葶苈子 12 g、苏子 12 g、桑皮 12 g、冬瓜皮 15 g、地骨皮 12 g、桔梗 15 g、白芥子 10 g、车前子 12 g、瓜蒌 20 g、黄芩 12 g、鱼腥草 20 g、虎杖 12 g、姜皮 10 g、细辛 3 g、半夏 12 g、浙贝母 15 g、炙麻黄 10 g、甘草 6 g、水煎服。

痰清稀加紫苏子、白芥子；痰黄稠加贝母、全瓜蒌。

7. 阴竭阳脱

阴竭阳脱为心力衰竭急病。证候：呼吸喘急，呼多吸少，尿少水肿，烦躁不安，不得平卧，面色苍白或晦暗，张口抬肩，汗出如油，昏迷不醒，四肢厥逆或昏厥谵妄，舌质紫黯、苔少或无苔，脉微细欲绝或沉迟不续。

治则治法：回阳救逆。

方药：①参附汤。人参 10 g、附子 10 g。②参附龙骨牡蛎救逆汤。人参 10 g、附子 10 g、龙骨 30 g、牡蛎 30 g。③生脉散。人参 10 g、五味子 10 g、麦冬 15 g。④参芪龟鹿汤。人参 10 g、龟甲胶 20 g、鹿角胶 15 g、女贞子 15 g、牡蛎 30 g、黄芪 30 g 等。

阳气虚脱多用参附汤加味；汗出淋漓、心阳不固者加黄芪；四肢厥冷、脉微细欲绝者加干姜或用参附龙骨牡蛎救逆汤；阴竭阳脱者，用回阳固本汤、生脉散或参芪龟鹿汤。

8. 热邪内陷心包，痰蒙清窍

证候：神志昏迷，痰声辘辘，面色灰白，口噤项强，两目直视，四肢抽搐，舌质红干、苔黄。

治则治法：清热豁痰开窍。

方药：麻杏石甘汤加葶苈子 10 g、瓜蒌 15 g、石菖蒲 15 g、川贝母 10 g、天竺黄 12 g、竹沥 15 g 等。

第三节　心力衰竭的其他中医药疗法

一、中成药

了解了心力衰竭的具体辨证治疗，可以根据辨证，从而选择合适中成药，做到合理用药。

（一）偏气虚类

1. 芪参益气滴丸

功效：益气通脉，活血止痛。

药物组成：黄芪、丹参、三七、降香油。

主治：用于气虚血瘀型胸痹。症见胸闷胸痛，气短乏力，心悸，面色少华，自汗，舌体胖有齿痕、舌质黯或紫黯或有瘀斑，脉沉或沉弦。

药理研究：在缺血心肌中，芪参益气滴丸能增加冠脉氧供和血供，可降脂、稳斑、清除氧自由基，改善微循环，抗炎、抗纤维化，可有效保护血管内皮细胞，对冠心病、肺气病、扩张型心肌病、特发性肺纤维化、糖尿病微血管并发症等病证，都有显著疗效。

治疗心衰特点：芪参益气滴丸作为益气活血的代表制剂，广泛应用于中医病机为气虚血瘀之证。其能提高慢性心衰患者的临床疗效，改善心功能及预后，且无明显不良反应。

注意事项：孕妇慎用。

2. 麝香保心丸

功效：芳香温通，益气强心。

药物组成：人工麝香、人参提取物、人工牛黄、肉桂、苏合香、蟾酥、冰片。

主治：用于气滞血瘀所致的胸痹，症见心前区疼痛、固定不移；心肌缺血引起的心绞痛、心肌梗死见上述证候者。

现代药理研究：具有扩张冠脉、强心、降低血液黏稠度及改善异常的血液流变学指征等功能。临床多用于心动过缓或伴有心衰的患者。

治疗心衰特点：麝香保心丸可以对心肌缺血区域新生血管的形成起到促进作用，可以使冠脉供血得以改善，可以使冠状动脉得以扩张，可以使心肌缺血区的血流灌注得到改善，使心脏的后负荷得以改善，可以将心力衰竭的速度得以减缓，能够使心肌细胞功能得以最大限度的保留，可以使血流动力学的稳定得以维持，可以明显改善心肌收缩和舒张功能，使心肌收缩力增加，使心输出量得以增加，减少心肌细胞的凋亡，改善心脏功能，防止心室重塑，并且能够减轻炎症反应，有利于改善患者心功能，提高心力衰竭的治疗效果。

注意事项：孕妇忌用，不宜与洋地黄类药物同用。

3. 脑心通胶囊

功效：益气活血，通络止痛。

药物组成：黄芪、赤芍、丹参、当归、川芎、桃仁、红花、乳香、没药、鸡血藤、牛膝、桂枝、桑枝、地龙、全蝎、水蛭。

主治：用于气虚血滞、脉络瘀阻所致中风中经络，半身不遂、肢体麻木、口眼歪斜、舌强语謇及胸痹心痛、胸闷、心悸、气短；脑梗死、冠心病、心绞痛属上述证候者。

药理研究：保护内皮细胞，增强纤溶活性，降低血液黏稠度，促进侧支循环开放，维护血管通畅等作用。

治疗心衰特点：可有效降低慢性心力衰竭患者血小板的黏附力，增加心肌的收缩力，保护心血管的内皮细胞。

注意事项：孕妇忌用，出血性疾患、妇女经期禁用。

4. 通心络胶囊

功效：益气活血，通络止痛。

药物组成：人参、水蛭、全蝎、赤芍、蝉蜕、土鳖虫、蜈蚣、檀香、降香、乳香、酸枣仁、冰片。

主治：用于冠心病、心绞痛，属心气虚乏，血瘀络阻证，症见胸部憋闷，刺痛，绞痛，固定不移，心悸自汗，气短乏力，舌质紫黯或有瘀斑，脉细涩或结代。亦用于气虚血瘀络阻型中风病，症见半身不遂或偏身麻木、口舌歪斜、言语不利。

药理研究：有扩张冠脉，改善心肌缺血，增加心室做功，改善心泵功能，降低氧耗，降低血液黏度，改善血液流变学和神经症状等作用，还有降凝、降脂、抑制血小板形成和聚集等作用；但不能提升血压。

治疗心衰特点：缩小左室收缩末内径和左室舒张末内径；增加射血分数和每分输出量；可提高治疗心力衰竭效果。

注意事项：出血性疾患、孕妇、妇女经期及阴虚火旺型中风者禁用。服药后胃部不适者宜改为饭后服用。

（二）气阴两虚类

1. 补益强心片

功效：益气养阴，活血利水。

药物组成：人参、黄芪、香加皮、丹参、麦冬、葶苈子。

主治：用于冠心病、高血压性心脏病所致慢性充血性心力衰竭（心功能分级Ⅱ～Ⅲ级），中医辨证属气阴两虚兼血瘀水停证者。

药理研究：改善血流动力学指标，降低心肌细胞钙离子浓度；减少心肌细胞凋亡，改善心功能及心肌肥大状况等。

治疗心衰特点：改善心室射血分数、左心室收缩末期容积、左心室舒张末期容积；促进血清 NT-proBNP（心肌组织能够合成和分泌的一种多肽物质）水平下降，有助于心衰症状的控制。

注意事项：Ⅱ度以上房室传导阻滞者禁用。对本品过敏者禁用。服用洋地黄制剂、β 受体阻滞剂，急性心肌梗死、甲亢性心脏病导致心力衰竭者，房室传导阻滞、心动过缓、低钾血症、肝阳上亢患者慎用。

2. 生脉胶囊

功效：益气复脉，养阴生津。

药物组成：人参、麦冬、五味子。

主治：用于气阴两亏，心悸气短，脉微自汗。

药理研究：具有保护心肌、改善心功能的作用；还有免疫调节、清除羟自由基、促进生长发育和增强学习记忆的作用。

治疗心衰特点：生脉胶囊中的人参、五味子等成分，可有效清除机体内氧自由基，降低心肌耗氧量，改善心肌代谢效果明显。

注意事项：忌油腻食物。凡脾胃虚弱、呕吐泄泻、腹胀便溏、咳嗽痰多者慎用。感冒患者不宜服用。服用本品同时不宜服用藜芦、五灵脂、皂荚或其制剂；不宜喝茶和吃萝卜，以免影响药效。

（三）阳气亏虚类

1. 芪苈强心胶囊

功效：益气温阳，活血通络，利水消肿。

药物组成：黄芪、人参、附子、丹参、葶苈子、泽泻、玉竹、桂枝、红花、香加皮、陈皮。

主治：用于冠心病、高血压病所致轻中度充血性心力衰竭，证属阳气虚乏、络瘀水停者，症见心慌气短、动则加剧、夜间不能平卧、下肢水肿、倦怠乏力、小便短少、口唇青紫、畏寒肢冷、咳吐稀白痰。

现代药理研究：可减低心力衰竭的心脏指数，改善血流动力学参数，增加心肌高能磷酸盐容量，改善能源储备和代谢状态。还有抗炎、抗纤维化、利尿、改善心功能、阻断钙离子通道等作用。

治疗心衰特点：方中益气温阳类药物可以有效抑制神经内分泌的过度激活，让过分跳动的心脏平静下来，与活血通络药、利水药配合能改善心脏的供血，消除心脏脉络中停滞的瘀血和痰饮，抑制心室重构。其治疗慢性心衰，既可以改善喘憋、胸闷、心慌气短、尿少水肿等症状以治标，又可以抑制神经内分泌过度激活，减少心室重构以治本。

注意事项：临床应用时，如果正在服用其他治疗心衰的药物，不宜突然停用。

2. 参附强心丸

功效：益气助阳，强心利水。

药物组成：人参、制附子、桑白皮、猪苓、葶苈子、大黄。

主治：用于慢性心力衰竭引起的心悸、气短、胸闷喘促、面肢水肿等症，属于心肾阳衰者。

药理研究：提高心肌收缩力、提高心功能、改善低心排，同时具有利尿渗湿作用。

治疗心衰特点：降低血清 NT-proBNP 水平，调节血管紧张素 Ⅱ 来阻断肾素 – 血管紧张素 – 醛固酮系统，从而逆转心室重塑，改善心功能。

注意事项：孕妇禁服，宜低盐饮食。不可直接整丸吞服，建议嚼服或掰碎后吞服。

3. 心宝丸

功效：温补心肾，益气助阳，活血通脉。

药物组成：洋金花、人参、肉桂、附子、鹿茸、冰片、人工麝香、三七、蟾酥。

主治：用于治疗心肾阳虚、心脉瘀阻引起的慢性心功能不全；窦房结功能不全引起的心动过缓；病窦综合征及缺血性心脏病引起的心绞痛及心电图缺血性改变。

药理研究：该药融合了附子的强心作用和麝香的活血散结作用，主药洋金花含有东莨菪碱及莨菪碱，能增加细胞膜流动性，改善靶器官的微循环，从而改善心肌缺血，提高细胞活力、修复力和负荷。

治疗心衰特点：具有兴奋窦房结、提高心输出量、增加冠状动脉血流及改善心肌缺血等功效。

注意事项：阴虚内热、肝阳上亢、痰火内盛者及孕妇、青光眼患者忌服。服药后如觉口干者，可饮淡盐开水或每日用生地 10 g 水煎送饮。运动员慎用。

（四）血瘀明显类

血府逐瘀胶囊（合用）

功效：活血祛瘀，行气止痛。

药物组成：桃仁、红花、赤芍、川芎、枳壳、柴胡、桔梗、当归、地黄、牛膝、甘草。

心力衰竭诊疗学

主治：用于气滞血瘀所致的胸痹、头痛日久、痛如针刺而有定处，内热烦闷、心悸失眠、急躁易怒。

药理研究：改善微循环和血液流变学指标，增强机体免疫功能，减低毛细血管通透性，抗炎作用。抑制炎性细胞因子的产生、阻滞心肌细胞凋亡、改善血管内皮功能、促进新生血管形成。

注意事项：忌食用辛冷食物。孕妇忌服。

以上简单介绍了四大类 10 种心力衰竭常用的中成药，在选择用药时要注意以下几点。

（1）在辨证的基础上用药，治疗才有效果，正所谓"对证才能治病"。

（2）两种及两种以上功效相同的中成药，不应同时服用，避免功效相同的中成药成分多有重复，药物剂量相对增加，副作用会增加，正所谓"适量才是良药"。

（3）两种以上中成药联合用药需注意配伍禁忌（十九畏十八反）。

二、单味中药

（一）黄芪

黄芪性甘，微温，归肺脾经。具有补气升阳、益卫固表、利水退肿之功效，其治心力衰竭取黄芪在补气中的特殊作用。黄芪乃补气益阳之要药，温而不燥、补而不腻，有标本同治之妙。张仲景将其配伍防己、白术、甘草等治疗气虚失运、水湿停聚引起的肢体面目水肿、小便不利之证。张锡纯以黄芪为主药治疗"胸中大气下陷证"。现代研究证明，黄芪皂苷可通过 Na^+-K^+-ATP 酶实现强心作用，改善心功能状态；黄芪能缩小麻醉犬急性心肌梗死面积，减轻心肌损伤；黄芪能部分抑制大鼠常压缺氧性肺动脉高压时肺泡内肺动脉血管壁 III 型胶原纤维的过度沉积和肺动脉平滑肌增生及增强心肌细胞对缺氧的耐受性。人体试验证明，黄芪有中等的利尿作用，可增加尿量和氯化物的排泄。由此可见，黄芪对心、脾、肺、肾功能均有调节作用，其补气之功可使四脏受益，故重用于充血性心力衰竭，可明显提高临床疗效。

（二）威灵仙

毛茛科威灵仙，辛、咸、温，归膀胱经。多用于祛风湿、通经络、止痹痛、治骨鲠。《本草纲目》载："威灵仙，气温，味微辛咸。辛泄气，咸泄水，故风湿痰饮之病，气壮者服之有捷效，其性大抵疏利，久服恐损真气，气弱者亦不可服之。"应用指征：一是心阳不足，瘀血阻滞的心痛、发绀、肝脾大、水肿、畏寒、脉涩结代、舌质紫黯或瘀斑瘀点；二是痰浊郁肺，咳喘痰多、胸胁闷胀。心气虚配黄芪、党参；心阳虚配附片、桂枝；腹胀、肝脾大配莪术、三棱、桃仁、红花；肿甚配车前子、花椒；肺水肿咳粉红色泡沫痰配葶苈子、桑白皮；气逆痰多配紫苏子、半夏；合并冠心病配丹参、田三七；风心病配川芎、生薏苡仁；心律失常配苦参、甘松；瘀热证配赤芍、牡丹皮；阴虚配生地黄、玄参。

（三）五味子

五味子，酸温，归肺、肾、心经。具有敛肺滋肾、生津止汗、涩精止泻、宁心安神之功。《神农本草经》曰："主益气，咳逆上气，劳伤羸瘦，补不足，强阴，益男子精。"心力衰竭宗气大泻所致喘症，可重用五味子治之。

（四）茯苓

茯苓，甘、淡，平，归心、脾、肾经。具有利水渗湿、健脾、安神之功。《本草衍义》云："茯苓、茯神，行水之功多，益心脾不可阙也。"云茯苓的利尿作用，随其剂量递增而增强。云茯苓剂量在 100 g/d 时，利尿作用最强。未见中毒表现。

（五）熟地黄

熟地黄，甘，微温，归肝、肾经。具有养血滋阴、补精益髓之功效。《本草纲目》谓："填骨髓，长肌肉，生精血，补五脏内伤不足，通血脉，利耳目，黑须发。"心力衰竭乃五脏皆虚之病，须重用熟地黄。

三、单方验方

（一）葶苈大枣泻肺汤

葶苈大枣泻肺汤，出自张仲景《金匮要略》："支饮不得息，葶苈大枣泻肺汤主之""肺痈，喘不得卧，葶苈大枣泻肺汤主之"。该方攻邪下气利水，确为攻伐之剂。心力衰竭的单味药、古方及中西医结合攻伐之位不仅在胸胁，亦在肺内，凡饮邪迫肺促急者均可选用，临床多用其治疗左侧心力衰竭而见肺水肿者，当归于"支饮"范畴。方药：葶苈子 15 g，大枣 4 枚，附子、干姜各 6 g，茯苓、泽泻、防己各 10 g。

（二）苓桂术甘汤

苓桂术甘汤乃张仲景所创之方，用于中阳不足之痰饮病，功能温化痰饮、健脾利湿。心力衰竭的病机为本虚标实，本虚以心脾肾虚为主，标实以痰瘀内停为特点。可用苓桂术甘汤加减温阳健脾、温化痰饮。方药：桂枝、枳实、五味子、炙甘草、葶苈子各 10 g，炙黄芪、太子参、白术、茯苓各 30 g，丹参、赤芍、合欢皮、麦冬各 15 g。

（三）麻黄附子细辛汤、麻黄附子甘草汤

麻黄附子细辛汤、麻黄附子甘草汤均出自《伤寒论》，温经解表，用于治疗太少两感证。心力衰竭心肾阳虚，阴寒内盛，若外感风寒，极易成太少两感证，此时当用麻黄附子细辛汤或麻黄附子甘草汤加减治疗。方药：炙麻黄 10 g、炮附子 10 g、细辛 3 g、茯苓 10 g、生白术 10 g、炙甘草 10 g、桂枝 10 g。

（四）瓜蒌薤白白酒汤、瓜蒌薤白半夏汤、枳实薤白桂枝汤

瓜蒌薤白白酒汤、瓜蒌薤白半夏汤、枳实薤白桂枝汤三方皆出于《金匮要略》，皆可用于治疗胸痹，都有通阳散结、行气祛痰的作用。枳实薤白桂枝汤通阳散结力量尤大，并能下

气祛寒，消痞除满，用以治疗胸痹而痰气互结较甚，胸中痞满，并有逆气从胁下上冲胸者；瓜蒌薤白白酒汤专以通阳散结、行气祛痰为主，用以治胸痹而痰浊较轻者；瓜蒌薤白半夏汤祛痰散结之力较大，用以治疗胸痹而痰浊较盛者。心力衰竭出现胸阳痹阻的证型，用此三方加减。方药：瓜蒌 15 g、薤白 10 g、法半夏 10 g、桂枝 9 g、茯苓 20 g、白术 10 g、葶苈子 12 g、丹参 20 g、泽泻 20 g。

（五）五苓散

五苓散出自《伤寒论》，本用于治疗太阳经腑同病之蓄水证，具利水渗湿、温阳化气之功用。心力衰竭出现水湿内停之水肿兼见小便不利，可用该方治之。方药：桂枝、白术各 6 g，猪苓、泽泻各 10 g，茯苓、生大黄（后下）、葶苈子（包煎）各 15 g，水煎服。

（六）桂枝茯苓丸

桂枝茯苓丸出自《金匮要略》，能活血化瘀、缓消癥块，本用于治疗妇人瘀血留结胞宫。心力衰竭可出现心气不足、血脉瘀滞，膀胱气化不利而为小便不利、腹胀癥块等症。可用桂枝茯苓丸加减祛除瘀血，通利小便。用桂枝茯苓丸加味：桂枝 8 g、茯苓 15 g、牡丹皮 10 g、桃仁 10 g、丹参 20 g、泽泻 15 g、炙甘草 9 g。

（七）大黄䗪虫丸

大黄䗪虫丸出自《金匮要略》该方缓消瘀血，扶正而不留瘀，祛瘀而不伤正，是临床上正虚血瘀的一张常用方剂。心力衰竭见正虚血病可用该方治疗。

（八）防己茯苓汤

防己茯苓汤出自《金匮要略》，主要用于治疗皮水而兼阳虚者，心力衰竭阳虚水肿亦可用之。方药：黄芪 30 g、防己 30 g、茯苓 18 g、桂枝 10 g、葶苈子 30 g、清半夏 18 g、人参 10 g、陈皮 10 g、丹参 30 g 等。

（九）真武汤

真武汤出自《伤寒论》，该方温阳利水，是治疗脾肾阳虚、水气内停的常用方。方药：熟附片 10 g、赤芍 12 g、白芍 12 g、焦白术 12 g、干姜 10 g、桂枝 15 g、黄芪 30 g、远志 9 g、茯苓皮 30 g、炙甘草 9 g 等。

（十）小青龙汤

小青龙汤出自《伤寒论》，主治"伤寒表不解，心下有水气"。肺心病缠绵不食，偶遇外邪则引动内饮，道而犯肺，以致肺气壅塞，可用该方治之，而合并心衰者常有不同程度的瘀血征象，所以对于外寒里饮的心力衰竭可用小青龙汤合活血化瘀之品，常能收到更好的效果。方药：葶苈子 10 g、麻黄 10 g、桂枝 10 g、细辛 5 g、半夏 10 g、干姜 10 g、五味子 6 g、红花 9 g 等。

（十一）黄连阿胶汤

黄连阿胶汤出自《伤寒论》，原用于治疗少阴病阴虚阳亢不得眠。具有滋阴清热、交通心肾之功用，心力衰竭阴虚阳亢、心肾不交者，可用该方治之。方药：西洋参（另煎）、麦冬、五味子、阿胶（烊化冲服）、赤芍、川牛膝、炙甘草各 10 g，川黄连 6 g，生地黄、葶苈子各 30 g，茯苓 15 g 等。

（十二）小陷胸汤

小陷胸汤出自《伤寒论》，原用于治疗邪热内陷，痰热结于心下的小结胸证，后世医家推广其用法，只要是痰热互结的内科杂证皆可用之。心力衰竭见痰热互结于心下者，可用该方治疗。方药：黄连 6 g、半夏 10 g、瓜蒌 20 g、桃仁 10 g、枳壳 15 g、桑白皮 10 g、茯苓 10 g 等。

（十三）苓桂味甘汤

茯苓桂枝五味甘草汤（简称苓桂味甘汤）出自《金匮要略·痰饮咳嗽病脉证并治第十二》，用于"咳逆倚急不得卧"，服小青龙汤后，"多唾口燥，寸脉沉，尺脉微，手足厥逆，气从小腹上冲胸咽，手足痹，其面翕热如醉状，因复下流阴股，小便难，时复冒者"。该方降逆平冲，用于上焦有饮、下焦肾阳不足之证。心力衰竭见是证，亦可用该方加减治之。方药：茯苓 30 g、桂枝 10 g、五味子 12 g、甘草 10 g、人参 10 g 等。

（十四）生脉散

生脉散乃东垣所创之方，出自《内外伤辨惑论》，该方补肺养心、益气生津。心力衰竭气阴两伤者可以运用。方药：红参 12 g、黄芪 12 g、麦冬 10 g、五味子 10 g、丹参 12 g、川芎 10 g、山楂 15 g，其他随症加减。

（十五）鲤鱼汤

《外台秘要·卷第二十·三焦决漏水病方》："《古今录验》疗通身手足面目肿，食饮减少，此是三焦决漏，精液不通，水气却行者，鲤鱼汤方。鲤鱼（重五斤者），茯苓（六两），泽漆（五两炙），人参（二两），杏仁（一两），泽泻（五两），甘草（二两炙），上七味切，以水二斗五升，煮鱼取一斗半汁，纳药煮取四升，未食服一升，日三，以小便利为度，年八十病大困，服此瘥。忌海藻菘菜酢物。"方药：斤许鲤鱼 1 条，去内脏，茯苓 15 g、泽漆 10 g、泽泻 15 g、桑白皮 15 g、杏仁 10 g、黄芩 15 g、人参 10 g 等。

（十六）独参汤

人参大补元气，用于元气虚脱、脉微欲绝的重危证候。现代研究，人参的主要活性成分人参皂苷，具有强心、抗休克、保护心肌缺血和调节血压等作用。其强心的机制与强心苷相似，主要是兴奋心肌，对心肌细胞膜上 ATP 酶活性的抑制作用。动物实验证明，人参能显

心力衰竭诊疗学

著增加心肌血流量，降低冠脉阻力，对心肌氧利用率无明显影响，显著降低心肌耗氧量和心肌耗氧指数，同时有温和持久的降压作用，并能减慢心率，未有因降压而引起反射性心率加快，可见独参汤在治疗肺心病心力衰竭时，具有强心苷样的强心作用，并有改善心肌缺血、缺氧损伤、调节血压、减慢心率的特点，又避免了强心苷毒性大、不易掌握的弊端。

（十七）参附汤

参附汤出自《妇人良方大全》，功能大温大补、回阳固脱，是抢救因阳气暴脱所致的大汗淋漓、四肢厥逆的危重症名方。治疗各型心力衰竭。

1. 参附汤合生脉散适用于重症心力衰竭，心肾阳衰，阴寒内盛或虚阳浮越。主症：喘促鼻煽，张口抬肩，怔忡烦躁，大汗淋漓，周身水肿，四肢厥逆，舌质淡或暗有瘀斑，脉沉细欲绝或结代。汗多加黄芪、浮小麦、龙骨、牡蛎。

2. 参附汤加麦冬、五味子、黄精、玉竹、蛤蚧。适用于各类心力衰竭，心阳虚损，胸阳不振，甚则阳气将脱。主症：心悸气促，面白唇紫，动则喘促，大汗淋漓，胸闷气急，四肢不温，舌淡或紫，脉沉弱或结代。

3. 参附汤合五苓散或真武汤加味。适用于急性心力衰竭，心、脾、肾俱虚，阳虚水泛，水气凌心。主症：心悸气促，痰喘咳嗽，形寒肢冷，尿少水肿，舌淡苔白，脉微细或结代。

4. 参附汤加桃仁、丹参、红花、降香、归尾等。适用于急性心力衰竭，心肾阳虚、脉络瘀滞、瘀血内阻者。主症：心悸气短，胸闷，唇甲青紫，四肢不温，下肢水肿，舌质淡紫或有瘀斑，脉滑细或结代。

（十八）回阳救急汤

回阳救急汤出自《伤寒六书》，本方主治一派阴寒内盛、阳微欲脱之危候。方由四逆汤合六君子汤再加肉桂、五味子、麝香而成。方中熟附子虽不如生附子回阳之力峻，但除干姜外，更以肉桂为辅，其温阳回阳、祛寒破阴救急之功尤强。肺心病心力衰竭阳气极端衰微，人身微弱之真阳欲脱，此时需及时用该方救阳回阳。

四、中药注射液

静脉输液是临床最常见的给药途径之一，在危重病抢救治疗中具有极其重要的地位和作用。在心力衰竭的治疗过程中，中药注射液能发挥中西医各自的优势。

（一）参附注射液

参附注射液由人参、附子两味中药的提取物混合而成，参附注射液中的人参大补元气，救气脱之危。附子辛温，挽亡阳之险，逐阴寒之水气，两药合用，相得益彰，具有温阳益气、温通心阳之功。动物实验及临床研究表明，参附注射液中所含的有效成分人参皂苷具有明显的扩张冠脉，降低心肌氧耗，增强心肌收缩力，提高心脏泵血功能；人参皂苷可阻断心肌细胞膜钙通道，减轻细胞钙负载，促进心肌细胞修复，清除自由基，减轻缺氧对心肌的损伤。参附注射液中所含的有效成分去甲乌药碱能明显提高心肌细胞搏动频率和幅度，增加心肌收缩力，增加心排血量，升高血压。所含有效成分去甲乌药碱对 α 受体和 β 受体均有兴奋作用，能明显升高血压，降低冠脉阻力，增加其血流量。

（二）丹参注射液

丹参为活血化瘀要药，广泛用于各种血瘀证。试验证实：丹参可以抑制血小板功能，抑制凝血功能，促进纤溶活性，降低血液黏稠度，改善微循环，加快血流速度。同时丹参还具有扩张冠脉、增加血流、耐缺氧、改善心脏功能等作用。复方丹参注射液（丹参和降香）可活血化瘀，减轻血流阻力，增加肺组织的血流灌注，改善微循环，同时激活肺泡通气和换气功能，缓解低氧血症和高碳酸血症，达到纠正心肺功能的目的。

（三）黄芪注射液

黄芪作为补气药一直是治疗心衰的主药，作用机制可能为增强心肌收缩力，抑制磷酸二酯酶活性，类似洋地黄作用，通过抑制 Na^+-K^+-ATP 酶致心肌收缩力增强，且有利尿作用。大量临床及药理证实，黄芪能改善红细胞变性能力，抑制血小板黏附，降低凝血因子 I 及全血比黏度，清除自由基，减少过氧化脂质，降低心肌耗氧量，稳定细胞膜及超微结构，增强机体非特异性免疫功能，提高左心室射血功能，缩小心室容积，使左心室构型得以改善。

（四）葛根素注射液

葛根素乃从中药葛根中提取，具有扩张冠状动脉和脑血管、改善微循环及降低心肌耗氧等作用。此外研究表明，葛根素还有抗氧化活性。临床上葛根素已用于治疗冠心病、心绞痛、高血压及脑梗死等心脑血管疾病。葛根素为一种单体异黄酮化合物，临床和实验研究证明葛根素注射液（普乐林）具有扩张血管、降低外周阻力、扩张冠状动脉、改善微循环和降低心肌耗氧量的作用。同时，葛根素具有清除氧自由基和抗脂质过氧化的作用，使细胞内钙超载减轻从而减轻细胞损伤。在心力衰竭常规治疗的基础上，加用葛根素，可改善患者的自觉症状和心功能。

（五）刺五加注射液

刺五加为五加科植物刺五加的干燥根及根茎，具有益气健脾、补肾安神的功效。刺五加注射液是从刺五加里提取而成的，含有刺五加皂苷、黄酮和多糖等化合物。它对中枢神经具有兴奋和抑制的双向调节功能，增加组织对缺氧的耐受性，并能扩张血管，增加冠状动脉血流量，改善血液循环，减少心肌耗氧量，提高心肌缺氧的耐受性，对心肌起到保护作用；还可降低血液黏度，减少肺小动脉微血栓及减少再灌注损害，从而有利于心肌细胞的代谢，减轻心脏前、后负荷，降低右心室舒张末压，增加周围静脉血回流量、心肌收缩力、肾血流量，改善微循环，使心衰予以纠正。

（六）生脉注射液

生脉注射液是由古代方药生脉饮制成的中药注射剂，功能益气生津，敛阴止汗。动物实验与临床研究表明生脉注射液主要通过增强心肌收缩力，在适当浓度下还可使心排血量增加，小剂量的生脉注射液可升高血压，而大剂量则扩张血管使血压下降。

（七）独参汤注射液

人参大补元气，复脉固脱，对于心力衰竭而见气虚欲脱、脉微欲绝者，可用人参大量浓煎服用，独参汤注射液是以红参为原料提取的人参总皂苷，药理研究证明它具有扩张血管、增加冠状动脉血流量、降低血黏度及周围血管阻力、增强心肌收缩力，同时具有降低自由基产生、较强地清除氧自由基的作用，限制了缺血时氧自由基对心肌细胞及亚细胞结构的破坏，具有稳定细胞膜，保护心肌细胞，增强抗缺氧能力和正性肌力作用。

五、针灸治疗心力衰竭

针灸治疗心力衰竭的方法多种多样，不同的治疗手法各具千秋，大大丰富和充实了中医学治疗心力衰竭的内容。

（一）毫针治疗

毫针为古代九针之一，是针灸临床应用最广泛的一种工具，在针灸治疗心力衰竭的各种方法中，毫针治疗最为常用。

1. 慢性心衰的毫针治疗

（1）常用穴位：主穴有心俞、厥阴俞、内关。配穴有神门、通里、三阴交、郄门、膻中、胃俞、脾俞、肺俞、足三里。

心动过速：配内关、间使。

心动过缓：配内关、通里。

肝大、肝痛：配肝俞、期门、太冲。

水肿：配肾俞、脾俞、三焦俞、膀胱俞、维道、水分、三阴交、中极、阴陵泉。

腹胀：配足三里、天枢、气海。

止咳平喘：配肺俞、孔最、丰隆、止咳穴、少府、合谷、膻中。

镇静助眠：配内关、间使、曲池、三阴交、膈俞。

食欲缺乏：配足三里、脾俞。

按：心俞、厥阴俞为足太阳膀胱经在背部的俞穴，心俞与心相关，厥阴俞与膀胱相关，针刺此二穴可壮心阳。内关为手厥阴经络穴，别走少阳，针此能安心神，并善于调理脾胃以治本，故以此三穴为主穴。神门为手少阳心经的原穴，通里为手少阴经之络穴，三阴交为足三阴所会，针此三穴皆有清心安神的作用，并能滋养心血。郄门为手厥阴经郄穴，膻中为宗气之所聚，针二穴者能理气以治心痛。又因心脏常引起脾、肺、肾不适等症状，针肾俞补肾纳气以壮真阳；针脾俞、足三里以健脾胃而治本；肺俞是肺气所输之处，针肺俞、下侠白能宽胸理肺，并能清肃肺热。故取此诸穴为配穴。主穴与配穴可适当编组，交替使用，如此以调整气血，强壮机体，调节机体与内外环境的统一，达到治疗的目的。

（2）针刺手法：选准穴位后外旁开 3～5 分，针柄向外 45°角，快速刺到皮下，然后不变角度慢慢地进针 1.5 ~ 2 寸针尖遇有抵触感为止，再将针提起 1 ~ 2 分，患者出现感应时，即可刺激。

（3）针感特点：针刺时患者产生由背向胸前传导的麻胀感、闷压感及揪心感。

（4）常用手法：根据患者敏感情况，使用不同手法中等刺激，留针 10 ~ 20 分钟，配合使用提插、捻转、刮针和抖针等。

（5）疗程：通常每日针刺一组穴位，10 ~ 20 次为 1 个疗程，疗程间隔 3 ~ 5 日。如病情重者可每日针刺 2 次。

2. 急性心衰的毫针抢救

治疗方法：取列缺、内关穴，用普通 1 ~ 1.5 寸长毫针快速进针。列缺穴为横刺，提插捻转轻刺激得气后即拔针。

列缺、内关穴均为八脉交会穴，针刺列缺、内关能运行气血，调节阴阳，疏通经络，益气升提。列缺穴为手太阴肺经络穴，通于任脉，主治哮喘；内关穴为手厥阴心包经络穴，通阳维脉。现代医学研究表明针刺内关穴对心率有双相调节作用。

（二）火针治疗

火针源于《灵枢·官针第七》"凡刺有九，以应九变……九曰焠刺，焠刺者，刺燔针则取痹也"。《黄帝内经灵枢集注·经筋第十三》"燔针，烧针也。"《内经》时代仅用于治痹，而后多有发明，在治疗心力衰竭方面的应用亦很成功。

穴位：八风、照海、太溪、复溜、公孙、商丘、三阴交、阴陵泉、太冲、中封、陷谷、冲阳、解溪、足三里、足临泣、丘墟、阳陵泉、束骨、京骨、申脉、昆仑、委阳、委中等穴。

治法：以火针速刺。

慢性重症心衰，重伤心肾元阳，水寒不制，沉着于足踝腿跗，泛滥于三焦脏腑、经络，导致其功能严重失调，呈现水寒泛滥、阳衰困顿、正气不支的危殆局面。以火针大热、温通温补之性，速刺诸经穴位，以泻逐水寒、温阳扶正。

六、中西药相互作用

有研究显示，西洋参、黄芪、党参、附子、乌头、桂枝、葶苈子、细辛、山楂等有强心作用，葶苈子、苦参、知母、升麻、麻黄、蟾酥、吴茱萸、艾叶、五灵脂、威灵仙等药物中被测出含有地高辛成分，罗布麻有强心苷样作用。芪苈强心胶囊与地高辛联用时，有导致地高辛血药浓度升高的风险，因此在临床上应当谨慎联用这两种药物。治疗心力衰竭时存在相互作用的中西药物见表9-1。

表 9-1　治疗心力衰竭的中西药相互作用

分类	西药	中药	潜在影响
抗血小板	阿司匹林	丹参、当归、生姜、大蒜、银杏叶	增加出血风险
抗凝药	华法林	丹参、当归、生姜、大蒜、银杏叶、姜黄、木瓜	增加出血风险

续表

分类	西药	中药	潜在影响
抗凝药	华法林	人参、贯叶连翘	减弱华法林的作用
	肝素	丹参、当归、生姜、大蒜	增加出血风险
强心药	地高辛	丹参、人参	影响地高辛的血药浓度
		麻黄	增加地高辛的心脏毒性
		贯叶连翘	减少地高辛的血药浓度
		当归	对抗地高辛所致心律失常
利尿剂	螺内酯	甘草	增加螺内酯的作用
β受体阻滞剂		麻黄	减弱β受体阻滞剂的作用
钙通道阻滞剂、硝酸酯类		山楂	增加血管舒张作用

第十章 心力衰竭的起搏治疗

心力衰竭（HF）是各种心脏疾病发展的严重阶段，致死、致残率高，医疗花费高，也是 65 岁以上患者住院的最常见原因，已成为全球重大的公共卫生问题之一。随着对心衰发生、发展机制的研究，心衰的药物治疗取得了很大的进展，但其再住院率、死亡率仍然很高，尤其是重症心衰患者，5 年病死率为 30%~50% 。因此临床医师需要寻求药物治疗以外的方法来治疗心衰。近年来，随着起搏技术的进步，心脏起搏器的临床应用范围越来越广。从早期的单纯针对缓慢性心律失常的治疗，到快速性心律失常及非心律失常的治疗，其适应证不断扩展，HF 的起搏治疗就是扩大的适应证之一。心衰的起搏治疗包括埋藏式心律转复除颤器（implantable cardioverter defibrillator，ICD）、心脏再同步化治疗（cardiac resynchronization therapy，CRT）和（或）具有除颤功能的心脏再同步化治疗（CRT-D）、左束支起搏治疗、期外收缩后增强（post-extra-systolic potentiation，PESP）、心脏收缩力调节（cardiac contractility modulation，CCM）、梗死边缘区起搏（infarction border zone pacing）、心外电刺激（electrical stimulation outside the heart）等起搏治疗。

一、CRT

HF 患者心电图上有 QRS 波时限延长 >120 ms，提示可能存在心室收缩不同步。对于存在左右心室显著不同步的心衰患者，CRT 治疗可恢复左右心室及心室内正常的同步激动，减轻二尖瓣反流，增加心输出量，从而改善心功能。CARE-HF 和 COMPANION 研究发现，对美国纽约心脏病协会（New York Heart Association，NYHA）Ⅲ~Ⅳ级的心衰患者应用 CRT 或兼具 CRT 和 ICD 两者功能的心脏再同步化治疗除颤器（CRT-D），均可降低全因死亡率和因心衰恶化住院的风险，同时还可改善症状、提高生活质量和心室功能。

心衰患者在药物优化治疗至少 3 个月后仍存在以下情况应该进行 CRT 治疗，以改善症状及降低病死率。

1. 窦性心律，QRS 时限≥150 ms，左束支传导阻滞（left bundle branch block，LBBB），LVEF≤35% 的症状性心衰患者。

2. 窦性心律，QRS 时限≥150 ms，非 LBBB，LVEF≤35% 的症状性心衰患者。

3. 窦性心律，QRS 时限 130~149 ms，LBBB，LVEF≤35% 的症状性心衰患者。

4. 窦性心律，QRS 时限 130~149 ms，非 LBBB，LVEF≤35% 的症状性心衰患者。

5. 需要高比例（ >40% ）心室起搏的 HFrEF 患者。

6. 已植入起搏器或 ICD 的 HFrEF 患者，心功能恶化伴高比例右心室起搏，可考虑升级到 CRT。

近年来，CRT 技术的新进展主要是左心室四极导线和左心室多位点起搏技术（multipoint pacing，MPP）。与传统导线不同，左心室四极导线有四个电极和多达十种以上的不同起搏向量配置，在临床实践中能够提供更多的起搏向量和起搏位点。通过优化起搏向量和起搏位点，四极导线不仅能有效降低左心室起搏阈值、减少膈肌刺激、降低左心室导线脱位风险，而且有望进一步提高 CRT 治疗效果，降低 CRT 治疗无反应的发生率。MPP 技术结合左心室四极导线从而提供左心室双位点起搏。左心室多部位起搏能夺获更大面积的心肌从而提高心室内同步效果，提供更协调一致的左心室收缩，改善血流动力学及左心室收缩末容积和 LVEF，提高 CRT 反应率。与传统的左心室单点起搏相比，MPP 将具有更好的应用前景。近年来，左心室心内膜起搏及无导线起搏技术在 CRT 中的应用也是 CRT 技术的新进展，但其安全性和有效性还有待临床研究和临床实践的进一步证实。

二、ICD

心衰患者逾半数以上死于严重室性心律失常所致的心脏性猝死（sudden cardiac death，SCD），其具有突发性及难以预测的特点，绝大多数猝死事件发生在医院外，在欧美国家抢救成功率 <5%，国内不足 1%，ICD 是目前预防 SCD 唯一有效、可靠的措施。现代 ICD 的最大特点是根据室性心律失常的频率和类型进行分层治疗，包括抗心动过速起搏、低能量心律转复和高能量电除颤，减轻了患者的痛苦。对于心脏骤停和有血流动力学障碍的室性心动过速（简称室速）患者（即二级预防），ICD 可使 SCD 的相对危险性降低 50%，总病死率下降 25%，尤其对于 LVEF < 35% 的患者获益更大。但目前国内对于 ICD 应用于心衰患者 SCD 一级预防的认识远远不够。

多中心自动除颤器植入试验 II（multi-center automatic defibrillator implantation trial II，MADIT-II）、除颤器在非缺血性心肌病中治疗试验的评估（defibrillators in non-ischemic cardiomyopathy treatment evaluation，DEFINITE）、心衰 SCD 试验（sudden cardiac death in heart failure trial，SCD-HeFT）等大型临床研究充分证明了对于缺血性或非缺血性心肌病的心衰患者，即使临床上无室速病史，ICD 治疗仍能显著降低病死率。

（一）心衰患者植入 ICD 适应证

1. 二级预防

慢性心衰伴低 LVEF，曾有心脏停搏、心室颤动（简称室颤）或伴血流动力学不稳定的室性心动过速。

2. 一级预防

①缺血性心脏病患者，优化药物治疗至少 3 个月，心肌梗死后至少 40 天及血运重建至少 90 天，预期生存期 >1 年，LVEF < 35%，NYHA 心功能 II 或 III 级或 LVEF < 30%，NYHA 心功能 I 级，推荐 ICD 植入，减少心脏性猝死和总死亡率；②非缺血性心衰患者，优化药物治疗至少 3 个月，预期生存期 >1 年，LVEF < 35%，NYHA 心功能 II 或 III 级或 LVEF < 30%，NYHA 心功能 I 级，推荐 ICD 植入，减少心脏性猝死和总死亡率。

（二）全皮下 ICD

全皮下 ICD（subcutaneous ICD，S-ICD）是近年来该领域的一项新技术。S-ICD 系统包括一个脉冲发生器和一个三极放电导联。其优点在于整个系统全在皮下、不需要经静脉在心脏中放置导线、避免导线相关并发症、通过解剖学定位植入部位、减少透视需要等。S-ICD实现了安全性和有效性的预设终点，其并发症、不恰当放电的发生率及转复效能与经静脉ICD相当。

建议既往有导线相关并发症（如反复断裂或感染）及肾衰竭、糖尿病、免疫抑制状态等经静脉入路风险较大的 HF 患者可考虑选择 S-ICD。但 S-ICD 无常规起搏功能，不适用于伴有缓慢性心律失常需起搏治疗或 CRT 治疗者。2015 年欧洲心脏病学会（ESC）在室性心律失常与猝死指南中推荐：对于有 ICD 植入适应证，但无须起搏及 CRT 治疗者可考虑 S-ICD（Ⅱa 类，C 级）；而经静脉途径困难、因感染等移除经静脉 ICD 者可考虑 S-ICD 作为替代方案（Ⅱb 类，C 级）。

三、心肌收缩力调节

2001 年绝对不应期电刺激首次应用于临床研究，植入装置被称为心肌收缩力调节（cardiac contractility modulation，CCM）。CCM 是指在心肌的不应期进行电刺激也可以产生收缩力增强，由于刺激不产生电传导，也不使心肌除极，因此把这种刺激类型定义为非兴奋性刺激（non-excitatory stimulation，NES），也称 CCM。其治疗机制目前认为：①在离体心肌进行 CCM 刺激可影响 Ca^{2+} 动力学，特别是使 SR 的 Ca^{2+} 更多，在之后的心搏中释放更多的 Ca^{2+}，类似于 PESP；②在体心脏行 CCM 刺激可激活交感神经使心肌收缩力增加，但持续刺激则收缩力增强下降，长期间歇刺激可持续提高心肌收缩力，且可改善心肌重构；③CCM 还具有心肌局部刺激效应。

2009 年公布的 Fix-CHF-5 研究共入选 428 例 NYHA Ⅲ 或 Ⅳ 级、LVEF≤35%、窄 QRS 波的心衰患者，将他们随机分为优化药物治疗基础上给予 CCM 治疗组与单纯优化药物组治疗组，研究发现 CCM 组 6 min 步行距离和 MLWHFQ 评分较药物治疗组改善更加明显。并且 LVEF≥25% 的心衰患者对 CCM 的反应性更好。另外，48% 的药物治疗患者和 52% 的 CCM 治疗组患者发生了安全终点事件（全因死亡和全因住院），符合非劣效标准（$P=0.03$）。结果表明 CCM 刺激治疗达到了预期的安全性标准。但 CCM 是否能够改善患者的远期预后，降低患者死亡率，还有待大样本随机对照试验证实。

四、希氏束起搏

在结构正常心脏中，希氏束从房室结发出后，走行在膜部室间隔下沿，而后穿入肌部室间隔顶部，分为左、右束支，最终与浦肯野纤维网连接。随着研究深入，发现希氏束存在 3 种解剖类型：①走行于膜部室间隔下部，表面由心内膜和薄层心肌覆盖，占 46.7%；②走行于肌部室间隔内，与膜部室间隔下缘分离，占 32.4%；③走行在膜部室间隔上，近乎裸露，表面仅有心内膜覆盖，占 21%。完整的希浦系统是心脏电冲动从心房下传至心室的通路，确保心室快速、同步化除极和收缩。基于其解剖学和生理学特点，直接起搏希浦系统以实现接近生理状态的心脏收缩成为 CRT 发展的新方向。

希氏束起搏（His bundle pacing，HBP）在心衰治疗中的应用 HBP 是指将主动固定型导线头端植入到希氏束区域，发放电脉冲直接刺激希氏束纤维，使其发生除极并沿传导系统下传，产生心肌激动收缩。早在 20 世纪 70 年代，便有关于 HBP 的动物实验和临床探索。心衰合并房颤行房室结消融术是起搏器治疗指征，然而传统右心室压（RVP）会对心功能产生不良影响。CRT 是解决上述问题的一种策略，但目前证据较少，另外，血容量脉搏（BVP）直接起搏心肌仍导致一定程度的心室收缩不同步，对于窄 QRS 波群的患者，研究并未证明 BVP 能带来临床获益。因此，HBP 作为目前可产生最接近心脏生理性传导的起搏方式，具有潜在价值。心衰伴心室收缩不同步是目前 CRT 治疗的主要适应证，尤其是 LVEF≤35% 合并 LBBB 和 QRSd 延长的药物难治性心衰患者。目前已有充分证据证明 CRT 对此类患者的疗效，但仍存在约 30% 的无反应者。HBP 作为一种生理性起搏方式，是否能应用于此类 CRT 适应证患者是目前研究的热点之一。长期高比例 RVP 会导致左心室功能恶化和 LVEF 下降，一般将 RVP 后新发的左心室功能不全称为起搏诱导性心肌病（pacing induced cardiomyopathy，PICM）。该类患者心室不同步主要由非生理性心室起搏引起，通常其心脏传导功能正常，是应用 HBP 治疗的理论基础。

在心衰治疗中的应用 HBP 仍有许多不足，如导线植入受到希氏束解剖位置及分型、心脏大小、瓣膜情况等因素影响，操作难度较大，且纠正远端束支传导阻滞的成功率不高。另外，HBP 起搏阈值高于 RVP，并且随着起搏时间延长，起搏阈值可能显著升高。鉴于上述 HBP 存在的局限性，近年来提出左束支区域起搏（LBBP）的概念和技术，通过将导线头端穿经室间隔到达左心室间隔心内膜下的左束支区域，发放电脉冲以夺获左束支，使左心室心肌快速、同步除极。LBBP 作为一种新型的 HBP 方式，陆续有研究探索其在心衰治疗中的价值。

五、梗死边缘区起搏

梗死边缘区起搏（infarction border zone pacing）是指在梗死心肌周围边缘区进行起搏，故意引起局部心肌收缩不同步来达到预防心梗后左室不良重构的目的。这与 CRT 起搏纠正左室收缩不同步来达到治疗心衰的情况正好相反。其治疗机制为：①提前起搏延迟激动的左室段，可逆转由于 MI 导致的局部矛盾运动，恢复同步收缩；②MI 区室壁张力的增加产生的重构可由电极提前激动降低应变力、增加远处应变力和随后局部失载来抵消；③MI 边缘起搏可降低基质金属蛋白酶（MMP）活性，而 MMP 与左室不良重构有关；④MI 边缘起搏还可诱发有益的基因和蛋白质的表达。

2007 年 Shuros 等在猪进行的急性实验中表明，以自身 PR 间期的 50% 为 AV 间期进行 MI 边缘预激起搏，可急性降低缺血边缘区的张力，而心排血量（CO）无明显影响；长期预激起搏观察，可改善左室不良重构。2007 年 Chung 等行小样本研究，将 MI 后 30～45 天伴 LVEF 低下的患者随机分为双心室 MI 边缘起搏伴 ICD 或单独 ICD 组，12 个月后发现双心室 MI 边缘起搏组左室无明显扩大，ICD 组则明显增大。2009 年 MEND-MI 是对 MI 后 14 天患者行双心室 MI 边缘起搏的较大规模研究，结果主要终点 LVEDV 在 12 个月的治疗后无明显改善，与早期小样本研究结果不符。其原因可能为左室重构改善较小或起搏治疗无效。看来 MI 边缘区起搏对 AMI 患者的心功能影响，还需要更多的研究来验证。

六、心外电刺激

心外电刺激主要包括迷走神经刺激、脊髓刺激等刺激左侧迷走神经可明显降低人和猪的左室心肌收缩力，同时刺激迷走神经还可产生负性变时作用。CardioFit 是一种可植入装置，与心动周期同步的脉冲通过电极到右颈迷走神经。该装置在欧洲进行的 I 期研究证明是安全、可行的。2009 年一项 30 例队列研究报告，迷走神经被刺激 3 个月后，患者 NYHA 分级、Minnesota-HF 生活质量评分、QOL、LVESV 等明显改善。6 个月后，6 min 步行距离也明显改善。这些结果令人鼓舞，但还需要随机、对照试验来证实。

1994 年已有报道胸段脊髓刺激（SCS）治疗心绞痛和影响心脏自主神经平衡，其机制不明，可能与 SCS 降低了交感神经对心脏的张力有关；脊髓刺激可降低 RAS 的交感神经活性，还可通过激活传入纤维、γ 氨基丁酸（GABA）来抑制脊髓丘脑束神经元的信息处理。

2009 年 Lopshire 等研究了 SCS 对狗心功能的影响，结果在 MI 后快速起搏的心衰模型中，SCS 组 LVEF 比 β 受体阻滞剂 + ACEI 组和对照组均有改善。Defeat-HF 是最近开始的国际多中心、随机平行对照前瞻性研究，主要目的是评估 SCS 对收缩性心衰患者的影响，预计入选 70 例。

总之，面对越来越庞大的心衰人群，优化药物联合起搏治疗可成为未来心衰治疗方向之一，旨在改善患者生存率及生活质量。但器械植入前还应做好充分的术前准备，权衡利弊，依据其适应证选择最优策略，从而使更多的心衰患者获益。

第十一章　机械通气在心力衰竭中的应用

第一节　概　述

随着社会城市化和人口老龄化的进一步发展，心血管疾病、老年患者手术率及危重症患者的不断增加。急性心力衰竭（acute heart failure，AHF）的发生率明显升高，其中重症AHF是发生呼吸衰竭和导致临床死亡的常见病因。大部分 AHF 患者经过吸氧、镇静、强心、利尿、扩血管等治疗可迅速缓解，但也有部分严重患者，使用现有药物治疗不能很好地协调血压、心肌收缩力和肾血流量之间的关系，疗效差、病死率较高。心、肺功能之间关系明显，如何从呼吸生理的角度研究 AHF 的病理生理和治疗方法是近年来国际上研究的重点之一。

机械通气是治疗呼吸衰竭的最有效方法，也常用于心功能不全伴严重低氧血症的治疗。传统观念认为，虽然机械通气能够改善此类患者的气体交换、减少呼吸做功、缓解呼吸肌疲劳，但是减少回心血量，进一步减少心排血量（cardiac output，CO），降低血压，抑制心功能，这一观念限制了其在心功能不全，尤其是重症患者中的应用。目前较多单位和医师仍把急性心肌梗死、低血压等作为机械通气的禁忌证，除非病情严重，常规氧疗难以纠正时才"被动"应用，但这时患者常多出现严重的循环功能障碍和多脏器损伤，尽管低氧血症可一过性改善，也常不能改善预后。实际上机械通气与心肺功能之间的关系十分复杂，传统理论有较多误区。

机械通气类型分为无创呼吸机辅助通气、气管内插管和人工机械通气，适用范围为心跳、呼吸骤停正在进行心肺复苏的患者及合并 Ⅰ 型或 Ⅱ 型呼吸衰竭的患者，常规氧疗治疗（鼻导管和面罩）效果不满意，仍存在呼吸频率 >25 次/分、血氧饱和度 <90%，此类应尽早使用无创正压通气。经积极治疗后病情仍进一步恶化（存在意识障碍、呼吸节律异常、自主呼吸微弱或消失，出现呼吸频率 <8 次/分、二氧化碳分压进行性升高）或不能耐受无创正压通气（non invasive positive pressure ventilation，NIPPV）或存在 NIPPV 治疗禁忌证者，应及时予以气管内插管，行有创机械通气。

高级气道支持是维持气道通畅和稳定的重要方法。也是最可靠的方式。但是建立高级气道也会带来胸外按压中断、气道放置位置异常及过度通气风险增加等负面影响。其次，建立高级气道的益处和风险受现场情况的影响很大，比如手法开放气道是否通畅、施救团队的配合度、建立高级气道的人员技术能力、高级气道并发症的监测、患者状态或施救环境等。特别提出，在任何情况下，成人心肺复苏术（cardiopulmonary resuscitation，CPR）中球囊面罩通气和高级气道通气都是可以考虑的。《2020 AHA 心肺复苏指南》建议如建立高级气道会长时间中断胸外按压，施救者可考虑延迟建立高级气道，直到患者对初始复苏和除颤无反应或未实现自主循环恢复（restoration of spontaneous circulation，ROSC）时。高级气道的选择上，如要建立高级气道，在院内环境中由经过培训的专业人员实施时，声门上气道和气管内插管均可以采用；在院外环境中，施救人员受训不充分或成功率较低时，可使用声门上气道，而施救人员成功率较高或受训充分时，声门上气道和气管内插管都可以采用。CPR指南并未对呼吸机等其他通气设备的使用提出建议。关于氧浓度问题，目前在有动物实验研究结果提示不同的氧分压可导致复苏后脏器功能损伤状态不同，但目前尚无临床研究证据支持上述结论。高浓度吸氧支持对纠正正在复苏中的缺氧有益。复苏中如条件允许，在CPR中均采用可行的最高吸氧浓度支持。

第二节 急性左心衰机械通气应用

急性左心衰是临床上最常见的AHF，主要是由于多种原因导致急性心肌收缩力下降、心排血量下降、左室舒张末压力增高引起以肺循环淤血为主的缺血缺氧、呼吸困难等一组临床症候群。急性的肺水肿是最主要表现，严重者可发生心源性休克或心搏骤停。不及时干预可危及生命。进展相对缓慢的慢性心衰在急性加重时不及时处理也可能在短时间内导致严重后果。因此早诊断、早治疗尤为重要。在心衰的"干湿冷暖"分型中，根据患者是否存在肺/体循环淤血分为"干、湿型"，即存在则为湿，不存在则为干。

根据是否伴有外周组织低灌注分为"冷型、暖型"，即有为冷，无则为暖。根据分型不同，治疗策略不同，预后不同。"干暖型"预后一般较好，可口服药物治疗，密切观察。"干冷型"主要以纠正低灌注、扩容为主，可酌情使用正性肌力药物。"湿暖型"主要以减低心脏负荷为主，主要予以利尿剂、血管扩张药。"湿冷型"预后差，常伴有心源性休克，可根据患者情况使用血管活性药物、正性肌力药物，必要时使用机械循环支持治疗，在休克纠正基础上再使用利尿剂、扩血管药。

机械通气是救治呼吸衰竭的最有力手段，无论是I型呼吸衰竭或II型呼吸衰竭。也常常被用于急性左心衰，心功能不全伴严重低氧血症者的治疗。目前有误区认为虽然机械通气可以改善气体交换，缓解呼吸肌疲劳，减少呼吸做功，从而减少心脏做功。但有创正压通气可减少回心血量，进一步降低心排血量，抑制心功能。因此仍有医师把急性心肌梗死、低血压作为机械通气禁忌证。

以心衰"干、湿、冷、暖"分型来看，"湿暖型""湿冷型"需要机械通气比例更高。以发病机制来看多存在心源性肺水肿，病理生理基础主要是毛细血管静水压升高。当肺静脉和肺毛细血管压升高，滤过压显著增大，最终超过淋巴管的回吸收能力时，则形成间质水肿。在肺血容量增加和肺间质水肿刺激下，容量感受器和毛细血管J-感受器等兴奋呼吸中枢，使呼吸加快、加深，出现呼吸性碱中毒，因此，在间质肺水肿早期，血二氧化碳分压（partial pressure of carbon dioxide，PCO_2）正常或轻度下降、PaO_2正常或轻度下降。在交感神经——儿茶酚胺刺激作用下，患者血压升高，心率异常增快。肺泡内水肿特点：肺血容量增加伴间质水肿，胸腔负压和肺间质负压进一步增大，呼吸频率加快、深度加深。因此心源性肺水肿是肺间质水肿和肺泡内水肿进一步发展的结果，肺泡内水肿必然和肺间质水肿同时存在。白色泡沫样痰是由于气体和液体在肺泡混合，混合的液体夹杂气泡排出；粉红色泡沫样痰是由于水肿进一步加重，红细胞漏出，进入肺泡内，痰液是由漏出的红细胞、肺内气体、液体混合出现。

治疗上持续气道正压通气（continuous positive airway pressure，CPAP）或呼气末正压通气（positive end expiratory pressure，PEEP）能降低后负荷，而前负荷仅轻度下降或维持在适当水平，可避免了限流效应，所以能够增加 CO。机械通气可增加肺泡内压和肺间质静水压，肺泡内压和肺间质静水压升高，可使肺泡液和间质液回流入血管腔。机械通气可扩张陷闭肺泡，肺泡的开放必然使肺水的回吸收增多，从而降低肺水肿。肺泡功能恢复，可加压气流使肺泡内泡沫破碎，以改善通气。机械通气可通过减少自主呼吸，完全或控制通气，以降低呼吸肌做功和耗氧量。维持适当通气压力可改善换气功能，通气压力表现呼吸减慢、血压恢复、心率减慢，如低氧血症得到改善，说明肺水肿好转，应考虑降低通气压力，以避免加重对心功能的抑制。

通气方式选择，CPAP 如可以耐受，在患者神志清楚可配合情况下可考虑进行。如已出现意识障碍呼吸微弱则考虑气管内插管，可选压力支持通气（pressure support ventilation，PSV）+PEEP 进行 NIPPV 从低压力开始，逐渐增加，以纠正低氧改善心功能。在心衰治疗中如出现难以纠正的低氧血症，严重的心律失常，高碳酸血症，以及合并其他难以纠正的呼吸系统感染、痰液引流不畅时，应及时建立高级气道，开始机械辅助通气。

在急性左心衰竭患者中，如因单纯补液量增多导致，肺水肿改善后，较短时间内即可考虑撤机。对于有基础心脏病变的患者，应充分评估心功能，适当应用改善心功能不全的药物，以防止突然撤机，容易导致心脏负荷的突然加重，再次出现心功能不全及呼吸衰竭。撤机前应逐渐降低通气支持，降低呼吸机 PEEP 及通气压力支持，在通气支持需求低，具备撤机条件时，进行撤机实验。撤机实验通过后可进行撤机。由于自主呼吸做功会增加流向呼吸肌的血液，此时应使用持续指令通气（A/C），压力或容量通气均可。呼吸支持早期通常有肺水肿存在，可通过药物治疗进行控制。设置潮气量 6～8 mL/kg，呼吸频率需大于 15 次/分以维持机体酸碱平衡，平台压应小于 30 cmH$_2$O，较短的吸气时间。吸入气中的氧浓度分数（fraction of inspiration O$_2$，FiO$_2$）初始设置为 1.0，并根据每次的血氧饱和度（oxygen saturation，SPO$_2$）和血气滴定调整。PEEP 应选择在 5～10 cmH$_2$O，以支持衰竭的心脏，因为 PEEP 对心脏功能的复杂影响，滴定 PEEP 时应非常小心。大多数左心室衰竭患者能从 PEEP 的应用中获益。

心力衰竭药物治疗和机械通气时应监测血流动力学。可根据脉搏血氧饱和度来确定患者是否获得了充分的氧合，并定期进行动脉血气测定和监测平台压。此外，还应监测尿量和水、电解质平衡状态。对于不存在慢性肺疾病或继发性肺部问题的患者，左侧心力衰竭得到有效治疗后，撤机是一个相对容易的过程。但是要注意在正压通气平均胸膜腔内压增加情况下，这些患者的心血管系统功能可维持在较佳状态，而在自主呼吸试验过程中停止通气支持，胸膜腔内压改变可能导致左心室前负荷增加和肺水肿。所以有些患者撤机过程中可迅速降低压力支持水平或使用 CPAP，但一旦完全停止正压通气，就可能发生肺水肿。有些患者可能在脱机时出现心肌缺血性改变。遇到这种情况，通气支持必须持续使用直到综合治疗成功改善心功能（如利尿、后负荷减少）。

机械通气的治疗作用有一定的限度，比如对心肌梗死的作用有限。应在呼吸支持的条件下尽早溶栓或介入治疗；严重心律失常者也需尽早复律；其他发生心力衰竭的诱因也应尽早查出并纠正。还应重视镇静剂的使用。一般选择地西泮（安定）或吗啡 5 ~ 10 mg 静脉缓注，15 分钟后可根据病情重复使用，一般连用 2 ~ 3 次。镇静剂不仅能减少烦躁带来的额外氧耗和心脏负担，还可扩张血管，减轻心脏负荷，并且改善机械通气患者人机配合。当然在进行 NIPPV 的老年患者或低血压患者应注意药物的不良反应，特别是吗啡。

强心、利尿、扩血管药物的应用与一般急性心力衰竭的治疗相似，但进行机械通气的患者病情相对较重，且变化较快，容易发生药物的不良反应，宜选择静脉用药和作用时间短的药物。合并低血压的患者，应控制利尿剂的使用，因血压下降多是有效循环血量不足的表现。血容量严重不足时，肾小球滤过率（GFR）显著下降，利尿无效；若利尿有效，则进一步降低有效循环血量，加重循环障碍。危重患者，应注意电解质紊乱、酸碱紊乱、反应性高血糖的预防和纠正，特别是低钾血症、代谢性碱中毒和高血糖。危重患者的低血容量、应激反应及利尿剂、糖皮质激素的应用，容易导致代谢性碱中毒、低钾血症，后者将加重心功能抑制，形成恶性循环。研究表明，反应性高血糖是影响预后的独立危险因子。比如刚发生心肌梗死的患者，若血糖值为 6.1 ~ 8.0 mmol/L，死亡率增加 3 倍。在这类患者还应注意重要脏器功能的维护，尤其是消化道出血和急性肾功能不全的防治。

第三节 慢性心力衰竭中机械通气的应用

慢性心力衰竭基本呼吸功能变化为左心房压力升高，肺静脉循环回流障碍，肺淤血及肺水肿，包括肺泡水肿及肺间质水肿。使肺顺应性降低，气体交换障碍，出现低氧血症。此时呼吸做功增加，进而膈肌和辅助呼吸肌血流供应需求增加，而呼吸肌供血量可达到心输出量的 40%，其他脏器血流量相应减少。

一、机械通气的作用

机械通气主要是用正压通气克服呼吸阻力做功，PEEP 支撑可使呼吸道和肺泡保持扩张状态，提高了胸膜腔内压，减少了静脉回流和前负荷，使功能残气量增加，气道及肺泡内正压可使肺泡毛细血管渗出减少，减轻肺水肿，改善了肺的换气功能；高压气流可冲破肺泡内泡沫，进一步改善通气功能。

机械通气使呼吸功能降低，可改善呼吸肌疲劳，使患者生活质量得到提高。机械通气可有效改善慢性心衰患者血流动力学，合适的压力设置可以使胸腔负压下降、心排出量增加。

改善前负荷，充血性心力衰竭（congestive heart failure，CHF）的前负荷明显增加，机械通气可降低回心血流量、减少左心房容积及左心室舒张末容积，使前负荷下降。合并房颤的慢性心衰患者的心室血流充盈及排空受到影响，出现不规则心律的影响，故应用 CPAP 后，患者更容易发生前负荷减少，心排出量降低。房颤是慢性心衰患者中较常见的一种心律失常，对于此类患者应谨慎使用 NIPPV。

CPAP 对稳定的慢性心衰患者的运动耐力有改善作用，从而改善生命质量，这与心功能和呼吸功能的改善直接相关。面罩 CPAP 可减少呼吸做功和心肌做功，同时可提高血氧分压（partial pressure of oxygen，PaO_2），降低 $PaCO_2$，减少插管的需要，提高生存率。在药物治疗改善心血管功能的同时，CPAP 可降低多数患者的心肌和呼吸负荷，避免侵袭性治疗。CPAP 在清醒合作的患者通常能取得较好的疗效，如果 CPAP 面罩让患者产生焦虑不适，则应该考虑有创通气支持。初始 CPAP 一般设置为 10 cmH_2O，100% 氧气浓度。

二、无创通气

无创通气也常用于避免急性充血性心力衰竭患者插管。对于大部分患者无创通气（noninvasive ventilation，NIV）疗效与 CPAP 相同，但低氧血症合并高碳酸血症性呼吸衰竭患者则 NIV 更有效。对于急性心肌梗死、血流动力学受损、严重心律失常和抑郁状态患者发生呼吸衰竭时，应首选有创呼吸支持而不是 NIV。

无创正压通气（noninvasive positive pressure ventilation，NPPV）是指无须建立人工气道的正压通气。临床中常通过鼻/面罩等方法连接患者。

1. NPPV 适应证

急性心源性肺水肿中 NPPV 可以减少急性呼吸衰竭的气管插管或气管切开及相应的并发症，并有可能改善预后；同时可一定程度地减少慢性呼吸衰竭患者对呼吸机的依赖，减少患者的痛苦和医疗费用，提高生活的质量。当患者出现较为严重的呼吸困难，动用辅助呼吸肌，常规氧疗方法（鼻导管和面罩）不能维持氧合或氧合障碍有恶化趋势，呼吸频率 ≥ 25 次/分，高碳酸血症及酸中毒时可应用 NPPV；对于病情较轻（动脉血 pH > 7.35，$PaCO_2$ > 45 mmHg）的患者，应用 NPPV 可在一定程度上缓解呼吸肌疲劳，预防呼吸功能不全进一步加重；对于出现轻、中度呼吸性酸中毒（7.25 < 动脉血 pH < 7.35）及明显呼吸困难（辅助呼吸肌参与、呼吸频率 > 25 次/分）的急性加重期慢性阻塞性肺疾病（acute exacerbation of chronic obstructive pulmonary disease，AECOPD）患者，推荐应用 NPPV；对于出现严重呼吸性酸中毒（动脉血 pH < 7.25）患者，可在严密观察的前提下短时间（1 ~ 2 小时）试用 NPPV；对于伴有严重意识障碍的患者不宜行 NPPV；对于有创正压通气条件不具备或患者及（或）家属拒绝有创正压通气时，可考虑试用 NPPV。

2. NPPV 的禁忌证

绝对禁忌证包括：①心跳或呼吸停止；②自主呼吸微弱、昏迷；③循环呼吸不稳定；④误吸危险性高，不能清除口咽及上呼吸道分泌物，呼吸道保护能力差；⑤鼻咽腔永久性的解剖学异常；⑥合并其他器官功能衰竭（血流动力学不稳定、不稳定的心律失常、消化道大出血或穿孔、严重脑部疾病等）；⑦颈面部创伤、烧伤及畸形；⑧近期面部、颈部、口腔、咽腔、食管及胃部手术后；⑨上呼吸道梗阻；⑩明显不合作。

相对禁忌证包括：①气道分泌物多和（或）排痰障碍；②严重感染；③极度紧张；④严重低氧血症（PaO_2 < 45 mmHg）、严重酸中毒（pH ≤ 7.20）；⑤近期上腹部手术后（尤其是需要严格胃肠减压者）；⑥严重肥胖；⑦上呼吸道机械性阻塞。

三、机械通气在慢性心衰合并睡眠呼吸障碍患者的治疗作用

临床上睡眠呼吸障碍患者分为阻塞型、中枢型和混合型，以阻塞型最多见。左心室射血分数 <45% 的慢性心衰患者，阻塞型或中枢型的发生率在50%以上。反复发作睡眠呼吸障碍可引起低氧血症和高碳酸血症，周围交感神经兴奋，心率增加，血压升高，导致心功能进一步恶化。慢性心衰患者的舒张期心室和心房内压升高，将使上气道静脉充血、软组织水肿、气道管径缩小，诱发或加重睡眠呼吸障碍。CHF 患者出现的神经内分泌和代谢紊乱也影响心肺的中枢调控机制，出现中枢型睡眠呼吸障碍。两者互相影响，进一步加重心功能不全。

经鼻罩 CPAP 是 CHF 并发阻塞型呼吸睡眠障碍患者的首选治疗，通过增加咽腔内正压对抗吸气负压，防止上气道塌陷，消除呼吸暂停、低通气和打鼾。从而改善睡眠质量，降低夜间血压。降低交感神经张力和儿茶酚胺浓度，降低血压，改善左心室射血分数和临床症状，有助于提高患者的远期生存率。

对于合并中枢型睡眠呼吸障碍的 CHF 患者，经鼻罩 CPAP 增加呼气末负荷，使 K^+ 降低，导致 CO_2 轻度潴留，$PaCO_2$ 高于窒息阈值，减少中枢型睡眠呼吸障碍的发生机会和程度。

第四节 右心衰竭中机械通气的应用

右心衰竭是肺动脉高压患者最常见的死亡原因。右室功能是影响该患者群并发症与死亡率的主要决定因素。右心衰竭的特点是心输出量减少，即心脏指数（cardiac index，CI）< 2.5，右心室充盈压力升高，即右心房压力（right atrial pressure，RAP）> 8 mmHg。右心室在形态和功能上都与左心室相同。出生时右心室即表现为与成人相似的相对薄壁的月牙形结构，适于将血液射入低阻、低压和高顺应性的肺循环。右心室和左心室通过室间隔相连，也通过心包相联系，心包可确保每一次心搏之间的心脏容积一致。在正常情况下，通过右心室—左心室的相互作用，左心室收缩可增强右心室射血。但是右心室不能适应突然增加的后负荷。增加右心室舒张末容积刚开始可通过 Frank-Starling 机制增加心输出量；但严重的、突发的右心室后负荷增加，可能会抑制右心室的收缩能力，并导致血流动力学不稳。心室动脉耦合是右室功能的一个重要决定因素，它涉及右心室收缩末期弹性回缩力与肺动脉弹性回缩力。正常耦合表现为最低耗能情况下有足够的心输出量。与肺动脉弹性回缩力相比，肺动脉高压患者右心室弹性回缩力降低，右心衰竭表现为正常的心室动脉耦合被不断打破。

肺动脉高压患者氧输送的减少存在两种机制。第一，肺血流量减少导致左心室充盈减少。第二，右心室扩大可导致左心室充盈下降。因为右心室压力升高和容量负荷过大可使室间隔向左位移，右心室收缩的撞击作用可导致左心室充盈受影响。右心室增大导致心包压力升高也会进一步降低左心室充盈。右心室容量负荷增加可以矛盾性地导致左心室充盈减少。相反，心室容量减少（使用利尿剂），可以通过降低心包压力和减少室间隔左侧移位而改善左心室充盈和心输出量。这种右心室的过度充盈极易导致右心室和左心室发生恶性的心动过

速和快速性心律失常，从而进一步减少左心室充盈和每搏输出量。

维持充足氧供非常重要。这包括氧疗维持外周血氧饱和度在 90% 以上，如果有贫血，应纠正贫血。肺动脉高压导致的右心衰竭与贫血可造成右心功能恶化，故推荐此类患者的血红蛋白 > 10 g/dL。

右心衰竭的患者应尽一切可能避免气管内插管。此类患者气管插管需要使用镇静药物，因镇静药物影响心功能，且具有非选择性的血管扩张作用，从而可能导致体循环低血压和血流动力学紊乱。可以使用持续气道正压通气或无创通气，应谨慎使用阿片类或镇静药物以免造成血压下降。如果气管插管和机械通气不可避免可以考虑在麻醉前使用儿茶酚胺类药物预防和治疗可能出现的低血压和右心室收缩功能障碍。尽管缺乏临床对照研究，依托咪酯仍被认为是全麻诱导的首选药物，因其对心脏收缩力和血管张力的影响较小。维持麻醉通常选用低剂量的阿片类药物或氯胺酮联合苯二氮䓬类药物或丙泊酚。气道压力应尽可能维持在较低水平，同时避免出现高碳酸血症，以防其对肺循环血流动力学的不利影响。肺动脉高压合并右心衰竭的患者心肺复苏成功率非常低。

无创双水平气道正压通气其作用主要在于辅助通气泵功能缓解呼吸肌疲劳。双水平气道正压通气（bi-level positive airway pressure，BiPAP）呼吸机双水平压力调节功能使其兼有压力支持通气和内源性呼气末正压功能可显著提高通气效率改善肺微循环区域的通气血流比值（V/Q）。使呼吸频率减慢、辅助呼吸肌动用的征象减轻或消失。在短期内显著改善通气，纠正缺氧和二氧化碳潴留。从根本上缓解了引起肺动脉高压、右心负荷增加的功能性因素。因而可显著改善右心功能。应注意：①面罩大小尽量合适并且要有可排出二氧化碳的单向阀装置，有供氧孔。②医护人员要有强的责任心。在患者使用的前 1 ~ 2 小时内在床旁监护观察面罩漏气状况、氧合改善状况。多与患者及家属沟通，消除患者紧张情绪，教患者如何与呼吸机配合并教会家属开关呼吸机、如何观察面罩漏气及在患者咳痰时及时摘除面罩，协助患者拍背排痰。③依据患者的耐受情况调整合适的呼吸机参数。应注意补充足够的液体。大多数患者因水肿而拒绝补液。但慢性阻塞性肺疾病（chronic obstructive pulmonary disease，COPD）右心衰患者由于呼吸道大量不显性失水及右心衰循环血量不足，将导致痰液过度黏稠、痰栓形成不利打开气道。④积极的药物抗感染、解痉、平喘、祛痰治疗。应注意加强痰液引流的重要性，相比较抗感染而言，引流十分关键。

有创通气：在积极药物和 NPPV 治疗后，患者呼吸衰竭仍进行性恶化，出现严重的呼吸形式、意识、血流动力学等改变，应及早改用有创通气，行气管插管。

第五节　心衰机械通气后的撤机

一、心衰机械通气撤机条件

（1）导致机械通气的病因好转或祛除，心功能改善。

（2）氧合指数 > 150 mmHg，呼气末正压 ≤ 8 cmH$_2$O，吸入氧浓度 ≤ 50%，动脉血 pH ≥ 7.25；慢性阻塞性肺疾病患者动脉血 pH > 7.30，动脉血氧分压 > 50 mmHg，吸入氧浓度

<35%。

（3）血流动力学稳定，没有心肌缺血动态变化，临床上没有显著的低血压，不需要血管活性药治疗或只需要小剂量血管活性药物如多巴胺或多巴酚丁胺<10 μg/（kg·min）。

（4）有自主呼吸的能力。自主呼吸试验是临床上判断患者自主呼吸功能的有效方法。其基本方法是短期降低呼吸机支持水平或断开呼吸机后，观察患者自主呼吸情况及各项生理指标的变化，以对患者的自主呼吸能力做出判断，并为撤机提供参考。

二、心衰机械通气撤机方式

（1）T管：直接断开呼吸机，并通过T管吸氧。

（2）低水平持续气道内正压：将呼吸机调整至CPAP模式，压力一般设为5 cmH_2O。

（3）低水平的压力支持通气：将呼吸机调整至PSV模式，支持压力一般设为5~7 cmH_2O。

目前研究显示，采用上述三种方法进行自主呼吸实验的效果基本一致，临床医师可结合患者具体情况选用自主呼吸实验（spontaneous breathing trial，SBT）的方式。

三、气道保护能力的评价

对患者的气道评估包括吸痰时咳嗽的力度、有无过多的分泌物和需要吸痰的频率（吸痰频率应>2小时/次或更长）。气道通畅程度的评价：机械通气时，把气管插管的气囊放气，可以用来评估上气道的开放程度（气囊漏气试验）。在A/C通气模式下，气囊放气，记录6个连续呼吸周期，3个最小的呼气潮气量平均值和吸气潮气量的差值，如差值≤110 mL可认为套囊漏气试验阳性。如果患者通过自主呼吸试验，但是气道保护能力差，咳嗽反射不能足够清除气道内的分泌物，可脱离呼吸机，但不能去除人工气道。患者通过上述评价，在给予积极气道管理的基础上，可以脱机拔管。撤机失败机械通气>24小时尝试撤机失败的患者，应寻找所有可能引起撤机失败的原因，尤其是一些潜在的、可逆的原因。

四、常见的撤机困难原因

有ABCDE五大类。

A：Airway/lung，是由于气道阻力增加、肺顺应性差或者肺部水肿等导致的气体交换功能障碍而导致撤机困难。是撤机困难最主要的原因，约占撤机困难原因的60%。

B：Brain，是由于谵妄或其他因素引起的认知功能障碍而导致的撤机困难。

C：Cardiac，是由于心脏功能因素导致的撤机困难，约占撤机困难的原因的20%。

D：Diaphragm，是指由于各种因素导致的膈肌功能障碍引起的撤机困难。

E：Endocrine，是指由于内分泌或代谢因素导致的撤机困难。

当SBT失败的原因纠正后每日进行一次SBT，没有必要一天内多次反复进行SBT。呼吸系统异常很少在数小时内恢复，一天内频繁的SBT对患者没有帮助。研究表明，SBT的失败原因常是呼吸系统机械力学的异常，而这些异常不能迅速恢复。SBT失败后，机械通气应选择合适的支持水平，以保证患者的呼吸肌充分休息。在SBT失败后的24小时内，应该让肌肉休息、舒适（包括使用镇静剂）和避免并发症，而不是积极地降低通气支持的水平。因此，若 SBT 失败，应给予充分的通气支持以缓解呼吸肌疲劳，并查找原因。

五、高原肺水肿致右心衰

高原肺水肿致右心衰，是一种多见于平原地区人群急进高原或高原地区人群进入更高海拔地区而引起的一种非心源性肺水肿，由于严重低氧肺动脉持续性收缩，增加了肺循环阻力，从而使右心室后负荷增加，最终导致右心室肥厚和右心功能衰竭。近年来随着人们对无创机械通气认识的不断深入，目前无创机械通气已更多应用于高原肺水肿等危重症患者，其治疗高原肺水肿的有效性也得到证实。无创机械通气治疗高原肺水肿患者，能明显缓解低氧血症及呼吸性碱中毒，降低肺动脉高压，改善微循环障碍及右心功能衰竭，缩短高原肺水肿患者的临床治愈时间。

第六节　机械通气治疗中相应并发症

一、呼吸机相关肺炎

呼吸机相关肺炎是指机械通气 48 小时后发生的院内获得性肺炎。文献报道大约 28% 的机械通气患者发生呼吸机相关肺炎。气管内插管或气管切开导致声门的关闭功能丧失，机械通气患者胃肠内容物反流误吸是发生院内获得性肺炎的主要原因。

二、呼吸机相关的膈肌功能不全

呼吸机相关的膈肌功能不全导致撤机困难原因很多，其中呼吸肌的无力和疲劳是重要的原因之一。呼吸机相关的膈肌功能不全可导致撤机困难，延长了机械通气和住院时间。机械通气患者尽可能保留自主呼吸，尽量避免长时间应用控制通气模式，同时加强呼吸肌锻炼，以增加肌肉的强度和耐力。加强营养支持可以增强或改善呼吸肌功能。

三、氧中毒

氧中毒即长时间的吸入高浓度氧导致的肺损伤。FiO_2 越高，肺损伤越重。但目前尚无 $FiO_2 \leqslant 50\%$ 引起肺损伤的证据，即 $FiO_2 \leqslant 50\%$ 是安全的。当患者病情严重必须吸高浓度氧时，应避免长时间吸入，吸入氧浓度尽量不超过 60%。

四、呼吸机相关肺损伤

呼吸机相关肺损伤指机械通气对正常肺组织的损伤或使已损伤的肺组织进一步加重。呼吸机相关肺损伤包括气压伤、容积伤、萎陷伤和生物伤。以上不同类型的呼吸机相关肺损伤相互联系、相互影响，不同原因呼吸衰竭患者可产生程度不同的损伤。为了避免和减少呼吸机相关肺损伤的发生，机械通气应避免高潮气量和高平台压，吸气末平台压不超过 30 cmH_2O，以避免气压伤、容积伤，同时设定合适呼气末正压，以预防萎陷伤。

五、机械通气对心血管系统的影响

(一) 低血压与休克

机械通气通过心肺交互作用,影响心脏功能。正压通气使胸腔内压、右房压升高,胸外静脉与右房压的压力差减少,导致静脉回流减少,心脏前负荷降低,其综合效应使心排血量降低,血压降低。血管容量相对不足或对前负荷较依赖的患者尤为突出。在机械通气开始时,快速输液或通过调整通气模式降低胸腔内压,多能使低血压改善。另外,机械通气可导致肺血管阻力增加、肺动脉压力升高,影响右心室功能。同时,由于左心室充盈不足,导致室间隔左偏,又损害左心室功能。

(二) 心律失常

机械通气期间,可发生多种类型心律失常,其中以室性和房性期前收缩多见。发生原因与低血压休克、缺氧、酸中毒、碱中毒、电解质紊乱及烦躁等因素有关。出现心律失常,应积极寻找原因,进行针对性治疗。

第十二章 冠心病心力衰竭的治疗

心力衰竭（HF）是指由各种类型心脏疾病导致的心脏结构和（或）功能异常，导致心肌收缩力和心输出量的下降，从而引起的一组复杂临床综合征，是各种心脏病的严重表现或晚期阶段。欧洲心脏病学会（European Society of Cardiology，ESC）发布的《2021 ESC 急性和慢性心力衰竭诊断和治疗指南》指出，全世界大约 2% 的成年人患有 HF。China-HF 研究入选的 2012 年 1 月—2015 年 9 月全国 132 家医院 13 687 例 HF 患者中，住院 HF 患者的病死率为 4.1%。冠心病引起的 HF 具有高致残率、高致死率的特点，已经成为严重影响我国居民健康的常见疾病之一。近年来，中医药治疗冠心病 HF 也发展迅速，鉴于其在防治冠心病 HF 工作中的重要研究意义及现实应用意义，我们对该病的中西医治疗总结如下。

第一节 冠心病心力衰竭的西医治疗

一、冠心病 HF 的药物治疗进展

慢性 HF 是心衰中最为常见的一种，属于各项心脏疾病的临床终末状态，也是导致患者出现死亡的重要因素。由于医学研究的不断发展，越来越多的患者能够从急性期中生存下来，这得益于国内外对于慢性冠心病心衰的药物研究。近年来对于冠心病 HF 的药物治疗以及研究呈现出积极的发展趋势，针对西药治疗冠心病心衰的讨论中，主要集中于收缩性 HF 方面，根据 2021 ESC 指南，建议使用血管紧张素转换酶抑制剂（ACE-I）或脑啡肽酶抑制剂（ARNI）、β-阻滞剂、盐皮质激素受体拮抗剂（MRA）和钠-葡萄糖协同转运蛋白 2（SGLT-2）抑制剂作为射血分数减少心衰（HFrEF）患者的基础治疗。

（一）肾素-血管紧张素-醛固酮系统抑制剂

1. 血管紧张素转换酶抑制剂（angiotensin converting enzyme inhibitors，ACEI）

血管紧张素转换酶抑制剂通过抑制 ACE 减少血管紧张素 Ⅱ 生成而抑制 RAAS；并通过抑制缓激肽降解而增强激肽活性及缓激肽介导的前列腺素生成，发挥扩血管作用，改善血流动力学；还通过降低心衰患者神经-体液代偿机制的不利影响，改善心室重塑。

在 RAAS 抑制剂中，血管紧张素转换酶抑制剂是重要组成部分，属于 RAAS 中较为重要的介质内容，主要由血管紧张素 Ⅰ 在血管紧张素转换酶的催化下转换形成，并且与细胞膜的特异性受体结合而发挥重要作用。血管紧张素转换酶抑制剂能够抑制血浆与组织当中的血管紧张素转换酶，并且可有效减少血管紧张素 Ⅱ 的形成过程，进而抑制血管异常及心肌肥厚的出现，减少患者出现心肌细胞外基质增生的情况，预防心室重构，有效改善患者心功能。血

管紧张素转换酶抑制剂能够在一定程度上控制患者疾病的危险性，降低病死率，但是对于症状的改善并不明显，且治疗效果一般在治疗之后的数周至数月才能体现，需要长期服用才能获益。血管紧张素转换酶抑制剂类药物种类繁多，其中卡托普利的作用发挥时间最短，其他如依那普利、西拉普利、奎那普利等均有较好的临床疗效。但用药过程中需要注意患者是否出现神经水肿、低血糖及咳嗽等血管紧张素转换酶抑制剂的不良反应。

2. 血管紧张素受体拮抗剂（angiotensin receptor blockers，ARB）

ARB 可阻断经 ACE 和非 ACE 途径产生的 ATⅡ与 AT$_1$ 受体结合，阻断 RAS 的效应，但无抑制缓激肽降解作用，因此干咳和血管性水肿的副作用较少见。心衰患者治疗首选 ACEI，当 ACEI 引起干咳、血管性水肿时，不能耐受者可改用 ARB，但已使用 ARB 且症状控制良好者不须换为 ACEI。研究证实 ACEI 与 ARB 联用并不能使心衰患者获益更多，反而增加不良反应，特别是低血压和肾功能损害的发生。因此目前不主张心衰患者 ACEI 与 ARB 联合应用。

3. 醛固酮受体拮抗剂（Mineralocorticoid receptor antagonist，MRA）

螺内酯等抗醛固酮制剂作为保钾利尿剂，能阻断醛固酮效应，抑制心血管重塑，改善心衰的远期预后。但必须注意血钾的监测，近期有肾功能不全、血肌酐升高或高钾血症者不宜使用。依普利酮是一种新型选择性醛固酮受体拮抗剂，可显著降低轻度心衰患者心血管事件的发生风险、减少住院率、降低心血管病死亡率，且尤适用于老年糖尿病和肾功能不全患者。

4. 血管紧张素受体脑啡肽酶抑制剂（ARNI）

2021 ESC 指南进一步提升了沙库巴曲缬沙坦治疗 HFrEF 的一线地位，提出了以下推荐。

（1）对于所有 HFrEF 患者，沙库巴曲缬沙坦可替代 ACEI，以降低心衰住院和死亡风险（Ⅰ级推荐，B 类证据）。对于之前未使用过 ACEI 的 HFrEF 患者，沙库巴曲缬沙坦可作为起始治疗药物（Ⅱ级推荐，B 类证据）。

（2）对于 HFmrEF 患者（NYHA Ⅱ～Ⅳ级），可考虑应用沙库巴曲缬沙坦治疗，以降低心衰住院和死亡风险（Ⅱb 级推荐，C 类证据）。

（3）所有因急性心衰住院的 HFrEF 患者均应考虑沙库巴曲缬沙坦治疗，从住院第 1 天起，筛查每例患者是否有使用指征。

5. 肾素抑制剂

血浆肾素活性是动脉粥样硬化、糖尿病和 HF 等患者发生心血管事件和预测死亡率的独立危险因素。雷米吉仑、依那吉仑等特异性肾素抗体及肽类肾素拮抗剂，因其口服制剂的生物利用度较低、作用维持时间短、合成费用高等缺点，最终未能成功应用于临床。阿利吉仑是新一代口服非肽类肾素抑制剂，能通过直接抑制肾素降低血浆肾素活性，并阻断噻嗪类利尿剂、ACEI/ARB 应用所致的肾素堆积，有效降压且对心率无明显影响。但有待进一步研究以获得更广泛的循证依据，目前不推荐用于 ACEI/ARB 的替代治疗。

（二）β受体阻滞剂

β受体阻滞剂是临床治疗心衰的重要组成部分，由于该药存在负性肌力作用，曾在研究领域内被公认是心衰的禁用药物。但 20 世纪 80 年代之后，诸多专家和学者通过严密的观察和实践，针对该药物进行大量临床试验，发现该药物能够有效阻止心衰过程中被激活的交感神经引发的不良反应，能够在较大程度上改善患者的心肌收缩能力，明显降低患者心率，改善心室以及血管的重构。该药临床应用一般为口服，从 10 mg 开始，3 ~ 4 次/日，可根据患者的实际病情适当增减。β 受体阻滞剂已经逐渐成为治疗心衰过程中难以缺少的一种药物，例如一些慢性收缩性心衰及病情稳定患者均需长期服用 β 受体阻滞剂，除非患者存在禁忌证或难以忍受。β 受体阻滞剂长期使用患者发生急性失代偿性心衰时，关于如何使用 β 受体阻滞剂药物在业界尚无统一标准。诸多医生认为人体的循环系统急性衰竭时需使用肾上腺素类药物进行支持性治疗。因此，在常规治疗过程中需将 β 受体阻滞剂药物的剂量进行减半甚至停药。目前认为，心衰患者一旦停止使用 β 受体阻滞剂，就需要在治疗过程中重新开始使用并且慢慢加重一直到有效剂量，存在一定的难度。维持 β 受体阻滞剂的治疗不会明显出现延迟病情治疗的改善进度，因此，从长远性考虑可知三个月之后使用率会更高，持续使用 β 受体阻滞剂能够使得患者的病情得到极为有效的控制和发展。但是，β 受体阻滞剂可能存在着心衰加重的不良反应，该药物的负性肌力作用可能对于心肌的收缩力产生抑制作用，导致患者心输出量明显下降，进而出现肾血流量下降导致水钠潴留加重的后果。

（三）利尿剂

利尿剂是 HF 治疗中改善症状的基石，是心衰治疗中唯一能够控制体液潴留的药物，但不能作为单一治疗。利尿剂的适量应用至关重要，剂量不足则体液潴留，将减低 RASS 抑制剂的疗效并增加 β 受体拮抗剂的负性肌力作用；剂量过大则容量不足，将增加 RASS 抑制剂及血管扩张剂的低血压及肾功能不全风险。

1. 袢利尿剂

以呋塞米（速尿）为代表，作用于髓袢升支粗段，排钠排钾，为强效利尿剂。须注意低血钾的副作用，应监测血钾。

2. 噻嗪类利尿剂

以氢氯噻嗪（双氢克尿噻）为代表，作用于肾远曲小管近端和髓袢升支远端，抑制钠的重吸收，并因 Na^+-K^+ 交换同时降低钾的重吸收。同时注意电解质平衡，常与保钾利尿剂合用。因可抑制尿酸排泄引起高尿酸血症，长期大剂量应用可影响糖、脂代谢。

3. 保钾利尿剂

作用于肾远曲小管远端，通过拮抗醛固酮或直接抑制 Na^+-K^+ 交换而具有保钾作用，利尿作用弱，多与上述两类利尿剂联用以加强利尿效果并预防低血钾。

在治疗心衰的过程中，利尿剂能够在最短时间内减轻患者临床症状，正常情况下，能够在数小时或者数天之内达到理想的治疗效果。利尿剂能够在使用的过程中不断激活内源性神经内分泌因子的内在活性，特别是针对 RAAS，能够和 RAAS 阻滞剂实现协同作用。除此之外，在利尿剂选择过程中，袢利尿剂是利尿作用最强的药物种类，能够作为治疗心衰疾病的首选药物类型。在实际的药物使用过程中，其利尿作用明显呈现剂量－效应相关关系，能够随着剂量的不断增加而增强利尿效果。袢利尿剂一般使用静脉注射的方式进行，可在 5 分钟左右产生明显的利尿作用，并且在 1 小时之内达到高峰状态，一般采用双氢克尿噻每次 25~50 mg，3 次/日。诸多心衰患者长期使用利尿剂，随着使用频率的增加，利尿效果会逐渐减弱，即便将药物剂量增加到一定程度也很难实现预期效果，出现利尿剂抵抗情况。在针对利尿剂抵抗的措施中，首先，应增加利尿剂的药物剂量及次数并限制钠盐的摄入；其次，实现静脉持续滴注袢利尿剂；再次，药物使用的过程中联合使用两种或两种以上的利尿剂；最后，联合使用增加肾血流量的相关药物。目前临床实践表明，使用袢利尿剂连续静脉给药能够发挥重要的效果，相对分次进行大剂量静脉滴注或口服使用效果更明显。主要原因在于实现连续静脉给药能避免出现间接性静脉注射过程中出现的峰谷效应，促进患者每小时排尿量的相对稳定。但是，利尿剂存在着一定的缺点，主要为激活 RAAS 和影响患者的肾功能等，临床经验表明，急性失代偿性心衰患者使用利尿剂数量增加时，患者的病死率随之上升。

（四）钠－葡萄糖协同转运蛋白 2（SGLT-2）抑制剂

见第六章第二节。

（五）其他新型抗心衰药物

2021 ESC 指南还纳入了一些对接受标准心衰治疗仍有心衰恶化的心功能 Ⅱ~Ⅳ 级患者，可考虑加用可溶性鸟苷酸环化酶刺激剂（维利西呱）减少心血管死亡率或心衰再住院率（Ⅱb，B）；Omecamtivmecarbil 目前尚未获批，但是未来在 HFrEF 中的应用也值得期待。

（六）其他治疗 HF 的药物

能量代谢药物

曲美他嗪是典型的能量代谢药物，既不会减少氧耗，也不会增加氧供数量。曲美他嗪能够有效改善患者的心功能，并改善患者的心肌缺血等严重症状。服用方式一般为口服，1 片/次，2~3 次/日。该药可有效抑制线粒体内长链 3－酮酰辅酶 A－硫解酶，及时降低游离脂肪酸的实际氧化速率，使得能量代谢能够从脂肪酸氧化不断转化为葡萄糖氧化。该药物在服用过程中可能出现恶心、呕吐等不良反应，主要表现为胃肠反应。相关研究表明，曲美他嗪能够有效减少患者心绞痛的发作次数，延长患者的运动试验过程中持续的时间趋势。国内学者对曲美他嗪在治疗慢性冠心病心衰治疗效果上进行观察，发现患者经过治疗后临床症状明显改善，患者左心室射血分数明显上升，左室舒张末期内径明显缩小。

二、非药物治疗

见第十章"心力衰竭的起搏治疗"和第二十三章"心力心衰的外科治疗"。

第二节 冠心病心力衰竭的中医治疗

冠心病慢性 HF 是冠心病的终末发展阶段，是心内科一种常见的危重疾病，也是导致心脏疾病患者死亡的主要病因，严重降低患者的生活质量。单纯的西医治疗有其局限性，中医、中药及特色疗法近年来发展较大，对于延长冠心病慢性心衰患者的寿命、提高生存质量有较为明显的优势。

一、病因病机

"冠心病慢性HF"是现代医学的命名，中医学中并未出现此名称。根据冠心病心衰患者的临床症状及体征特点等因素，此病可归于中医传统文献记载的"心水""喘证""心痹""水肿"等讨论范畴。追溯至先秦时期，《黄帝内经·素问·痹论篇》中有"心痹者，脉不通，烦则心下鼓，暴上气而喘"、《素问·逆调论篇》中有"夫不得卧，卧则喘者，是水气之客也"的记载，指出了阳气衰微，水气凌心的表现。东汉时期"医圣"张仲景的《伤寒论》中提出了"心水""支饮"的概念，如"心水为病，其身重而少气，不得卧""水停膈下，咳逆倚息，短气不得卧，其形如肿，为支饮"等，说明水饮内停可致心水、支饮之患，张仲景对于心水的阐述被现代医家认为是中医学典籍中最接近心衰的论述。唐代以后也基本延续了《伤寒论》中对心水的论述。中医传统文献曾有"心衰"二字的记载，但与现代医学名称"心衰"的理解并不相同，如《圣济总录·心脏门·心脏统论》中的"心衰则健忘"，其指病因，所导致的疾病为"健忘"。

现代临床医家对冠心病心衰的病因病机的认识已基本趋于一致，在对古籍文献的梳理中得出心衰的病机是由于各种原因导致心的气血阴阳亏虚，形成痰饮、气滞、血瘀等病理产物。心气亏虚为心衰最基本的病机。心衰的基本中医证候特征为本虚标实、虚实夹杂。本虚以气虚、阴虚、阳虚为主；标实以血瘀为主，常兼痰、饮等，每因外感、劳累等加重。阴虚是心衰的关键病因，并且阴虚不仅仅是血虚，包含精血津液亏损。气为阳，精血津液为阴，阳虚则命门火衰，心脏鼓动无力，发为心衰。阴虚则相火妄动，津液耗伤，心神被扰，出现心烦悸动。众多医家认为心衰的实证多为水饮、瘀血。"气为血之帅，血为气之母"气虚则无以推动血液运行，而致血瘀。在心衰繁多的病理产物中，"痰""瘀"最为重要。一方面痰浊内阻，血为之滞，停而为瘀；另一方面瘀血阻脉，则津液不化，变生痰浊。两者关系密切，互为因果，可共同致病。中医心衰病的血瘀之证即为现代医学体循环、肺循环淤血的表现。血液的运行没有推动之力，血流减缓，甚至停滞。《金匮要略》中"心水者，其身重而少气，不得卧，烦而躁，其人阴肿。"最早提出"心水"一词，"心水"是因为气虚，使津液的生成和输布障碍，以致水饮停聚。心衰之病，多由水邪导致，临床多见形体肥胖、易出汗、喜肥甘、胸部憋闷痰多、口中甜腻苔厚。可见本病当为虚实夹杂，本虚标实，但虚与实是相对而言，不能独立存在，虚致实，实致虚。

二、辨证分型

从发病机制、证候分布规律及临床症状分期者三个方面对冠心病心衰进行分型，通过对心衰病机的分析，我们认为在临床中主要分为气虚血瘀证、气阴两虚证、心肾阳虚证和血瘀水停证型。

（一）气虚血瘀证

证候：心悸怔忡，气短乏力，头晕目眩，胸胁作痛，痛如针刺，水肿尿少，面色萎黄，舌质紫黯或有瘀斑，脉涩或结代。

治则治法：益气活血兼利水。

方药：保元汤合桃红四物汤加减。人参 20 g、黄芪 30 g、茯苓 20 g、白术 12 g、桂枝 10 g、桃仁 12 g、红花 12 g、当归 12 g、川芎 12 g、赤芍 12 g、甘草 6 g 等，水煎服。

中成药：麝香保心丸、益心丸、心通口服液、通心络胶囊等。

（二）气阴两虚证

证候：心悸气短，动则加重，五心烦热，失眠多梦，目眩，倦怠乏力，声息低微，口干舌燥，舌红、苔少或无苔，脉细数。

治则治法：益气养阴。

方药：生脉饮加减。人参 10 g、麦冬 15 g、五味子 10 g、沙参 15 g、茯苓 20 g、泽泻 15 g、熟地 15 g、黄精 10 g、玉竹 10 g、远志 12 g、墨旱莲 15 g、炙甘草 10 g，水煎服。

中成药：生脉饮（颗粒、胶囊）、滋心阴口服液、益心口服液、补益强心片。

（三）心肾阳虚证

证候：心悸，气短乏力，动则气喘，身寒肢冷，尿少水肿，腹胀便溏，面颧暗红，舌质红、少苔，脉细数无力或结代。

治则治法：温补心肾。

方药：补阳汤加减。附子 10 g、肉桂 6 g、吴茱萸 6 g、干姜 12 g、姜黄 15 g、人参 10 g、白术 12 g、茯苓 20 g、泽泻 15 g、猪苓 12 g、防己 12 g、五味子 10 g、车前子 10 g、甘草 6 g，水煎服。

中成药：芪苈强心胶囊、参附强心丸、心宝丸、济生肾气丸。

（四）血瘀水停证

症候：胸闷气喘，心悸，活动后诱发或加重，咳嗽，咳白痰，面色苍白，或有发绀，身寒肢冷，尿少水肿，腹胀便溏，舌质淡或边有齿痕，或紫黯，有瘀点、瘀斑，脉沉细、虚数或涩、结代。

治则治法：活血化瘀利水。

方药：血府逐瘀汤合五苓散加减。柴胡 10 g、白术 15 g、茯苓 15 g、丹参 30 g、桃仁 12 g、红花 12 g、当归 15 g、川芎 12 g、猪苓 15 g、泽泻 12 g、党参 30 g、冬瓜皮 15 g、车前子 12 g、大腹皮 12 g、甘草 6 g，水煎服。

中成药：麝香保心丸、芪苈强心胶囊等。

（五）兼证用药

1. 水饮证

可合方苓桂术甘汤等方加减。兼见水凌心肺，可合葶苈大枣泻肺汤；脾虚，可合防己黄芪汤；阳虚，可合真武汤、防己茯苓汤；或可加用中成药五苓胶囊。

2. 痰浊证

可合方二陈汤、三子养亲汤加减。兼见脾虚，可合四君子汤；痰浊化热，可加减小陷胸汤、黄连温胆汤；或可加用橘红丸、复方鲜竹沥液、祛痰灵口服液等中成药。严重者可应用痰热清注射液。对于以痰饮阻肺为主的临床使用苓桂术甘汤合葶苈大枣泻肺汤。此外，五苓散、真武汤、葶苈大枣泻肺汤、苓桂术甘汤、芪苈强心胶囊等，可一定程度地改善心衰伴利尿剂抵抗患者的 24 小时尿量，解决临床利尿剂抵抗或不敏感的问题，且安全性好。

3. 特效单味药

临床研究表明，丹参、黄芪、川芎、姜黄、当归、西洋参、三七、苦参等单味药具有一定抑制或逆转心室重构的作用，临床可考虑合方加减。

三、静脉用药治疗

静脉输液是临床最常见的给药途径之一，在 HF 的抢救治疗过程中，中药注射液能发挥中西医各自的优势。

见第九章第三节中的"中药注射液"。

四、中医特色疗法

（一）穴位贴敷

中医外治法较内治法应用相对少，但《黄帝内经》言"医之治病也，一病而治各不同"，根据地理及病例情况不同选择不同方式，与内治法相互补充，根据自诉之需求灵活变换，合理应用外治法也可避免药物对消化道的影响，避免肝脏首过效应。现代药理研究表明，浸洗覆盖于皮肤的某些成分可经皮肤、汗腺、毛囊吸收，渗透进人体产生药效，药物经皮肤角质层和表层进入组织外间质，药物分子透过皮肤微循环从细胞外液迅速弥散进入血液循环。此原理下，穴位贴敷在临床上具有活血化瘀、温通经络的功效，局部用药，人体缓慢吸收，并且能够维持稳定的血药浓度和较长的作用时间，从而减少服药次数，具有较好的用药依从性，有助于改善冠心病心衰患者的中医症候，提高心功能，提升生活质量。穴位：①取心俞（双侧）、巨阙、肾俞（双侧）、京门、厥阴俞（双侧）、膻中、内关（双侧）；②取心俞、脾俞、肾俞、水分、水道用隔姜灸治疗。

（二）推拿按摩

推拿按摩起源于远古时期，现代中医对这种最简易有效的医疗活动也同样重视。通过按摩来疏解局部经络，行气活血。进行手法按摩的患者生活质量等情况改善均显著优于未进行的患者。选穴：百会、四神聪、风池、太阳、肩井、内关、神门、涌泉、印堂至太阳区域推揉。

（三）传统功法

在慢性心衰患者练习传统五禽戏、八段锦等气功功法对其康复影响的研究中，发现练习传统气功可有效降低中医证候评分、改善患者心功能情况及减少6个月内心衰急诊和住院次数。现代研究揭示，太极拳运动可舒缓慢性心衰患者的心理压力、减轻其体重指数、降低血压值、提高运动耐量，发挥治疗作用，改善冠心病慢性心衰患者的生活。

（四）针刺

实验证明长期的针刺疗法确实可通过拮抗交感神经活性，改善慢性心衰的心脏功能、逆转心室重构、减少梗死面积。

见第九章第三节中的"针灸治疗心力衰竭"。

由于HF是大多数心血管疾病的终末转归，冠心病作为一种常见病，中医病因病机与心衰之病机多有相通之处，常与心衰糅合为病，相互影响，使病情更为缠绵难治。本病治疗理念更新至今日，中西医均对本病的进行性和动态性有了深入的认识，对于现代心衰患者住院率高、生活质量低下、药物抵抗等难题，结合当代中医或可提出更优解答。在充分考虑药物相互作用的基础上，临床中西药相互辅助，中医内治法与外治法相结合，使冠心病合并HF的治疗更为系统科学，状态更稳定，多方面入手治疗减轻单一手段的弊端，力求降低再次住院率，降低药物副作用、耐受等影响，阻遏或延缓疾病进展，进一步满足患者提升生活质量的诉求。

第十三章　高血压性心力衰竭的治疗

高血压是最常见的心血管疾病，是全球范围内重大公共卫生问题，其重要性在于高血压是脑卒中和冠心病发病的独立危险因素。未控制的高血压必定引发心、脑、肾及血管等靶器官损害，严重危害着人类的健康，是心血管疾病的无形杀手；由于高血压发病缓慢，早期基本无症状，且症状的严重程度与血压的高低并不一致，经常不被重视。China-HF 研究显示，我国 HF 的主要并发症构成发生明显变化，瓣膜病所占比例逐年下降，高血压（50.9%）、冠心病（49.6%）及心房颤动（24.4%）是目前中国 HF 患者的主要并发症。《中国心血管健康与疾病报告 2020》指出，根据 2015—2025 年中国心血管病政策模型预测，与维持现状相比，如果对 I 期和 II 期高血压患者进行治疗，每年将减少 80.3 万例心血管事件（脑卒中减少 69.0 万例，心肌梗死减少 11.3 万例），获得 120 万质量调整生命年（QALY）。早期和积极控制血压是预防 HF 的重要措施，可有效减少其导致的并发症和病死率。

第一节　高血压性心力衰竭的西医治疗

一、高血压的病理生理改变及其对心脏的影响

原发性高血压是多基因遗传和多种环境因素共同作用下的复杂疾病。神经内分泌系统及其紊乱不仅在其发病中占很大作用，而且也通过影响血管壁细胞的增生和血管的重塑，参与高血压靶器官损害的调节。

高血压引起心脏结构和功能的改变主要通过下述两条途径：①心脏后负荷增加的直接作用；②间接通过神经体液、交感神经和肾素 - 血管紧张素 - 醛固酮系统（RAAS）的激活。而切断这两个关键过程是有效预防和治疗 HF 的基础。高血压主要的病理改变分为下述三方面：左心室肥厚、左心房增大、心肌缺血，这三者最后均能导致 HF。

（一）左心室肥厚

左心室肥厚是高血压患者中最常见的心脏重构，10%～20% 的高血压患者可发生左心室肥厚和左心室质量增加。其原因是机械压力和神经体液的过度刺激促使心肌细胞生长、胚胎基因表达和细胞外基质增生；心脏起初是向心性肥厚，随后可能发展为离心性扩大。向心性肥厚主要表现为左心室厚度及其质量增加，左心室壁肥厚的程度基本均匀。此时的肥厚也是对室壁张力的一种保护性反应，使其心室维持适当的心排血量。此时常可能发生心室舒张末压增高和舒张功能不全。部分患者后期左心室可出现离心性扩大，导致左心室收缩功能不全。

（二）左心房增大

高血压患者中常见的是心房重构。左心室舒张末压持续增加使左心房增大，并与左心室舒张功能不全严重程度相关。左心房增大及其功能受损常可诱发房性心律失常，如心房颤动等。

（三）心肌缺血

高血压患者的血管由于血流剪切力增加而导致其内皮功能受损，一氧化氮（NO）的合成和释放较少，并促使冠状动脉粥样硬化及斑块形成，即高血压是冠状动脉粥样硬化性心脏病（冠心病）的重要危险因素。此外，高血压致心肌肥厚也可导致心肌需氧量增加，而发生相对性心肌供血不足及其冠状动脉微循环的功能障碍。总之，高血压患者由于左心室肥厚和冠状动脉的上述病变，常引起心肌缺血的症状。

（四）HF

高血压是舒张功能不全的最常见原因，但很容易被忽视，高血压患者慢性心脏后负荷增加及左心室肥厚，可影响左心室舒张早期主动充盈和舒张晚期的顺应性。此外，高血压患者的其他伴发因素也可加重舒张功能不全，如老龄、心肌缺血、心肌纤维化或心房颤动等。随着疾病的进展，左心室扩大及收缩功能进一步下降，交感神经和 RAAS 等神经体液过度激活，致使外周血管收缩，水钠潴留，即发展到收缩性 HF 阶段。一旦血压急性升高又会发生急性 HF 等急症和重症。

二、高血压已是 HF 发展的 A 或 B 阶段

根据 HF 发生发展的过程，2001 年美国心脏病学会（ACC）/美国心脏协会（AHA）HF指南按照疾病的发生和发展过程对慢性心力衰提出了新的"阶段分级"方法，将从只有 HF危险因素到终末期 HF 的全过程分为 A、B、C、D 共 4 个阶段，从而提供了从"防"到"治"的全面整体概念。新的"阶段"划分方法不同于美国纽约心脏病学会（NYHA）的心功能分级，是从不同角度提出的概念；在老的分级方法的基础上包括了更广的范围，更加注重从 HF 发生的源头和进程中预防和治疗 HF。这是基于对 HF 发生发展过程的更加深入的认识。HF 是一种慢性、自发进展性疾病，很难根治，但可以预防。A 阶段为 HF 的高发危险人群，主要包括原发性高血压、冠心病、糖尿病、肥胖及代谢综合征患者等，但尚无心脏的结构或功能异常，也无 HF 的症状和（或）体征；B 阶段患者已发展为结构性心脏病，如左心室肥厚、无症状性心脏瓣膜病、有心肌梗死（MI）病史者；C 阶段患者已有基础的结构性心脏病，以往或目前有 HF 的症状和（或）体征，伴气短、乏力、运动耐量下降等；D 阶段患者 HF 已到难治性终末期。阶段划分正是体现了重在预防的概念，预防患者从 A 阶段进展至 B 阶段，即防止发生结构性心脏病；以及预防从 B 阶段进展至 C 阶段，即防止出现 HF的症状和体征，尤为重要。HF 的发生始于心肌的初始损伤，一旦发生，它就成为一个不断向前发展的过程，即使急性损伤停止，这个过程也很难自行停止，除非采取措施阻断其发

展。而有关交感神经和 RAAS 在 HF 中作用的研究,更加深入了解它们在 HF 发生、发展恶性循环中重要的枢纽作用。有关临床研究和循证医学确立了 ACEI 等 RAAS 抑制剂,以及 β 受体阻滞剂在 HF 治疗中的基石地位。

单纯高血压与冠心病一样,均属 HF 发展的 A 阶段。60%~80% 的 HF 患者伴有高血压。根据 Framingham 心脏研究显示,高血压导致 39% 的男性患者发生 HF 和 59% 的女性患者发生 HF;而控制血压可使新发 HF 的危险性降低约 50%。UKPDS 试验首次表明,合并高血压的糖尿病患者应用 ACEI 和 β 受体阻滞剂,新发 HF 可下降 56%。

高血压伴左心室肥厚,以及心肌梗死但不伴 HF,均属 HF 发展的 B 阶段,相当于无症状性 HF,或 NYHA 心功能 I 级。此时应积极治疗以减轻心肌损伤的程度。而治疗的关键是阻断或延缓进一步的心脏重构,防止心肌进一步损伤,对已有左心室功能不全者,不论是否伴有症状,都应使用神经内分泌拮抗剂,防止发展成严重 HF。目标是干预由无症状左心室功能异常至 HF 的进展。治疗措施:①包括所有 A 阶段的措施。②ACEI、β 受体阻滞剂应用于左心室肥厚或扩大以及左心室射血分数(LVEF)低下的患者,不论有无心肌梗死病史。

三、高血压伴舒张功能不全

舒张性 HF(DHF)又称射血分数保留的心力衰竭(HFpEF)。由于左心室舒张期主动松弛能力受损和心肌顺应性降低,即僵硬度增加(心肌细胞肥大伴间质纤维化),导致左心室在舒张期的充盈受损,左心室舒张末压增高而发生 HF。其常见于高血压,尤其伴左心室肥厚者,舒张性 HF 常先于收缩功能障碍发生,后期可合并出现。单纯性舒张性 HF 占 HF 患者的 20%~60%,其预后优于收缩性 HF。

(一)高血压舒张功能不全的心脏超微结构变化

心室细胞外基质为纤维胶原,是心肌收缩和舒张过程的重要结构。心肌重塑时伴有心肌细胞和细胞外基质的改变,表现为成纤维细胞增生、胶原网改变、间质和血管周胶原的增加,这些改变与交感神经和 RAAS 的激活有关。当胶原沉积大于降解时,发生心肌纤维化。高血压患者心脏小动脉管壁增厚,管腔变窄,随后出现心肌纤维断裂、心肌细胞的变性或坏死,细胞间胶原纤维增生,以及替代性纤维化和间质性纤维化。上述心肌超微结构的损伤,导致心脏的舒张能力和收缩能力下降。

(二)高血压舒张功能不全的临床表现

单纯舒张功能不全是左心室等容松弛受损及左心室顺应性降低。由于舒张功能不全,无论休息或运动时,必须保持较高的充盈压,以满足机体代谢需要。较高的左心室舒张末压传输到肺循环可引起肺充血,发生呼吸困难,随之右心衰竭。轻度舒张功能不全时,晚期充盈增加直到舒张期末容积恢复正常。严重患者,心室变得僵硬,以至于心房多衰竭,在充盈压升高情况下舒张期末容积不能恢复正常,从而每搏输出量和心排血量下降,导致运动耐力降低。

（三）高血压舒张功能不全的辅助诊断

（1）超声心动图及多普勒超声心动图左心收缩功能正常（左心室射血分数 >45%），但可能出现下述舒张功能参数的异常。①二尖瓣血流舒张早期（E 峰）和晚期充盈（A 峰）之比（E/A），等容舒张时间（IVRT）和 E 峰减速时间（DT）；②肺静脉血流：肺静脉内心房逆向血流 A；③组织多普勒（TDI）：二尖瓣瓣环环轴的舒张早期速度（E′）和晚期速度（A′）之比（E′/A′）。

二尖瓣血流可呈现下述 3 种左心室舒张功能不全（DD）的充盈模式。①松弛受损（DD Ⅰ型，轻度舒张功能不全）：E 峰下降，A 峰增高，E/A 减小，VRT 延长，DT 延长；②假性正常化充盈（DD Ⅱ型，中度舒张功能不全）：E/A 和 DT 正常，IVRT 较 DI 型时的 IRT 缩短；③限制性充盈（DD Ⅲ型、DD Ⅳ型，重度舒张功能不全）：E/A 显著增加（2∶1），IVRT 和 DT 缩短，当 DT <130 ms 时可能发生 PAWP >20 mmHg。

舒张功能不全时，二尖瓣环 E′/A′ <1，E/E′ =8 时，PAWP 正常；E/E′ >15 时，PAWP >20 mmHg。

（2）心电图可能有左心室肥厚、ST-T 改变期前收缩（室性或房性）或心房颤动。

（3）血浆 BNP 和 NT-proBNP 浓度可能有不同程度增高。

（4）胸部 X 线片可见肺淤血，心影大小正常或略扩大。

（5）心导管虽然是诊断舒张功能不全最有价值的方法，但在临床实践中普遍应用超声和多普勒无创方法诊断。

（四）高血压舒张期 HF 的诊断标准

舒张期 HF 的诊断需要满足以下 3 个条件。

（1）HF 症状和体征。

（2）正常或接近正常的左心室收缩功能 LVEF >45%，左心室舒张末期容积指数（LV-EDVI）<97 mL/m²。

（3）具有左心室舒张功能不全的证据：有创性左心室舒张末压 >16 mmHg 或 PAWP >12 mmHg，或无创性组织多普勒显示 E/E″ >15。当 E/E″ 为 8~15 时，需要另一项无创性左心室舒张功能不全的诊断依据，如 DT 或肺静脉血流频谱、左心室质量指数等。

2005 年 AHA/ACC 慢性 HF 指南建议，舒张性心功能不全的诊断标准为有典型的 HF 症状和体征，同时超声心动图显示患者左心室射血分数正常且没有心脏瓣膜疾病（如主动脉瓣或二尖瓣反流）。

《2005 年欧洲心脏病协会（ESC）急性心力衰竭诊断和治疗指南》建议舒张性心功能不全需同时满足下述必要条件：充血性 HF 的症状和体征，左心室收缩功能正常或仅有轻度异常，以及左心室松弛、充盈，舒张期扩张能力异常或舒张期僵硬的证据。

《中国心力衰诊断和治疗指南 2014》提出舒张性 HF 的诊断标准：①有典型 HF 的症状和体征；②LVEF 正常或轻度下降（45%），且左心腔（尤其左心室）大小正常；③有相关结构性心脏病存在的证据（如左心室肥厚、左心房扩大）和（或）舒张功能不全；④超声心动图检查无心脏瓣膜疾病,并可排除心包疾病、肥厚型心肌病、限制性(浸润性)心肌病等。

（五）高血压舒张性 HF 的治疗

虽然 20%~60% 的慢性 HF 患者为舒张性心功能不全,但研究这类患者药物治疗改善预后的临床试验不多,也缺乏具有循证医学证据的治疗指南,在治疗方面通常是经验性的。舒张期 HF 的一级预防包括积极控制血压,治疗高脂血症、冠心病和糖尿病。健康生活方式的建立、戒烟、饮食控制、限量乙醇摄入、减轻体重及合理运动,对预防舒张性和收缩性 HF 同样有效。患者在临床出现 HF 症状和 HF 证据前数年,有可能已存在舒张功能不全,其早期诊断和治疗,对于预防不可逆的心脏结构改变和收缩功能不全至关重要。

2007 年 ACC 公布的 VALIDD 试验,比较了缬沙坦和其他降压药对轻度高血压患者伴舒张功能障碍的影响。本研究降压的靶目标为 <135/80 mmHg。治疗后随访 38 周,两组血压均下降 10 mmHg 以上;应用组织多普勒观察二尖瓣瓣环舒张期松弛速度,治疗后均有显著改善,而且两组间比较无差异,说明有效降压确能改善高血压患者的左室舒张功能,而与降压药物种类无关。

（六）高血压舒张性 HF 的治疗要点

(1)积极控制血压。舒张性 HF 患者的达标血压宜低于单纯高血压患者的标准,即收缩压 <135 mmHg,舒张压 <80 mmHg。

(2)控制心房颤动的心率和心律。心动过速时舒张期充盈时间缩短,每搏输出量降低。慢性心房颤动时应适当控制心室率;或将心房颤动转复并维持窦性心律,应该是有益的。

(3)缓解肺淤血和外周水肿。应用利尿剂和低盐饮食,利尿不宜过度,以免前负荷过度降低而致低血压。

(4)逆转左心室肥厚,改善舒张功能。可用 ACEI 和 β 受体阻滞剂等。

(5)地高辛。无正性肌力作用,不推荐应用于舒张性 HF。

(6)如同时有收缩性 HF,则以治疗收缩性 HF 为主。

四、高血压伴收缩性 HF

（一）高血压伴收缩性 HF 的诊断

(1)收缩性 HF 的临床表现。①左心室增大、左心室收缩期末容积增加及 LVEF≤40%;②有高血压或既往高血压病史;③有或无呼吸困难、乏力和液体潴留(水肿)等。

(2)鉴别诊断。左心收缩功能不全诊断明确,主要包括左心腔扩大,LVEF 低下。其病因有多种,如缺血性心肌病、高血压、二尖瓣或主动脉瓣关闭不全、扩张型心肌病等。但高血压的左心功能不全诊断应具备高血压史,需认真采集病史和测血压,就诊时的血压偏高也通常有所提示。避免草率诊断为冠心病或扩张型心肌病。

(3)二维超声心动图及多普勒超声。测量 LVEF,左心室舒张期末径(LVED)和左心室收缩期末径（LVESD）增大。LVEDd 正常值：男性 <55 mm，女性 <50 mm。左心室舒张期末容积（LVEDV）和左心室收缩期末容积（LVESV）扩大。用二维超声心动图及多普勒超声技术可区别舒张功能不全和收缩功能不全。

（4）核素心室造影及核素心肌灌注显像。前者可准确测定左心室容量、LVEF 及室壁运动。后者可诊断心肌缺血和心肌梗死，并对鉴别扩张型心肌病或缺血性心肌病有一定帮助。

（5）X 线胸片。提供心脏增大、肺淤血、肺水肿及原有肺部疾病的信息。

（6）心电图。提供既往心肌梗死史、左心室肥厚、ST-T 改变、房性或室性心律失常等信息。

（7）血浆 BNP 水平测定。有助于 HF 诊断和预后判断，大多数 HF 呼吸困难的患者 BNP >400 pg/mL，BNP <100 pg/mL 时不支持 HF 的诊断，BNP 100～400 pg/mL 时还应考虑其他原因，如肺栓塞、慢性阻塞性肺疾病、HF 代偿期等。

血浆 NT-proBNP 浓度依年龄而异：50 岁以下 >450 pg/mL；50～70 岁 >900 pg/mL，70 岁以上 >1800 pg/mL，诊断 HF 的敏感度和特异度均 >80%。血浆 NT-proBNP 浓度 <300 pg/mL 为正常，可排除 HF，其阴性预测值为 99%。HF 治疗后血浆 NT-proBNP 浓度 <200 pg/mL 提示预后良好。肾功能不全者其特异度降低。

（二）高血压伴收缩性 HF 的药物治疗

收缩性 HF 也称射血分数降低 HF（HFrEF）。高血压伴收缩性 HF 属于 HF 发展的 C 阶段或 D 阶段，其治疗同慢性 HF 的基本原则。近 20 年来，心肌重塑在 HF 发生发展中的作用得到高度重视，HF 的药物治疗策略发生了根本转变，从过去增加心肌收缩力为主的治疗模式，转变为目前以改善神经激素异常、阻止心肌重塑为主的生物学治疗模式，即从短期血流动力学/药理学措施转为长期的、修复性的策略。慢性 HF 的治疗目标不仅能改善症状、提高生活质量，而且更重要的是针对心肌重塑的机制，防止和延缓其发展，从而降低 HF 的死亡率和住院率。治疗药物已从过去的强心、利尿和扩血管转变为以利尿剂、肾素-血管紧张素-醛固酮系统（RAAS）抑制剂和 β 受体阻滞剂为主，辅以洋地黄制剂的综合治疗。

HF 的常规治疗包括联合使用三大类药物，即利尿剂、RAAS 抑制剂（ACEI、ARB 和醛固酮受体拮抗剂）及 β 受体阻滞剂。地高辛是第四类可以联用的药物，可以进一步改善症状、控制心房颤动的心室率等。其中，联合 ACEI（或 ARB）及 β 受体阻滞剂及醛固酮受体拮抗剂三类药物的治疗称为"金三角"，均为"生物学治疗"，旨在对左心衰患者，能改善其左心室重构及预后，改善生活质量和降低死亡率。各国指南尚不推荐三种 RAAS 抑制剂常规同时使用，有可能进一步增加肾功能异常和高钾血症的发生率。

1. 利尿剂（Ⅰ类，A 级）

利尿剂在 HF 治疗中起着关键作用，控制和缓解 HF 症状立竿见影。利尿剂是其他任何可有效改善 HF 患者预后方法的基础治疗。利尿剂通过抑制肾小管特定部位钠或氯的重吸收，遏制 HF 时的钠潴留，减少静脉回流和降低前负荷，从而减轻肺淤血，提高运动耐量。利尿剂是唯一能充分控制 HF 患者液体潴留的药物，也是标准治疗中必不可少的组成部分，所有 HF 患者，有液体潴留的证据或原先有过液体潴留者，均应给予利尿剂，且必须早应用。因利尿剂缓解症状最迅速，数小时或数天内即可发挥作用，明显改善其症状，随后必须与 RAAS 阻滞剂和 β 受体阻滞剂联合应用。

对于 HF 患者祥利尿剂应当作为首选。噻嗪类利尿剂仅适用于轻度液体潴留、伴高血压和肾功能正常的 HF 患者。利尿剂通常从小剂量开始（呋塞米 20 mg/d、托拉塞米 10 mg/d、氢氯噻嗪 12.5 mg/d），根据尿量逐渐加量，呋塞米剂量不受限制。一旦病情控制（肺部啰音消失、水肿消退、体重稳定）即以最小有效量长期维持。在长期维持期间，仍应根据液体潴留情况随时调整剂量。每日体重的变化是最可靠的检测利尿剂效果和调整利尿剂剂量的指标。

长期服用利尿剂应严密观察不良反应的出现，如电解质紊乱、症状性低血压及肾功能不全，特别在服用大剂量或联合用药时。对持续液体潴留者，低血压和液体潴留则很可能是 HF 症状恶化、低心排血量、终末器官灌注不足的表现，应继续利尿，并短期使用能增加肾灌注的药物如多巴胺。出现利尿剂抵抗时（常伴有 HF 症状恶化），应用祥利尿剂静脉注射 40~80 mg，必要时持续静脉滴注 10~40 mg/h，或短期应用小剂量的增加肾血流的药物如多巴胺 100~250 μg/min。

2. ACEI（Ⅰ类，A 级）

RAAS 抑制剂中有益于 HF 的主要包括三大类药物：ACEI、ARB 和醛固酮受体拮抗剂。ACEI 是被证实能降低 HF 患者死亡率的第一类药物，也是循证医学证据积累最早、最多的药物，一直被公认是治疗 HF 的基石和首选药，其对 HF 的作用主要通过两种机制：①抑制 RASS；②抑制缓激肽的降解，提高缓激肽水平。

所有慢性收缩性 HF 患者，包括 B、C、D 阶段人群和 NYHA 心功能各级患者（LVEF < 40%），都必须使用 ACEI/ARB，而且需要终身使用，除非有禁忌证或不能耐受。全部充血性 HF（CHF）患者必须应用 ACEI，包括阶段 B 无症状性 HF 及 LVEF 40%~45% 者，ACEI 需终身应用，除非有禁忌证或不能耐受。

ACEI 禁忌证：对 ACEI 曾有致命性不良反应如严重血管性水肿、无尿性肾衰竭。妊娠期须绝对禁用 ACEI。以下情况须慎用：①双侧肾动脉狭窄。②血肌酐水平显著升高［血肌酐水平 > 225.2 μmol/L（3 mg/dL）。③高血钾症（血钾浓度 > 5.5 mmol/L）。④低血压（收缩压 < 90 mmHg），需经其他处理，待血流动力学稳定后再决定是否应用 ACEI。⑤左心室流出道梗阻，如主动脉狭窄、梗阻性肥厚型心肌病等。

ACEI 的应用方法：①采用临床试验中所规定的目标剂量，如不能耐受，可应用中等剂量，或患者能够耐受的最大剂量。②从极小剂量开始，如能耐受则每隔 1~2 周剂量加倍。滴定剂量及过程需个体化，一旦达到最大耐受量即可长期维持应用。③起始治疗后及加量前应监测血压、血钾和肾功能，以后定期复查，尤其在合用醛固酮受体拮抗剂时。如果肌酐水平增高小于 30%，为预期反应，无须特殊处理，但应加强监测。如果肌酐水平增高大于 30%，为异常反应，ACEI 应减量或停用。治疗慢性 HF 的 ACEI 及其剂量见表 13-1。

3. β 受体阻滞剂（Ⅰ类，A 级）

CHF 时肾上腺素能受体通路持续、过度激活对心脏有害，人体衰竭心脏儿茶酚胺的浓度足以产生心肌细胞的损伤，且慢性肾上腺素能系统的激活介导心肌重构和心源性猝死，而

$β_1$ 受体信号转导的致病性明显大于 $β_2$ 受体和 $α_1$ 受体。这就是应用 β 受体阻滞剂治疗 CHF 的根本基础。

表 13-1 治疗慢性 HF 的 ACEI 及其剂量

药物	起始剂量	目标剂量
卡托普利	6.25 mg，每天 3 次	50 mg，每天 3 次
依那普利	2.5 mg，每天 2 次	10~20 mg，每天 2 次
福辛普利	5~10 mg/d	40 mg/d
赖诺普利	2.5~5 mg/d	30~35 mg/d
培哚普利	2 mg/d	4~8 mg/d
奎那普利	5 mg，每天 2 次	20 mg，每天 2 次
雷米普利	2.5 mg/d	5 mg，每天 2 次或 10 mg/d
西拉普利	0.5 mg/d	1~2.5 mg/d
贝那普利	2.5 mg/d	5~10 mg/d，每天 2 次

从药理学角度，β 受体阻滞剂是一种负性肌力药物，以往一直被禁用于 HF 的治疗。但 20 世纪末的大型临床试验已表明，β 受体阻滞剂能降低心室肌重量和容量、改善心肌重构使其延缓或逆转；长期应用能改善心功能，提高 LVEF。这种急性药理作用和长期治疗有截然不同的效应，来源于 β 受体阻滞剂具有改善内源性心肌功能的"生物学效应"。这是一种药物可产生生物学治疗效果的典型范例。

所有慢性收缩性 HF，且病情稳定的患者，以及阶段 B 无症状性 HF 的患者（LVEF < 40%），均必须应用 β 受体阻滞剂，且需终身使用，除非有禁忌证或不能耐受。NYHA 心功能分级Ⅳ级 HF 患者，需待病情稳定后（4 天内未静脉用药，已无液体潴留并体重恒定），在严密监护下由专科医师指导应用。在利尿剂和（或）ACEI 的基础上，尽早加用 β 受体阻滞剂，早期发挥其降低猝死的作用和两药的协同作用，并且因人而异地应用至靶剂量或最大耐受剂量。

β 受体阻滞剂禁用于支气管痉挛性疾病、心动过缓（心率 < 60 次/分）、二度及以上房室传导阻滞（除非已安装起搏器）患者。有明显液体潴留，需大量利尿者，暂时不能应用。起始治疗前患者需无明显液体潴留，体重恒定（干体重），利尿剂已维持在最合适剂量。

推荐应用琥珀酸美托洛尔、比索洛尔和卡维地洛。必须从极小剂量开始（琥珀酸美托洛尔 12.5 mg/d、比索洛尔 1.25 mg/d、卡维地洛 3.125 mg，每天 2 次）。每 2~4 周剂量加倍。结合我国国情，也可应用酒石酸美托洛尔，从 6.25 mg 每天 2 或 3 次开始。静息心率 55~60 次/分，即为 β 受体阻滞剂达到目标剂量或最大耐受量，但不宜低于 55 次/分。

应用时需注意监测：①低血压。一般在首剂或加量的 24~48 小时内发生，首先停用不必要的扩血管剂。②液体潴留和 HF 症状恶化。起始治疗前，应确认患者已达到干体重状态。如在 3 天内体重增加大于 2 kg，立即加大利尿剂用量。若病情恶化，可将 β 受体阻滞剂暂时减量或停用；尽量避免突然撤药；减量过程也应缓慢。病情稳定后，需及时再加量或继

续应用 β 受体阻滞剂，否则将增加死亡率。如需静脉应用正性肌力药，短期磷酸二酯酶抑制剂较 β 受体激动剂更为合适。③心动过缓和房室传导阻滞。如心率 <55 次/分，或伴有眩晕等症状，或出现二、三度房室传导阻滞，应将 β 受体阻滞剂适当减量。

4. 醛固酮受体拮抗剂（Ⅰ类，B 级）

醛固酮有独立于血管紧张素 Ⅱ（Ang Ⅱ）对心肌重构的不良作用，特别是对心肌细胞外基质。人体衰竭心脏中心室醛固酮生成及活化增加，且与 HF 严重程度成正比。在 ACEI 基础上加用醛固酮受体拮抗剂，进一步抑制醛固酮的有害作用和"醛固酮逃逸现象"，对改善心肌重构有相加的益处。醛固酮受体拮抗剂适用于中重度 HF，NYHA 心功能分级 Ⅱ ~ Ⅳ 级患者，以及急性心肌梗死（AMI）后并发 HF，且 LVEF <40% 的患者。螺内酯应用最大剂量为 10 ~ 20 mg/d。本药应用的主要危险是高钾血症和肾功能异常，使用中应监测血钾和肾功能；入选患者的血肌酐浓度应在 2.0 μmol/L（女性）和 2.5 μmol/L（男性）以下，血钾浓度低于 5.0 mmol/L。

5. ARB

在理论上可阻断所有经 ACE 途径，或非 ACE（如糜酶）途径生成的 Ang Ⅱ 与 AT_1 受体（血管紧张素 Ⅱ 的 1 型受体）结合，从而阻断或改善因 AT_1 受体过度兴奋导致的诸多不良作用，如血管收缩、水钠潴留、组织增生、胶原沉积、促进细胞坏死和凋亡等，益于改善慢性 HF 的发生、发展。大型临床研究结果确定了 ARB 类药物在预防治疗中的地位：适宜高血压的治疗（A 阶段）和已有心肌肥厚等心脏结构异常者（B 阶段）。对已有 HF 症状的患者（C 阶段），ARB 可用于不能耐受 ACEI 的 LVEF 低下的患者，以减低死亡率和并发症（Ⅰ类），也可代替 ACEI 作为一线治疗（Ⅱa）。应用对象、使用方法、注意事项基本同 ACEI。治疗慢性 HF 的 ARB 及其剂量见表 13-2。

表 13-2　治疗慢性 HF 的 ARB 及其剂量

药物	起始剂量	推荐剂量
坎地沙坦	4 ~ 8 mg/d	32 mg/d
缬沙坦	20 ~ 40 mg/d	160 mg，每天 2 次
氯沙坦	25 ~ 50 mg/d	50 ~ 100 mg/d
厄贝沙坦	150 mg/d	300 mg/d
替米沙坦	40 mg/d	80 mg/d
奥美沙坦	10 ~ 20 mg/d	20 ~ 40 mg/d

注：所列药物中坎地沙坦和缬沙坦已有一些临床试验证明，对降低 CHF 患者死亡率和病残率有益。

6. 血管紧张素受体和脑啡肽酶抑制剂（ARNI）（Ⅰ类，B 级）

ARNI 兼有血管紧张素受体和脑啡肽酶的双重抑制作用，后者可升高利钠肽、缓激肽和肾上腺髓质素及其他内源性血管活性肽的水平。ARNI 的代表药物是沙库巴曲缬沙坦钠。PARADIGM-HF 试验显示，与依那普利相比，沙库巴曲缬沙坦钠使主要复合终点（心血管死亡和 HF 住院）风险降低 20%，心脏性猝死率减少 20%。

适用于 NYHA 心功能Ⅱ或Ⅲ级、有症状的 HFREF 患者，若已应用 ACEI/ARB，推荐以 ARNI 替代 ACEL/ARB，以进一步减少 HF 的发病率及死亡率（Ⅰ类，B 级）。患者由服用 ACEL/ARB 转为 ARNI 前血压需稳定，并停用 ACEI 36 小时，以免增加血管神经性水肿的风险。沙库巴曲缬沙坦钠 100 mg 提供的缬沙坦相当于缬沙坦胶囊 80 mg。应用时从小剂量（25 ~ 100 mg，2 次/日）开始，每 2 ~ 4 周剂量加倍，逐渐滴定至目标剂量（200 mg，2 次/日）。中度肝损伤或高龄≥75 岁患者应用该药时起始剂量要小。起始治疗和剂量调整后应监测血压、肾功能和血钾。在未使用 ACEI 或 ARB 的有症状 HFrEF 患者中，如血压能够耐受，可以首选 ARNI，临床应用时需注意监测。禁忌证基本同 ACEI/ARB。

不良反应，主要是低血压、肾功能恶化、高钾血症和血管神经性水肿，相关处理同 ACEI/ARB。

7. 地高辛（Ⅰ类，A 级）

应用地高辛主要为改善收缩性 HF 患者的临床状况，提高生活质量，从而减少慢性 HF 患者的住院率，虽然对死亡率的影响呈中性，但其却是正性肌力药物中唯一的、长期治疗不增加死亡率的药物。对 HF 伴血压高的患者常无须使用正性肌力药物。

地高辛适用于已在应用 ACEI（或 ARB）、β 受体阻滞剂和利尿剂治疗，而仍持续有症状的 HF 患者。重症患者可将地高辛与 ACEI（或 ARB）、β 受体阻滞剂和利尿剂同时应用。地高辛更适用于降低（静息时）快速心室率的心房颤动患者，尽管 β 受体阻滞剂对运动时心室率增快的控制有效。

地高辛没有明显的降低 HF 患者死亡率的作用，因而不主张早期应用，也不推荐应用于 NYHA 心功能分级Ⅰ级患者。急性 HF 并非地高辛的应用指征，除非伴有快速心室率的心房颤动。AMI 后患者，特别是有进行性心肌缺血者，应慎用或不用地高辛。

地高辛需采用维持量（0.125 ~ 0.250 mg/d）疗法，老年人和肾功能不全者建议用小剂量。应用地高辛时，应注意监测血钾等内环境的稳定。

8. 钙拮抗剂（CCB，Ⅲ类，C 级）

钙拮抗剂是一类特殊的血管扩张剂，具有扩张全身和冠脉循环阻力型动脉血管的作用。这些作用在理论上应可改善心脏做功和缓解心肌缺血，但对照的临床试验未能证实这些可能的有益作用。由于缺乏 CCB 治疗 HF 的有效证据，如旨在为了 HF 的治疗，此类药物不宜应用。但如 HF 患者并发高血压或心绞痛需要应用 CCB 时，可选择氨氯地平或非洛地平，临床研究证实，这两种药物对 HF 的作用为中性。具有负性肌力作用的非地平类 CCB，如维拉帕米和地尔硫䓬，对 LVEF 下降的 HF 患者可能有害，不宜应用。

9. 正性肌力药物的静脉应用（Ⅲ类，A 级）

这类药物是指环腺苷酸（cAMP）依赖性正性肌力药物，包括 β 受体激动剂如多巴胺、多巴酚丁胺，以及磷酸二酯酶制剂（如米力农）。由于缺乏有效的证据并考虑到药物的毒性，对慢性 HF 者，即使在进行性加重阶段，也不主张长期静脉滴注正性肌力药物。对 D 阶段难治性终末期 HF 患者，正性肌力药物可作为姑息疗法应用。对心脏移植前终末期 HF、心脏手术后心肌抑制所致的急性 HF 患者，正性肌力药物可短期应用 3 ~ 5 天。多巴酚丁胺剂量为 100 ~ 250 μg/min；多巴胺剂量为 250 ~ 500 pg/min；米力农负荷量为 2.5 ~ 3 mg，继以 20 ~ 40 g/min，均静脉给予。

10. 抗血小板和抗凝药物

HF 伴有明确动脉粥样硬化疾病如心绞痛或心肌梗死，以及糖尿病和脑卒中而有二级预防适应证的患者应使用阿司匹林（Ⅰ类，C 级）。其剂量应在每天 75 ~ 150 mg，低剂量时出现胃肠道反应和出血的风险较小（Ⅰ类，B 级）。HF 伴心房颤动的患者应长期应用华法林抗凝治疗，并调整剂量使国际标准化比率在 1.8 ~ 3.0（Ⅰ类，A 级）。单纯性扩张型 HF 患者不一定需要阿司匹林治疗。大剂量的阿司匹林和非甾体抗炎药都能使病情不稳定的 HF 患者加重。

11. 避免应用的药物

下述药物可加重 HF 症状，应尽量避免使用。①非甾体抗炎药和 COX-2 抑制剂，可引起钠潴留、外周血管收缩，减弱利尿剂和 ACEI 的疗效，并增加其毒性。②皮质激素。③Ⅰ类抗心律失常药物。④大多数的 CCB，包括地尔硫䓬、维拉帕米、短效二氢吡啶类制剂。⑤"心肌营养"药（Ⅲ类，C 级），包括牛磺酸抗氧化剂、激素（生长激素、甲状腺素）等，其疗效尚不确定，且与治疗 HF 的药物之间，可能有相互作用，不推荐使用。

（三）高血压伴收缩性 HF 的非药物疗法

见第十章"心力心衰的起搏治疗"和第二十三章"心力衰竭的外科治疗"。

（四）高血压伴急性左心衰的诊治

1. 高血压伴急性左心衰的临床特点

血压高（BP > 180/120 mmHg）HF 发展迅速，心脏指数（CI）通常正常，肺动脉楔压（PAWP）> 18 mmHg，X 线胸片正常或呈间质性肺水肿。此种状态属于高血压急症，应把握适当的降压速度。慢性高血压患者因血压自动调节功能受损，快速降压可导致心脏、脑、肾等重要脏器供血不足；急进型恶性高血压患者因其小动脉狭窄已存在局部供血不足，快速降压会加重脏器缺血。

2. 急性 HF 合并高血压的处理

高血压所致急性 HF 的临床特点是血压高，HF 发展迅速，属于高血压急症。可静脉给予硝酸甘油或硝普钠。静脉给予呋塞米等袢利尿剂能起辅助降压的作用。乌拉地尔适用于基础心率很快、应用硝酸甘油或硝普钠后心率迅速增加而不能耐受的患者。静脉用药时应把握适当的降压速度，快速降压会加重脏器缺血。若急性 HF 患者病情较轻，可在 24 ~ 48 小时内逐渐降压；病情重、伴肺水肿患者，应在 1 小时内将平均动脉压较治疗前降低≤25%，然后再逐渐使血压降至接近正常水平。

五、高血压性 HF 的预防

HF 是可以预防的，尤其是高血压性 HF。2016 年欧洲 HF 指南明确提出 HF 是可以预防的理念，更加强调从 HF 发生的源头、发展的进程上对 HF 进行全程监控。高血压是 HF 的主要危险因素，大约2/3 的患者有高血压病史。在患者发生 HF 之前，有效降压是预防 HF

的最有效手段，可减少 HF 的发生率达 50%，并能明显降低各种心脑血管疾病并发症的发生率和死亡率。

（一）平稳长期有效控制血压

世界卫生组织推荐的降压药物分为五大类：利尿剂、β 受体阻滞剂、CCB、ACE、ARB。无心脏、脑、肾并发症者，这五大类药物均可被选择为初始降压的一线药物。由于各类降压药的作用特点不同，选用时应根据每例高血压的具体情况而个体化地考虑，如高血压的程度、心率和心律、是否伴有糖尿病、尿蛋白、冠心病、心肌梗死和 HF 等。利尿剂为最常用的一线降压药，如噻嗪类等，适用于老年人、肥胖者、有肾衰竭或 HF 的高血压患者，使用时注意监测肾功能和补钾。β 受体阻滞剂适用于年轻高血压患者、合并冠心病（心肌梗死、心绞痛）心率偏快或有 HF 的患者。CCB 适用老年人或有心绞痛的高血压患者。ACEI 和 ARB 适用于伴心肌梗死、心肾功能不全，蛋白尿或有糖尿病者，具有靶器官保护作用。中重度高血压者常需联合 2 种或 2 种以上上述药物，或固定配方复方制剂降压。

个体化选择合适的降压药物，减少频繁换药可提高和保持较好的顺应性和尽快平稳达标，达靶目标后则应长期、持续治疗，不可突然停药或撤药，以免血压波动引发心脑血管急性事件。药物服用应尽量简便，以利于患者坚持治疗。保证长期有效地控制血压，从而真正有效地使高血压的控制率得以提高。同时须关注兼治伴随疾病减少各种危险因素，强调生活方式的改变，改善患者的预后，利于减缓和预防 HF 的发生和发展，以有效达到全面降低心血管事件的最终目标。

（二）减少水钠潴留

水钠潴留主要是由肾小球滤过率减少和肾小管重吸收水钠增多导致的。HF 时有效循环血量下降，动脉血压随之降低，反射性兴奋交感神经激活肾素 - 血管紧张素 - 醛固酮系统，同时使精氨酸升压素（也称抗利尿激素）的分泌增多。其综合效应为有效滤过压下降和肾小球滤过率减少，而肾小管重吸收水钠增多。此外，HF 时肝淤血导致肝代谢减弱，对醛固酮和精氨酸升压素灭活降低，使其在血中含量增高，也可加重水钠潴留。水钠潴留和血容量增加使 HF 进一步恶化并加重心室重塑，导致心功能进一步下降，从而形成恶性循环，减少水钠潴留是任一 HF 有效治疗措施的基础和关键，可以在源头处阻断或延缓 HF 的进展，预防失代偿的反复发作。

利尿剂是控制水钠潴留的首选药物，也是 HF 所有"生物学治疗"的基础，因其在治疗中不可少和不可取代的特点，一直立于"最关键的基础治疗"地位。临床上需强调最简、廉的利尿剂的正确使用。每天测定体重以便早期发现液体潴留是非常重要的。若 3 日内体重突然增加 2 kg 以上，应考虑患者有水钠潴留（隐性水肿），需加大利尿剂剂量。

（三）全程限盐和控制输液

HF 患者首先应减少盐负荷，即限制钠盐的摄入。尚无 HF 的高血压者建议每天摄入氯化钠 5～6 g，中、重度 HF 患者每天控制氯化钠摄入量 2～3 g，必要时短时间内采取无盐饮食。减少水负荷主要是指尽量避免不必要的静脉输注，尤其避免盐水输入，因其直接增加血容量，很容易超出 HF 时心脏的代偿能力而使 HF 加重。

2013 年美国心脏病协会（AHA）科学年会上发布了《2013 年 ACC/AHA 生活方式管理降低心血管疾病风险指南》，并再次强调"减少食物中钠的摄入"，其建议：①每天钠摄入量不超过 2.4 g（相当于氯化钠 6.1 g/d）；②如进一步减少钠摄入量至 1.5 g（相当于氯化钠 3.8 g/d），可获得血压进一步下降；③即使不能达到上述目标水平，至少也应每天减少 1 g（相当于每天减少氯化钠 2.5 g）的摄入，也很有益于控制血压。

中国饮食也具有"高钠低钾"的特点和缺点，尤其在北方和西部各省，平均日摄盐量高达 15 g，明显超标。这也是造成高血压、脑卒中高发的重要原因之一。有研究显示，每天减少 1 g 左右的钠摄入，心血管事件将减少 30%。

世界高血压联盟主席刘力生教授明确指出："全民限盐是控制高血压的简易处方"，早期限盐已成为全球对心血管疾病一级预防的重大措施。英国有研究指出，低于 2 g 盐的饮食可有效预防 HF 的发生。

（四）重视 HF 的整体治疗和随访

HF 患者应规律地进行有氧运动，以便改善心功能状态和症状。运动训练和体育锻炼可改善运动耐力，提高健康相关的生活质量和降低住院率。代偿期稳定患者，建议每天多次步行，开始 5 分钟/次，并酌情逐步延长步行时间，有助于改善症状、提高生活质量。同时避免用力的等长运动和竞技运动。有条件者行心脏康复治疗是有益的，包括专门为 HF 患者设计的以运动为基础的康复治疗计划，建议要有仔细的监察，以保证患者病情稳定而安全地进行，预防和及时处理可能发生的情况，如未控制的高血压、伴快速心室率的心房颤动等。患者及其家庭成员需接受 HF 相关宣教，主要包括运动量、饮食、盐摄入量、出院用药、随访安排、体重监测，以及出现 HF 症状恶化的应对措施；强调坚持服用有循证医学证据、能改善预后的药物的重要性，依从医嘱及加强随访可使患者获益。强调低盐饮食，关注水肿（尤其下肢）是否再现或加重、体重是否增加，必要时增加利尿剂剂量；避免擅自停药、减量；坚持随诊，巩固疗效。

第二节　高血压性心力衰竭的中医治疗

一、中医对高血压性 HF 的认识

中医学无"高血压病"之名，从古至今并无高血压病并发慢性 HF 的中医病名。结合现代医学对心衰发病的认识，高血压病对 HF 的发展有重要的作用，高血压导致的 HF 首先表现为舒张性 HF，继而合并收缩性 HF，乃至全心衰。

二、高血压病合并 HF 的病因病机

高血压在中医学属于"眩晕"范畴，病因有外感邪毒、先天禀赋不足、劳欲过度、饮

食不节、情志失调等，患者多数为饮食热能偏盛、运动量过少、嗜食肥甘厚味，超出自身脾胃运化转输能力，日久伤及脾胃，脾虚运化水谷精微无力，反而聚湿生痰。脾为后天之本，脾气虚可致一身之气虚，导致心气不足。心气虚，则血液运行无力停而为瘀，痰瘀互结痹阻心脉，最终可导致心衰。

HF 属于"心衰病"范畴，HF 的病因，可溯源于心之诸病，如久患心悸、心痹、胸痹、真心痛、肺胀等，日久不复，心体日损，心之气血阴阳受损，又因外邪的反复侵袭、劳累过度及情志刺激、妊娠分娩或过食咸寒等，使心气虚弱、心阳不振、鼓动无力，影响血脉的运行，内外因素相互作用，使心衰反复发作。任继学认为"心衰指心气虚衰而竭，血行不畅引起机体内外局部血虚或血瘀的病理状态"。其发生，一是久患心痹、厥心痛、真心痛或先天性心脏之疾，日久不复，心体肿胀，心气内洞；二是源于肺，病邪内陷于心；三是源于肝，引起肝气滞、心气乏；四是源于肾，肾之受传，必传于心；五是源于脾，中气虚弱，心失所养，开合无力。

高血压病合并 HF 的病机为上实下虚、本虚标实，上实主要为肝阳上亢，痰浊瘀血痹阻，下虚为肝肾不足。血压升高，意味着心脏要增强做功才能满足全身气血的运行需要，做功增强，心气心阳消耗增加，长此以往，心气心阳必然不足。心气心阳耗伤，阳损及阴，阴血不足，心失所养，心功能减弱。心主血脉，心气心阳不足，血液运行无力，血停即为瘀，心阳衰惫，瘀血受阻日盛，水湿可停。气虚、阴虚、阳虚、瘀血、水湿相互作用，后期发展为慢性 HF；本虚以阴虚、气虚、阳虚为主，标实以肝阳上亢、瘀血阻络为主；亦有学者认为病机为肝失疏泄、脾失健运、机体代谢紊乱导致的气滞、血瘀、痰浊等。气虚、阴虚、阳虚、气滞、血瘀、痰浊互为因果，病程日久若累及于心，可致心气虚、心阳虚、痰瘀互阻于心脉，水湿可停，并发慢性 HF。

从络病学角度讲，心气虚乏、运血无力是充血性 HF 之本，络脉瘀阻为其中心环节，津液不循脉络运行，渗出络外而为水湿之邪发为水肿，瘀血水饮阻滞络脉，日久结聚成形导致心络络息成积是其发展加重的结果。这也与西医学神经激素激活是慢性充血性心衰发生的早期表现，神经内分泌系统参与的心脏重构是其基本机制的新概念是相吻合的。

对于心衰病机的论述最早见于《黄帝内经》"味过于咸，大骨气劳，短肌心气抑""是故多食咸，则脉凝泣而色变""味过于甘，心气喘满""劳则喘息汗出，外内皆越，故气耗矣"，这些描述除指出了心衰的病因外，还提示心衰的病机为心气虚。《金匮要略》曰"心气不足，吐血、衄血""凡食少饮多，水停心下，甚者则悸，微者短气"。《圣济总录》曰"虚劳惊悸者，心气不足，心下有停水也"均明确指出心气虚为心衰的病因，而《金匮要略》中提出的"饮多"则隐含心负荷过重的概念，除此之外还提出了"水停"为心衰的重要病机，心之阳气亏虚为其本。现代研究表明心功能不全与中医心气虚无力推动血行、心阳虚无以温煦，在本质上是一致的。血瘀水饮为其标。"水病累血，血病累气"水停致血瘀加重，血瘀使心气愈虚，如此形成恶性循环。

三、高血压性 HF 的中医治疗

在过去的经典著作中，有关于舒张性 HF 与收缩性 HF 在中医病机上的差别并无涉及，症状相同则视作同证而论治。既往治疗心衰多注重心脏收缩功能的改善，主张益气温阳为常法，心肾同治为原则。现代研究发现心衰的发生、发展除血流动力学障碍外，更重要的是神经内分泌的过度激活，而一些温补肾阳的中药在强心的同时进一步激活神经内分泌，不仅对心脏舒张功能的改善不利，远期疗效在理论上也存在问题。故近代中医对心衰的治法，已经集中到益气温阳、活血利水为主。心衰早期以本虚为主，治疗上应以补气为主，兼顾活血、利水，随着进一步发展，正虚由气及阳，或兼有阴伤及瘀血、痰饮、水湿等病理因素渐行加重，治疗上当予益气温阳或益气养阴，活血利水，标本兼治。

（一）益气温阳治其本

"治病必求于本"是中医治则的纲领，《素问·阴阳应象大论》曰："阴阳者，天地之道也，万物之纲纪，变化之父母，生杀之本始，神明之府也，治病必求于本"，此处之"本"，显然是指阴阳。针对心衰病机以气虚、阳虚为本，治疗当温阳益气以治本。关于阳气对人体的重要性，在《素问·生气通天伦》有众多描述，"阳气者，若天与日，失其所则折寿而不彰。故天运当以日光明。是故阳因而上，卫外者也""阳气者，精则养神，柔则养筋""凡阴阳之要，阳密乃固，两者不和，若春无秋，若冬无夏。因而和之，是谓圣度"。历代中医大家均重视温阳法治疗心衰，"医圣"张仲景在其所著《伤寒论》中立四逆汤温阳救逆、真武汤温阳利水，临床治疗心衰疗效卓著，经久不衰。清代名医郑钦安认为"人身所恃以立命者，其惟此阳气乎。阳气无伤，百病自然不作，有阳则生，无阳则死"。近代伤寒大家刘渡舟认为，根据慢性心衰临床表现，部分归属于中医水气病范畴，既有水饮，又有寒气。其发病与心、脾、肾阳气虚衰有关，主张温阳降浊、化饮利水法治疗水气病，茯苓桂枝白术甘草汤为基本方。当代名老中医李可认为"肾气与中气"为人生命之本，生死关头，救阳为急，重视温阳法治疗 HF，以《伤寒论》四逆汤类方、四逆汤衍生方参附龙牡救逆汤及张锡纯来复汤加减，创立破格救心汤，该方破格重用附子，剂量范围在 30～200 g，临床救治 HF 患者，屡试不爽。

（二）活血通络利水治其标

本病在标主要为瘀血、水湿，为机体的病理状态在体表的客观反应，使得我们在对疾病的认识上更为直接，在治疗上则应注意标本兼顾，活血通络利水治其标。心气虚衰是 HF 发生的直接原因，气行则血行，气虚则血滞，故心衰大部分兼夹血瘀证。络脉瘀阻为心衰发生之中心环节，故在活血化瘀药物中常常选用具有通络作用之药物，血行水亦行，间接起到利水之疗效。关于利水法：在中医经典中早有论述，《黄帝内经·汤液醪醴论》提出"平治于权衡，去菀陈莝……开鬼门，洁净府"的治疗原则，张仲景在《金匮要略·水气病脉证并治》中指出"诸有水者，腰以下肿，当利小便，腰以上肿，当发汗乃愈"。活血通络、利水二法并用，针对本病瘀血、水湿之标。

四、现代医家对高血压性 HF 的中药治疗

蒋红红自拟益气温阳、活血利水中药汤剂，方药为人参、黄芪、丹参、川芎、麦冬、车

前子、泽泻、桂枝、桃仁、红花、益母草。唐蜀华自拟益心颗粒方药为炙黄芪、前胡、泽泻、粉防己、参三七、丹参。上海中医药大学附属岳阳中西医结合医院心内科经验用方活血潜阳祛痰方药为丹参、川芎、钩藤、石决明、生山楂、夜交藤、玉米须、桑寄生、牛膝。杨小燕以益气温阳、活血利水方治疗慢性 HF 患者 52 例，主要成分为红参、炮附子、红花、赤芍、茯苓、白术、白芍、炙甘草、山萸肉、泽泻，根据患者情况随症加减，治疗 8 周，结果表明本方可显著改善患者的中医证候积分、心衰症状，提高患者的生活质量。孙伟以益气温阳、活血利水法治疗慢性 HF 患者 83 例，主要方药为党参、黄芪、丹参、赤芍、桑白皮、葶苈子、车前子、益母草、泽兰、泽泻、茯苓、制附片，结果表明联合使用益气温阳、活血利水中药能明显改善患者的心衰症状、心功能，提高生活质量。朱梦琦采用益气温阳、活血利水方治疗冠心病 HF 患者，主要方药为人参、附子、黄芪、白术、茯苓、泽泻、当归、桂枝、陈皮、丹参、赤芍、山楂、川芎、生姜、大枣，结果提示此法能够显著提高心衰患者的心功能和改善心衰症状，改善心衰患者的中医证候和提高其 LVEF 水平，能够显著降低心衰患者 BNP 水平。牟金亭采用益气温阳、活血利水方治疗慢性 HF 患者 100 例，表明益气温阳、活血利水法可明显改善心衰患者心功能及心室重塑。王东海共选取 56 例慢性 HF 患者，其中治疗组 29 例，8 周后进行明尼苏达 HF 生活质量调查表的评分，结果中药治疗组明尼苏达量表积分明显低于对照组。结果表明益气温阳、活血利水法可显著提高慢性 HF 患者的生活质量。

第十四章　心脏瓣膜病心力衰竭的治疗

心脏瓣膜病（valvular heart disease，VHD）是指由于先天性发育异常或其他各种病变（如风湿性、退行性、感染、结缔组织病、创伤等）引起心脏瓣膜及其附属结构（包括瓣环、瓣叶、腱索、乳头肌等）发生解剖结构或功能上的异常，造成单个或多个瓣膜急性或慢性狭窄和（或）关闭不全，导致心脏血流动力学显著变化，并出现一系列的临床综合征。

我国近年来随着心血管疾病谱的变化，风湿性 VHD 比例相对减少，老年性退行性 VHD，特别是钙化引起的主动脉瓣狭窄和二尖瓣反流的发病率趋于增加。老年性退行性心瓣膜病好发于年龄 >60 岁的老年人，主要累及主动脉瓣和二尖瓣的瓣叶和瓣环或联合瓣膜，亦有左心室乳头肌和腱索的钙化，易引发心力衰竭。

VHD 的诊断主要依靠临床评价和心脏超声。心脏听诊发现杂音是诊断瓣膜病的第一步；任何有病理性杂音的患者都应进一步行心脏超声检查以明确或排除瓣膜病诊断；对于确诊瓣膜病的患者，还应进一步评价病变原因、严重程度，随访病变进展，评估手术时机和手术风险，预防心内膜炎及风湿热，评价抗凝效果和出血 - 血栓栓塞并发症等。

VHD 导致左和（或）右心室的血流动力学改变，如果这种血流动力学改变急性发作和持久存在，就会引起心衰和死亡。对于有症状的 VHD 伴慢性心衰、VHD 伴急性心衰，有充分的证据表明患者可从手术治疗中获益。近年来介入技术也被应用于瓣膜病的治疗。这些新的治疗手段对瓣膜病的评价提出了新的要求，包括干预方式的选择（如评价反流的机制、预测可修复性、介入治疗的适应证和禁忌证）、修复和介入术中的监护和疗效评价、远期的随访等。手术方式的选择需综合患者的年龄、症状和心功能情况、合并症、并发症及术者的经验、患者的预期寿命、对术后生活的期望（是否考虑妊娠、是否能耐受抗凝、是否有较大的体力活动）等。因此，应掌握手术指征，通过合理药物治疗为手术创造时机，由心内科医生、心外科医生、影像科医生、老年医学医生、重症监护医生及麻醉师组成的团队共同参与决策，包括诊断、病情评估、预后评估、治疗方案的制定。瓣膜损害均不能通过药物治疗消除，而应用神经内分泌抑制剂，如 ACEI、β 受体阻滞剂、醛固酮受体拮抗剂治疗慢性心衰的临床试验，VHD 伴心衰的患者均未入选，无证据表明药物治疗可提高此类患者的生存率，更不能替代手术治疗。关于 VHD 的评估及外科治疗指征，应参考 VHD 管理指南。

第一节　二尖瓣病变心力衰竭的治疗

一、二尖瓣狭窄心力衰竭的治疗

（一）概述

当前，大多数二尖瓣狭窄（mitral stenosis，MS）是由风湿性心脏病所致，60% 的单纯 MS 患者有风湿热病史，而 40% 的风湿性心脏病患者最终发展为 MS，女：男为 2：1。主要病理改变是瓣叶增厚，瓣膜交界粘连，瓣口变形和狭窄，腱索增粗、缩短、融合，病程后期可出现钙化点和（或）钙化结节，瓣叶活动受限。病变分为：①隔膜型：瓣体无病变或病变较轻，弹性及活动尚可；②漏斗型：瓣叶增厚和纤维化，腱索和乳头肌明显粘连和缩短，整个瓣膜变硬呈漏斗状，活动明显受限。常伴不同程度的关闭不全。瓣叶钙化会进一步加重狭窄程度，甚致使瓣口呈孔隙样，导致左心房血流淤滞，引发血栓形成和栓塞。

老年退行性 MS 的发生呈上升趋势，主要病变为瓣环钙化，常合并高血压、动脉粥样硬化或主动脉瓣狭窄。单纯瓣环钙化导致二尖瓣反流较为多见；当累及瓣叶时，瓣膜活动受限导致 MS；但无明显交界粘连，且瓣叶增厚和（或）钙化以瓣叶底部为甚，而风湿性 MS 则以瓣缘增厚钙化为主。

正常二尖瓣质地柔软，二尖瓣瓣口面积（mitral valve area，MVA）为 $4\sim6$ cm^2。当 MVA 减小至 $1.5\sim2.0$ cm^2 时为轻度狭窄；$1.0\sim1.5$ cm^2 时为中度狭窄；<1.0 cm^2 时为重度狭窄。狭窄使舒张期血流由左心房流入左心室（left ventricle，LV）受限，左心房压力（left atrium pressure，LAP）增高，左房室之间压差增大以保持正常的心输出量；LAP 增高可引起肺静脉和肺毛细血管压升高，继而造成扩张和淤血。当 MVA >1.5 cm^2 时，患者静息状态下无明显症状；但在跨二尖瓣血流增多或舒张期缩短［体力活动、情绪应激、感染、妊娠、心房颤动（atrial fibrillation，AF）］时可导致 LAP、肺静脉和肺毛细血管压升高，出现呼吸困难、咳嗽、发绀，甚至急性肺水肿。随着 MS 程度加重，静息状态下心输出量也降低，运动后心输出量不增加，肺小动脉反应性收缩痉挛，继而内膜增生，中层肥厚，导致肺动脉压上升，肺血管阻力升高，机体通过增加肺泡基底膜厚度、增加淋巴引流、增加肺血管内皮渗透率等机制来代偿肺血管病变，维持较长时间内的无症状或轻微症状期。但是长期的肺高压可致右心室（right ventricular，RV）肥厚、扩张，最终发生右心室衰竭，此时肺动脉压有所降低，肺循环血流量有所减少，肺淤血得以缓解。此外，左心房（left atrium，LA）扩大易致 AF，快速 AF 可使肺毛细血管压力上升，加重肺淤血或诱发肺水肿。

（二）临床表现

风湿性心脏病 MS 呈渐进性发展，MVA 减小速度为 $0.09\sim0.32$ cm^2/年。早期为较长（$20\sim40$ 年）的缓慢发展期，临床上症状隐匿或不明显；病程晚期进展迅速，一旦出现症状，10 年左右即可丧失活动能力。无症状的 MS，10 年生存率 $>80\%$；而一旦出现严重症状，10 年生存率仅为 0 ～ 15%；伴有重度肺动脉高压的 MS，平均生存时间不足 3 年。死亡原因中充血性心力衰竭占 60% ～ 70%，体循环栓塞占 20% ～ 30%，肺栓塞占 10%，感染占 1% ～ 5%。临床症状主要由低心输出量和肺血管病变所致，包括疲乏、进行性加重的劳力性呼吸困难、急性肺水肿（体力活动、情绪激动、呼吸道感染、妊娠或快速 AF 时可诱发）、夜间睡眠时及劳动后咳嗽、痰中带血或血痰（严重时咯血，急性肺水肿时咳粉红色泡沫样痰）、其他（胸痛、声嘶、吞咽困难）；右心室衰竭时可出现食欲减退、腹胀、恶心等症状；部分患者以 AF 和血栓栓塞症状起病。

二尖瓣面容即两颧呈紫红色，口唇轻度发绀，见于严重 MS，四肢末梢亦见发绀。儿童患者可伴心前区隆起；胸骨左缘处收缩期抬举样搏动；胸骨左缘第 3 肋间心浊音界向左扩大，提示肺动脉和右心室增大。心脏听诊：典型发现为局限于心尖区的舒张中晚期低调、递增型隆隆样杂音，左侧卧位时明显，可伴有舒张期震颤；心尖区第一心音（S_1）亢进，呈拍击样；80% ～ 85% 的患者胸骨左缘第 3 ～ 4 肋间或心尖区内侧闻及紧跟第二心音（S_2）后的高调、短促而响亮的二尖瓣开瓣音（opening snap，OS），呼气时明显，是隔膜型狭窄的前叶开放时发生震颤所致。存在 OS 和拍击样第一心音，高度提示瓣膜仍有一定的柔顺性和活动力，有助于诊断隔膜型 MS；肺动脉高压时，肺动脉瓣区第二心音（P_2）亢进、分裂；肺动脉扩张造成相对性肺动脉瓣关闭不全时，可闻及 Graham-Steel 杂音，即胸骨左缘第 2 ～ 4 肋间的高调、吹风样、递减型的舒张早中期杂音，沿胸骨左缘向三尖瓣区传导，吸气时增强；合并三尖瓣关闭不全时，可在三尖瓣区闻及全收缩期吹风样杂音，吸气时明显，如 RV 显著增大，此杂音可在心尖区闻及。

（三）治疗

单纯二尖瓣狭窄的患者左心室并无压力负荷或容量负荷过重，药物治疗重点是针对肺动脉高压、房颤和防止血栓栓塞并发症。中重度二尖瓣狭窄主要治疗措施是手术。利尿剂、β受体阻滞剂、地高辛或 CCB 可以短暂改善症状。根据《2017 ESC/EACTS 瓣膜性心脏病管理指南》指出，二尖瓣狭窄患者合并房颤或阵发性房颤，应进行抗凝治疗（INR 达到 2 ～ 3）。在窦性心律患者中，有系统性栓塞史或左房血栓时应口服抗凝药物，经食管超声心动图提示左心房高密度强回声或者左心房增大（M 超直径 > 50 mm 或左心房容积 > 60 mL/m^2）也应考虑口服抗凝药物。中度至重度二尖瓣狭窄患者和持续性房颤患者应维持华法林治疗而非应用新型口服抗凝药物。对重度二尖瓣狭窄患者，因为不能很好地持续维持窦性节律，不建议在进行瓣膜干预前行电复律。对于近期新发房颤患者，左心房仅中度增大，则应在成功瓣膜干预后尽早行电复律。

二、二尖瓣关闭不全心力衰竭的治疗

（一）概述

二尖瓣装置由瓣叶、瓣环、腱索、乳头肌和相关左心室壁等部分组成。任何部分的缺陷均可导致二尖瓣关闭不全（mitral regurgitation，MR）。MR 分为原发/器质性的（由于二尖瓣结构异常引起）和继发/功能性的（继发于 LV 扩张和功能减退）。根据病程，可分为急性 MR 和慢性 MR。

原发性的慢性 MR 在我国以风湿性最多见，常合并 MS，病理特点为瓣叶增厚，挛缩变形，交界粘连，以瓣叶游离缘为显著；腱索缩短、融合，导致瓣叶尤其后叶活动受限，而前叶呈假性脱垂样。瓣膜变性（Barlow 病/二尖瓣脱垂综合征、弹性纤维变性、马凡综合征、Ehler-Danlos 综合征）和老年性瓣环钙化是欧美国家最常见的病因；其他病因还包括感染性心内膜炎、心肌梗死后乳头肌断裂、先天性畸形（二尖瓣裂缺、降落伞二尖瓣、双孔二尖瓣畸形等，多见于幼儿或青少年）、结缔组织病（如系统性红斑狼疮、类风湿关节炎、强直硬化性脊椎炎）、心内膜弹力纤维增生症、药物性等；继发性 MR 的病因包括任何可引起 LV 明显扩大的病变，如缺血性心脏病及原发性扩张型心肌病，机制包括二尖瓣瓣环的扩张变形，乳头肌向外向心尖方向移位，瓣叶受牵拉而关闭受限，LV 局部及整体功能的异常，LV 重构和变形，LV 运动不同步等。

急性 MR 多因腱索断裂，瓣膜毁损或破裂，乳头肌坏死或断裂及人工瓣膜异常引起，可见于感染性心内膜炎、急性心肌梗死、穿通性或闭合性胸外伤及自发性腱索断裂等。

LV 搏出的血流同时流入主动脉（前向）和反流到 LA（逆向）；舒张期反流的血液再经二尖瓣充盈 LV，导致 LV 舒张期容量过负荷。慢性 MR 早期通过 LV 扩大及离心性肥厚来代偿，根据 Starling 效应，前负荷增加及左心室舒张末期容积（left ventricular end-diastolic volume，LVEDV）扩大导致心肌收缩增强，LVEF 升高（> 65%），每搏输出量（stroke volume，SV）增加以维持前向的 SV；LA 和 LV 扩张还使得 LAP 和 LV 充盈压于正常范围，避免肺淤血，临床可无症状。经过数年的代偿期后，持续的容量过负荷最终导致心肌收缩受损，前向 SV 降低，LVEDV 扩大，LV 充盈压和 LAP 升高，肺静脉和肺毛细血管压力升高，继而肺淤血。失代偿早期 LVEF 虽有所降低但仍维持在 50% ~ 60%，此时纠正 MR，心肌功能尚可恢复，否则，心功能损害将不可逆，中期 LV 显著扩张，EF 明显降低，临床上出现肺淤血和体循环灌注低下等左心衰竭症状，晚期可出现肺高压和全心衰竭。

（二）临床表现

急性 MR 导致左心容量负荷急剧增加，LV 来不及代偿，导致前向 SV 和心输出量明显降低，引起低血压甚至休克；同时，左心室舒张末压（left ventricular end-diastolic pressure，LVEDP）、LAP 和肺静脉压力急剧上升，引起严重的肺淤血，甚至急性肺水肿。

慢性重度 MR 一般 6 ~ 10 年出现 LV 功能异常或症状；一旦发生心力衰竭，则进展迅速。常见症状有：劳力性呼吸困难、端坐呼吸、疲乏、活动耐力显著下降。咯血和栓塞较少见。晚期出现肝淤血肿大及触痛、水肿、胸腔积液或腹水等右心衰竭表现。急性 MR 者常表现为急性左心衰竭或肺水肿或心源性休克。

慢性 MR 者心界向左下扩大，心尖区可触及局限性收缩期抬举样搏动，提示 LV 肥厚和扩大。心尖区可闻及全收缩期吹风样杂音，响度在 3/6 级以上，吸气时减弱，反流量小时音调高，瓣膜增厚者音粗糙。前叶损害为主时，杂音向左腋下或左肩胛下传导；后叶损害为主者，杂音向心底部传导。可伴有收缩期震颤。心尖区第一心音（S_1）减弱或被杂音掩盖。

功能性 MR 的杂音常不明显，即使重度反流杂音也较柔和。由于 LV 射血期缩短，主动脉瓣关闭提前，导致第二心音（S₂）分裂。严重 MR 可出现低调的第三心音（S₃）。舒张期大量血液通过二尖瓣口导致相对性 MS，心尖区闻及低调、短促的舒张中期杂音。出现 OS 提示合并 MS。肺动脉瓣区第二心音（P₂）亢进提示肺高压。右心衰竭时，可见颈静脉怒张、肝大、下肢水肿。

（三）治疗

二尖瓣脱垂不伴有二尖瓣关闭不全时，治疗主要是预防心内膜炎和防止栓塞。β 受体阻滞剂可用于伴有心悸、心动过速或伴交感神经兴奋增加的症状，以及有胸痛、忧虑的患者。

二尖瓣关闭不全分为原发性和继发性，是否推荐手术治疗，应当考虑症状、年龄、并存的房颤、左心室收缩功能降低、药物治疗反应、肺动脉高压及瓣膜修复的可行性等因素。急性二尖瓣反流可使用硝酸盐和利尿剂来降低心室充盈压。硝普钠可减少后负荷和反流量。正性肌力药物和主动脉内球囊反搏术可在低血压和血流动力学不稳定时使用。慢性二尖瓣反流心室功能尚好的患者，没有证据支持预防性使用血管扩张剂，包括 ACEI。然而，对不适合行手术或术后症状持续的患者，还应考虑使用 ACEI、β 受体阻滞剂及醛固酮受体拮抗剂。继发性二尖瓣关闭不全是由于左心室形态改变导致瓣膜关闭和牵拉力失衡引起的。瓣叶和腱索结构正常，常见于扩张型心肌病或缺血性心肌病。慢性房颤和左心房扩大患者的二尖瓣环扩张也可能是潜在的机制。优化的心衰药物治疗是继发性二尖瓣关闭不全患者管理的第一步，并评估有无 CRT 适应证。

第二节　主动脉瓣病变心力衰竭的治疗

一、概述

主动脉瓣狭窄（aortic stenosis，AS）最常见的病因是先天性主动脉瓣畸形、老年性主动脉瓣钙化和风湿性 AS。欧美国家以前两者为主，我国仍以风湿性多见。

单纯风湿性 AS 罕见，几乎都合并二尖瓣病变及主动脉瓣关闭不全。病理变化为瓣叶交界粘连、瓣膜增厚、纤维化、钙化，以瓣叶游离缘尤为突出。三叶瓣的钙化性 AS（即所谓的"老年退行性"狭窄）多见于老龄患者，近年来发生率呈上升趋势。发病机制可能与主动脉瓣应力和剪切力异常升高、湍流致血管内皮损伤、慢性炎症、RAS 系统激活、脂蛋白沉积、钙磷代谢紊乱、同型半胱氨酸水平、遗传等因素有关；与冠心病有相似的危险因子，如老龄、男性、肥胖、高血压、高血脂、吸烟、糖尿病等。一旦发生，病变呈进行性发展直至最终需要进行瓣膜置换。病理表现为瓣体钙化，很少累及瓣叶交界。钙化程度是临床转归的预测因子之一。

先天性 AS 可分为单叶式、二叶式或三叶式，其中二叶式主动脉瓣（bicuspid aortic valve，BAV）最多，约占 50%。普通人群中 BAV 的发生率为 1%~2%，部分有家族史（染色体显性遗传）。

早期表现为主动脉瓣增厚，不伴流出道梗阻，此阶段称为主动脉瓣硬化（aortic sclerosis）。病变进一步发展可导致主动脉瓣口面积（aortic valve area，AVA）减少。当 AVA 从正常（$3 \sim 4 \ cm^2$）减少至一半（$1.5 \sim 2.0 \ cm^2$）时几乎无血流动力学异常，进一步降低则导致血流梗阻及进行性的左心室压力负荷增加，当 AVA 减少至正常值的 1/4 以下（$< 1.0 \ cm^2$）为重度狭窄。左心室代偿性肥厚，收缩增强以克服收缩期心腔内高压，维持静息状态下心输出量和 LVEF 至正常水平，临床可无明显症状，但运动时心输出量增加不足。

LV 肥厚作为代偿机制的同时，也降低了心腔顺应性，导致 LV 舒张末压力升高，舒张功能受损。其次，LV 肥厚及收缩期末室壁张力升高增加了心肌氧耗；LV 顺应性下降，舒张末压力升高，增加了冠脉灌注阻力，导致心内膜下心肌灌注减少；此外，LV 肥厚还降低了冠脉血流储备（即使冠脉无狭窄），运动和心动过速时冠脉血流分布不匀导致心内膜下缺血，而肥厚心肌对缺血损害更加敏感，最终导致心肌纤维化，心室收缩和舒张功能异常。

AS 进一步加重时，心肌肥厚和心肌收缩力不足以克服射血阻力，心输出量和 LVEF 减少，外周血压降低，临床出现症状。脑供血不足可导致头昏、晕厥，心肌供血不足可加重心肌缺血和心功能损害（心绞痛和呼吸困难等），最终引起 LV 扩大、收缩无力、跨瓣压差降低，以及 LAP、肺动脉压、肺毛细血管楔压和右心室压上升。

二、临床表现

AS 可历经相当长的无症状期，猝死的风险极低（$<1\%$ / 年）；一旦出现症状，临床情况急转直下，若不及时手术，2 年生存率为 20% ~ 50%。主要三大症状为劳力性呼吸困难、心绞痛、黑蒙或晕厥。早期表现多不典型，特别是老年人或不能运动的患者症状极易被忽视，或因缺乏特异性而误以为衰老导致体能下降，或其他疾病的症状。劳累、AF、情绪激动、感染等可诱发急性肺水肿；有症状的 AS 猝死风险升高。如未能及时手术，随病程发展和心功能损害加重，晚期出现顽固的左心衰竭症状和心输出量降低的各种症状，甚至右心衰竭的症状。

心脏浊音界可正常，心力衰竭时向左扩大。心尖区可触及收缩期抬举样搏动，左侧卧位时可呈双重搏动。胸骨右缘第 2 肋间可闻及低调、粗糙、响亮的喷射性收缩期杂音，呈递增、递减型，在第一心音（S_1）后出现，收缩中期最响，以后渐减弱，主动脉瓣关闭（第二心音 S_2）前终止。

三、治疗

手术风险低的有症状的主动脉瓣狭窄患者推荐行主动脉瓣置换术。不适合主动脉瓣置换术的患者，经心脏团队充分考虑后，推荐行经导管主动脉瓣植入术（transcatheter aortic valve implantation，TAVI）。

对于血流动力学不稳定、存在手术高风险的患者，或对有症状的重度主动脉瓣狭窄、需要紧急非心脏手术的患者，作为主动脉瓣置换手术或 TAVI 的一种过渡，可以考虑主动脉瓣球囊扩张术。

与疾病的自然病程相比，没有药物可以改善主动脉瓣狭窄患者的临床结局。对于不适合外科手术或 TAVI，以及等待外科或介入治疗的患者，应根据心衰指南给予药物治疗。对合并高血压患者，药物治疗时应避免低血压，注意反复评估患者病情变化，维持窦性节律非常重要。应慎用血管扩张剂，避免前负荷过度降低使心排血量减少，引起低血压、晕厥等。对慢性严重主动脉瓣关闭不全不能行手术治疗的患者，内科治疗可改善症状。已接受手术的患者仍合并心衰或高血压时，可使用 ACEI/ARB、β 受体阻滞剂。马凡综合征患者使用 β 受体阻滞剂和（或）氯沙坦，可减慢主动脉根部扩张，降低主动脉并发症发生风险，应在手术前后考虑应用。虽然尚无足够研究证据，对于二叶式主动脉瓣患者如果主动脉根部和（或）升主动脉扩张，临床可考虑给予 β 受体阻滞剂或氯沙坦治疗。

第十五章　心肌炎心力衰竭的治疗

心肌炎的治疗包括一般治疗、根据当前指南给予抗心衰和抗心律失常治疗，以及对某些患者给予抗凝治疗；另外有针对心肌炎病因给予特异性治疗。在急性炎症期，治疗包括维持血流动力学稳定、心律失常治疗以及免疫调节治疗。急性期尤其是有发热、活动性全身感染或心衰时，应该限制活动以减少心脏做功。心肌炎之后 3～6 个月，只应允许患者逐渐进行体力活动，不应参与竞技运动。所有心肌炎患者都应接受随访，最初应每 1～3 个月随访 1 次。在解除活动限制前，患者应该接受症状限制性运动试验、动态心电图监测及超声心动图评估。对于特定的自身反应性心肌炎患者，如巨细胞性心肌炎、结节病、非感染性嗜酸性粒细胞性心肌炎及自身免疫病相关的心肌炎，如狼疮性心肌炎，建议给予免疫抑制剂治疗。但免疫抑制剂治疗对不明原因急性心肌炎无益。非甾体抗炎药有诱发心衰发作和增加病死率的风险，大量饮酒可加重心肌炎，均应避免。

第一节　心肌炎心力衰竭的西医治疗

心肌炎伴心衰患者应接受标准的急性和慢性心衰治疗，具体取决于临床表现。中、重度急性失代偿性心衰患者应减少使用或停用 β 受体阻滞剂。暴发性心肌炎患者发生严重心衰，常需要静脉使用正性肌力药，如多巴胺、多巴酚丁胺、左西孟旦及米力农等，或使用机械循环支持。地高辛在急性心肌炎患者中的有效性和安全性尚不确定，应避免在此情况下使用该药。

对于 LVEF 降低的血流动力学稳定的心衰，治疗方案包括：按需使用利尿剂，及早开始使用 ACEI/ARB 及逐步滴定 β 受体阻滞剂（卡维地洛、美托洛尔缓释剂或比索洛尔），并对持续症状性心衰且 LVEF≤35% 的患者加用醛固酮受体拮抗剂。

对血流动力学不稳定的心衰患者可能需要机械循环支持，如心室辅助装置（ventricular assist device，VAD）或体外膜肺氧合，一些暴发性心肌炎患者通过这些装置能够成功过渡恢复。对于心源性休克患者，给予镇静、气管插管及机械通气来降低代谢需求。

慢性心肌炎接受 3～6 个月的免疫抑制剂治疗，如糖皮质激素联合硫唑嘌呤，LVEF 和 NYHA 心功能分级均可改善。对于表现为难治性心衰的慢性心肌炎患者，应考虑是否适合心脏移植。

心肌炎患者可出现快速性或缓慢性心律失常。大多数抗心律失常药物有负性肌力作用，可能会引起心功能恶化，导致急性血流动力学不稳定，只有当预期获益超过风险之后，方可使用抗心律失常药物。抗心律失常药物可以选用胺碘酮、多非利特（需警惕潜在致心律失常作用），对于血流动力学稳定的心衰患者，可慎用 β 受体阻滞剂或 CCB。其他Ⅰ类和Ⅲ类抗心律失常药物具有致心律失常及负性肌力作用，一般避免用于急性心肌炎患者。心肌炎急性期出现完全性房室传导阻滞和（或）症状性心动过缓，即为心脏起搏的指征，因这种传导异常往往是暂时的，因此首选临时起搏器。对于有危及生命的室性心律失常、未处于心肌炎急性期、正接受最佳内科治疗且预计生存时间超过 1 年的患者，可植入 ICD。

有体循环栓塞证据或存在急性左心室血栓、房颤患者应行抗凝治疗。如果房颤和心衰好转，应重新评估抗凝指征。一般认为，窦性心律患者心衰和（或）LVEF 下降并非抗凝指征。不推荐对心肌炎患者使用常规抗病毒治疗。糖皮质激素不能降低病毒性心肌炎患者的死亡风险，也不能改善其功能状态，但可改善 LVEF。肠道病毒感染引起的心肌炎患者使用 α 干扰素可能有益。静脉用免疫球蛋白具有抗病毒和免疫调节作用，对慢性扩张型心肌病患者有益，可能有助于治疗病毒性心肌炎，但不作为常规推荐。采用黄芪注射液 40 g 静脉滴注治疗急性病毒性心肌炎，可改善临床症状和心律失常，使外周血肠道病毒转阴。

特发性巨细胞性心肌炎（giant cell myocarditis，GCM）是一种罕见但常可以导致死亡的心肌炎。GCM 常表现为左室收缩功能出现急性或暴发性恶化、室性心律失常频发及心脏传导阻滞。免疫抑制剂联合治疗有可能改善其预后。如果预期需要机械循环支持，患者可能需要使用双心室辅助装置。心脏移植是 GCM 的有效治疗手段。嗜酸性粒细胞性心肌炎可见于多种临床情况，过敏性心肌炎（hypersensitivity myocarditis，HSM）可表现为猝死或快速进展性心衰。坏死性嗜酸性粒细胞性心肌炎的预后极差。不同类型嗜酸性粒细胞性心肌炎的治疗包括大剂量糖皮质激素治疗以及去除致病药物（对于 HSM 病例）或者治疗基础疾病。

第二节　心肌炎心力衰竭的中医治疗

一、概述

心肌炎大致属于中医的"心悸""胸痹""水肿""怔忡""虚劳"等范畴。中医无病毒性心肌炎病名。根据患病症状和病情严重程度不同，若以心悸为主者，当属"心悸""怔忡"的范畴；以胸闷胸痛为主者，属"心痛""胸痹"；以乏力为主者，属"虚劳"；若以急性感染起病者，可从"温病"论治，危重者可归"心水""厥脱"等范畴。

二、历史溯源

中医虽无病毒性心肌炎称谓，但对其却早有认识。《黄帝内经》阐述的外感病的发病机制为本病的治疗奠定理论基础。"风雨寒热，不得虚，邪不能独伤人""虚邪之风，与其身形，两虚相得，乃客其形"，病机描述既突出了邪气的致病作用，也强调了正气的主导地位。因此，预防疾病，要注意对外"虚邪贼风，避之有时"，自身"恬淡虚无""精神内守"（《素问·上古天真论》），即高世栻所言"外知所避，内得其守"。（《灵枢·百病始生》）最早记载脉律不齐是疾病的表现。《素问·平人气象论》说："脉绝不至曰死，乍疏乍数曰死。"最早认识到严重的脉律异常提示病情危重。

汉代张仲景针对心悸提出了基本治则，尤其炙甘草汤为本病的治疗开了先河，即"伤寒脉结代，心动悸，炙甘草汤主之"。其证是由伤寒误治后，阴血不足，阳气不振所致。阴血不足，血脉无以充盈；阳气不振，无力鼓动血脉；脉气不相接续，故脉结代。阴血不足则心体失养，心阳虚弱而不能温养心脉，故心动悸。治宜益气养血，通阳复脉。炙甘草为主药，大补中州。生地黄配伍人参、大枣、阿胶、麦冬、麻仁，滋心阴，养心血，以充血脉。桂枝、生姜辛行温通，加清酒煎服以行药力。

隋代巢元方《诸病源候论》云："心藏于神而主血脉，虚劳损伤血脉，致令心气不足，因为邪气所乘，则使惊而悸动不定。"并在《风惊悸候》中指出："风惊悸者，由体虚，心气不足，心之府为风邪所乘，或恐惧忧迫，令心气虚，亦受于风邪，风邪搏于心，则惊不自安，惊不已则悸动不定。"宋代严氏在《济生方·惊悸怔忡健忘门》有"冒风寒暑湿，闭塞诸经，令人怔忡"的说法。

清代温病学所论邪犯心包，尽管注重神志异常的病变，也可为本病提供参考。叶天士《温热论》开篇"温邪上受，首先犯肺，逆传心包"。原文所述指病邪可由肺卫直接传入心包，出现神昏谵语等神志异常。

三、病因病机

心肌炎的病因虽有外邪入侵、饮食不洁、疲劳过度、情志不遂等，但正气亏虚是发病之内因，邪毒侵袭是发病之外因。

本病的病机特点可归为本虚标实。病初以邪实正虚为主，后期则以正气亏虚为主，或见虚实夹杂、病情迁延。病位在心，与肺、脾、肝、肾密切相关。初期，正气亏虚，卫外不固，温热、湿热邪毒外侵，正邪交争，正虚邪进，留而不去，内舍于心，正所谓"温邪上受，首先犯肺，逆传心包"。内生瘀血、痰浊，而导致心脉痹阻，或热毒之邪灼伤营阴，心之气阴亏虚，心神失养，而见胸闷胸痛、心悸气急、脉结代等症。病久阴损及阳，或素体正气虚弱，或见阳虚水泛、水气凌心等，甚或病初即可出现厥脱之危证。后期常因医治不当，或汗下太过，气阴受损，心脉失养，表现为正气亏虚，或见痰浊、瘀血痼结，虚实夹杂，病情迁延。

四、辨证论治

（一）辨证要点

辨证当区分标本虚实，轻重缓急。首先辨虚实，病程短，见胸闷胸痛、气短多痰或伴咳嗽，属实证；病程长达数月，见心悸气短、神疲乏力、面白多汗，属虚证。其次辨轻重，神志清楚、神态自如、面色红润、脉象有力者，病情轻；烦躁不安、面色苍白、四肢厥冷、口唇青紫、脉微欲绝或结代者，病情危重。

（二）治疗原则

治疗原则以扶正祛邪为本。病初邪毒犯心者，治以清热解毒；湿热侵心者，治以清化湿热；气阴亏虚者，治以益气养心；心肾阳虚者，治以温补心肾；心脉瘀滞者，治以活血化瘀。

（三）分证论治

1. 急性期

（1）邪毒侵心

症状：发热恶寒，头痛身楚，鼻塞咽痛，或伴咳嗽，心悸气促，胸闷胸痛，舌红，苔薄，脉结代或促。

证候分析：温热邪毒，袭于肌表，正邪交争，而发热恶寒；肺卫失宣，头痛身楚、鼻塞咽痛或伴咳嗽；邪盛正虚，邪毒入侵，内舍于心，损伤心脉，遏阻气血，则心悸气促、胸闷胸痛；舌红、苔薄、脉结代或促，均为邪毒侵心之征。

治则：清热解毒，疏邪清心。

方药：银翘散加减。

金银花15g、连翘15g、麦冬15g、板蓝根15g、虎杖9g、赤芍15g、栀子9g、黄连3g、竹叶9g、甘草5g。

随症加减：邪毒炽盛加黄芩、生石膏清热泻火；胸闷胸痛加丹参、红花活血散瘀；心悸、脉结代加麦冬、五味子、柏子仁养心安神；腹痛腹泻加木香、扁豆行气化湿。

（2）寒毒凝心

症状：发热恶寒，无汗，头身疼痛，骨节酸楚，胸闷或痛，心悸气短，舌淡，苔薄白，脉迟或迟紧，或结代。

证候分析：本证多见于素体阳虚者，风寒外袭，正邪交争，则发热恶寒；邪束肌表，经气不利，则无汗，头身疼痛，骨节酸痛；素体阳虚，寒毒内侵，凝滞心脉，心血失运，则胸闷胸痛，心悸气短；舌淡，苔薄白，脉迟或迟紧，或结代均为寒毒凝滞之征。

治则：祛寒逐邪，温养心脉。

方药：麻黄附子细辛汤加味。

麻黄9g、附片9g、细辛3g、桂枝9g、党参15g、丹参15g、炙甘草9g、大枣5枚。

随症加减：咳嗽，咳白痰者，加杏仁9g、前胡9g、款冬花9g、紫菀9g，以宣肺化痰止咳。

（3）湿热侵心

证候：寒热起伏，全身肌肉酸痛，恶心呕吐，腹痛腹泻，心慌胸闷，肢体乏力，舌红，苔黄腻，脉濡数或结代。

证候分析：湿热邪毒束表，则寒热起伏、全身肌肉酸痛；湿热郁于中焦，故腹痛腹泻、恶心呕吐；湿热内侵心脉，则心慌胸闷，脉结代；舌红、苔黄腻、脉濡数均为湿热之象。

治则：清热化湿，解毒透邪。

方药：葛根黄芩黄连汤加减。

葛根15g、黄连5g、板蓝根12g、苦参12g、黄芩5g、陈皮12g、石菖蒲12g、郁金12g。

随症加减：胸闷气憋加瓜蒌、薤白、甘松理气宽胸；肢体酸痛加独活、羌活祛湿通络；

心慌、脉结代加丹参、柏子仁、龙骨宁心安神。

（4）水气凌心

症状：胸闷气喘，不能平卧，四肢不温，口唇青紫，腹胀肢肿，舌质紫，舌苔白腻，脉沉细。

证候分析：邪伤心阳，阳虚水泛，水气凌心，痹阻心脉，则胸闷气喘、不能平卧、口唇青紫；水气内停，则腹胀肢肿；阳气虚弱，则四肢不温；舌质紫、舌苔白腻、脉沉细，均为阳虚血瘀之征。

治则：温阳益气，利水活血。

方药：参附汤合苓桂术甘汤加味。

黄芪 30 g、党参 15 g、附片 12 g、桂枝 10 g、白术 15 g、茯苓 15 g、丹参 15 g、麦冬 12 g。

随症加减：胸闷痰多者，加瓜蒌 15 g、薤白 6 g、半夏 9 g，以化痰宽胸。

（5）痰热互结

症状：胸闷心悸，心前区憋痛，口苦口腻，或口干便秘；舌红，苔腻浊或腻黄，脉滑数或促。

证候分析：素体痰浊内盛，热毒侵心，与痰互结，痹阻心脉，故见胸闷心悸、心前区憋痛；痰热内盛而口苦口腻；热伤阴津，则口干便秘；舌红，苔腻浊或腻黄，脉滑数或促，均为痰热内盛，瘀于心脉之征。

治则：清化热痰，活血化瘀。

方药：小陷胸汤合丹参饮加味。

黄连 5 g、半夏 9 g、瓜蒌 20 g、枳实 10 g、丹参 15 g、桃仁 9 g、郁金 15 g、砂仁 6 g、檀香 5 g、苦参 12 g。

随症加减：口干便秘者，加玄参、大黄以养阴通便。

（6）心脉瘀滞

证候：心悸不宁，胸闷憋气，心前区痛如针刺，面色晦暗，唇甲青紫，舌质紫黯，或舌边尖见有瘀点，脉结代。

证候分析：心脉瘀滞，血行不畅，则心悸不宁，胸闷憋气，心前区痛如针刺，面色晦暗，唇甲青紫，舌质紫黯，舌边尖瘀点，脉结代均为瘀血之象。

治则：行气活血，宁心安神。

方药：血府逐瘀汤加减。

当归 12 g、丹参 15 g、桃仁 12 g、红花 12 g、赤芍 15 g、川芎 12 g、柴胡 12 g、延胡索 15 g、桂枝 9 g。

随症加减：心前区痛甚加蒲黄、五灵脂祛瘀定痛；胸闷憋气加瓜蒌、甘松行气宽胸；肝脾大加郁金、降香、莪术行气化瘀消积。

2. 慢性期

（1）气阴两虚

症状：心悸怔忡，胸闷气短，身倦乏力，或五心烦热，自汗盗汗，舌红少津，苔薄，脉细弱或结代。

证候分析：邪毒侵心日久，灼伤心阴，损及心气，心失所养，则心悸怔忡；气不运血，心血迟滞，则胸闷气短；气阴两虚，虚热内迫，则身倦乏力、五心烦热、自汗盗汗；舌红少津、苔薄、脉细弱或结代，均为心之气阴两虚之征。

治则：益气养阴，宁心安神。

方药：生脉饮合归脾汤加减。

黄芪24 g、太子参20 g、麦冬15 g、五味子6 g、玉竹12 g、当归9 g、茯神15 g、酸枣仁12 g、远志5 g、炙甘草9 g。

随症加减：胸部针刺样疼痛者，加郁金、丹参、檀香以理气活血；自汗或盗汗者，加煅龙骨、煅牡蛎、浮小麦以镇心敛汗。

（2）阳气亏虚

症状：胸闷心悸，气短乏力，头晕，面色白，肢冷畏寒，便溏，舌淡胖，脉沉细而迟。

证候分析：久病阳气亏虚，胸阳不振，心血失运，故胸闷心悸、气短乏力；血不上荣则头晕；阳虚失于温运，则面色白、肢冷畏寒、便溏；舌淡胖、苔白滑、脉沉细而迟，均为气阳两虚之征。

治则：补益心气，温振心阳。

方药：炙甘草汤合金匮肾气丸加减。

党参15 g、附片9 g、桂枝9 g、麦冬9 g、熟地12 g、山药12 g、山茱萸9 g、丹参15 g、红花6 g、干姜5 g、大枣5 枚、炙甘草9 g。

随症加减：长期服药或有化热之象者，应酌减附子、干姜等温燥之品。

第十六章　心肌病心力衰竭的治疗

心肌病（cardiomyopathy）是一组异质性心肌疾病，包括心脏机械和电活动的异常，通常（但并非总是）表现为心室不适当的肥厚或扩张，这是由多种病因（常为遗传性病因）导致的。心肌病可局限于心脏，也可作为广泛的系统性疾病的一部分，经常导致心血管性死亡或进展性心力衰竭。

第一节　扩张型心肌病心力衰竭的治疗

一、概述

扩张型心肌病（dilated cardiomyopathy，DCM），其特征为单侧或双侧心室扩大和收缩功能受损，伴或不伴充血性心力衰竭。首发表现可包括房性和（或）室性心律失常，在 DCM 的任何阶段均可发生猝死。DCM 是临床诊断中最常见的心肌病，也是造成心力衰竭和心脏移植的最主要原因。

扩张型心肌病心肌收缩力减弱，导致心脏泵血功能障碍。早期由于反射性调节或神经兴奋，通过加快心率以维持足够的心输出量，后期随左心室排空受限，心室舒张和收缩末期容量增多、射血分数减少，心脏逐渐增大，产生相对性二尖瓣与三尖瓣关闭不全，导致充血性心力衰竭。此时，心室舒张末压增高，尤以左心室为甚，心房压亦增高，肺循环和体循环静脉压增高、淤血；晚期由于肺小动脉病变和反复发生肺小动脉血栓栓塞而出现肺动脉压力明显增高，使右心衰竭更为明显。心肌肥厚引起的相对性缺血缺氧时可出现心绞痛。心肌纤维化，以及由于心肌受损、心室重构等影响心肌细胞内钙、钾等离子通道异常，可引起各种心律失常。

二、扩张型心肌病的临床表现

该病各年龄均可发病，但以中年居多。起病多缓慢，患者常先被发现有心脏扩大，心功能代偿而无自觉不适。经过一段时间后症状逐步出现，这一过程有时可达 10 年以上。症状以充血性心力衰竭为主，其中以气急和水肿为最常见。最初在劳动或劳累后气急，以后在轻度活动或休息时也有气急，或有夜间阵发性气急。由于心输出量低，患者常感乏力。体检发现心率加速，心尖冲动向左下移位，可有抬举性搏动，心浊音界向左扩大，常可听得第三心音或第四心音，心率快时呈奔马律。由于心腔扩大，可有相对性二尖瓣或三尖瓣关闭不全所致的收缩期吹风样杂音，此种杂音在心功能改善后减轻。血压多数正常，但晚期病例血压降低，脉压小，出现心力衰竭时舒张压可轻度升高。脉搏常较弱，交替脉的出现提示左心衰竭，心力衰竭时两肺基底部可有湿啰音。右心衰竭时肝大，从下肢开始出现水肿，胸腔积液和腹水在晚期患者中不少见。各种心律失常都可出现，为首见或主要的表现，并有多种心律失常合并存在而构成比较复杂的心律，可以反复发生，有时甚顽固。高度房室传导阻滞、心室颤动、窦房阻滞或窦房结暂停可导致阿 – 斯综合征，成为致死原因之一。此外，尚可有脑、肾、肺等处的栓塞。

由于该病病因未明，预防较困难。部分病例由病毒性心肌炎演变而来，因此预防病毒感染有实际意义。本病常伴有心力衰竭，呼吸道感染常为其诱发或加重的因素，应预防和及时治疗。

三、扩张型心肌病的治疗

（1）注意休息及避免劳累，有心脏扩大或心功能减退者更应注意长期休息，防止病情恶化。

（2）治疗心力衰竭，采用正性肌力、利尿和扩血管药，由于心肌损坏较广泛，洋地黄类应用要谨慎。非洋地黄类正性肌力兴奋剂，如肾上腺素能受体兴奋剂和磷酸二酯已过时，氢氯噻嗪可能失效，此时需用袢利尿药呋塞米等。螺内酯可以阻断醛固酮效应，对抑制心肌重构，改善预后有很好的作用。扩血管药，包括血管紧张素转换酶抑制剂都可用，用时须从小剂量开始，注意避免低血压。

近年来，研究发现本病有心力衰竭时用 β 受体阻断药有效，其机制可能是慢性心力衰竭时肾上腺素能神经过度兴奋，β 受体密度下调，除了临床常用的高选择性 $β_1$ 受体阻断药，如美托洛尔、比索洛尔外，卡维地洛作为一种新型的非选择性肾上腺素受体阻断药无内在拟交感活性，避免了反射性交感神经兴奋所引起的周围血管收缩及外周阻力增加；此外，它有极强的抗氧自由基、调节细胞因子、抗心肌重构等多种作用。因此，已有许多学者将卡维地洛（10～20 mg，口服，每日 2 次）用于治疗扩张型心肌病。

近来研究报道钙通道阻断药（如地尔硫草）也能改善心功能，应从小剂量开始。此外，BNP 类药物奈西立肽可以均衡地扩张动脉和静脉，增加心输出量和尿量，可用于治疗急性心力衰竭。

（3）治疗心律失常，尤其有症状者需用抗心律失常药或电学方法治疗，对快速室性心律与高度房室传导阻滞而有猝死危险者治疗应更积极。

（4）抗凝，有心腔明显扩大伴低射血分数、NYHA 心功能Ⅳ级、长期卧床，尤其是有血管栓塞史或深静脉有血栓形成的患者可使用华法林抗凝，但需及时监控凝血酶原时间，使国际正常化比率（INR）控制在 2～3 为妥。

（5）改善心肌代谢的药物，如维生素 C、腺苷三磷酸、辅酶 A、环磷腺苷、辅酶 Q_{10}、曲美他嗪等，抗病毒的干扰素都可作为辅助治疗。

（6）国内在中医药调节免疫、抗病毒、改善心肌代谢的基础上采用中西医结合治疗 DCM 方面取得了明显有益的效果。研究发现，黄芪、牛磺酸、生脉制剂等既能抗病毒，又能调节机体免疫，改善心脏功能的作用，不失为一种可取的 DCM 药物治疗手段。

（7）心脏再同步化治疗，主要适用于药物效果不佳、QRS 波群时限延长 >150 ms、EF

值≤35%、QRS波呈完全性左束支传导阻滞或心室内传导阻滞的扩张型心肌病患者，可考虑安装左右心室同步起搏的双腔、三腔或四腔心腔起搏治疗扩张型心肌病、难治性心力衰竭，通过调整左右心室收缩顺序，改善心功能，缓解症状。对伴顽固性持续快速室性心律失常的患者可考虑安置植入式心脏复律除颤器（ICD）。

（8）左心室减容成形术，通过切除部分扩大的左心室，同时置换二尖瓣，减小左心室舒张末容积，减轻反流，以改善心功能，被认为是难治性患者的可选用的治疗方法之一。但减容手术后心力衰竭加重和心律失常有关的死亡率较高，妨碍该手术在临床上的广泛应用。

（9）左心机械辅助装置，左心机械辅助循环是将左心的血液通过机械装置引入主动脉，以减轻左心室做功。为晚期DCM患者维持全身循环、等待有限心脏供体及不能进行心脏移植患者的一种有效治疗方法。目前的左心机械辅助循环装置由于价格昂贵，其广泛使用受到一定限制。

（10）心脏移植，终末期心肌病患者可考虑心脏移植，术后应积极控制感染，改善免疫抑制，纠正排斥反应，1年后生存率可达85%以上。限制心脏移植的主要因素是供体严重短缺。

第二节 肥厚型心肌病心力衰竭的治疗

一、概述

肥厚型心肌病（hypertrophic cardiomyopathy，HCM）是指并非完全因心脏后负荷异常引起的心肌肥厚，需除外高血压、主动脉瓣狭窄、浸润性疾病等因素导致的心肌肥厚。典型者在左心室，以室间隔为甚，常呈不对称性肥厚，左心室腔容积正常或减小，偶尔有病变发生于右心室。根据有无流出道梗阻可分为梗阻性和非梗阻性肥厚型心肌病。

肥厚型心肌病是年轻人猝死的常见原因，也是心力衰竭的重要病因。北美国家、日本和中国的患病率相似，约为1∶500。本病发病可为家族性亦可为散在性。50多年前人们才认识到该病具有家族遗传性，通常为常染色体显性遗传，60%~70%的患者家族中有本病的患者。女性患者症状出现较早也较重。临床病例中男性多于女性。各年龄均可发生本病，儿童期发病者死亡率较高，心肌肥厚在40岁以下者比40岁以上者严重。发病年龄越大者预后较好。

病因不完全清楚。目前认为遗传因素是主要病因，其依据是本病有明显的家族性发病倾向，常合并其他先天性心血管畸形，家族性病例的缺陷基因尚不明，可能与肌原纤维蛋白基因突变，包括β肌球蛋白重链（MYH7）、心肌球蛋白结合蛋白C（MYBPC3）、肌钙蛋白I、肌钙蛋白T等有关。非家族性病例与肥胖、患糖尿病母亲的婴儿、淀粉样变性等有关。肌原纤维蛋白基因突变可见于60%的患者中，而且多数表现为家族性和非对称性室间隔肥厚。目前已发现9个肌原纤维蛋白基因上超过1400个突变可能与该病有关，其中80%的突变集中在MYH7或MYBPC3上，表现为年龄相关性和表型不完全外显的特点，即心肌肥厚很少见于出生时，多数是日后出现，因此针对家系成员的筛查应该从青春期开始，并贯穿整个成年期。*MYBPC3* 突变携带者发病的平均年龄是 40 岁，有 30% 的携带者在 70 岁以后仍无心肌肥厚表现。携带同一突变的不同个体表型也不尽相同，如心肌肥厚可能为对称性也可能是非对称性、有或无流出道梗阻、是否合并房颤及有无猝死发生。

二、临床表现

1. 呼吸困难

多在劳累后出现，是由于左心室顺应性减低，舒张末压升高，继而肺静脉压升高，出现肺淤血。室间隔肥厚伴存的二尖瓣关闭不全可加重肺淤血。

2. 心前区疼痛

多在劳累后出现，似心绞痛，但可不典型，是肥厚的心肌需氧增加而冠状动脉供血相对不足所致。

3. 乏力、头晕与晕厥

多在活动时发生，是由于心率加快，使原已舒张期充盈欠佳的左心室舒张期进一步缩短，加重充盈不足，心输出量减低。活动或情绪激动时由于交感神经作用使肥厚的心肌收缩加强，加重流出道梗阻，心输出量骤减而引起症状。

4. 心悸

由心功能减退或心律失常导致。

5. 心力衰竭

多见于晚期患者，由于心肌顺应性减低、心室舒张末压显著增高，继而心房压升高，且常合并心房颤动。晚期患者心肌纤维化广泛，心室收缩功能也减弱，易发生心力衰竭与猝死。体检可发现心脏轻度增大，一般可听到第四心音。对于梗阻性肥厚型心肌病患者，在胸骨左缘 3~4 肋间可听到粗糙的喷射性收缩期杂音，心尖部也可常听到收缩期杂音。该杂音的产生，除了心肌肥厚引起的流出道梗阻之外，另外一个重要的原因是收缩期血流经过狭窄处引起文丘里（Venturi）效应，使二尖瓣前移靠近室间隔，进一步加重流出道梗阻。值得注意的是，由于二尖瓣关闭不全，这一杂音会随着心肌收缩力和左心室容量的变化而出现相应变化。当服用硝酸酯类药物时，会使左心室容量减少，或者做 Valsalva 动作时，胸腔压力增加，回心血量下降，均可导致杂音增强；反之，使用 β 受体阻断药或采取下蹲体位时，使心肌收缩力减弱、左心室容量增加，杂音就相应减弱。

本病由于病因复杂，且存在症状突发情况，因此要尽量避免劳累、情绪激动和突然用力，同时预防患者发生猝死和卒中等。

三、治疗

治疗策略上，增强心肌收缩力的药物如洋地黄类、异丙肾上腺素，以及动静脉血管扩张剂，如硝酸盐类药物和磷酸二酯酶抑制剂要慎用或不用。推荐使用 β 受体阻断药作为一线用药，可有效减慢心率，改善舒张功能，降低收缩力。对于症状严重患者，剂量可升至最大耐受剂量，并考虑合用 L 型钙通道阻断药，如维拉帕米 120~480 mg/d，3~4 次口服，可使症状长期缓解，对血压过低、窦房功能或房室传导障碍者慎用。

对于不耐受或有使用禁忌患者应考虑滴注地尔硫草改善症状。当左室射血分数（LVEF）<50%，除了应用 β 受体阻断药以外，可考虑加用 ACEI 或低剂量的袢利尿剂，以改善心力衰竭和降低死亡率。同时，对于左室流出道梗阻患者应考虑手术治疗，做室间隔肌纵深切开术和肥厚心肌部分切除术。部分患者需要同时进行二尖瓣置换术或成形术以缓解症状。

NYHA 功能分级Ⅲ～Ⅳ级，且静息或刺激后左室流出道（LVOT）最大压差≥50 mmHg 的患者，建议行室间隔消融手术改善症状。对于手术禁忌患者，或术后发生心传导阻滞风险较高者，应考虑房室顺序起搏，优化 AV 间期，以降低 LVOT 压差，促进药物治疗效果。对于 NYHA 功能分级Ⅲ～Ⅳ级，且 LVEF <50% 的患者，推荐原位心脏移植手术。

鉴于本病的发病机制不明确，且病程缓慢，多数患者在确诊时已经处于疾病的中晚期，因此本病的早期预防非常有意义。对于疑似患者年龄小于 60 岁者，应每年进行临床检查，包括询问详细的家属病史，超声心动图检查、24 或 48 小时动态心电图检查等，进行风险评估。此外，医院实验室具有诊断资质的可以开展遗传检测，筛查致病基因的工作。对于先证者明确携带致病的突变基因的患者，其家族成员要进行逐层遗传筛查；通过临床检查等方法进行风险评估，并长期随访。

第三节　限制型心肌病心力衰竭的治疗

一、概述

限制型心肌病（restrictive cardiomyopathy，RCM）是一种不常见的疾病，具有特征性的形态学和生理学变化，即原发性心肌和（或）心内膜纤维化，或是心肌的浸润性病变，引起心脏充盈受阻，舒张功能障碍。

心脏外观轻度或中度增大，心内膜显著纤维化与增厚，以心室流入道与心尖为主要受累部位，房室瓣也可被累及，纤维化可深入心肌内。附壁血栓易形成。心室腔缩小。心肌心内膜也可有钙化。显微镜下见心内膜表层为玻璃样变性的纤维组织，其下为胶原纤维层，间有钙化灶，再下面为纤维化的心肌，心肌有间质水肿和坏死灶。心室病变主要在流入道并延伸到心尖，可累及乳头肌、腱索、二尖瓣和三尖瓣。

心内膜与心肌纤维化使心室舒张发生障碍，还可伴有不同程度的收缩功能障碍。心室腔减小，心室的充盈受限；心室的顺应性降低，回血障碍，随之心输出量也减小，造成类似缩窄性心包炎时的病理生理变化。房室瓣受累时可以出现二尖瓣或三尖瓣关闭不全。

二、临床表现

该病起病比较缓慢。最常见的症状包括呼吸困难、外周性水肿、心悸、疲劳等。晚期可出现肝脾大、腹水和全身性水肿。脉搏正常或弱而快。颈静脉压可升高。S_1 和 S_2 正常，由于心室快速充盈突然终止，常出现 S_3。功能性二尖瓣和三尖瓣反流的柔和收缩期杂音较为常见。心包积液也可存在。内脏栓塞不少见。

三、治疗

特发性 RCM 无特异性治疗。祥利尿剂可减轻体循环静脉淤血和肺静脉淤血，然而，RCM 患者需要较高充盈压以维持其心输出量，因此，应通过体检及测定血尿素氮和肌酐浓度来密切监测全身灌注情况，无其他原因的血肌酐和尿素氮水平升高提示灌注不足，应避免进一步利尿。降低心率的钙通道阻断药（如维拉帕米）通过控制心率增加充盈时间来改善舒张功能；β 受体阻断药可抑制代偿性交感刺激对心肌细胞功能的长期有害作用；ACEI/ARB 通过减少心肌血管紧张素 Ⅱ 的产生而降低心肌僵硬度。地高辛增加细胞内钙离子，应谨慎使用。出现高度房室传导阻滞时需要安置永久性双腔起搏器。心房颤动患者应行抗凝治疗以降低发生血栓栓塞的风险。对难治性心力衰竭者行心脏移植。

第四节　心肌病心力衰竭的中医治疗

一、中医对心肌病的认识

（一）中医病名

心肌病是西医学中的名词，中医虽无此名，但是心肌病临床表现常有胸闷、胸痛、心悸、呼吸困难、晕厥、水肿等。《素问·脏气法时论》："心病者，胸中痛，胁支满，胁下痛，膺背肩胛间痛，两臂内痛"；《灵枢·五邪》："邪在心，则病心痛"；《素问·痹论》："心痹者，脉不通，烦则心下鼓，暴上气而喘"；《灵枢·胀论》："夫心胀者，烦心短气，卧不安"；《类经》中载"厥者，逆也，气逆则乱，故忽为眩仆脱绝，是名为厥……轻则渐苏，重则即死，最为急候"。故心肌病的治疗可与中医"喘证""心悸""胸痹""心胀""厥证""水肿"等病证相对应。

（二）病因病机

本病病因病机复杂，病因可分为先天、后天与内因、外因。多由于先天禀赋不足，后天失养，久病体虚，致正气亏虚，卫外不固，易外感六淫，或内伤七情、饮食劳倦，或因病失治误治，致心气亏虚、气虚运血无力而致瘀血内停。心失所养，病久入络，则痰瘀互结；久病体虚，耗气伤阴，气虚运血无力，阴津失布，导致瘀血、痰饮内停；阴虚日久，阴损及阳，心阳不振，加重痰瘀内停。最终心之气血阴阳亏虚，痰、瘀、水邪为患而出现一系列症状。本病病位在心，常累及肺、脾、肝、肾等脏腑。病机主要为本虚标实，虚实夹杂，虚者为气、血、阴、阳亏虚，以心气亏虚、心阳不振为主，实者在于痰饮、瘀血、水湿等。在病情发展的不同阶段，虚实各有侧重，各种病因可单独出现也常相互为患。

1. 禀赋不足，气血失调是病变基础

"邪之所凑，其气必虚"，诸多疾病发病的根本原因都有内在的不足，如先天禀赋不足，或后天失养导致素体亏虚。心胀作为五脏胀病之一，早在《灵枢·胀论》中就已论其发病机制："厥气在下，营卫留止，寒气逆上，真邪相攻，两气相搏，乃合为胀也。"可见营卫逆乱，气血阴阳失调是心胀发病的基础。

2. 外感六淫，内舍于心是发病诱因

外感六淫，外合于脉，内舍于心，耗散心气，发为本病。《医醇剩义·胀》云："经曰：心胀者，烦心短气，卧不安。心本纯阳，寒邪来犯，阴阳相战，故烦满短气而卧不安也。"提出了外感六淫是心胀发病的诱因。《证治准绳·杂病》又云："夫心胀者，烦心短气，卧不安。肺胀者。""大抵寒胀多而热胀少。"以上皆指出在导致心胀的病因中，以寒性者居多。

3. 内伤七情、饮食劳倦是致病的重要因素

《素问·举痛论》曰："百病生于气也。"气乃一身之主，气相得则和，不相得则病。内伤七情、饮食劳倦最易阻滞气机、损伤脾胃、暗耗心血，是心胀发病的重要因素。《临证指南医案·肿胀》指出"胀病之因……或因湿因郁因寒因热因气因血因痰因积因虫，皆可为胀。"强调胀病病因众多，外感六淫、内伤七情、饮食劳倦等皆可导致胀病的发生，心胀也不例外。

4. 痰、瘀、水既是病理产物又是致病因素

心阳气虚，外邪乘虚而入，耗散心气，气不化水，化为痰浊水饮，阻滞气机，气为血帅，气滞则血瘀。痰、瘀、水三者又进一步阻滞气机，扰乱心神，日久心血暗耗，导致气阴两虚，甚则阴损及阳，心肺脾肾之阳虚，最终阴阳离决危及生命。

二、辨证论治

（一）治疗原则

治疗原则是扶正祛邪，扶正以益气补心为主，兼顾肺、脾、肝、肾；祛邪以活血化瘀、消痰散结、利水消肿为主。根据疾病阶段和临床表现，可将本病进行分期：早期以心肺气虚为主，痰瘀相对较轻，主要表现为心慌、气短、乏力等；中期发展为心肾阳虚，可有心悸乏力、畏寒肢冷、水肿等症状；晚期以阴阳俱虚为主，痰瘀明显，患者出现精神困倦、动则气促、心悸、脉沉弱等表现。

（二）证治分类

1. 气虚血瘀证

症状：胸闷胸痛，心慌气短，乏力懒言，动则气促，舌暗红，苔薄白，脉沉涩。

治法：益气活血。

代表方：保元汤合桃红四物汤加减。保元汤益气补心，桃红四物汤活血化瘀。常用药物：人参、黄芪、肉桂、干姜、桃仁、红花、生地黄、当归、川芎、赤芍、炙甘草。

若伴自汗、恶风、易感冒等肺气虚证明显，可加防风、白术、煅牡蛎、浮小麦等益气固表止汗。若脾虚证明显，腹胀、纳呆、便溏者，可加党参、白术、山药、薏苡仁等健脾化湿。

2. 气阴两虚证

症状：心悸怔忡，胸闷气短，烦躁失眠，倦怠乏力，纳呆腹胀，舌质红，少苔，脉细数或结代。

治法：益气养阴，补益心脾。

代表方：生脉散合归脾汤加减。生脉散益气养阴，归脾汤补益心脾。常用药物：人参、麦门冬、五味子、白术、黄芪、当归、茯神、远志、酸枣、木香、龙眼肉。

若口干明显可加沙参、百合、生地养阴生津。若阴虚内热，症见心烦、失眠，可加炒栀子、牡丹皮、莲子心等清热。若瘀血症状明显，见胸痛、烦躁、口唇紫黯者可与血府逐瘀汤加减以活血祛瘀。

3. 阳虚水泛证

症状：胸闷憋喘，心悸气短，腰膝酸软，或见耳鸣，身体水肿，腰以下尤甚，按之没指，小便短少，畏寒肢冷，舌淡胖，苔白滑，脉沉迟无力。

治法：温阳利水。

代表方：真武汤加减。常用药物：附子、茯苓、白术、白芍、生姜。

若水肿明显，加猪苓、车前子等利水。若阳虚明显畏寒肢冷，可加续断、杜仲、淫羊藿等温补肾阳。若瘀血明显见舌黯或有瘀斑，加桃仁、红花以活血化瘀。

4. 痰瘀互结证

症状：胸闷憋胀，刺痛，气短不足以息，痰多或痰中带血块，口唇发绀，舌淡紫，苔白滑，脉滑。

治法：祛瘀化痰。

代表方：瓜蒌薤白半夏汤合桃红四物汤加减。瓜蒌薤白半夏汤豁痰散结，桃红四物汤活血化瘀。常用药物：瓜蒌、薤白、半夏、桃仁、红花、生地黄、当归、川芎、赤芍。

若胸闷痰多、纳呆便溏脾虚症状明显，可加党参、炒白术、炒山药、薏苡仁等健脾祛湿。若胸闷刺痛、口唇发绀、舌黯瘀血症状明显，可加地龙、全蝎、延胡索、丹参以活血祛瘀。

三、用药经验

（一）重用补气药物

肥厚型心肌病患者常见胸闷、乏力、气短等气虚证表现，常用补气补虚药物如黄芪、党参、炙甘草、白术、山药、红景天、葛根、仙鹤草等。

（二）善用活血药物

由于血脉瘀滞贯穿心肌病病程始终，因此在病程的任何阶段均需配伍活血化瘀类药物，如行气活血止痛的川芎、元胡、赤芍、郁金、降香等，活血通经的桃仁、红花、牛膝、益母草等，既能活血又能利水的泽兰、益母草等，甚至破血逐瘀类药物如三棱、莪术、水蛭等。

（三）巧用行气药物

心肌病的病机根本为气虚，气虚则全身气血运行不畅，故在补气活血同时配伍行气药物，使得上下条达、升降相应、气机畅达。常用行气药物如陈皮、木香理气健脾，枳壳、薤白理气宽中、行气导滞，香附、合欢皮、川楝子疏肝理气，升麻、柴胡升举阳气，苏子、桔梗、厚朴降气消痰，砂仁、蔻仁理气化湿。

第五节　特殊类型心肌病心力衰竭的治疗

一、心肌淀粉样变性

心肌淀粉样变性（cardiac amyloidosis，CA）是由于异常折叠蛋白分子构成的不可溶性纤维沉积物在心肌聚集而导致的以心衰、心律失常及心肌缺血为主要表现的临床综合征。目前发现有 30 多种蛋白质可形成淀粉样纤维，其中常累及心脏引起心脏淀粉样变性的有 5 种：免疫球蛋白轻链（所致疾病也称为原发性淀粉样变性）、免疫球蛋白重链、淀粉样转甲状腺素蛋白、血清淀粉样蛋白 A、载脂蛋白 A - I。其中最常见的为免疫球蛋白轻链型淀粉样变和甲状腺素运载蛋白型淀粉样变（transthyretin amyloidosis，ATTR）。ATTR 分为家族性突变型转甲状腺素蛋白相关淀粉样变（hereditary，mutated transthyretin related amyloidosis，ATTRm）和老年性野生型转甲状腺素蛋白相关淀粉样变（senile，wild-type transthyroxine proteinassoiated amyloidosis，ATTRwt）。ATTRm 又称遗传性淀粉样变，是常染色体显性遗传，为甲状腺素运载蛋白（transthyretin，TTR）的基因发生突变所致。

目前发现的 TTR 突变位点共 120 多个，其中 *Thr60Ala*、*Val30Met*、*Val122Ile* 是 3 个最主要的位点。*Val30Met* 是最常见的突变类型，早期主要为神经系统受损，晚期可累及心脏，而 *Thr60Ala*、*Val122Ile* 主要累及心脏。ATTRwt 又称老年性淀粉样变，较 ATTRm 更常见，多见于老年男性，平均诊断年龄为 76 岁，平均生存时间为 3.5 年。近来研究表明，ATTRwt 可能参与老年 HFpEF 的发病机制，但仍需进一步研究。

各种不同病因的心肌淀粉样变性的病理生理机制都是由于异常折叠的蛋白质聚集成纤维状物质并沉积在组织细胞外，导致组织和器官功能障碍，但不同种类的淀粉样蛋白导致的心肌淀粉样变的自然病程和治疗不同。淀粉样物质在心脏不同部位的沉积导致多种临床表现。淀粉样物质在心肌间质的沉积使左右心室的室壁增厚和心室僵硬度增加，表现为典型的限制型心肌病的特点。随着淀粉样蛋白沉积程度的加重，通常会出现心脏收缩功能下降。淀粉样物质在冠状动脉的血管壁及周围沉积，多累及小血管，导致心肌灌注异常和微血管功能障碍，出现心绞痛，甚至心肌梗死。心房内淀粉样蛋白浸润可能导致房颤、心房静止，增加心房血栓形成和血栓栓塞的风险。淀粉样物质在心脏传导系统沉积，可能导致心律失常和传导阻滞，甚至发生心源性猝死。由于淀粉样物质在自主神经系统或血管的浸润，患者可出现直立性低血压。在免疫球蛋白轻链型淀粉样变中，除淀粉样蛋白在细胞外间质浸润所引起的病理生理作用外，免疫球蛋白轻链还能产生直接的心肌毒性作用，导致心肌细胞死亡和微血管功能障碍。对存在不明原因心衰且超声心动图提示室壁增厚、左心室不扩张，或者室壁增厚伴心包积液、房室传导阻滞、房间隔和瓣膜增厚，心电图电压正常或较低的成人，应考虑心脏淀粉样变性可能。对于合并出现大量蛋白尿低血压（尤其是直立性低血压），肝大伴碱性磷酸酶水平显著升高、膀胱或肠道功能不全的自主神经病变、腹泻与便秘交替、眼周紫癜、舌体和腺体增大等表现也应高度怀疑淀粉样变性。

免疫球蛋白轻链型淀粉样变初始治疗方法是对适合的患者给予高剂量美法仑，再予自体造血干细胞移植治疗。不适合自体造血干细胞移植的患者使用美法仑/地塞米松治疗或硼替佐米为基础的治疗。以硼替佐米为基础的治疗方案可能是伴严重心脏受累患者的首选，测量NT-proBNP 和 cTn 的水平以监测治疗反应。56% 的左室心肌致密化不全（left ventricular non-compaction，LVNC）患者因心衰就诊。目前尚无针对 LVNC 的特异性治疗。对收缩性心衰和无症状性收缩功能障碍的 LVNC 患者应根据心衰指南进行治疗。对于合并房颤或发生过心源性栓塞事件的 LVNC 患者推荐抗凝治疗。存在持续性室性心动过速病史或心搏骤停病史的患者应接受 ICD 治疗作为二级预防，而 LVEF≤35% 且 NYHA 心功能分级为Ⅱ～Ⅲ级的 LVNC 患者应接受 ICD 植入作为一级预防。终末期心衰的 LVNC 可行心脏移植。

二、心尖球囊样综合征

心尖球囊样综合征是一种与精神或躯体应激相关的、以暂时性左室心尖部和中部室壁运动异常为主要表现的一种心肌病。1990 年日本首次发现，因左心室造影发现左心室收缩末期呈圆底窄颈形、形似捕捉章鱼的章鱼罐，而命名为"Takotsubo"（章鱼罐）心肌病（Takotsubo cardiomyopathy）。因大部分起病与应激有关，又名应激性心肌病。

发病机制尚未完全阐明，可能与应激性儿茶酚胺风暴导致的直接心脏毒性、微血管功能障碍、冠脉痉挛和雌激素缺乏有关。心肌活检学表现为室壁运动障碍部位心肌水肿和白细胞浸润、不伴或伴微量心肌坏死和心肌纤维化，这是应激性心肌病预后较佳的病理基础。

本病好发于绝经后女性，大多数有应激因素，临床表现类似于急性心肌梗死，如突发心绞痛样胸痛，心肌梗死样心电图表现（ST 段明显抬高、T 波倒置和 QRS 波异常）。不同的是，心肌标志物正常或仅轻度升高；冠状动脉造影无显著冠状动脉狭窄；超声心动图和左心室造影发现心尖部、中部室壁运动障碍，收缩末期心尖呈球囊样改变；心肌磁共振特点是出现 T_2 加权心肌水肿信号但无明显的心肌坏死和纤维化影像；最显著特征是受损心肌的收缩功能可迅速恢复。

梅奥诊所四项诊断标准：①一过性左心室中部（伴或不伴心尖部）运动障碍或无运动，室壁运动异常的区域超过单支冠状动脉分布的区域；可以存在或不存在应激因素。②冠状动脉造影无血管阻塞、畸形、斑块破裂的证据。③心电图有 ST 段抬高和（或）T 波倒置等新出现的异常，或肌钙蛋白轻度升高。④排除嗜铬细胞瘤和心肌炎。

应激性心肌病的急性期治疗主要为支持治疗。在左室功能不全期间可应用 β 受体阻滞剂、ACEI/ARB，但尚无随机试验来评价这些药物的有益作用及应用时间和合适剂量。因患者存在儿茶酚胺过度释放，β 受体阻滞剂有重要的作用。此外，β 受体阻滞剂能减轻左室基部收缩增强引起的左室流出道梗阻。怀疑嗜铬细胞瘤引起的应激性心肌病避免单独使用 β

受体阻滞剂。

应激性心肌病出现低血压时，需判定是左室功能不全引起或因左室流出道梗阻引起，如为左室功能不全所致，可使用主动脉内球囊反搏术，儿茶酚胺类正性肌力药禁用，因其进一步增加循环中的儿茶酚胺及其毒性，也可能加重左室流出道梗阻。左室流出道梗阻治疗时可增加液体量，不能耐受液体增加和β受体阻滞剂的患者可用去氧肾上腺素。对左室流出道梗阻的患者，应避免应用血管扩张剂如硝酸酯类药物，以免加重左室流出道梗阻。镁制剂可抑制儿茶酚胺从肾上腺髓质释放，因而对心律失常有益。左室功能不全易致左室心尖部血栓形成，故建议应用低分子肝素，直至心功能恢复。

三、酒精性心肌病

酒精性心肌病（alcoholic cardiomyopathy）指长期过量饮酒导致的以心脏扩大、心律失常和心功能不全为主要表现的继发性心肌病，戒酒后病情可自行缓解或痊愈。发病可能与乙醇及其代谢产物的直接心肌毒性、能量代谢障碍和维生素缺乏有关。

起病隐匿，多发生于30~55岁男性，通常有5~10年过度嗜酒史，主要临床表现为心脏扩大和心功能不全，部分患者以心房颤动和冠状动脉痉挛为首发表现。该病是可逆性心肌病，治疗关键是尽早诊断并彻底戒酒。各种常规治疗心力衰竭的药物对改善心力衰竭有效，辅助性治疗包括心肌能量代谢和心肌营养药物（如曲美他嗪、左卡尼汀、辅酶Q_{10}、维生素B和维生素C）等。

四、围生期心肌病

围生期心肌病（peripartum cardiomyopathy，PPCM）指妊娠最后1个月至产后5个月内出现以左心室收缩功能障碍为主的心力衰竭，且无其他致心力衰竭的病因存在。左心室不一定扩张，但LVEF<45%。早期表现为下肢水肿、疲倦、劳力性呼吸困难等，与妊娠血容量增加的相关症状类似，易漏诊。围生期心肌病所致心衰的处理与其他心衰患者的治疗相似，但要特别注意妊娠期的特殊风险，包括胎儿的风险。需避免使用禁用的药物，如ACEI、ARB及醛固酮受体拮抗剂。

一项小型随机初步研究和几项观察性报道表明，溴隐亭治疗对PPCM患者产生有益作用，但需要进一步的研究来确定其安全性和疗效。在PPCM患者中使用ICD和CRT的决策应考虑到疾病的自然病程，包括心室功能的恢复潜力。PPCM患者的分娩时机和方式应根据心脏科、产科、麻醉科及新生儿科综合意见决定。对于晚期心衰的PPCM女性，建议及时分娩。

五、心动过速性心肌病

心动过速性心肌病（tachycardia cardiomyopathy）是由持续或频繁发作的心动过速引起心肌重构、心脏扩大和心功能不全，心动过速根治后心功能和心脏结构可得到不同程度的逆转。各种快速性心律失常如心房颤动、心房扑动、无休止室上性心动过速、室性心动过速和室性期前收缩，当其频繁发作均可以诱发心肌病。

心力衰竭诊疗学

对持续心律失常伴有心功能不全的患者，应考虑心动过速性心肌病的可能。诊断主要根据心动过速和心力衰竭的先后顺序，以及治疗心动过速后心功能的恢复情况来判定。各种常规治疗心力衰竭的药物对改善心力衰竭有效，但关键是病因治疗，即射频或药物治疗心动过速。

第十七章　慢性肺源性心脏病心力衰竭的治疗

第一节　慢性肺源性心脏病心力衰竭的西医治疗

一、概述

肺源性心脏病是指由支气管－肺组织、胸廓或肺血管病变致肺血管阻力增加，产生肺动脉高压，继而右心室结构和（或）功能改变的疾病。

据最新的流行病学研究估测，我国罹患 COPD 的人数近 1 亿人，严重威胁着我国人民的健康，并对公共卫生资源造成了沉重的负担。COPD 是一种全身性疾病，其最常见、最严重的并发症是因右心功能不全引起的肺动脉高压和肺源性心脏病。COPD 发展到肺泡缺氧阶段，肺血管收缩导致肺动脉压力和肺动脉阻力升高，最终引起右心功能不全、右心室肥厚和扩大、肺源性心脏病。

患有该病症的患者不仅伴有血液黏稠度增加、外周循环阻力提高、心肺功能异常等变化，还伴有机体水电解质失衡、代谢异常及多种代谢酶活性降低等。当该病进展到急性期，患者会出现感染、缺氧等临床症状，如果没有进行及时有效的治疗，患者极有可能发生心衰。肺心病心衰是临床中较为常见的病症，其发病率高，尤其是老年人，发病后病情严重，患者容易出现呼吸衰竭、呼吸道感染、血栓形成等不良事件，降低了患者的生活水平，且具有较高的死亡率。

慢性阻塞性肺病常反复发作支气管周围炎及肺炎，炎症可累及邻近肺小动脉，使腔壁增厚、狭窄或纤维化，肺动脉Ⅰ及Ⅲ型胶原增多；此外可有非特异性肺血管炎，肺血管内血栓形成等，最后致右心室肥大、室壁增厚、心腔扩张、肺动脉圆锥膨隆、心肌纤维肥大或萎缩、间质水肿、灶型坏死，坏死灶后为纤维组织所替代。

肺心病右心功能不全是多种因素共同作用的结果，相关临床标志物是筛查合并肺动脉高压和评估疾病预后的重要手段。血清 BNP 由心肌合成，在心室壁增加时分泌合成增多。多项研究表明 NT-pro BNP 和 BNP 在血浆中浓度与肺动脉高压（pulmonary hypertension，PH）水平相关，可作为 COPD 合并 PH，特别是重度 PH 的筛查指标，同时也是 COPD 急性加重及死亡率的独立危险因素。但需注意在合并左心相关疾病患者 BNP 升高的假阳性结果。其他与心脏损伤及炎症相关的临床标志物如肌钙蛋白、CRP、TNF-α、IL-6 等也在 COPD 合并 PH 血清中明显升高。

二、治疗

（一）一般治疗

大多数 COPD 合并 PH、右心功能不全的患者，包括戒烟在内针对原发病 COPD 的常规治疗，是改善右心功能的基石。需限盐限水及利尿治疗，通过减轻液体负荷是改善右心功能不全的常规治疗。针对 RAAS 系统的神经激素调节药物如 ACEI、ARB、β 受体阻滞剂，在改善左心衰竭中发挥重要作用，但缺乏右心衰竭获益的证据。同样钙离子拮抗剂、ACEI、ARB 类药物是非选择性血管扩张药物，可使平均肺动脉压（mPAP）轻度下降，增加心搏量，但可引起体循环低血压、加重肺部通气灌注不匹配。长期氧疗可显著降低 COPD 患者的长期死亡率，因此指南推荐氧分压低于 55 mmHg 及氧分压在 55~59 mmHg 合并红细胞增多症或肺心病的 COPD 患者，进行长期氧疗。此外，有文献报道长期氧疗不仅降低 COPD 患者的全因死亡率，而且使 mPAP 及 PVR 轻度下降。

（二）无创正压通气

无创正压通气作为 COPD 合并呼吸衰竭的治疗手段，可以显著改善患者的长期预后。无创正压通气可迅速改善 COPD 急性加重患者的 Ⅱ 型呼吸衰竭，降低 mPAP 及 BNP 水平。

无创通气对右心功能的长期获益仍有争议。一项小样本队列研究表明，长期使用无创通气并不能降低 COPD 合并慢性呼吸衰竭患者的 mPAP；而另一项小样本队列研究提示无论是否有肥胖低通气综合征，无创通气可改善低通气合并重度 PH 的 COPD 患者运动耐力及mPAP。因此，需要大样本量的研究，定位可通过无创正压通气获益的 COPD 合并 PH 人群。

（三）针对肺动脉压力的治疗

大多数的 COPD 合并 PH 患者肺动脉压力较低，降低肺动脉压力并不作为常规治疗手段。针对肺动脉压力治疗能否使 COPD 患者获益，研究指标主要包括肺部血流动力学指标、运动耐力、症状及生活质量的改善、氧合的改善。目前研究结果提示：COPD 合并 PH，特别是 mPAP≥35 mmHg，使用针对肺动脉压力的靶向药物治疗可能获益，但需要更加精准定位靶向人群（剔除低水平的 mPAP）的大样本量前瞻性研究证实。因此，目前指南推荐COPD 合并重度 PH 或失代偿右心功能不全的患者，在有针对 PH 和慢性肺病治疗经验的临床中心，进行个体化治疗。

吸入 NO 能够通过舒张肺血管改善 COPD 合并 PH 的血流动力学及运动耐力指标。吸入NO 联合氧疗能够显著改善 mPAP、PVR 及 CO。吸入 NO 可改善 COPD 合并 PH 的通气灌注匹配及运动时的氧分压。但是，因 NO 需持续吸入，限制了其临床应用。

吸入伊洛前列腺素作为前列腺素类吸入药物，已批准用于治疗特发性 PH。COPD 合并PH 短期内吸入伊洛前列腺素可显著改善肺通气灌注及运动耐力。此类患者长期吸入伊洛前列腺素从临床症状、血流动力学、运动耐力等方面获益。但是相关研究的样本量少，还需要扩大样本量验证其疗效。

磷酸二酯酶－5 抑制剂（phosphodiesterase type 5 inhibitor，PDE5I）西地那非广泛应用于特发性肺动脉高压的治疗，但对于 COPD 合并 PH 的疗效不确定。有两项小样本的 RCT 研究提示长期口服西地那非可降低 COPD 合并重度 PH 患者的 mPAP，改善运动耐力，而未出现因通气灌注恶化引起的氧和下降。但也有研究提示因其舒张肺血管作用，使通气灌注结果恶化，氧合下降。有研究评定另一种 PDE5I 药物他达拉非能使 COPD 合并 PH 患者获益。有病例报道他达拉非可能改善患者的运动耐力及血流动力学指标。但是随后一项 RCT 研究提示，长期口服他达拉非虽然可降低 mPAP，但是运动耐力和生活质量并未改善。因此还需要增大样本量及治疗时间判断西地那非、他达拉非的疗效。

在一项小样本的 RCT 研究中提示长期使用内皮素受体拮抗剂（endothelin receptor antagonists）波生坦可改善 COPD 合并 PH 患者的肺动脉压力、PVR、运动耐力（6 min 步行试验距离）及 BODE 指数，特别是 GOLD Ⅲ、Ⅳ级的患者。但是另一项研究表明在重度 COPD 患者中，服用波生坦并不能改善运动耐力，并加重了缺氧，但此研究样本量小且未明确入选重度 COPD 患者是否合并 PH。

利奥西呱是治疗特发性 PH、慢性血栓栓塞性 PH 的新药。有研究证实单次使用利奥西呱能够短期内改善 COPD 合并 PH 患者包括 mPAP、PVR 等肺血流动力学指标，且并未影响患者氧合及肺功能指标。利奥西呱对 COPD 合并 PH 的短期疗效明显提示长期使用也可能获益，下一步需要长效的 RCT 研究证实。

他汀类药物除了降血脂、免疫调节作用之外，还有调节内皮功能的作用。一项小样本 RCT 研究表明，普伐他汀能够改善 COPD 合并 PH 患者的肺动脉压力、运动耐力及呼吸困难。但是另一项阿托伐他汀的研究得出了阴性结果。因此他汀类药物的作用仍有待大样本研究证实。

（四）肺减容术

肺减容术（lung volume reduction surgery，LVRS）能够显著改善肺气肿患者的肺功能、运动耐力、生活质量等。小样本量的回顾性研究提示 LVRS 能够降低肺动脉压力，仍需大量样本前瞻性研究证实其治疗效果。另外，LVRS 能否改善右心功能存在争议。一部分研究提示 LVRS 可通过改善肺过度充气，降低 PVR，改善右心室充盈，提高心指数、运动耐力及右心室收缩功能。但也有研究为阴性结果。

（五）注意事项

（1）心衰合并肺部疾病尤其 COPD 和哮喘很常见，提示更差的功能状态和预后不良，COPD 和哮喘急性发作时常使慢性稳定性心衰转变为急性心衰，增加心衰治疗的难度。

（2）由于心衰和 COPD、哮喘的临床症状有些重叠，均可引起呼吸困难和肺部啰音，尤其是对于 HFpEF，因此在鉴别诊断上存在一些困难，时常被过度诊断。如果患者一般情况稳定，应当进行肺功能检测。有研究报道，肺部超声的"彗星尾征"，有助于鉴别 COPD、哮喘和心衰引起的呼吸困难。特别在老年患者中，当呼吸困难加重，不仅要关注是否心衰加重，更要警惕是否合并肺部疾病。

（3）某些治疗心衰的药物可引起或加重肺部症状，如 ACEI 可引起持续性干咳，β 受体阻滞剂有可能加重哮喘患者的支气管痉挛症状。心衰合并 COPD 的患者，建议使用心脏选择性 $β_1$ 受体阻滞剂，如比索洛尔、美托洛尔，患者仍会从 β 受体阻滞剂的治疗中获益。但临床实践中，当心衰合并 COPD 后，患者应用 β 受体阻滞剂的比率明显降低且很多患者达不到靶剂量，这大大局限了患者的临床获益。

（4）对于心衰合并哮喘的患者，既往指南规定 β 受体阻滞剂是禁忌，这是基于 20 世纪 80、90 年代的小样本临床观察，且患者大多较年轻，β 受体阻滞剂的用量也较大。后来出现了心脏选择性 $β_1$ 受体阻滞剂，有临床证据表明，对合并哮喘的患者是相对安全的。考虑到 β 受体阻滞明确改善心衰预后，对于哮喘稳定期的患者可以考虑在专科医生的密切监护下，从小剂量开始应用，密切观察气道阻塞症状（哮鸣音、气短伴呼气相延长），患者获益大于潜在风险。口服的类固醇类药物会引起水钠潴留，可能加重心衰；吸入的类固醇药物相对安全。

（5）心衰患者常伴有夜间睡眠障碍，表现为睡眠和觉醒正常节律交替紊乱、入睡困难、睡眠质量差，降低患者生活质量，使心功能进一步下降。睡眠障碍与心衰患者脑部灌注下降、端坐呼吸和夜间阵发性呼吸困难、利尿治疗引起夜尿增加及焦虑、抑郁等因素有关。应仔细询问心衰患者的睡眠情况，改善睡眠质量是心衰整体治疗中的重要一环，也是临床上常被忽略的问题。

心衰患者容易并发睡眠呼吸暂停，急性心衰更加常见。其中最常见的是中枢性睡眠呼吸暂停（central sleep apnoea, CSA），其次是阻塞性睡眠呼吸暂停（obstructive sleep apnoea, OSA）和混合型。研究报道，心衰患者 CSA 和 OSA 的发生率高达 61%。睡眠呼吸暂停可导致夜间间歇性低氧血症、高碳酸血症和交感兴奋，使血压难以控制，加重心衰，由此形成恶性循环，影响心衰患者的预后。心衰患者如怀疑存在睡眠呼吸障碍或白天嗜睡，需进行睡眠呼吸监测，并鉴别 CSA 与 OSA。心衰伴睡眠呼吸暂停尚无有效的药物治疗方法。伴有心血管疾病的 OSA 患者，持续正压气道通气（continuous positive airway pressure, CPAP）可纠正缺氧状态，改善睡眠质量，提高 LVEF 和 6 min 步行距离，但不改善预后和心衰住院率。对于合并房颤的 OSA 患者，CPAP 有助于降低永久性房颤发生率。NYHA 心功能分级 Ⅱ～Ⅳ级的 HFrEF 患者伴有 CSA 时，给予适应性伺服通气（adaptive servo ventilation, ASV）会增加患者的病死率，因此不被推荐用于 CSA 患者。其他 CSA 治疗方法，例如植入膈神经刺激仪的有效性和安全性还需要长期临床研究验证。

第二节　慢性肺源性心脏病心力衰竭的中医治疗

中医并无"肺心病"病名，根据其主要临床表现，中医学多将其归为"肺胀""喘证""水肿"等范畴。

一、历史沿革

记载最早见于《内经》，并描述了病因病机及证候表现。《灵枢·经脉》曰："肺手太阴之脉……是动则病肺胀满，膨胀而喘咳。"《灵枢·胀论》曰："肺胀者，虚满而喘咳……凡此诸胀者，其道在一。明知逆顺，针数不失。泻虚补实，神去其室，致邪失正，真不可定，粗之所败，谓之夭命。补虚泻实，神归其室，久塞其空，谓之良工。"此论述了肺胀的症状为胸部满闷、喘息、咳嗽，病性属虚实夹杂，并提出了补虚泻实的治疗原则。另《灵枢·五阅五使》篇曰："肺病者，喘息鼻张"，《灵枢·本脏》曰："肺高，则上气，肩息咳"，《素问·五邪》曰："邪在肺，则病皮肤痛，寒热，上气喘，汗出，咳动肩背"，对肺系疾病所致喘证进行了描述。

张仲景对肺胀相关疾病进行了进一步的阐述，并指出了相关的方证治法。《金匮要略·肺痿肺痈咳嗽上气病脉证治》曰："咳而上气，此为肺胀，其人喘，目如脱状，脉浮大者，越婢加半夏汤主之。"又曰："肺胀，咳而上气，烦躁而喘，脉浮者，心下有水，小青龙加石膏汤主之。"当为肺胀之重者。《金匮要略·痰饮咳嗽病脉证并治》曰："咳逆倚息，气短不得卧，其形如肿，谓之支饮"。亦属于肺胀范畴，但出现了喘息、不能平卧、水肿等水凌心肺、泛溢肌肤之证，当为肺胀病及于心，类似于现在的慢性肺源性心脏病。《金匮要略》曰："上气喘而躁者，属肺胀，欲作风水，发汗则愈。"阐述其病机为表邪袭肺，风水相搏所致，当治以汗法。

巢元方论述了本病的发病机制。《诸病源候论·咳逆短气候》曰："肺虚为微寒所伤则咳嗽。嗽则气还于肺间则肺胀，肺胀则气逆，而肺本虚，气为不足，复为邪所乘，壅痞不能宣畅，故咳逆短乏气也。"认识到肺胀病机为肺气亏虚，复感外邪，邪气壅塞，还于肺间，导致肺气胀满，为虚实夹杂之证。《诸病源候论·痰饮病诸候·支饮候》曰："支饮，谓饮水过多，停积于胸膈之间，支乘于心，故云支饮。其病，令人咳逆喘息，身体如肿之状，谓之支饮也。"指出支饮病因病机为水饮停于胸膈，上凌心肺，导致咳嗽、喘息、水肿等。与张仲景所论"支饮"症候相似。《诸病源候论·久咳逆上气候》曰："肺感于寒，微者则成咳嗽。久咳逆气，虚则邪乘于气，逆奔上也。肺气虚极，邪则停心，时动时作，故发则气奔逆乘心，烦闷欲绝，少时乃定，定后复发，连滞经久也。"论述了久咳肺虚，病及于心的证候。表明古代医家对于"肺胀"的认识逐渐趋于深入，认识到肺胀日久会病及于心，顽固难愈，与现代医学慢性肺源性心脏病的发病机制相类似。

王焘《外台秘要·咳逆上气方五首》从虚实两方面论述了肺胀的病因病机，其一言："肺虚感微寒而成咳，咳而气还聚于肺，肺则胀，是为咳逆也。邪气与正气相搏，正气不得宣通，但逆上喉咽之间，邪伏则气静，邪动则气奔上，烦闷欲绝，故谓之咳逆上气。"其二言："咳嗽上气者，肺气有余……壅滞不得宣发，是为有余，故咳嗽而上气也，其状喘咳上气，多涕唾，面目水肿，则气逆也。"表明肺胀的病因病机有虚实两方面：虚者，由于肺气亏虚，复感外邪，邪气郁闭，正邪相搏，久咳致使肺失宣肃，肺气胀满；实者，肺气盛且壅滞，导致喘息上气，甚至面目水肿。

宋代《太平圣惠方·治咳嗽不得睡卧诸方》曰："夫肺气不足，为风冷所伤，则咳嗽。而气还聚于肺，则肺胀。邪气与正气相搏，不得宣通，胸中痞塞，痰饮留滞，喘息短气，昼夜常嗽，不得睡卧也。"指出肺气不足，风邪伤肺，久咳肺气失宣，肺气胀满，则发为肺胀，虚实夹杂，痰饮伏肺，则咳喘短气不得卧。

心力衰竭诊疗学

朱丹溪《丹溪心法·咳嗽》曰："肺胀而嗽，或左或右，不得眠，此痰挟瘀血碍气而病。"提出肺胀发病与痰瘀互结，阻碍肺气有关，开创了活血化瘀治疗肺胀之先河。

明清医家对该病的认识进一步加深。龚延贤在《寿世保元·痰喘》中记载了鼻窍张开，肋间肌、膈肌参与呼吸运动的描述。张璐《张氏医通》说："盖肺胀实证居多。"李用粹《证治汇补·咳嗽》曰"肺胀者，动则喘满，气急息重，或左或右，不得眠者是也。如痰挟瘀血碍气，宜养血以流动乎气，降火以清利其痰，用四物汤，加桃仁、枳壳、陈皮、瓜蒌、竹沥。又风寒郁于肺中，不得发越，喘嗽胀闷者，宜发汗以祛邪，利肺以顺气，用麻黄越婢加半夏汤。有停水不化，肺气不得下降者，其症水入即吐，宜四苓散，加葶苈、桔梗、桑皮、石膏。有肾虚水枯，肺金不敢下降而胀者，其症干咳烦冤，宜六味丸，加麦冬、五味。又有气散而胀者，宜补肺。气逆而胀者，宜降气，当参虚实而施治。若肺胀壅遏，不得眠卧，喘急鼻煽者，难治。"比较全面地将肺胀的病因病机归纳为虚实两端，实者有痰瘀互结、风寒郁肺、水饮内停、肺气郁滞等；虚者有肺气虚、肾气亏虚等，治疗当分虚实论治，并给出了具体的治疗方药，对肺胀的临床辨治有重要指导意义。

二、病因病机

长期咳、喘等慢性肺系疾病反复发作，久治不愈，损及内脏，内脏虚损、痰浊阻滞，气机不畅，肺气胀满，失其肃降，进而累及心、肾诸脏，气道滞窒，心肺瘀阻，故出现咳嗽、气喘、呼吸困难，甚则面晦发绀、全身水肿、神昏谵语等症。外感之淫、饮食劳倦、情志失调、房事不节常是本病诱发和加重的因素。

本病的证候要素以痰、火（热）、水饮、瘀血、阳虚、气虚为主，病位以肺、肾、心为主。痰、火（热）多表现于心、脑、肺而成痰浊蒙窍、痰浊蕴肺、痰热蕴肺；气虚多表现于肺、心、肾而成心肺气虚、肺肾气虚；阳虚、水饮多表现于心、肾而成心肾阳虚或伴水泛等；瘀血多兼痰、阳虚、气虚、火（热）。

本病的病机为本虚标实、虚实夹杂，本虚多为肺、心、肾的阳气虚损，邪实为痰、饮、火（热）、瘀血。病情发作时的病机以痰（痰热、痰浊）阻或痰瘀互阻为关键，壅阻肺系，时或蒙扰心脑而致窍闭风动；邪盛正衰，可发生脱证之危候。病情缓解时，痰、瘀、水饮减轻，但痰、瘀稽留，正虚显露而多表现为肺、心、肾虚损，见于心肺气虚、肺肾气虚、心肾阳虚，多兼有痰、瘀。

三、辨证论治

（一）辨证要点

辨证总属本虚标实，但有偏实、偏虚的不同，因此应分清其标本虚实的主次。本病的证候大致为实证类（寒饮停肺证、痰热壅肺证、痰湿阻肺证、阳虚水泛证、痰蒙神窍证）、虚证类（心肺气虚证、肺肾气虚证、肺肾气阴两虚证）、兼证类（血瘀证）三证类九证候。临床常见证候中各证候可单独存在也常兼见，如心肺气虚兼痰湿阻肺、肺肾气阴两虚兼痰热壅肺证等。血瘀既是慢性肺心病的主要病机环节，也是常见兼证，常兼于其他证候中，如兼于痰湿阻肺证则为痰湿瘀肺证，兼于痰热壅肺证则为痰热瘀肺证，兼于肺肾气虚证则为肺肾气虚瘀证。急性加重期以实证为主常兼见虚证，缓解期以虚证为主常多兼见血瘀、痰湿，临床诊断时应予以注意。

（二）治疗原则

遵"急则治其标，缓则治其本"原则，急则以清热、涤痰、活血、化饮利水、宣肺降气、开窍立法而兼固正气；缓则以补肺、养心、益肾为主，并根据气虚、阳虚之偏而分别益气、温阳，兼祛痰活血。

（三）证治分类

1. 实证类

（1）寒饮停肺证

主症：喘满不得卧，咳嗽，痰多、色白、质清稀或呈泡沫状，气短，恶寒，遇寒发作或加重，舌质淡。次症：周身酸痛，发热，舌体胖大，舌苔白滑，脉弦、紧。

治法：疏风散寒，温肺化饮。

方药：小青龙汤加减。

组成：炙麻黄、桂枝、干姜、细辛、白芍、五味子、法半夏、厚朴、茯苓、泽泻、紫苏子、苦杏仁。饮郁化热，烦躁口渴者，减桂枝、干姜，加黄芩、桑白皮；咳而上气，喉中如有水鸣声，加射干；喘息不得卧者，加白芥子、葶苈子；肢体痛者，加羌活、独活；头痛者，加白芷、葛根。

中成药：小青龙颗粒。

（2）痰热壅肺证

主症：喘促，动则喘甚，咳嗽，痰黏稠、痰黄，胸闷，口渴，尿黄，大便秘结，舌质红，舌苔黄腻，脉滑、数。次症：发热，烦躁，发绀，不能平卧，纳呆，咳痰不爽，气短，舌苔干燥。

治法：清热化痰，宣降肺气。

方药：清气化痰丸加减。

组成：瓜蒌、胆南星、法半夏、浙贝母、栀子、桑白皮、黄芩、苦杏仁、玄参、陈皮、桔梗。痰鸣喘息而不得平卧者，加厚朴、紫苏子、葶苈子；咳痰黄多者，加薏苡仁、败酱草、鱼腥草、冬瓜仁；痰多质黏稠、咳痰不爽者，减法半夏，加百合、百部、荸荠；胸闷痛明显者，加延胡索、枳壳；大便秘结者，加酒大黄、枳实；热甚烦躁、面红、大汗出者，加生石膏、知母；热盛伤阴者，加天花粉、生地黄；痰少质黏、口渴、舌红苔剥、脉细数，为气阴两虚，减法半夏，加西洋参、沙参、麦冬；尿少水肿者，加车前子、泽泻、大腹皮；兼有血瘀者，加赤芍、桃仁；外感风寒者，加麻黄、紫苏梗。

中成药：丹葶肺心颗粒；症状较轻者可选用肺力咳胶囊，亦可选用痰热清注射液；病情较重，兼有瘀毒互结者，可选血必净注射液。

（3）痰湿阻肺证

主症：喘促，动则喘甚，咳嗽，痰黏稠、痰白，胸闷，胃脘痞满，纳呆，食少，舌苔白腻，脉滑。次症：咳痰不爽，气短，痰多、痰清稀，乏力，腹胀，便溏，舌苔薄，脉弦。

治法：燥湿化痰，宣降肺气。

方药：半夏厚朴汤合三子养亲汤加减。

组成：姜半夏、厚朴、茯苓、葶苈子、白芥子、紫苏子、莱菔子、薤白、枳壳、生姜。脘腹胀闷，加木香、陈皮；口黏、纳呆者，加豆蔻、白术；大便秘结者，加焦槟榔、枳实；尿少水肿者，加车前子、防己、大腹皮；外感风热者，减薤白，加金银花、连翘、僵蚕；外感风寒者，加麻黄、荆芥、防风。

中成药：祛痰止咳胶囊。

（4）阳虚水泛证

主症：咳嗽，喘促，气短，肢体水肿，痰白，胸闷，不能平卧，乏力，发绀，舌苔白。次症：心悸，痰少，肢冷，畏寒，纳呆，神疲，尿少，舌苔滑，脉沉、滑、弦。

治法：温补心肾，化饮利水。

方药：真武汤合五苓散加减。

组成：炮附片、肉桂、细辛、茯苓、白芍、白术、猪苓、泽泻、防己、赤芍、生姜。怯寒肢冷甚者，去生姜，加干姜；血瘀而发绀明显者，加川芎、泽兰、益母草；水肿、心悸、喘满、倚息不得卧、咳吐白色泡沫者，加椒目、葶苈子、牵牛子；脘腹胀满者，加大腹皮、焦槟榔、枳壳；恶心呕吐者，加姜半夏、黄连、竹茹；浊邪上犯而呕吐严重者，可用大黄、姜半夏，水煎灌肠；水肿消失者，重在温补心肾，可减猪苓、泽泻，加淫羊藿、人参；兼有伤阴而口渴、舌红者，减生姜、猪苓，加阿胶、玄参、天冬。

中成药：济生/金匮肾气丸；正气欲脱者，选用参附注射液。

（5）痰蒙神窍证

主症：喉中痰鸣，痰黏稠，喘促，动则喘甚，头痛，烦躁，恍惚，嗜睡，谵妄，昏迷，瘀疾甚则抽搐，舌苔腻，脉滑、数。次症：舌苔白、黄。

治法：豁痰开窍醒神。

方药：涤痰汤加减。

组成：法半夏、橘红、郁金、天竺黄、枳实、人参、川芎、细辛、石菖蒲、远志。舌苔白腻、脉滑为痰湿者，法半夏易为姜半夏，减天竺黄，加白芥子、莱菔子，或配用苏合香丸；痰热内盛，身热、谵语、舌红绛、苔黄者，减川芎、细辛，加水牛角、胆南星、连翘、黄连、炒栀子，或选加用安宫牛黄丸、至宝丹；腑气不通者，加大黄、芒硝；抽搐明显者，加钩藤、全蝎、羚羊角粉。

中成药：清开灵注射液或醒脑静注射液；偏痰浊蒙窍者，选用苏合香丸；偏痰热蒙窍者，选用安宫牛黄丸或至宝丹。

2. 虚证类

（1）心肺气虚证

主症：喘促，动则喘甚，胸闷，气短，心悸，怔忡，乏力，动则气短、心悸加重，神疲，自汗，易感冒，舌质淡、舌苔白。次症：咳嗽，脉结代。

治法：补益心肺。

方药：养心汤加减。

组成：人参、黄芪、肉桂、茯苓、麦冬、远志、五味子、僵蚕、浙贝母、赤芍、陈皮、炙甘草。咳嗽痰多、舌苔白腻者，加法半夏、厚朴、苦杏仁；动则喘甚者，加蛤蚧粉；面目虚浮、畏风寒者，加淫羊藿、泽泻、车前子；心悸、怔忡、自汗者，加煅龙骨、煅牡蛎、浮小麦；肢体水肿者，加车前子、泽泻。血瘀较甚者，可选择补阳还五汤化裁治疗。

中成药：偏心气虚者，选用补心气口服液；心肺气虚兼有血瘀者，选用补肺活血胶囊。

（2）肺肾气虚证

主症：喘促、胸闷、气短，动则加重，咳嗽，面目水肿，头昏，神疲乏力，易感冒，腰膝酸软，小便频数，夜尿增多，舌质淡、舌苔白，脉沉、弱。次症：痰白，耳鸣，咳时遗尿，舌苔腻，脉细。

治法：补肾益肺，纳气平喘。

方药：人参补肺饮加减。

组成：人参、黄芪、麦冬、山萸肉、五味子、补骨脂、浙贝母、紫苏子、赤芍、枳壳、陈皮。咳嗽明显者，加白果、百部；咳喘痰多、舌苔白腻者，加姜半夏、厚朴、茯苓、白术；动则喘甚者，加蛤蚧粉；腰膝酸软者，加菟丝子、鹿角胶；小便频数明显者，加益智仁、莲子、桑螵蛸；畏寒、肢体欠温者，加淫羊藿、鹿角胶；面目虚浮、肢体水肿者，加桂枝、车前子、泽泻。

中成药：兼有脾虚者，选用固本咳喘胶囊；气虚甚而肾阳虚者，选用右归丸；偏肺肾阴虚而内热咳喘者，选用蛤蚧定喘胶囊；正气欲脱者，选用参附注射液。

（3）肺肾气阴两虚证

主症：喘促、气短、动则加重，不能平卧，气不得续，胸闷，咳嗽，少痰，咳痰不爽，自汗，盗汗，神疲乏力，易感冒，手足心热，腰膝酸软，舌质红，舌苔少，脉数、沉、细、弱。次症：面红，耳鸣，头昏，头晕，少气懒言，发绀，舌质淡、舌苔花剥。

治法：补肺滋肾，纳气定喘。

方药：人参补肺汤合生脉散加减。

组成：人参、黄芪、熟地黄、山萸肉、麦冬、五味子、浙贝母、百部、牡丹皮、当归、陈皮、炙甘草。痰黏难咳明显者，加百合、玉竹、沙参；手足心热甚者，加知母、黄柏、鳖甲；盗汗者，加煅牡蛎、糯稻根须、地骨皮；腰膝酸软者，加杜仲、补骨脂；头昏、耳鸣者，加阿胶、龟甲。

中成药：偏肺阴虚而有燥热者，选用养阴清肺丸；偏肾阴虚者，选用左归丸；偏肺肾阴虚者，选用百合固金丸；生脉饮口服液；百令胶囊；偏肺肾阴虚而内热咳喘者，选用蛤蚧定喘胶囊；其他还有参麦注射液；麦味地黄丸。

3. 兼证类

血瘀证

主症：面色紫黯，唇甲青紫，舌下脉络迂曲、粗乱，舌质紫黯，有瘀斑瘀点，脉涩、结代。次症：胸闷，胸痛。

治法：活血化瘀。

方药：川芎、赤芍、桃仁、红花、莪术等。

中成药：血府逐瘀口服液；复方丹参注射液；丹红注射液；苦碟子注射液；川芎嗪注射液。

四、其他治法

（一）天灸

主穴选取肺俞、大椎、风门、天突、膻中等穴。

药物组成：白芥子、生甘遂、细辛、延胡索、干姜、丁香，将上述药物共研细末，装瓶备用。

操作方法：患者取坐位，穴位局部常规消毒后，取药粉适量，用鲜姜汁调和，做成直径约 1.5 cm、厚约 0.5 cm 的圆饼贴于上述穴位上，用 4 cm×4 cm 大小胶布固定，成人贴 4~6 h 后取下即可，小孩贴 2~3 h 后取下。

治疗时间为三伏天，常用于缓解期。

（二）舒肺贴

舒肺贴由白芥子、芫花、延胡索、干姜、细辛、椒目、肉桂等组成。

第 1 组穴为大椎、肺俞、定喘、脾俞、肾俞；第 2 组穴为天突、膻中、肾俞、膏肓俞、中府。

把舒肺贴药物软膏放入无纺布胶布中间的材料圈内，灌满材料圈，使软膏表面与材料圈相平，然后让药物对准穴位，固定好无纺布胶布，一般 6~12 h 后取下，如有烧灼感可提前取下，无烧灼感可延迟 12 h，在贴药的局部可出现不同程度的红肿、水泡、麻痒现象，两组穴位交换贴敷。常用于缓解期。

第十八章 心力衰竭合并肾功能不全的治疗

随着社会的人口老龄化进程发展，肥胖、2型糖尿病和高血压发病率增加，心力衰竭（HF）发病率继之增加。特别是HF重症患者易合并肾功能不全，原因为两者有共同的基础疾病（如高血压、动脉粥样硬化、糖尿病等），另外，在神经体液及血流动力学作用下，心功能和肾功能相互影响。心肾联合损害已成为现代社会人口死亡的主要原因之一。因此，需要发展和完善针对性强、有效的防治措施。疾病的复杂性和认识的有限性增加了心肾交集性疾病诊断和治疗的难度，本篇对HF合并肾功能不全诊治作简要介绍。

第一节 心力衰竭合并肾功能不全的西医治疗

一、急性肾损伤（AKI）、急性肾脏疾病（AKD）和慢性肾脏病（CKD）

AKI原称急性肾衰竭，是肾功能在7天内急进性下降导致的氮质产物和其他废物的潴留。AKI者并不一定有肾实质损伤，肾前性和肾后性因素也能导致AKI。AKI属于临床诊断，特征是血尿素氮（BUN）和（或）血肌酐（SCr）升高，常伴尿量减少。2012年改善全球肾脏疾病预后组织（KDIGO）指南将AKI分为3期：1期：48 h内，SCr升高至1.5～1.9倍基线或增加≥0.3 mg/dL，或尿量<0.5 mL/（kg·h），持续6～12 h；2期：SCr升高至2.0～2.9倍基线，或尿量<0.5 mL/（kg·h），持续12 h以上；3期：SCr至3倍基线以上，或增加至4 mg/dL以上，或需要急诊启动肾脏替代治疗，或患者<18岁肾小球滤过率（eGFR）<35 mL/（min·1.73 m^2），或尿量<0.3 mL/（kg·h）持续24 h以上，或无尿持续12 h以上。

CKD是持续存在超过3个月的eGFR<60 mL/（min·1.73 m^2）和（或）持续性肾脏损害［尿白蛋白与肌酐比（UACR）≥30 mg/g、尿沉渣异常、组织学异常、影像学所见结构异常、肾移植病史］。根据肾脏疾病的严重程度，CKD分为五个阶段（表18-1）。晚期CKD（定义为较低的eGFR或较高的UACR）与较差的预后（包括进展为终末期肾脏病）有关。

表18-1 慢性肾脏病根据eGFR分期

分期	eGFR［mL/（min·1.73 m^2）］	描述
1	≥90	eGFR正常伴其他肾损伤证据
2	60～89	肾功能轻度下降
3a	45～59	肾功能轻至中度下降

续表

分期	eGFR $[mL/(min \cdot 1.73\ m^2)]$	描述
3b	30～44	肾功能中至重度下降
4	15～29	肾功能重度下降
5	<15	终末期肾脏病（ESKD）

AKI 和 CKD 在某些情况下是同一疾病的连续过程，这种从 AKI 到 CKD 的过渡阶段即 AKD。区别 AKI、AKD、CKD 有时很困难，需要结合病史、肾脏影像学检查、尿蛋白、SCr 动态变化、eGFR、尿量等综合分析。

二、心肾综合征（CRS）

（一）HF 合并肾功能不全的流行病学及预后

HF 与肾功能不全同时存在的发生率日趋增加。急性失代偿性 HF 住院患者中，有 20%～40% 存在肾功能不全。即使仅有轻度的肾功能降低，心血管危险和病死率仍显著增加。合并有肾功能不全的 HF 患者比单纯 HF 患者预后更差，与死亡率的相关性比纽约心脏协会（NYHA）分级和左心室射血分数（LVEF）更密切。用肌酐清除率表示的肾功能被证实可以预测 HF 患者生存率，独立于心脏功能储备测量（6 min 步行试验）。

（二）心肾综合征的定义

随着对心脏、肾脏疾病认识的深入，CRS 的概念应运而生。CRS 包括一系列涉及心脏和肾脏的疾病，是指其中一个器官的急性或慢性功能障碍可能导致另一器官的急性或慢性功能障碍的临床综合征。

（三）心肾综合征的分型

2010 年 ADQI 专家共识将 CRS 分为 5 个类型。Ⅰ型指急性心功能不全，如急性失代偿性 HF（ADHF）导致的急性肾损伤。Ⅱ型为慢性心功能不全导致的慢性肾功能不全。Ⅲ型指急性肾功能恶化导致的急性心功能不全。Ⅳ型为慢性肾脏病导致的心功能不全。Ⅴ型指全身系统性疾病（如败血症、糖尿病、系统性红斑狼疮、淀粉样变、血管炎等）导致心肾功能同时异常。值得注意的是，将患者分配到特定类型并不容易，因为各类型之间经常存在一定程度的重叠。

三、HF 与肾脏疾病的相互影响涉及多种机制

（一）血流动力学变化

传统假设认为，CRS 是由 HF 导致心输出量（CO）下降，有效循环血量减少导致肾脏灌注不足引起。肾脏灌注不足可使肾血管收缩，导致肾小管缺氧、坏死。但低灌注状态仅能

部分解释 CRS 的病理生理过程。美国国家急性失代偿性心力衰竭注册研究机构（ADHERE）指出，HFrEF 与 HFpEF 患者发生 AHF 时，SCr 升高的发生率相似。中心静脉压（CVP）升高通常是 HFpEF 的特征。因此，现在认为 HF 患者肾功能不全还由 CO 减少引起左心室（LV）舒张末压力增加，肺循环充血，导致右心房（RA）压力和 CVP 升高，从而肾静脉压升高，肾静脉充血导致肾纤维化，最终导致肾功能下降；CVP 升高还可导致腹腔内压升高、肺动脉高压和内皮功能障碍，从而影响肾血流。

（二）交感神经系统和肾素 – 血管紧张素 – 醛固酮系统（RAAS）激活

HF 引起的肾脏灌注不足可导致肾素分泌增加，刺激全身和肾脏的 RAAS 激活，血管紧张素 Ⅱ 分泌增多，出球小动脉收缩，肾小球囊内压升高，滤过分数代偿性增加，eGFR 维持正常。但在严重的失代偿性 HF 伴肾静脉压力显著升高和肾血流量减少的情况下，肾脏代偿能力减弱，eGFR 下降；急性失代偿 HF 时血流动力学异常可通过压力感受器刺激交感神经，使肾血管收缩，导致 eGFR 下降；此外，交感神经兴奋和 RAAS 激活还会引起近端肾小管水钠重吸收增加，最终导致少尿和充血加剧，HF 恶化。

（三）肾脏疾病进展产生特有的心脏结构改变

约 75% 的透析患者存在左心室肥大，尿毒症会促进心肌纤维化。CKD 的发生和进展会引起炎症级联反应和内皮功能障碍，从而导致 HFpEF 中出现的心肌功能障碍，尿毒症性心肌病的特征就是左室肥厚。

（四）其他因素

HF 合并 CKD 状态下的慢性炎症、氧化应激、细胞因子水平改变，CKD 状态下贫血 – 炎症 – 骨矿物质代谢轴异常，也都在心脏和肾脏疾病相互影响中发挥作用。

四、HF 合并肾脏疾病的诊断

（一）危险因素

1. 诱发 AKI 的心源性因素

血流动力学不稳定的相关因素，包括急性冠脉综合征（ACS），心脏手术后、心瓣膜病和急性肺栓塞等；影响肾功能的药物，包括造影剂、地高辛、非甾体抗炎药、利尿剂、部分抗生素等；还有他汀药物导致的横纹肌溶解。

2. 导致或加重 HF 的肾源性因素

主要为终末期肾病的相关并发症，包括容量超负荷、贫血、矿物质代谢异常、炎症、残余肾功能、交感神经过度激活、内源性强心苷、尿毒症毒素、醛固酮、高钾血症、氧化应激和营养不良等。

3. CKD 和 HF 的共同危险因素

年龄、男性、基础疾病（高血压、糖尿病）、吸烟、肥胖、冠状动脉疾病、原有的肾功能状态、心排血量增加全身血流动力学异常、肺功能、睡眠障碍等，均为 CKD 和 HF 发生发展中的共同危险因素。

（二）生物标志物

1. HF 的生物标志物

（1）BNP 和 NT-proBNP：是诊断与排除 HF 的常用生物标志物。BNP < 35 ng/L，NT-proBNP < 125 ng/L，可排除 CHF 的诊断；BNP < 100 ng/L，NT-proBNP < 300 ng/L 可排除 AHF 的诊断。2018 年中国 HF 诊疗指南指出，诊断 AHF 时，NT-proBNP 水平应根据年龄和肾功能进行分层：50 岁以下的患者 NT-proBNP > 450 ng/L，50 岁以上 NT-proBNP > 900 ng/L，75 岁以上 NT-proBNP > 1800 ng/L，肾功能不全［肾小球滤过率 < 60 mL/(min·1.73 m²)］时 NT-proBNP > 1200 ng/L，可将总阳性预测值提高，并不降低总的敏感性或特异性。HF 合并 CRD 时 NT-proBNP 升高，慢性肾脏疾病患者 NT-proBNP 升高，终末期肾病患者 NT-proBNP 水平有助于判断预后不良。

（2）cTnI 和 cTnT：即心肌肌钙蛋白 I 和 T，是诊断急性心肌梗死和判断预后的常用标志物。在无心肌缺血或冠状动脉疾病的情况下，当 AHF 时，cTn 升高水平与高死亡风险相关。cTn 水平会随着 eGFR 的下降而升高，持续升高则增加死亡风险。

（3）可溶性肿瘤抑制素 2（sST2）：sST2 水平升高与心肌纤维化和心肌肥大相关，受年龄、肾功能和体重指数的影响较小，因此可用于肾功能不全患者 HF 的诊断。sST2 > 35 ng/mL 是 AHF 和 CHF 患者死亡风险显著增高的预测因子。PRIDE 研究表明，sST2 可以预测 AHF 患者 30 天的死亡率。HF 患者治疗后尽管 BNP 水平下降，但 sST2 水平仍较高的患者发生 HF 恶化的风险比 BNP 和 sST2 水平同时降低的患者高。sST2 联合 NT-proBNP 可以提升对 HF 患者预后判断能力。

（4）半乳凝素 - 3（Galectin-3）：在心肌重构，尤其是心肌纤维化过程中发挥重要作用。PRIDE 研究发现，HF 患者的 Galectin-3 水平明显高于无 HF 者。另一项研究比较了 NT-proBNP 和 Galectin-3 在诊断 AHF 患者中的作用，结果显示 NT-proBNP 有更高的 HF 诊断准确性，但 Galectin-3 对 60 天死亡率和 60 天复发 HF 风险有更强的预测性。

此外，Galectin-3 和 NT-proBNP 同时升高，对死亡风险有更强的预测性。一项针对 CHF 的单中心研究表明，Galectin-3 水平升高与肾功能恶化和生存率降低相关。需注意的是，β 受体阻滞剂可降低 Galectin-3 水平，因此，在应用 Galectin-3 评估 HF 风险和预后时，应考虑 β 受体阻滞剂的影响。

2. 肾小球完整性和滤过功能的标志物

（1）血肌酐：是人自身的骨骼肌和饮食中的肉类在体内代谢后的产物。血肌酐升高可以反映肾小球滤过率下降，受饮食、年龄、体重等因素影响。临床上，已知 SCr 水平、性别、年龄、体重、身高等因素，通过公式可计算出 eGFR，可进一步对 CKD 进行分期，判断肾功能严重程度。

（2）胱抑素 C（Cystain C，Cys-C）：Cys-C 是一种半胱氨酸蛋白酶，产生率恒定，在血液中含量相对稳定，不受性别、年龄、饮食等因素影响。肾脏是清除循环中 Cys-C 的唯一器官，因此，Cys-C 是反映早期 eGFR 变化的理想、可靠的内源性标志物，较尿素氮（BUN）、sCr 有更高的敏感性和特异性。在 CHF 患者中，血清 Cys-C 最高四分位数（>1.55 mg/L）与根据基线特征调整后的 CV 死亡风险呈倍数关系；在 AHF 患者中，血清 Cys-C 是评估再住院风险、短期和长期死亡率的有力指标。与其他 CRS 生物标志物（如 NT-proBNP 和 cTnT）联合使用时，具有附加的预测价值。

（3）蛋白尿：肾小球性蛋白尿是肾小球滤过膜对血浆蛋白通透性增高所致，是临床最多见的类型。3 个主要的 HF 研究（CHARM、GISSI-HF 和 Val-HeFT）的子研究中，尿白蛋白含量对 HF 患者的全因死亡率、心血管（CV）死亡和再入院风险有很强的预测价值。临床中，已知尿白蛋白和 SCr 值，可计算出 UACR，判断患者是否存在持续性肾脏损害。

3. 肾小管损伤标志物

（1）中性粒细胞明胶酶相关脂质运载蛋白（NGAL）：NGAL 是一种 25 kDa 的蛋白，存在于中性粒细胞颗粒中，由肾小管上皮、心肌细胞和其他特定器官分泌，对 AHF 和 CHF 的诊断和预后判断有价值。

（2）金属蛋白酶组织抑制剂 – 2（TIMP-2）和胰岛素样生长因子结合蛋白 7（IGFBP7）：均与细胞损伤早期 G_1 细胞周期阻滞有关。SAPPHIRE 研究发现尿 TIMP-2 和 IGFBP7 的联合预测优于以往描述的 AKI 标志物。

其他肾小管损伤标志物也有助于 AKI 诊断，包括 N – 乙酰 – β – D – 氨基葡萄糖苷酶（NAG）、肾脏损伤分子 – 1（KIM-1）、肝型脂肪酸结合蛋白（L-FABP）、心脏型脂肪酸结合蛋白（H-FABP）、白细胞介素 18（IL-18）、尿血管紧张素原和尿 α_1 – 微球蛋白。

（三）影像学检查

1. 超声心动图

有助于通过血流动力学参数判断充血状态，有助于 HF 的分类，及进一步对 CRS 表型进行分类，以指导治疗、判断预后。

2. 肾脏超声

可通过测量肾脏大小、回声、皮层厚度和异常的皮质髓质比率，有助于判断 AKI 还是 CKD，从而有助于鉴别 CRS 分型。

3. 心脏磁共振成像（CMR）

是评估心室结构、功能和纤维化的标准无创方法。尿毒症心肌病早期增强 CMR 表现为心肌延迟强化和非梗死样弥漫性纤维化。

（四）容量状态检测

包括生物阻抗矢量分析（BIVA）、腹内压测量、相对血容量监测、植入式血流动力学监测、CRS 的有创血流动力学监测等方法。

（五）肾脏活组织病理检查

肾脏活组织病理检查是确诊肾脏疾病及判断预后的金标准，也是指导临床用药最重要的客观依据。

最后要强调的是，任何实验室检查都代替不了详细的病史询问和全面的体格检查。

五、HF 时肾功能不全的防治策略

HF 合并肾功能不全的治疗较为困难。由于心脏和肾脏功能均依赖于循环血容量，HF 合并肾功能不全的治疗原则是：早期识别肾功能不全、恰当的液体管理、改善肾功能、避免肾损害因素。

（一）早期识别急性肾脏损害

反映肾脏损伤传统的生物学标记物包括血清尿素氮、血清肌酐、微量清蛋白尿、肌酐清除率、肾小球滤过率等。这些指标的变化，均提示肾脏损害。

Cys-C 在体内以恒定速率产生，不受年龄、性别、肌肉容积等影响，较血清肌酐能更好更快地对肾脏损伤做出诊断。

NGAL 是存在于中性粒细胞及多种组织上皮细胞中的蛋白，发生缺血或毒物导致的急性肾损伤时，能很快在血及尿中出现，是一种灵敏度较高的早期肾损伤标志物。

IL-18 是一种前炎症细胞因子，其由巨噬细胞及肾小管上皮细胞产生，发生缺血性肾损害时，患者尿中 IL-18 浓度增高，而在肾前性氮质血症及慢性肾脏病时无明显变化。

另一种肾脏损伤的标记物——KIM-1，在正常的肾组织几乎不表达，当发生急性肾损伤时肾小管上皮细胞则呈高表达反应。

（二）液体潴留的治疗

1. 维持正常的血容量

限制钠、水的摄入量，从而控制血容量，减轻心脏前负荷。当存在血容量不足和低血压时，适当的补充血容量可避免发生不可逆性肾功能损伤。由于肾脏灌注明显受血压的影响，发生低血压的情况下，需使用血管活性药物将收缩压提升至 >90 mmHg，维持平均动脉压 >60 mmHg。

2. 合理使用利尿剂

利尿剂是治疗充血性 HF 的主要手段，心肾功能不全需要增加利尿剂的剂量，但有研究发现强化利尿治疗可伴有肾功能恶化，大剂量利尿剂与死亡率增加有关。对于 HF 伴肾功能不全患者，最好能摸索出产生良好利尿效果的最小利尿剂剂量。单纯追求强效的利尿效果易于诱发低血压、器官灌注不足和肾功能恶化。如使用大剂量的利尿剂（静脉注射速尿 >80 mg/d）而无利尿反应即为利尿剂抵抗（diuretic resistant ascites）。

产生利尿剂抵抗的常见原因包括：钠盐摄入过多、远曲小管对钠的重吸收增强、低血容量、低血压及使用非甾体抗炎药（NSAIDs）。处理利尿剂抵抗可采用持续静脉点滴袢利尿剂，其利尿效果和安全性优于静脉推注；另外，还可以将袢利尿剂与正性肌力药物（如小剂量多巴胺或多巴酚丁胺）合用也可增强利尿作用。当袢利尿剂与噻嗪类利尿剂合用时需要特别注意监测不良反应，如低血钾、肾功能恶化或脱水。治疗中需检测出入水量，以确保在使用利尿剂时静脉压充足。

3. 精氨酸血管加压素受体拮抗剂——托伐普坦

托伐普坦在降低容量负荷的同时，更能保持血管内容量稳定，进而减少肾功能恶化风险。给予托伐普坦时，可以明显减少袢利尿剂使用剂量，从而减少其对血管容量的影响，降低肾灌注不足的风险。托伐普坦对轻中度肾功能不全患者的肾功能没有影响，且可能有助于肾功能的维护。

4. 血液超滤治疗

利尿剂疗效不佳的顽固性水肿的 HF 合并肾衰患者，可用血液超滤的方法滤过过多的水分。血液超滤是利用机械方式去除多余液体的一种可供选择的治疗方式，能够减轻心脏的前负荷、减轻肺淤血和外周组织水肿、改善血流动力学、提高心排血量、降低神经激素水平、纠正低钠血症、减少利尿剂需求，达到改善临床症状、恢复对药物治疗的反应性的目的。

有持续、间断及静脉－静脉、静脉－动脉超滤方法，应用中需注意低血压、低血容量及透析相关的并发症。已有肾功能不全或利尿剂抵抗的患者更能获益。目前的研究证实了其安全性及有效性。但血液超滤尚有许多问题没有结论，现阶段 HF 患者的超滤治疗仍应慎重，避免盲目地扩大适应证。

（三）改善肾功能

1. 肾素－血管紧张素－醛固酮系统拮抗剂

血管紧张素转换酶抑制剂（ACEI）和血管紧张素受体阻滞剂（ARB）在降压的同时，可改善充血性 HF 的症状，逆转左室肥厚，改善左室功能，提高存活率。目前是 HF 应用的主要药物之一。同时，使用 ACEI 或 ARB 有助于维持肾小球内的灌注压、减少蛋白尿、抑制肾组织硬化、延缓肾功能恶化，具有一定的肾脏保护作用。而对于 HF 合并肾功能不全患者，治疗时一般应从小剂量开始，逐渐增加剂量，严密监测血钾及肌酐水平，常需与利尿剂合用，只要肾功能不是进行性恶化，无高钾血症，即使肌酐水平轻度升高也应继续使用这些药物。

使用注意事项：①ACEI 或 ARB 可能导致 eGFR 急性下降及血肌酐上升。对血肌酐 > 265.2 μmol/L 的患者，ACEI 或 ARB 必须在医生的严密观察下使用。对于高龄、双侧肾动脉狭窄、高血钾以及血肌酐急剧上升（> 30%）的患者不应使用 ACEI 或 ARB。肌酐 > 2.5 mg/dL 或 eGFR < 30 mL/(min·1.73 m^2)，禁忌使用醛固酮受体拮抗剂。②避免与非甾体抗炎药合用。③注意监测血钾，高血钾时需停用。尤其 ACEI/ARB 与醛固酮受体拮抗剂合用时需特别注意血钾水平。④与较大剂量利尿剂联合应用时容易发生血容量不足和低血压，需要特别注意。

2. β受体阻滞剂

慢性 HF 长期应用 β 受体阻滞剂可改善临床状况及心功能，降低病死率和住院率。β 受体阻滞剂不会加速肾功能恶化，因此 HF 合并肾功能不全的患者可继续应用。但应在心功能稳定后开始小剂量使用，应用中仍需监测心率、心律，以及心、肾功能变化情况。

3. 重组人类促红细胞生成素（rh-EPO）

外源性 EPO 具有纠正贫血、显著降低心肾联合损害、改善生存质量的功能。研究表明，无论对于慢性 HF 还是慢性肾功能不全的患者，EPO 将血红蛋白从低于 10 g/dL 升高到 12 g/dL 时，左心室重构的进程是向有利方向发展的。rh-EPO 由于增加循环血红细胞生成，从而增加组织灌注的氧数量，能够在一定程度上改善 CHF 和肾功能不全组织重塑和纤维化进程，增加 HF 患者的活动耐力。多项研究已经肯定了 EPO 及其受体的造血系统外的生物学效应。因此，有学者认为，对于 HF 合并慢性肾功能不全的患者，在标准抗 HF 和慢性肾功能不全治疗的基础上，无论其是否合并显著贫血，只要血红蛋白低于 12 g/dL，均可给予 EPO 治疗。然而，目前关于 HF 患者的理想血红蛋白水平还缺乏统一认识，rh-EPO 对重要器官的保护作用还有待于进一步研究来回答。

4. 正性肌力药物

常用正性肌力药物包括多巴胺、多巴酚丁胺、米力农、左西孟旦等。其中，多巴酚丁胺在应用时不需要根据肾功能情况特别调整剂量，其他药物都需要根据肾功能恶化情况作相应调整。钙离子增敏剂左西孟旦，与心肌肌钙蛋白 C 结合产生正性肌力作用，不影响心室舒张，还具有扩血管的作用。有研究发现左西孟旦能更大程度地提高心衰患者的 eGFR，有望成为心衰合并肾功能不全患者治疗的首选正性肌力药。

5. 重组人 B 型脑利钠肽——奈西利肽

近年来，重组人 B 型脑利钠肽——奈西利肽被认为有可能产生保护或改善 HF 患者肾功能。研究显示，奈西利肽用于 HF 患者，除可以扩张血管、降低血压和心室充盈压、增加心输出量外，还有排钠和利尿作用，安全性尚好。并且奈西利肽对心肾功能不全患者的 eGFR、肾血流量、尿量和尿钠分泌物均有显著影响。一项荟萃分析结果显示，在急性 HF 患者使用小剂量的奈西利肽 [0.005 μg/(kg·min) 或 0.0025 μg/(kg·min)]，患者的耐受性良好，肾功能改善且收缩压无明显下降。目前正在进行的 FUSION-Ⅱ （follow-up serial infusions of nesiritide-Ⅱ） 试验可能进一步明确奈西利肽对 HF 患者肾功能的保护作用。

6. 他汀类药物

阿托伐他汀可明显降低慢性肾病患者的尿微量白蛋白水平，降低胆固醇、三酰甘油含量，减缓粥样斑块的发生发展，同时还降低促炎细胞因子的产生。阿托伐他汀对肾脏的保护作用主要通过降低循环胆固醇含量、减少肾脏脂质沉积、改善肾脏血流动力学、抗氧化应激、抗感染、抗增生、抑制肾纤维化和促进凋亡等机制进行。

7. 降尿酸

慢性 HF 患者应早期关注尿酸水平，积极控制饮食，调整生活方式，必要时加用药物治疗。肾功能受损患者，应用降尿酸药物时需谨慎选择，应根据患者肾功能调整用药剂量。

（四）其他

纠正水、电解质、酸碱平衡失调，控制心律失常、纠正贫血等。另外，对于危险因素的干预也非常重要。避免进一步加重肾损害的因素，如使用碘造影剂、非甾体抗炎药及其他肾毒性药物。这些对易感患者是一个关键的预防措施。

总而言之，心衰合并肾功能不全临床十分常见，影响治疗策略和预后。但其处理措施目前仍缺乏高质量的循证医学支持，亟待进一步深入研究。

第二节 心力衰竭合并肾功能不全的中医治疗

一、中医对心肾综合征的认识

（一）心肾生理关系

中医理论认为，心作为五脏六腑之首，位于胸中属阳，五行属火，心为阳中之阳，主一身之阳气，心之阳气温通并推动全身之血脉、振奋精神，使生命不息。肾为先天之本，藏元阴元阳，肾居于腹中属阴，五行属水，肾为阴中之阴，主一身之阴液。其能促进人体生长发育、生殖及温煦，推动各脏腑生理活动，是主宰人类生命活动的动力之一，人体功能的衰退始于心肾。心肾除了自身阴阳水火相交之外，在整体上心与肾的关系即上下、阴阳、水火的关系。生理状态下，心火下降于肾，与肾阳共同温煦肾阴，使肾水不寒；肾水上济于心，以涵心火，使心火不亢。心肾两脏是心肾相交、水火相济的关系，心血为体，心气为用；肾水为体，肾气为用。《备急千金要方》曰："夫心者，火也；肾者，水也，水火相济。"《格致余论》曰："人之有生，心为火居上，肾为水居下，水能升而火能降，一升一降，无有穷已，故生意存焉。"清代医家傅山《傅青主男科》曰："心肾两脏，虽相克而实相须……心必得肾气以滋养，肾必得心火而温暖。"《吴医汇讲》曰："心本火脏而火中有水；肾本水脏而水中有火；火为水之主，故心气曰欲下交；水为火之源，故曰肾气欲上承。"说明心肾两脏互助相交的关系。此外，心肾阳气为一身阳气之根本，以心为君火，肾为相火，并以"君火以明，相火以位"描述两者生理作用；而心主化赤，肾主藏精，精血相资。可见，心肾相交和心肾阴阳相间互转化共同维持机体正常功能。

（二）CRS 对应中医相关疾病

CRS 临床上常表现为心悸气短、咳喘、水肿、小便困难、乏力等症状，传统中医学虽无"心肾综合征"这一病名，但历代中医典籍中不乏对 CRS 临床症状表现相同或相似疾病的论治记载。《素问·逆调论》曰："夫不得卧，卧则喘者，是水气之客也。夫水者，循津液而流也。肾者水脏，主津液，主卧与喘也"；《藏气法时论》曰："肾病者，腹大胫肿，喘咳身重，寝汗憎风"。《金匮要略》中水气病篇、痰饮咳嗽病篇等亦载"心水者，其身重而少气，不得卧，烦而躁，其人阴肿""夫患者饮水多，必暴喘满。凡食少饮多，水停心下，甚者则悸，微者短气，脉双弦者寒也，皆大下后善虚，脉偏弦者，饮也""少阴脉紧而沉，紧则为痛，沉则为水，小便即难。脉得诸沉，当责有水，身体肿重"。根据历代医学典籍的描述，CRS 的治疗可参考"心悸""心水""喘证""水肿""癃闭""痰饮"等疾病辨证施治。

（三）CRS 病因病机

CRS 多见于合并冠心病、高血压、糖尿病等基础疾病的老年患者，《素问·阴阳应象大论》曰："年四十而阴气自半也，起居衰矣"，《千金翼方》曰："人年五十以上，阳气日衰，损与日至，心力渐退"，心为五脏六腑之大主，肾藏元阴元阳，人体功能的衰退必从心肾开始。心肾同为少阴，心肾同病可见少阴阳衰温煦无力、蒸腾水气不利、气不化水，造成水饮内停、水液泛溢肌肤，则为水肿；阳虚不能推动血脉运行，血行迟缓则瘀血阻络，若瘀血闭阻心脉造成心神失养，则可发为心悸；"血不利则为水"，血瘀加重水饮之患，从而"积水成饮，饮凝成痰"；痰饮留于胃肠则可见水走肠间，沥沥有声，出现腹胀、纳差、便溏等；饮流胁下则为悬饮，可见咳唾引痛、呼吸困难、咳逆喘息；流于四肢则为溢饮，可见身体疼重；饮聚于胸肺则为支饮，可见咳逆短气不得卧。现代临床研究发现，CRS 的出现伴随中医证候从气（阴）不足向阳虚水饮证候演变和心病及肾、心肾同病过程。

综上可知，本病病位主要在心、肾两脏，涉及肺、脾功能失司。其病机可概括为"本虚标实"，"本虚"主要为心肾阴阳两虚，心肾不交，"标实"主要为病理产物瘀血、水湿、痰饮等的蓄积。心肾阳气亏虚，机体温煦功能失司，水液、血液等蓄积于体内，日久则痰饮、浊毒、瘀血等实邪内生，阻滞心、肾脉络而导致疾病的发生。

二、CRS 的中医辨证分型

（一）虚证

（1）气虚：乏力，气短，心悸，腰酸膝软，自汗，咳喘，舌淡，脉虚细。

（2）阳虚：乏力，心悸，畏寒肢冷，尿少水肿，腰酸膝软，大便不实，舌淡胖或有齿痕，脉沉或迟。

（3）阴虚：乏力，心悸，口干，腰膝酸软，盗汗，大便干，尿少，舌红，苔少或无苔，脉沉细。

（二）实证

（1）湿浊：肢体肿胀，身重困倦，恶心呕吐，食少纳呆，脘腹胀满，口中黏腻，舌苔厚腻，脉滑。

（2）热蕴：口干、苦，烦热，尿黄，舌红，苔黄，脉数。

（3）水饮：心悸，水肿，气喘不得卧，尿少腹胀，或伴胸水、腹水，舌暗胖，苔白滑，脉缓。

（4）痰阻：心悸，咳嗽，咳痰，气喘不得卧，胸闷脘痞，头晕目眩，尿少肢肿，苔厚腻，脉滑。

（5）血瘀：面色晦暗，腰痛，胁肋痛或胁下痞块，肌肤甲错，舌黯、有瘀点、瘀斑，脉涩。

CRS 证型常以合并形式出现，病因病机多虚多瘀，常兼见痰饮、湿热等标实证，以气虚血瘀、阳虚水停多见。

三、CRS 的中医治疗方法

目前中医干预 CRS 的具体治法主要体现在以下 3 个方面。

（一）心肾同治

心肾同病，当心肾同治。正如周之干在《周慎斋遗书》中所言："欲补心者须实肾，使肾得升，欲补肾者须宁心，使心得降……乃交心肾之法也。"

（二）温阳、活血、利水

心肾虚，少阴阳衰微，阳气不足，无力温煦，水湿内停，瘀血留滞，日久而成病。温阳以振奋阳气，活血以化瘀滞，利水以消肿胀，方可补其虚而复其阳。

（三）调和脾胃

素体虚衰日久，脾胃运化无常，脾湿胃燥，气机升降功能受阻，心火不能下注肾水，肾水不能上济心火，心肾俱病。调理脾胃，化湿运脾、生津益胃，脾胃和，得水火既济、阴阳调和之态。

四、CRS 的中医治疗药物

（一）中药经典汤剂的应用

1. 针对心衰的治疗
《伤寒杂病论》以益气通脉、温阳利水为原则，创制了桂枝加桂汤、桂枝甘草汤、桂枝甘草龙骨牡蛎汤、真武汤、苓桂术甘汤等方剂。同时以瓜蒌薤白白酒汤、瓜蒌薤白半夏汤、葶苈大枣泻肺汤、小青龙汤、炙甘草汤等方剂化痰宣痹、复脉泻水。《医林改错》以"治血以治水"，创立血府逐瘀汤、膈下逐瘀汤等活血化瘀方剂治疗心衰。

2. 对于肾衰的诊治
《备急千金要方》以通腹降浊为法，创制治疗肾衰的"关格方"；《寿世保元》以金匮肾气丸或实脾饮治疗肾衰；《圣济总录》以"大黄散"通利二便；《景岳全书》以左归饮、一阴煎补肾阴，右归丸、大营煎等补肾阳。

（二）中成药的应用

1. 玉丹参桂胶囊
张杰等用玉丹参桂胶囊联合常规西药治疗心肾综合征患者，发现能更好地改善患者的临床症状、体征，提高心功能分级、改善运动耐量。认为玉丹参桂胶囊以红参为主，大补元气、升提阳气，使心气得充、心阳得复；桂枝既能温通心阳，又能活血行瘀；川芎行气宽胸活血。三药合用既能益气通阳，又能活血化瘀、温经止痛，以疏通血气运行之道而治标，以助源头血行鼓动之力而治本。

2. 芪苈强心胶囊

芪苈强心胶囊在用于治疗心衰患者的研究方面也有关于心肾综合征的论述，部分学者认为其具有改善心肾综合征患者 NYHA 心功能分级、提高 6 min 步行距离及 LVEF，同时降低 NT-proBNP 及胱抑素 C 水平，多靶点发挥作用，改善心肾功能效果明显，这是通过"治心"而起到"治肾"作用的具体体现。

（三）中药注射液的应用

1. 丹参酮ⅡA磺酸钠

丹参酮ⅡA磺酸钠系丹参根的乙醚提取物。该药可以增加冠状动脉血流、缩小心肌损伤区域、纠正代谢紊乱、改善缺氧情况、增强心肌收缩力，同时，该药兼具抑制血小板聚集和抗血栓形成作用，有缓解肾功能不全作用。顾俊英等采用丹参酮治疗早期心肾综合征后发现：观察组治疗后的 eGRF、UAER、NT-proBNP 和 Cys-C 水平较治疗前明显降低。这个实验结果可能与丹参酮改善心脏和肾脏功能、增加心输出量、改善血流重新分布、降低缩血管因子 ET-1 和 TXA2 含量、增加舒血管因子 NO 含量、降低血清 IL-6 和 TNF-α 含量、抑制醛固酮合成、减轻水钠潴留和利尿剂抵抗等一系列药理作用有关。

2. 丹红注射液

丹红注射液其主要有效成分有丹参酮和红花黄色素，具有改善心肌收缩力、增加心输出量、降低血清中白介素－6 和肿瘤坏死因子、具有抑制醛固酮合成、提高肾小球滤过率和降低胱抑素 C 的作用，从而改善心、肾功能。

3. 肾康注射液

肾康注射液由多种中药组方而成，兼具益气活血、通腑利湿、降逆泄浊等卓越功效，已被证实具有改善肾功能、逆转肾损害等作用。在治疗心肾综合征方面，有学者证实肾康注射液可以降低血清肌酐、升高内生肌酐清除率及改善心功能等。但该药对老年心肾综合征患者血清尿素氮改善作用不明显。

4. 参麦注射液

参麦注射液主要组成药物为人参和麦冬，含有特征性成分：人参皂苷、甾体皂苷、麦冬多糖和高异黄酮类。具有益气固脱、养心的功效，以及抗氧化、抗细胞凋亡、抗心律失常和改善心肌重构等多重药效。有研究证实参麦注射液对肾小管、肾小球有显著的修复作用，可显著改善肾功能。其可通过降低体内促炎因子的水平，提高抗炎因子的水平，进而发挥抗 HF 作用。

5. 心脉隆注射液

心脉隆注射液是目前广泛用于治疗急、慢性 HF 的有效药物，其主要成分是复合核苷碱基及结合氨基酸等，可有效改善气阳两虚、瘀血内阻证型 HF 患者一系列临床症状，临床上多用于充血性 HF、慢性肺心病等疾病的治疗。心脉隆注射液具有通阳利水、益气活血的功效，可以提高心肌收缩力、降低肺动脉压、促进冠状动状血流量及肾血流的增加，维持神经内分泌平衡，抑制炎症介质及氧自由基的分泌，进而降低血清中的炎症因子，从而减轻炎症反应对心肾的损害。有研究表明，心脉隆注射液应用于中老年和高龄Ⅱ型 CRS 患者中，可促进患者心肾功能的恢复。

（四）中药复方制剂的应用

1. 益气强心方

组成：黄芪 30 g、生晒参 30 g、炒白术 20 g、桂枝 12 g、葶苈子 12 g、猪苓 30 g、茯苓 30 g、泽兰 15 g、泽泻 15 g、益母草 15 g。

李鹤等运用益气强心方治疗Ⅰ型 CRS，对照组予以常规治疗，治疗组在常规治疗上加用益气强心方，结果显示治疗后 LVEDd、LVEDs、BNP、尿素、肌酐、胱抑素 C 及尿微量白蛋白改善程度，治疗组明显优于对照组。认为益气强心方可以改善Ⅰ型心肾综合征患者的心肾功能。

2. 温阳益气活血方

组成：附子 6 g、人参 6 g、黄芪 20 g、茯苓 30 g、桂枝 12 g、白术 30 g、三七 10 g、丹参 20 g、泽兰 15 g、车前子 10 g。

张群生观察温阳益气活血方辅治Ⅱ型 CRS，对照组予以西医治疗，观察组在西医治疗上加用温阳益气活血方，观察结果显示，观察组 CO、SV、LVEF、E/V 及 eGFR 高于对照组，NT-proBNP、SCr、BUN 及 UA 低于对照组，提示温阳益气活血方能够有效改善心肾功能，利于预后。

3. 益气温阳活血利水方

组成：党参 40 g、黄芪 50 g、山萸肉 15 g、白术 20 g、茯苓 14 g、淫羊藿 10 g、泽兰 8 g、丹参 15 g、川芎 18 g、大黄 6 g、鹿衔草和川芎各 12 g。

冯伟等针对 CRS Ⅱ～Ⅳ型患者，中医辨证属于心肾阳虚证、水气证和血瘀证证候进行研究，对照组施以西医常规治疗＋口服呋塞米片、美托洛尔片和贝那普利片，治疗组在对照组基础上＋益气温阳活血利水方，取得了较为明显的临床疗效，患者的 SCr、BUN 和 BNP 均明显降低，eGFR、LVEF 值明显升高，且疗效优于对照组。有学者运用温阳利水方治疗早期Ⅱ型心肾综合征，疗效确切。研究表明，该方可显著降低患者 BNP 和 Cys-C 的水平，改善症状，延缓或逆转病情。

4. 加味真武汤

组成：制附子（先煎）15 g、白术 15 g、茯苓皮 20 g、茯苓 20 g、白芍 9 g、干姜 9 g、生姜 9 g、党参 20 g、丹参 12 g、桃仁 10 g、红花 6 g、大腹皮 15 g、桂枝 9 g、葶苈子 15 g、甘草 6 g、大枣 5 枚。

真武汤出自《伤寒论》，是温阳利水名方，该方治疗阳虚水泛之作用广受重视，对于心源性水肿、慢性肾小球肾炎治疗效果良好，有强心利尿之功效。于江等在真武汤基础上加强益气、活血、利水作用，发现其能够缩短心肾综合征患者连续性静脉－静脉血液滤过治疗的上机时间及较快缓解心衰症状；但该疗法未能帮助心肾综合征患者改善心功能指数、肾功能指数和降低死亡率。

5. 补元养心汤

组成：黄芪 30 g、党参 30 g、白术 10 g、茯苓 10 g、葶苈子 30 g、淫羊藿 15 g、桂枝 10 g、当归 10 g、益母草 30 g。

张敏等对 100 例心肾综合征患者在给予常规治疗 HF 药物（地高辛、呋塞米、螺内酯、培哚普利、美托洛尔）的基础上加服补元养心汤，发现治疗前后比较患者 LVEF、心胸比率及心衰标志物——BNP、CRP 均有明显的改善（$P < 0.01$），血肌酐、尿素氮和尿酸均显著降低。

6. 鹿角方

组成：鹿角片 9 g、补骨脂 9 g、淫羊藿 9 g、茯苓 15 g、山茱萸 9 g、女贞子 9 g、沉香 9 g、当归 9 g。

顾君等对 45 例慢性 HF 合并肾功能不全患者在给予常规治疗药物（呋塞米、单硝酸异山梨酯、美托洛尔、地高辛）的基础上加用鹿角方，发现鹿角方能改善患者中医症状疗效，降低 BNP、PRA、AT II，改善 LVEF，证明鹿角方在治疗慢性心衰合并肾功能不全（心肾阳虚型）患者有一定疗效。

7. 参芪逐瘀利水汤

组成：太子参 30 g、炙黄芪 30 g、丹参 15 g、川芎 15 g、红花 10 g、赤芍 15 g、猪苓 20 g、茯苓 20 g、泽泻 20 g、桂枝 15 g、炒白术 15 g、葶苈子 15 g、大枣 10 g。

李茂观察参芪逐瘀利水汤治疗慢性 HF 合并肾功能不全代偿期的临床疗效，发现参芪逐瘀利水汤配合西药治疗可更好地提高患者的 LVEF 值，降低 NT-proBNP 水平，改善心脏收缩功能，减少左室容量、压力负荷，从而改善患者的症状和体征，同时降低患者 SCr、Cys-C 水平，更好地保护肾功能，延缓慢性肾衰竭的进展。

（五）医院自制剂的应用

1. 肾康灵

组成：红参、枸杞、黄精、丹参、当归、大黄等（济南市中医医院院内制剂）。

治则：健脾补肾，利湿活血泻浊，用于慢性肾功能不全。

方中红参大补元气，黄芪健脾益气利水，枸杞滋肝肾，淫羊藿壮肾阳，丹参、益母草活血、祛瘀、利水，石韦、车前子利水清热，大黄泻热毒、破积滞、行瘀血，全方攻补兼施、扶正祛邪，共奏健脾补肾、利湿活血泻浊之功效。

2. 热淋合剂

组成：蒲公英、滑石、黄柏、败酱草、白花蛇舌草、石韦、车前子、金钱草、海金沙等（济南市中医医院院内制剂）。

治则：清热解毒，利湿通淋，可用于肾功能不全合并膀胱湿热型尿路感染，急则治其标。

方中石韦、车前子、滑石利水清热，蒲公英、黄柏、败酱草、白花蛇舌草清热解毒，金钱草、海金沙利湿通淋，全方急则治其标，共奏清热解毒、利湿通淋之功效。

其他类似研究也都证实，在西医常规治疗的基础上，配合服用中药制剂，能改善 CRS

患者的心肾功能，减轻临床症状，提高临床综合治疗效果。

近些年，社会逐渐老龄化趋势进一步显现，慢性的心肾疾病发病率必然上升。因此，如何早期发现及预防心肾综合征的发生和发展显得尤为重要。根据上面分析我们知道，采用中西医结合的方法，依据"心肾相交"的理论，可以对心肾综合征患者形成多靶点、多层次、多环节的治疗，理论上可以延缓疾病的进程、提高生活质量，使临床疗效显著提高。传统中医组方配伍与现代科研方法相结合，无论是基础还是临床研究方面都在逐渐深入，为心肾综合征的诊断和治疗开辟了崭新的道路。

第十九章 心力衰竭合并贫血的治疗

贫血在心力衰竭（HF）患者中发病率较高，贫血已被确定为 HF 患者患病率和死亡率的独立预后因素，病情严重，病死率高，预后较差。

铁缺乏可以独立于贫血，广泛存在于 HF 患者中，55% 的慢性 HF 患者和 80% 的急性 HF 患者都可能出现缺铁。HF 患者缺铁的确切原因尚不清楚，可能是由于损失增加、摄取或吸收减少（如营养不良、肠道堵塞）和（或）慢性炎症激活引起铁代谢受损所致。《2021 ESC 急性和慢性心力衰竭诊断和治疗指南》指出"应定期筛查患者贫血和缺铁情况。对有症状、LVEF < 45% 和缺铁的患者，以及近期住院治疗、LVEF ≤ 50% 并缺铁的患者应考虑静脉补充羧麦芽糖铁。"可见，纠正 HF 合并的贫血和铁缺乏（iron deficiency，ID）将是改善结局的新治疗靶点，积极纠正贫血和铁缺乏有助于改善心衰患者症状和提高生活质量。

一、贫血的定义

WHO 将贫血定义为男性血红蛋白（Hb）< 13 g/dL，女性 Hb < 12 g/dL。贫血是 HF 常见的并发症，因所用定义和所研究人群存在差别，报告的贫血患病率为 10% ~ 68%，HF 患者贫血的患病率在稳定期为 30%，住院患者为 50%，而普通人群 < 10%。HF 合并贫血的相关因素包括年龄较大、糖尿病、慢性肾脏病、严重的 HF、较高水平的神经激素和炎症标志物，以及运动能力较低和生活质量下降。

与患有心衰的非贫血患者相比，贫血患者年龄较大，女性比例较高，合并糖尿病和慢性肾病（CKD）的比例较高，心脏功能状态较差，运动能力较差，与健康相关的生活质量较差，水肿较严重，血压较低，利尿剂需求更高，神经激素和促炎细胞因子激活水平更高。尽管如此，合并贫血的心衰患者有更好的左心室射血分数（LVEF），血红蛋白水平与 LVEF 呈负相关，血红蛋白升高带来的是 LVEF 降低，而不是升高。

二、心衰患者贫血的原因

HF 中贫血的原因是多因素的，多种相互关联的机制在不同程度上促成其发生和发展，其中，ID 和促红细胞生成素（erythropoietin，EPO）缺乏或抵抗及各种药物的作用可能是主要因素。可能的机制如下。

（1）铁缺乏。HF 患者长期胃肠道淤血、食欲下降、肠细胞中铁调素（hepcidin）和铁转运蛋白表达减少。在细胞因子的作用下，肝脏铁调素产生增加，导致转铁蛋白减少，铁被"截留"而导致功能性缺铁。

（2）EPO 缺乏或抵抗。HF 患者中的 EPO 多是异常的，低氧是 EPO 生成的主要刺激，HF 时肾脏氧分压降低，可诱导 EPO 基因转录。然而，HF 常合并肾功能不全且加重肾功能恶化，使 EPO 生成减少，可引起肾性贫血。研究显示 EPO 水平与 HF 严重程度成正比，但低于贫血程度的预期，表明可能存在 EPO 缺乏或抵抗。HF 中肾血流量与 EPO 之间关系复杂，目前尚不完全清楚。

（3）炎症因子增加。有研究表明在心衰患者中，TNF-α、IL-6、CRP、ESR、血清铁蛋白等细胞因子或炎症指标会显著升高，使 EPO 生成受抑和 EPO 抵抗，骨髓红系增生降低，而这往往与慢性病贫血有关。心衰患者最常见慢性病贫血。近年来一些研究发现铁调素在这个过程中起到了主要作用。贫血时铁调素分泌减少，使红细胞对铁的利用增加；但细胞因子可以诱导铁调素的分泌，是慢性病贫血的重要原因。

（4）肾素 - 血管紧张素系统。肾素 - 血管紧张素系统通过多种途径在促红细胞生成素病理生理学中发挥重要作用。血管紧张素 II 可通过造成肾脏低氧，刺激 EPO 产生，也能直接刺激骨髓红系祖细胞产生。

ACEI 类药物作为为数不多的可以改善心衰患者预后的药物，在心衰患者中使用十分普遍。有研究表明 ACE 参与 Ac-SDKP（一种四肽）的代谢，而这种四肽则会显著影响骨髓红细胞生成。使用 ACEI 引起 ACE 的活性降低，Ac-SDKP 蓄积，也是心衰患者贫血的重要原因。

（5）心肾综合征。无论是急性还是慢性心衰都会有很大的比例合并肾功能损害，因此肾性贫血也是心衰患者贫血的原因之一。另外，骨髓灌注不足、心衰其他药物的使用也可能参与了贫血的形成。

（6）其他。血液稀释、抗血小板或抗凝药物使用、蛋白尿导致 EPO 和转铁蛋白的丢失及经常抽血检查。

三、贫血对心衰的病理生理

贫血对 HF 的病理生理关系复杂。重度贫血（Hb 为 4 ~ 6 g/dL）且左室功能正常的患者存在非血流动力学和血流动力学的代偿机制。一方面，通过红细胞中 2，3 - 二磷酸甘油酸增加，使 Hb 氧离曲线右移以增加组织氧输送；另一方面，重度贫血通过血液黏度降低和血管舒张增加静脉回流，同时交感神经和 RAAS 活性增加，使肾小球滤过率降低而增加血容量。因此，重度贫血在左室功能正常时可引起高排量 HF，纠正贫血后可使其快速和完全消退。

但目前尚不清楚这些机制在伴有轻度贫血的射血分数降低性心力衰竭（HFrEF）中是否起作用。贫血引起的上述改变使心肌负荷增加，可导致左室重塑和肥大，而有关 HFrEF 治疗贫血前后的血流动力学和超声心动图研究未见报道。Hb 与 LVEF 之间呈负相关，研究显示治疗中度贫血使 Hb 达到 10 ~ 14 g/dL 时，心输出量和左室短轴缩短率逐渐减少，且与 Hb 增加成反比，提示在 HFrEF 中增加 Hb 会增加血管阻力，导致 LVEF 降低。

四、心衰合并贫血与预后的关系

贫血会明显影响 HF 尤其是缺血性心脏病所致 HF 的预后。CHARM 等研究表明贫血对 HFrEF 和射血分数保留性心力衰竭（HFpEF）预后的影响似乎相似。不论 HFrEF 或 HFpEF，贫血与患者死亡率和住院率的增加均独立相关。

然而，Hb 与死亡率的关系不是线性的，且多数风险增加发生在低水平 Hb。研究表明 Hb 和冠心病、急性冠脉综合征及 HF 患者的死亡率呈 J 型关系，Hb 在 13 ~ 16 g/dL 时观察到的死亡率最低，且随着 Hb 低于或高于该范围而增加，Hb 过度增加可能与死亡率增加有关。

第一节　心力衰竭合并贫血的西医治疗

慢性 HF 合并贫血的早期，临床医生注重纠正心力衰竭而易忽视纠正贫血。随着慢性心力衰竭合并贫血的重要性被逐渐认识，以及其发病机制的不断补充，慢性心力衰竭合并贫血的治疗也日趋合理，极大改善了患者的预后。

一、铁剂应用

口服铁剂并无明显效果。2017 年发表在 JAMA 的一项纳入 225 名 HFrEF（LVEF≤40%）且铁缺乏患者的 RCT 研究发现，口服多糖铁 150 mg bid 与安慰剂相比，16 周后患者的心衰症状与心衰标志物并没有显著差异。目前无论是欧洲 ESC 还是美国 AHA 都不推荐口服铁剂。

多项 RCT 和观察性研究都表明静脉补铁可以改善心衰症状，其中有些研究甚至表明可以改善预后。但是究竟补多少，怎么监测，目前还没有足够的证据，因此 ESC 和 AHA 的指南中并没有详细指出。不过我们可以参考其中规模最大的 FAIR-HF 研究，实验组给予患者每周 200 mg 铁元素，当铁缺乏纠正后改为每四周 200 mg 铁元素。

如果发现患者存在维生素 B_{12} 或叶酸缺乏，尽管没有直接的试验证据，但仍然应该进行补充。

二、促红细胞生成素及类似物的应用

促红细胞生成素也称为红细胞刺激因子，是一种高度糖基化的红细胞前体，也是促进红细胞生成的重要细胞因子。心力衰竭贫血的主要特征是促红细胞生成素分泌受损。随着促红细胞生成素分泌受损加重慢性心力衰竭合并贫血机制的研究，以及临床中慢性心力衰竭伴肾功能不全的患者贫血患病、住院和死亡的风险升高，一系列促红细胞生成素应用的安全性及有效性研究也随之展开。外源性促红细胞生成素最早用于慢性肾脏病患者，临床研究表明，促红细胞生成素及类似物的补充会提高血红蛋白水平及血细胞比容，增加心肌梗死和血栓风险，故提前终止了该研究。补充促红细胞生成素治疗可以改善运动耐量、减轻症状并改善心力衰竭合并贫血患者的临床结局。

三、输血治疗

输血不能作为改善 HF 患者贫血的长期治疗手段，仅限于紧急情况下使用。Kao 等对 596 456 例 HF 患者出院数据进行分析发现，27% 的患者合并贫血，其中接受与未接受输血治疗者死亡率分别为 70% 和 10%，但该研究存在重大局限。输血本身不会增加 HF 患者死亡率，但应考虑到输血可能带来的相关并发症，包括加重 HF、发热和输血相关急性肺损伤等。研究发现，接受心脏手术的中高危患者分别在 Hb <7.5 g/dL 和 Hb <9.5 g/dL 时接受输血治疗，全因死亡、心肌梗死、脑卒中和需透析的新发肾衰竭组成的复合终点发生率分别为 11.4% 和 12.5%，表明在这类患者中限制性输血不劣于自由输血策略。对无症状患者，特别是非急性贫血患者，不推荐常规输血治疗，建议使用限制性输血策略，即在 Hb < 8 g/dL 时输血治疗。在确定 HF 患者临床输血指征时，应仔细考虑个体因素，如年龄和并发症等。

四、心衰合并铁缺乏的治疗

静脉补铁：虽然铁缺乏（ID）在 HF 中的作用机制尚未完全明确，但研究人员已在 HFrEF 伴 ID 的患者中进行有关静脉补铁安全性和有效性探究达 10 余年。研究发现异麦芽糖酐铁在 HF 伴 ID 中的有关作用机制，发现无论是否贫血，异麦芽糖酐铁治疗与 2 周时更快的骨骼肌磷酸肌酸恢复半衰期有关，可改善线粒体功能，因此，增强骨骼肌能量可能是一种重要机制，尽管 Hb 水平变化极小，通过这种机制静脉补铁仍能使 HF 患者获益。

口服补铁：因方便和便宜而广泛应用，但口服铁吸收差，特别是 HF 患者，因肠壁水肿降低铁吸收，铁调素升高减少铁从肠细胞到血液的转移。口服补铁纠正 ID 平均超过 6 个月，而静脉补铁可在 2 ~ 3 剂中很快纠正 ID。此外，口服铁不良反应常见，胃肠道反应明显，患者依从性差。这就解释了为什么有关研究口服补铁疗效的随机试验均未显示出对生活质量或功能能力的改善，甚至是对 Hb 和 SF 的影响。

因此静脉而非口服补铁可能对 HFrEF 伴或不伴贫血的 ID 患者具有潜在作用。大多研究证实静脉补铁可改善运动能力、NYHA 分级和生活质量。虽然无试验表明心血管死亡率显著改善，但荟萃分析显示客观心血管结局有显著改善。

第二节　心力衰竭合并贫血的中医治疗

促红细胞生成素及铁剂、输血是目前慢性 HF 合并贫血的常见的临床治疗方法。但促红细胞生成素长期治疗时有潜在的发生血压升高、血栓栓塞事件及死亡的风险；铁剂的应用需要注意患者的变态反应等情况；输血则是在贫血达到一定标准才可使用，且有潜在导致感染的可能。慢性 HF 合并贫血治疗的长期安全性和临床疗效仍需更大规模、大样本的临床试验进一步验证。中医药对慢性 HF 伴贫血的病机认识大致趋同，治疗上，中西医结合较单一的西医治疗效果更加显著。因此采用中医或中西医结合治疗 HF 合并贫血对提高疗效、减轻副作用发挥较大的优势。

中医学中没有贫血的名称，但从患者临床所呈现的证候，如面色苍白、身倦无力、心悸、气短、眩晕、精神不振、脉见细象等，则相似于"血虚""阴虚"诸疾。一般可将贫血划入"血虚"或"虚劳亡血"的范畴，而"虚劳"是脏腑亏损、元气虚弱所致多种慢性疾病的总称。

一、病因病机

中医认为，"诸血皆属于心""中焦受气取汁，变化而赤是谓血""血之源头在于肾……精气充足，百脉和畅"。由此可见，血的生成来源于水谷之精气，人摄取水谷营养物质，由中焦（脾胃）吸收了饮食物的精微，通过气化作用，变成营气。脾得心火宣降之助，转化为精、津液，精之一部分贮于肾中，以待生化之用，另一部分得心火之助转化为血，以荣五脏六腑。肾中先天之精得后天水谷之精气，吸收命火之蒸腾，转化为髓，髓得下焦火热之激，分化为髓之精液，精液再为命火的宣蒸转化为血，输之于机体，以为生理之用。

血的生成和调节与心、肝、脾、肾等脏腑关系密切，故中医谓"心主血、肝藏血、脾统血"。而这些脏腑功能的充分发挥，又有赖于肾之命火温煦。因此，心、肝、脾、肾功能衰弱，均可导致血虚。

而血虚之形成不外乎内外因素。外邪六淫与温热侵入机体，潜而不定期出，深入化血之机，导致新血无生，这一致病因素与现代医学所说的"细菌感染、原虫、毒素发生溶血为病"不谋而合。在内因上，或为七情失节，或为饮食失宜，或为失血而成，或为先天禀赋不足，或为病后房劳过甚，或为妊娠失调，而引起造血之机受阻；或消化之机紊乱，水谷不化、精微不成，发生血虚之疾。可见在内因方面与现代医学所说的"缺乏造血原料，或造血器官功能障碍，或慢性失血而成贫血"基本上是一致的。

目前对慢性HF的病因病机认识已基本趋于一致，为本虚标实之证。本虚为气虚、阳虚，标实为血瘀、水饮、痰饮，标本俱病、虚实夹杂是病理特点。现阶段关于HF伴贫血的病因病机有多种论述，大致趋于贫血是慢性HF发展变化过程中的血虚证造成的，主要涉及心、脾、肾三脏。各医家对慢性HF伴贫血的治疗各有侧重，但中医的整体观念不容忽视。从"五脏一体观"论述，该病应以调整心的阴阳气血为主，同时兼顾平衡全身之阴阳气血，强调益气温阳、活血利水的同时，尤宜注重护卫中焦、条畅肝气，同时固护肾元、清宣肺气等。

二、辨证论治

本病多属虚证，但也有虚实夹杂之证，故其辨证，首当明辨虚实、标本之主次。治疗应以补虚为主，健脾益气补血是治疗本病的基本法则。病久可损及肾脏，温补脾肾、益气养血是其治疗大法。

1. 脾虚

证候：面色萎黄或苍白，神疲乏力，食少便溏，舌质淡，苔薄腻，脉沉、细。

本证多见于贫血初期，以面色黄白，神疲乏力，食少便溏为辨证要点。病位在脾，其性属虚。脾胃为气血生化之源，脾虚则不能运化水谷化生气血，故致血虚气亏。

治法：益气健脾。

方药：香砂六君子汤合当归补血汤加减：党参15 g、白术10 g、茯苓15 g、半夏10 g、当归10 g、鸡内金10 g、六曲10 g、木香10 g、砂仁6 g、黄芪15 g。腹泻便溏者加薏苡仁15 g、山药12 g；恶心欲吐者加竹茹10 g、生姜10 g等。

2. 心脾两虚

证候：面色苍白或㿠白，倦怠乏力，头晕心悸，失眠，少气懒言，食欲不振，毛发干脱，爪甲裂脆，舌质淡胖，苔薄，脉濡细。

本证多见于轻、中度贫血。以体倦食少，面色萎黄，心悸怔忡，健忘失眠等为辨证要点。病位在心脾，其性属虚。脾为后天之本，气血生化之源。脾虚则气血衰少，营血不足则五脏六腑四肢百骸莫不失养。血气不荣于外，故见面色苍白或㿠白；血虚失所养，故见头晕；爪为筋余，不足则爪甲裂脆；心肺失养，故见心悸、气短；发为血余，营血不足，故见毛发干脱；气虚血衰，心失所养，故见心悸怔忡、失眠。

治法：益气补血，养心安神。

方药：归脾汤或八珍汤加减：党参 15 g、黄芪 10 g、白术 10 g、当归 10 g、熟地 15 g、陈皮 10 g、炒枣仁 15 g、炙甘草 10 g、大枣 10 g。贫血严重者可加阿胶 12 g、黄精 30 g；心悸失眠重者可加夜交藤 15 g、合欢皮 10 g、生龙牡 20 g 等。

3. 肝肾阴虚

证候：头晕目眩，两目干涩，耳鸣盗汗，颧红潮热，面色苍白，腰膝酸软，毛发焦枯，发育迟缓，舌质红，少苔或无苔，脉细数。

肝肾阴虚，虚火内生，故见颧红潮热，耳鸣盗汗，腰膝酸软。气血不足，故头晕目眩，发育迟缓。肝开窍于目，肝阴虚则两目干涩。面色苍白，指甲易脆，舌质红少苔，脉细数，均为肝肾阴虚所致贫血的表现。发为血之余，血虚则毛发焦枯。

治法：滋补肝肾，养阴生血。

方药：加味龟鹿二仙汤加减：鹿角胶 12 g，生、熟地各 15 g，山萸肉 20 g，桑葚子 15 g，五味子 10 g，当归 15 g，肉苁蓉 20 g，麦冬 15 g，丹皮 12 g，女贞子 15 g，栀子 10 g，黄芪 20 g，党参 20 g 等。

4. 脾肾阳虚

证候：面色萎黄或苍白无华，形寒肢冷，唇甲淡白，周身水肿，甚则可有腹水，心悸气短，耳鸣眩晕，神疲肢软，大便溏薄或有五更泻，小便清长，男子阳痿，女子经闭，舌质淡或边有齿痕，脉沉细。

本证以形寒肢冷，神疲肢软，大便溏薄或五更泻为主要辨证特点。病位在脾肾，其性为阳虚。脾肾阳虚，气化失常，水邪内停，故见周身水肿。脾主四肢，阳气虚弱，不得温煦，故手足不温。脾虚水湿内停故大便溏薄。气血两虚故见心悸、气短、耳鸣眩晕。肾阳不足故见小便清长、男子阳痿、女子经闭。

治法：温补脾肾。

方药：方用实脾饮合四神丸加减：黄芪 15 g、白术 10 g、茯苓 15 g、甘草 10 g、制附子 10 g、大腹皮 10 g、厚朴 10 g、补骨脂 10 g、菟丝子 15 g、肉桂 6 g、鹿角胶（烊化）15 g、当归 10 g。腹泻严重者加炒山药 12 g、炒扁豆 10 g 以健脾温肾补中；水肿明显者加猪苓 10 g、泽泻 10 g 以利水消肿。

5. 虫积

证候：除有贫血症状外，尚有腹胀或嗜食生米、茶叶、泥土等，善食易饥，恶心呕吐，大便干结或溏薄有奇臭，神疲肢软及其他虫积见证，苔薄，脉虚弱。

本证以脾胃症状和嗜食异物为主要特点。病位在胃肠，其性属实热。本证为脾虚胃热之证，脾虚则腹胀，便溏，胃热则善食易饥，恶心呕吐，大便有奇臭等。

治法：杀虫消积。

方药：方用化虫丸加减：榧子 10 g、槟榔 10 g、苦楝根皮 15 g、红藤 15 g、百部 10 g、雄黄 1 g、大蒜适量（取汁）。若腹痛重加杭白芍 15 g、元胡 12 g。

若患者全身情况差，则宜先补养气血，纠正贫血，待全身情况好转后再行驱虫。驱虫后贫血仍显著者，亦应给予积极治疗。

6. 血瘀

证候：病程冗长，久治不愈，除血虚、肾虚之见证外，还可见皮肤晦暗或瘀斑，但出血倾向不明显，舌质有瘀点或瘀斑，脉沉细或涩。

治法：活血化瘀。

方药：川芎 15 g、丹参 20 g、当归 15 g、鸡血藤 30 g、红花 10 g 等。肾阳虚者加补骨脂、淫羊藿、巴戟天、制附子、菟丝子各 10 g，肉桂 6 g；肾阴虚加女贞子、枸杞子、熟地各 15 g；脾气虚加党参、黄芪、山药各 20 g；夹湿加厚朴、白术、茯苓、陈皮、山楂各 10 g，谷芽、薏苡仁各 20 g，佩兰、藿香各 24 g，白豆蔻 10 g 等。

7. 热毒壅盛

证候：壮热，口渴，咽痛，鼻衄，齿衄，皮下紫癜、瘀斑，心悸，舌红而干，苔黄，脉洪数。

治法：清热凉血，解毒养阴。

方药：清瘟败毒饮加减：生地 15 g、黄连 10 g、黄芩 10 g、丹皮 12 g、石膏 15 g、栀子 9 g、竹叶 9 g、玄参 12 g、连翘 12 g、赤芍 15 g、知母 12 g 等。

8. 阴阳两虚

证候：面色苍白，时冷时热，自汗盗汗，食少纳呆，腰膝酸软，遗精滑泄，舌淡、苔薄白或无苔，脉沉细无力或沉细数。

治法：滋阴壮阳，益气生髓。

方药：熟地黄 15 g、山萸肉 15 g、制首乌 18 g、女贞子 15 g、旱莲草 15 g、补骨脂 15 g、鹿角胶 15 g、肉苁蓉 10 g、仙灵脾 15 g、淮山药 15 g、茯苓 15 g、仙鹤草 30 g、茜草 15 g、当归 15 g、鸡血藤 15 g、黄芪 30 g。

9. 阴虚火旺迫血妄行

证候：头晕乏力，面色苍白，两颧潮红，五心烦热，夜寐多梦，腰膝酸软，潮热盗汗，口渴喜饮，皮肤瘀点、瘀斑，出血色鲜，舌嫩紫红苔薄少津或少苔，脉细数。

治法：滋阴降火，凉血止血。

方药：水牛角片 30 g、生地 20 g、丹皮 15 g、白芍 15 g、知母 10 g、黄柏 9 g、熟地黄 15 g、山萸肉 15 g、淮山药 20 g、泽泻 18 g、鳖甲 15 g、白茅根 30 g、仙鹤草 30 g、鲜藕节 30 g 等。若出血明显，根据不同出血部位酌加紫珠草、白及、小蓟、生地榆、侧柏叶等。

10. 血瘀水停

证候：胸闷气喘，心悸，活动后诱发或加重，咳嗽，咳白痰，或有发绀，身寒肢冷，尿少水肿，腹胀便溏，舌质淡或边有齿痕，或紫黯，有瘀点、瘀斑，脉沉细、虚数或涩、结代。

治则：活血化瘀利水。

方药：血府逐瘀汤合五苓散加减：柴胡 10 g、白术 15 g、茯苓 15 g、丹参 30 g、桃仁 12 g、红花 12 g、当归 15 g、川芎 12 g、猪苓 15 g、泽泻 12 g、党参 30 g、车前子 12 g、大腹皮 12 g。偏肾阳虚，右归饮加减；偏肾阴虚，左归饮加减；瘀阻经络加地龙、全蝎、水蛭；血瘀重者，可酌加丹参、蒲黄、三七；气虚者，可加生黄芪等；阴精不足、气阴两虚者，可加用人参、麦冬等。

三、中成药治疗

（一）心脾两虚、气血双亏的贫血患者

这类多属于缺铁性贫血和失血性贫血，治疗以健脾益气、补血养心为主。可以选择以下中成药来治疗。

①人参归脾丸或十全大补丸。

②胎盘片或紫河车胶囊，可以补气血，适用于各种贫血症。

③健脾生血颗粒，可以养血安神。尤其是对于小儿脾胃虚弱或是心脾两虚型缺铁性贫血者最适宜。

（二）肝肾阴虚、精血亏损的贫血者

这类贫血者多属于严重缺铁性贫血、失血性贫血、再生障碍性贫血。这类患者治疗主要以滋阴补血、养肝益肾为主，可以选择下面的中成药治疗。

①河车大造丸，可滋补肝肾。

②大补阴丸。

③归芍地黄丸，可以滋补肝肾、益阴养血。

（三）脾肾阳虚、血亏气弱的贫血者

这类属于缺铁性贫血、再生障碍性贫血。治疗主要健脾益肾、补益气血。以下中成药适宜。

①生血丸，可补肾健脾、填精补髓。

②阿胶补血膏口服液（颗粒剂）。

四、其他疗法

（一）针灸治疗

1. 气虚

肺气虚，取穴：风池、大椎、风门、肺俞、曲池、外关、合谷。

脾气虚，取穴：中脘、气海、关元、脾俞、肾俞、三阴交。

肾气虚，取穴：气海、关元、肾俞、太溪。

2. 血虚

心血虚，取穴：中脘、关元、气海、心俞、足三里。

肝血虚，取穴：中脘、气海、肝俞、血海、三阴交。

3. 阴虚

肺阴虚，取穴：风池、肺俞、肾俞、合谷、足三里。

心阴虚，取穴：巨阙、心俞、内关、足三里、太冲。

脾胃阴虚，取穴：中脘、合谷、气海、足三里。

肝阴虚，取穴：肝俞、脾俞、期门、曲泉、太冲。

肾阴虚，取穴：气海、关元、肾俞、复溜、太溪。

4. 阳虚

心阳虚，取穴：心俞、巨阙、气海、关元、足三里。

脾阳虚，取穴：中脘、气海、脾俞、胃俞、足三里。

肾阳虚，取穴：中脘、气海、关元、肾俞、脾俞、足三里、三阴交。

（二）电针

取穴：甲组：大椎、肾俞、足三里；乙组：大椎、膏肓俞、合谷、血海。

操作：以连续波与起伏波交替，频率 60～200 次/分，每次 30 分钟，电流以患者耐受最大量为限，每日 1 次，两组交替，15 次为一个疗程，疗程间休息 3 天。

（三）水针

取穴：甲组：心俞、三焦俞、足三里；乙组：肝俞、肾俞、绝骨；丙组：膈俞、脾俞、血海。

操作：用 50% 胚胎组织液 3 毫升穴位注射，每日 1 次，三组交替，10 次为一个疗程，间歇一周。

（四）食疗

（1）人参粥：人参末（或党参末 15 克），冰糖少量，粳米 100 克煮粥常食。治疗贫血有一定作用。

（2）牛乳粥：粳米 100 克煮粥，将熟时加入鲜牛奶约 200 克，食之。可辅助防治妊娠贫血。

（3）菠菜粥：先将菠菜适量放入沸水中烫数分钟后，切碎，放入煮好的粳米粥内食之。防治贫血有一定效果。

（4）甜浆粥：用鲜豆浆与粳米 100 克煮粥，熟后加冰糖少许。可辅助治疗贫血。

（5）鸡汁粥：先将母鸡一只煮汤汁，取汤汁适量与粳米 100 克煮粥食。孕妇常食，可辅助防治贫血症。

（6）香菇红枣粥：取水发香菇 20 克，红枣 20 枚，鸡肉（或猪瘦肉）150 克，加姜末、葱末、细盐、料酒、白糖等，隔水蒸熟，每日 1 次。常食，可辅助治疗妊娠贫血。

（7）大枣粥：大枣 10 枚，粳米 100 克，煮粥。常食，防治妊娠贫血有一定作用。

（8）芝麻粥：黑芝麻 30 克，炒熟研末，同粳米 100 克，煮粥食之。孕妇常食，能辅助治疗妊娠贫血。

（9）枸杞粥：枸杞子 30 克，粳米 100 克，煮粥。孕妇常食，可辅助治疗妊娠贫血。

中医药对慢性 HF 伴贫血的病机认识较为一致，治疗上，中西医结合较单一的西医治疗效果好，但都是小规模的临床研究，缺乏大规模的随机对照研究。我们认为，更好地监测 HF 患者的贫血情况，更深入地掌握其病理生理学特点，并尝试 HF 贫血的新疗法应该是未来应对 HF 合并贫血的重要措施。

第二十章 心力衰竭合并内分泌代谢疾病的治疗

心力衰竭伴发多系统病症是目前关注度较高的问题，尤其多见于老年 HF 患者。神经内分泌机制在 HF 的发病机制和发展恶化中起着很重要的作用。某些激素缺陷和内分泌及代谢异常导致心血管功能和结构的改变，对 HF 的发生、发展、恶化和预后有很大的影响。HF 患者并发内分泌和代谢疾病的治疗非常具有挑战性。

第一节 甲状腺功能障碍合并心力衰竭的治疗

甲状腺功能在很大程度上影响着心血管系统平衡，尤其是心率、全身血管阻力、动脉压、心脏兴奋性及松弛性。因此，甲状腺功能障碍对 HF 患者的症状和预后有负面影响。一方面，甲状腺功能减退，通过降低心肌收缩力导致心衰进展、升高外周阻力和血清胆固醇，引起缺血性疾病；另一方面，甲状腺功能亢进，通过相对减小外周阻力，增加循环血容量和心肌氧气需求量，提高心率和促使心律失常发生，导致高能循环状态，促使心衰的发生或进展。无论潜在的机制是什么，早期诊断和治疗甲状腺疾病有益于更好地治疗 CHF 患者和防止 HF 恶化。

一、甲状腺功能障碍合并 HF 的西医治疗

（一）甲状腺功能减退（甲减）合并 HF 的治疗

亚临床甲状腺功能减退的特点是促甲状腺激素（TSH）高于正常界限，部分游离甲状腺激素仍处于正常，TSH 在 4.5～9.9 mU/L 时为轻度，TSH≥10 mU/L 时为重度。患者经常自述"无症状"，而实际上许多患者可能已经出现甲状腺激素缺乏导致的轻微病症。随着病程的延长，患者以每年 2%～5% 的速度发展为显著甲状腺功能减退，其特征是甲状腺激素减少。

据估计，女性甲减的患病率在 14/1000 至 19/1000 之间，男性低于 1/1000，而亚临床甲减的患病率则更高：女性为 75/1000，男性为 28/1000。这个百分比还随着年龄的增长而增加。不同年龄段人口的 TSH 水平有不同分布。老年人的 TSH 水平分布曲线普遍趋于更高水平，随着年龄增长血清 TSH 水平上升并不能真实反映水平变化，也不能因此而认为甲减的患病率是随着年龄而上升的。这一现象可能是由于垂体对甲状腺激素负反馈的敏感性降低、TSH 生物活性降低或甲状腺对 TSH 敏感性降低，导致 TSH 设定值随年龄而改变。

HF 并发甲状腺功能减退的病理生理是甲状腺激素分泌减少会导致心脏产生不良反应，主要表现为以左心室收缩功能受损为主的收缩力下降、与全身血管阻力增加和舒张压升高相

关的心室充盈功能受损（舒张功能障碍）。亚甲减导致的心功能异常与甲减的心功能异常相同，但不严重。在一定程度上心脏收缩力下降和舒张功能障碍是由于心脏基因表达的改变而引起的。甲状腺激素在调控心肌形态、代谢和细胞应激反应、提高心脏对缺血的耐受性、通过肌力和抗凋亡作用改善缺血再灌注时的血流动力学等方面有很大作用。

1. 左甲状腺素

主要用于治疗甲减，甲状腺激素替代治疗可控制甲减的心血管表现。左甲状腺素治疗虽然能通过影响肌肉收缩和时变性来增加心肌耗氧量，但实际上也能降低心室容积和舒张压，有益于心衰患者。虽然对于甲减采用替代治疗是必要的、毋庸置疑的，但是对于亚临床甲减的治疗，特别是 TSH < 10.0 mU/L 时仍存在争议，尤其是老年人。

2. 抗 HF 的药物治疗

（1）利尿剂

利尿剂是 HF 治疗中改善症状的基石，是心衰治疗中唯一能够控制体液潴留的药物，但不能作为单一治疗。

袢利尿剂：以呋塞米（速尿）为代表，作用于髓袢升支粗段，排钠排钾，为强效利尿剂。须注意低血钾的副作用，应监测血钾。

噻嗪类利尿剂：以氢氯噻嗪（双氢克尿噻）为代表，作用于肾远曲小管近端和髓袢升支远端，抑制钠的重吸收，并因 Na^+-K^+ 交换同时降低钾的重吸收。同时注意电解质平衡，常与保钾利尿剂合用。因可抑制尿酸排泄引起高尿酸血症，长期大剂量应用可影响糖、脂代谢。

保钾利尿剂：作用于肾远曲小管远端，通过拮抗醛固酮或直接抑制 Na^+-K^+ 交换而具有保钾作用，利尿作用弱，多与上述两类利尿剂联用以加强利尿效果并预防低血钾。

（2）RAAS 抑制剂

血管紧张素转换酶抑制剂：通过抑制 ACE 减少血管紧张素 Ⅱ 生成而抑制 RAAS；并通过抑制缓激肽降解而增强激肽活性及缓激肽介导的前列腺素生成，发挥扩血管作用，改善血流动力学；通过降低心衰患者神经 - 体液代偿机制的不利影响，改善心室重塑。

血管紧张素受体拮抗剂：ARB 可阻断经 ACE 和非 ACE 途径产生的 AT_2 与 AT_1 受体结合，阻断 RAS 的效应，但无抑制缓激肽降解作用，因此干咳和血管性水肿的副作用较少见。心衰患者治疗首选 ACEI，当 ACEI 引起干咳、血管性水肿时，不能耐受者可改用 ARB，但已使用 ARB 且症状控制良好者不须换为 ACEI。

醛固酮受体拮抗剂：螺内酯等抗醛固酮制剂作为保钾利尿剂，能阻断醛固酮效应，抑制心血管重塑，改善心衰的远期预后。但必须注意血钾的监测，近期有肾功能不全、血肌酐升高或高钾血症者不宜使用。

（3）β 受体阻滞剂

β 受体阻滞剂是临床治疗心衰的重要组成部分，针对该药物进行大量临床试验，发现该药物能够有效阻止心衰过程中被激活的交感神经引发的不良反应，能够在较大程度上改善患者的心肌收缩能力，明显降低患者心率，改善心室及血管的重构。

（4）能量代谢药物

曲美他嗪是典型的能量代谢药物，既不会减少氧耗，也不会增加氧供数量。曲美他嗪能够有效改善患者的心功能，并改善患者的心肌缺血等严重症状。

（5）正性肌力药

①洋地黄类药。此类药物作为正性肌力药物的代表，用于治疗心衰已有两百余年的历史，研究证实地高辛（digoxin）可显著减轻轻中度心衰患者的临床症状，改善生活质量，提高运动耐量，减少住院率，但对生存率无明显改变。

②β 受体兴奋剂。多巴胺与多巴酚丁胺是常用的静脉制剂，多巴胺是去甲肾上腺素前体，较小剂量激动多巴胺受体，可降低外周阻力，扩张肾血管、冠脉和脑血管；中等剂量激动 β_1 和 β_2 受体，表现为心肌收缩力增强、血管扩张，特别是肾小动脉扩张，心率加快不明显，能显著改善 HF 的血流动力学异常；大剂量则可兴奋 α 受体，出现缩血管作用，增加左心室后负荷。多巴酚丁胺是多巴胺的衍生物，扩血管作用不如多巴胺明显，加快心率的效应也比多巴胺小。两者均只能短期静脉应用。

③磷酸二酯酶抑制剂。包括米力农、氨力农等，通过抑制磷酸二酯酶活性促进 Ca^{2+} 通道膜蛋白磷酸化，Ca^{2+} 内流增加，从而增强心肌收缩力。

（6）人重组脑钠肽（rhBNP）。如奈西立肽，具有排钠利尿、抑制交感神经系统、扩张血管等作用，适用于急性失代偿性心衰。

（7）左西孟旦。通过与心肌细胞上的肌钙蛋白 C 结合，增加肌丝对钙的敏感性从而增强心肌收缩，并通过介导三磷腺苷（ATP）敏感的钾通道，扩张冠状动脉和外周血管改善顿抑心肌的功能，减轻缺血并纠正血流动力学紊乱，适用于无显著低血压或低血压倾向的急性左心衰患者。

（8）伊伐布雷定。首个选择性特异性窦房结 I_f 电流抑制剂，对心脏内传导、心肌收缩或心室复极化无影响，且无 β 受体拮抗剂的不良反应或反跳现象。

（9）AVP 受体拮抗剂（托伐普坦）。通过结合 V_2 受体减少水的重吸收，因不增加排钠而优于利尿剂，因此可用于治疗伴有低钠血症的 HF。

（二）甲状腺功能亢进（甲亢）合并 HF 的治疗

甲亢的女性发生率为 0.5%～2%，是男性的 10 倍。亚甲亢似乎更为常见，普通人群病发率为 0.5%～6.3%，老年人患病率最高。过量的甲状腺激素对心血管系统有重要影响。外周阻力的相对降低及循环血容量和心率的增加导致超动态循环状态，这通常会引发心脏衰竭的症状。

甲状腺毒症的特点是心率加快，可能出现心律失常，选择性增加血液流向肌肉、皮肤和心脏，血管舒张与舒张压降低，肾灌注减少，肾素－血管紧张素－醛固酮系统（RAAS）随后激活，血容量增加。舒张压的上升和血容量的增多导致前负荷增加。相反，心肌收缩力提升与全身血管阻力降低相关，导致后负荷降低。这解释了收缩压输出的增加，再加上心率上升，导致心输出量多达标准的 3 倍。随着时间的推移，甲亢可能导致心肌肥厚，伴随心肌细胞的长度和横截面的增加，对心脏形态学和心功能产生不良影响，心室重量增加和左房大小增加使心肌收缩和舒张功能受损。由甲亢引起的心衰最常见的形式是高输出，本质是因为外周高需求而不是泵不足。然而，HF 的发病也可能与其他因素有关。静息状态下，冠状动脉血管扩张，增加血液流向高动力性心肌，导致在压力下进一步扩张的能力降低，导致心肌缺血。在甲状腺功能亢进的情况下，对于已经受到冠状动脉疾病影响的患者，心肌缺血的发生进一步受到心肌耗氧量增加和心动过速的催化。HF 还可能受到动作电位和不应期持续时间的变化和随之而来的房颤发作的影响。

甲状腺功能亢进患者心衰的症状和体征，如运动耐受不良、疲劳、周围水肿等，是由于心输出量无法应付运动产生的超动态循环状态所致。在某些情况下，还可能出现静止性呼吸困难、肝淤血和胸腔积液等症状。一般来说，随着甲状腺功能的恢复、利尿剂和美托洛尔的使用，这些症状趋于改善。然而，如果不治疗甲状腺功能亢进，这种情况会随着时间的推移而恶化，并导致"病理"类型的肥厚、心室扩张和"真正的"HF。低心排量心衰在甲亢中罕见，约 6% 的患者，尤其是老年人，有长期未治疗或控制不佳的甲状腺功能亢进症病史，经常伴有心肌病、房颤或心动过速。在这些病例中，心肌收缩力降低，而全身血管阻力和循环血容量均增加。有研究表明，心衰事件在甲亢和亚甲亢患者中均有增加。

（1）对于甲亢的 HF 患者，使用硫脲类、手术、放射性碘治疗可迅速恢复甲状腺功能。药物是治疗甲亢的首选。碘[131]是一种放射性代谢药物，广泛用于治疗无法进行手术的甲亢。对于 HF 患者，应首选药物治疗。放射代谢疗法对甲亢控制缓慢，而且有可能再次发病，所以被认为是第二选择。手术治疗用于治疗后甲状腺功能亢进复发的患者。

（2）抗 HF 的药物治疗同前［见（一）甲状腺功能减退（甲减）合并 HF 的治疗］，根据病情选择应用。

二、甲状腺功能减退合并 HF 的中医治疗

随着社会的不断发展，人们的工作压力越来越大，除了环境与饮食因素的影响外，精神压力、创伤刺激、过度劳累等都作为诱因使得甲状腺疾病的发病率越来越高。中医治疗甲状腺疾病具有很大的优势。首先，中医对甲状腺疾病的科学认识历史悠久且积累了丰富的治疗经验。中医称甲状腺疾病为瘿病，瘿病一名，首见于《诸病源候论·瘿候》。在中医著作里，又有称为瘿、瘿气、瘿瘤、瘿囊、影袋等名称。

早在西汉时期的《养生方》中记载："诸山水黑土中出泉流者，不可久居，常食令人作瘿病，动气增患。"而在隋朝的《诸病源候论》中也记载："瘿者，由忧恚气结所生，亦曰饮沙水，沙随气入于脉，搏颈下而成之。"瘿病是由于情志内伤，饮食及水土失宜等因素引起的，以致气滞、痰凝、血瘀壅结颈前为基本病机，以颈前喉结两旁结块肿大为主要临床特征的一类疾病。

（一）病因病机

瘿病的病因主要是情志内伤和饮食及水土失宜，但也与体质因素有密切关系。

1. 情志内伤

由于长期忿郁恼怒或忧思郁虑，使气机郁滞、肝气失于条达。津液的正常循行及输布均

有赖气的统帅。气机郁滞，则津液易于凝聚成痰。气滞痰凝，壅结颈前，则形成瘿病。其消长常与情志有关。痰气凝滞日久，使气血的运行也受到障碍而产生血行瘀滞，则可致瘿肿较硬或有结节。

2. 饮食及水土失宜

饮食失调，或居住在高山地区，水土失宜，一则影响脾胃的功能，使脾失健运，不能运化水湿，聚而生痰；二则影响气血的正常运行，痰气瘀结颈前则发为瘿病。在古代瘿病的分类名称中即有泥瘿、土瘿之名。

3. 体质因素

妇女的经、孕、产、乳等生理特点与肝经气血有密切关系，遇有情志、饮食等致病因素，常引起气郁痰结、气滞血瘀及肝郁化火等病理变化，故女性易患瘿病。另外，素体阴虚之人，痰气郁结之后易于化火，更加伤阴，易使病情缠绵。

由上可知，气滞痰凝壅结颈前是瘿病的基本病理，日久引起血脉瘀阻，以致气、痰、瘀三者合而为患。部分病例，由于痰气郁结化火，火热耗伤阴津，而导致阴虚火旺的病理变化，其中尤以肝心两脏阴虚火旺的病变更为突出。

瘿病初起多实，病久则由实致虚，尤以阴虚、气虚为主，以致成为虚实夹杂之证。

（二）临床表现

瘿病多见于女性，以离海较远的山区发病较多。颈前结块肿大是本病主要的临床特征，其块可随吞咽动作而上下，触之多柔软、光滑。病程日久则肿块质地较硬，或可扪及结节，甚至表现为推之不移。肿块开始可如樱桃或指头大小，一般增长缓慢，大小程度不一，大者可如囊如袋。本病一般无明显的全身症状，但部分有阴虚火旺病变的患者，则出现低热、多汗、心悸、多食易饥、面赤、脉数等症状。合并HF者可伴有胸闷，喘促，身寒肢冷，尿少水肿，腹胀便溏，舌质淡或边有齿痕，舌紫黯、瘀点、瘀斑，脉沉细、虚数或涩、结代等。

（三）辨证论治

1. 气郁痰阻

证候：颈前正中肿大，质软不痛，颈部觉胀，胸闷，喜太息，或兼胸胁窜痛，苔薄白，脉弦。病情的波动常与情志因素有关。

治法：理气舒郁，化痰消瘿。

方药：四海舒郁丸加减。方中以青木香、陈皮疏肝理气。昆布、海带、海藻、海螵蛸、海蛤壳化痰软坚，消瘿散结。胸闷、胁痛者加柴胡、郁金、香附理气解郁。咽颈不适加桔梗、牛蒡子、木蝴蝶、射干利咽消肿。

2. 痰结血瘀

证候：颈前出现肿块，按之较硬或有结节，肿块经久未消，胸闷，纳差，苔薄白或白腻，脉弦或涩。

治法：理气活血，化痰消瘿。

方药：海藻玉壶汤加减。方中以海藻、昆布、海带化痰软坚，消瘿散结。青皮、陈皮、半夏、贝母、连翘、甘草理气化痰散结。当归、川芎养血活血，共同起到理气活血，化痰消瘿的作用。结块较硬及有结节者，可酌加黄药子、三棱、莪术、露蜂房、山甲片、丹参等，以增强活血软坚，消瘿散结的作用。胸闷不舒加郁金、香附理气开郁。郁久化火而见烦热、舌红、苔黄、脉数者加夏枯草、丹皮、玄参以清热泻火。纳差便溏者加白术、茯苓、淮山药健脾益气。

3. 肝火炽盛

证候：颈前轻度或中度肿大，一般柔软、光滑，烦热，容易出汗，性情急躁易怒，眼球突出，手指颤抖，面部烘热，口苦，舌质红，苔薄黄，脉弦数。

治法：清肝泻火。

方药：栀子清肝汤合藻药散加减。栀子清肝汤中，以柴胡、芍药疏肝解郁清热。茯苓、甘草、当归、川芎益脾养血活血。栀子、丹皮清泄肝火。配合牛蒡子散热利咽消肿。藻药散以海藻、黄药子消瘿散结，且黄药子有凉血降火的作用。肝火亢盛，烦躁易怒，脉弦数者可加龙胆草、夏枯草清肝泻火。风阳内盛，手指颤抖者加石决明、钩藤、白蒺藜、牡蛎平肝息风。兼见胃热内盛而见多食易饥者加生石膏、知母清泄胃热。

4. 肝阴虚

证候：瘿肿或大或小，质软，病起缓慢，心悸不宁，心烦少寐，易出汗，手指颤动，眼干，目眩，倦怠乏力，舌质红，舌体颤动，脉弦细数。

治法：滋养阴精，宁心柔肝。

方药：天王补心丹加减。方中以生地、玄参、麦冬、天冬养阴清热；人参、茯苓、五味子、当归益气生血；丹参、酸枣仁、柏子仁、远志养心安神。

肝阴亏虚、肝经不和而见胁痛隐隐者，可仿一贯煎加枸杞子、川楝子养肝疏肝。虚风内动，手指及舌体颤动者加钩藤、白蒺藜、白芍药平肝息风。脾胃运化失调致大便稀溏、便次增加者加白术、薏苡仁、淮山药、麦芽健运脾胃。肾阴亏虚而见耳鸣、腰酸膝软者酌加龟板、桑寄生、牛膝、菟丝子滋补肾阴。病久正气伤耗、精血不足而见消瘦乏力，妇女月经少或经闭，男子阳痿者可酌加黄芪、山茱萸、熟地、枸杞子、制首乌等补益正气、滋养精血。

5. 血瘀水停证

症候：胸闷气喘，心悸（活动后诱发或加重），咳嗽，咳白痰，面色苍白，或有发绀，身寒肢冷，尿少水肿，腹胀便溏，瘿肿或大或小，舌质淡或边有齿痕，舌紫黯、瘀点、瘀斑，脉沉细、虚数或涩、结代。

治法：活血化瘀利水。

方药：血府逐瘀汤合五苓散加减。方中柴胡、丹参、桃仁、红花、当归、川芎宽胸通脉散结。茯苓、猪苓、泽泻、党参、冬瓜皮、车前子益气利水。脾胃运化失调致大便稀溏者加白术、薏苡仁、淮山药健运脾胃。病久正气伤耗、精血不足者可酌加黄芪、山茱萸、熟地、枸杞子等补益正气、滋养精血。阳气亏虚者可加附子、肉桂等补肾温阳。

（四）转归预后

瘿病的各种证候之间有一定的关系。痰结血瘀常为气郁痰阻的进一步发展，肝火旺盛及心肝阴虚分别概括瘿病中火旺及阴虚的两种证候,但因火旺及阴虚二者在病理上常相互影响,临床症状上常相兼出现。瘿病的预后大多较好。瘿肿小、质软、治疗及时者,多可治愈。但瘿肿较大者,不容易完全消散。若肿块坚硬、移动性差而增长又迅速者,则预后较差。肝火旺盛及心肝阴虚的轻、中症患者,疗效较好;重症患者则阴虚火旺的各种症状常随病程的延长而加重和增多,在出现烦躁不安、高热、脉疾等症状时,为病情危重的表现。

（五）预防与调摄

保持精神愉快,防止情志内伤,以及针对水土因素,注意饮食调摄,是预防瘿病的两个重要方面。在容易发生瘿病的地区,可经常食用海带,及采用碘化食盐（食盐中加入万分之一的碘化钠或碘化钾）预防。

中医对瘿病的认识是极早的,也是科学的。科学的认识为科学的治疗提供了可能,历代医家在原有认识的基础上不断完善治疗方法,侧重点在于调和人体自身的气血阴阳,这与中医治疗其他各种疾病的特点都是一致的,在这种治疗理论的指导下,使得该病治愈率提高的同时而复发率得以降低;并且中医强调时时辨证论治,综合考虑患者在就诊时的全身症状,对方剂做出选择并参照患者的病情变化加减药物。中医短期复诊的治疗特点使得每一次的药物在最大程度上贴合患者就诊时的身体状况。中医所采用的药物毒副作用小。"药食同源"就是说绝大部分中药材都来源于自然界中的各种动植物,这与我们日常的食物来源是一样的。药物较食物而言,其寒、热、温、凉的偏性略大一些,而在传统的"君臣佐使"用药理论指导下,使得中药更为有制之师,故而中药的毒副作用相对要小得多,可以在很大程度上减少对人体内造血器官、肝、肾及免疫细胞的损害。此外,中医的治疗还强调患者和家属密切配合,患者要注意保持良好的心态、健康的饮食、规律的生活习惯。家属要充分理解患者在日常生活中所表现的心烦、易怒等情绪异常症状,为患者营造一个"和谐"的生活环境,这样才会使患者得到早日康复。

第二节　糖尿病合并心力衰竭的治疗

一、糖尿病合并 HF 的西医治疗

（一）概述

众所周知,糖尿病患者的主要死因为心血管疾病,但对于糖尿病患者心衰重要性的认识尚不充分。老年糖尿病患者心衰发病率接近 22% ,大型注册研究表明,在接受最佳循证治疗的慢性 HF 日益加重的住院患者中,糖尿病患病率为 42% ,出院后 60 ~ 90 日内死亡率和再入院率分别为 8% 和 32% 。毫无疑问,心衰与糖尿病密不可分,两者之间的关系不仅仅停留在只是伴随并发症的层面,而是相互促进,相互恶化的关系。包括糖化血红蛋白（HbA1c）、空腹血糖和胰岛素水平等能反应胰岛素抵抗的指标均与心衰风险具有相关性。另外,一系列生理或代谢异常,包括自主神经病变、微循环功能障碍、代谢或能量改变及晚期糖基化终末产物聚集增加等，都可能导致胰岛素抵抗或糖尿病患者发生心肌病。一方面，越来越多的证据表明脂肪心肌内异位聚集促进心肌细胞凋亡，进一步促进心功能不全和心衰发生、发展，一旦糖尿病患者发生心衰，其死亡率增加 10 倍，5 年生存率仅为 12.5%；另一方面，心衰增加患者胰岛素抵抗、葡萄糖耐量受损和糖尿病发生风险。糖尿病是心衰患者入院及心血管或全因死亡的独立危险因素，这一点是公认的。研究表明心衰与糖尿病之间的双向作用，意味着两种疾病同时存在带来的结局远不是简单地将两者相加，也强调了识别高危患者亚群的重要性。糖尿病和心衰均进一步恶化肾功能并增加肾衰竭或肾功能受损患者不良预后的风险。糖尿病肾脏病患者最常见的心血管事件为心衰，是心梗的 2 倍。糖尿病患者"脆弱"的肾脏会因心衰加重而进一步受损。而这一系列的关系在启动 ACEI 和盐皮质激素受体拮抗剂治疗之后变得更加错综复杂。在未来 20 年里，预计全球 2 型糖尿病患者将增至 5 亿。糖尿病合并心衰加重已成为当代医学危险最高的疾病组合之一。

（二）糖尿病合并 HF 的治疗措施

高血糖的处理

（1）胰岛素

胰岛素广泛用于糖尿病合并 HF 患者。但新近报道，糖尿病合并 HF 者应用胰岛素治疗后，总死亡率增加。对糖尿病患者的回顾性研究发现，应用胰岛素者 HF 的发病率较未用胰岛素者高 1.5 倍，考虑了年龄、高血压、糖尿病发病时间及缺血性心脏病后，仍得出一致结论，而口服降糖药无此危险。此外，胰岛素可影响 HF 患者骨骼肌代谢。然而，胰岛素仍可作为 HF 合并糖尿病患者的一个安全选择。

HF，尤其是急性 HF，是一种严重的应激反应，此时可以出现严重的高血糖。胰岛素的应用是一种安全有效的降糖措施。由于糖尿病合并心衰的患者往往合并多种糖尿病并发症及多种代谢紊乱，故在降糖治疗中需要加强血糖监测，安全、有效、平稳地降糖，避免低血糖。对于合并多种糖尿病并发症的老年患者，尤其是合并心血管病患者，过于积极地降糖会增加死亡率，这已经由临床研究所证实。这种增加死亡率的危险性是可以避免的。

（2）钠－葡萄糖协同转运蛋白 2（SGLT-2）抑制剂

SGLT-2 抑制剂是近年来 HF 领域最大的进展之一。基于 EMPA-REG OUTCOME、VERTIS-CV、CANVAS、DECLARE 等试验结果，2021 ESC 指南推荐，对于存在心血管风险或已确诊心血管疾病的糖尿病患者，采用 SGLT-2 抑制剂（卡格列净、达格列净、恩格列净、艾格列净、索格列净），以降低因 HF 住院、主要心血管事件、终末期肾衰竭以及心血管死亡。基于 DAPA-HF 和 EMPEROR-Reduced 试验结果，2021 ESC 指南推荐，达格列净和恩格列净不仅适用于合并糖尿病的 HF 患者，不合并糖尿病的 HFrEF 患者同样能够从中获益。以降低因 HF 住院和心血管死亡率。

（3）二甲双胍

二甲双胍可减少微血管和大血管并发症，可作为 2 型糖尿病治疗的一线药物。但二甲双胍可引起乳酸酸中毒，理论上讲，肾功能不全及血流动力学不稳定者，乳酸酸中毒发生的危险增加。因此，二甲双胍不能用于急性失代偿性 HF 者。

(4) 其他降糖药

STOP-NIDDM 研究报道了阿卡波糖对心血管疾病的作用。该研究以糖耐量异常且体质指数在 $25 \sim 40 \text{ kg/m}^2$ 者为研究对象，对患者随访 3.3 年发现，与安慰剂组相比，阿卡波糖组（100 mg，每日 3 次）患者心血管事件发生率明显降低，其中心肌梗死的发生率下降尤为明显，但心绞痛、血运重建、心血管死亡、脑血管事件、外周血管事件及新发 HF 的发病率无明显差别。虽然此研究未评估阿卡波糖对 HF 进展的作用，但已有证据表明，葡萄糖苷酶抑制剂可降低糖尿病前期心肌梗死及其随后发展为 HF 的危险性。

(三) HF 的处理

1. β 受体阻滞剂

2006 年美国 HF 学会 HF 实用指南（以下简称指南）建议，β 受体阻滞剂可用于大多数 HF 合并糖尿病患者，但应用时需谨慎，因其可增加低血糖的发生率，并可降低胰岛素敏感度。以往报道 β 受体阻滞剂可降低心功能不全患者的死亡率，但与是否合并糖尿病无关。目前指南不建议糖尿病患者联合应用 β 受体阻滞剂。

2. 血管紧张素转化酶抑制剂

血管紧张素转化酶抑制剂（ACEI）是 HF 治疗的基石。ACEI 可延缓 HF 的进展，降低住院率，改善患者症状，提高患者生活质量。糖尿病及胰岛素抵抗时胰岛素需求增加，可刺激血管紧张素 II 1 型受体，引起心肌细胞肥大、胶原形成，导致心肌纤维化。ACEI 可阻止血管紧张素 II 形成，且可升高激肽、前列环素水平，释放一氢化氮，减轻心脏肥大和纤维化。

3. 血管紧张素 II 受体阻滞剂

血管紧张素 II 受体阻滞剂（ARB）对糖尿病合并 HF 患者的作用报道不一。有观点认为，虽然 ACEI 对糖尿病合并 HF 患者的效果优于 ARB，但患者如不能耐受 ACEI 的不良反应，ARB 可替代 ACEI 或与 ACEI 合用，以抑制 HF 患者的肾素 - 血管紧张素系统（RAS）；轻中度 HF 及左室射血分数降低者，尤其是因其他适应证（如高血压）已服用 ARB 者，可用 ARB 替换 ACEI 作为一线治疗药物。此外，如患者已用传统的治疗药物（包括 ACEI），但左室功能仍降低，症状持续存在时可考虑用 ARB。

4. 醛固酮受体拮抗剂

HF 时，醛固酮产生增多以纠正肾灌注不足。然而，过多的醛固酮可引起炎症反应、心肌肥大、纤维化、缺血及室性心律失常。多种资料显示，醛固酮受体拮抗剂对左室肥厚患者有明显的抗纤维化作用，此外，螺内酯可减少尿蛋白排泄量和 BNP 水平。糖尿病合并 NYHA Ⅲ～Ⅴ级 HF 患者，可在传统治疗的基础上加用醛固酮受体拮抗剂。

5. 游离脂肪酸氧化抑制剂

通常情况下，心脏通过氧化游离脂肪酸、葡萄糖及乳酸等提供能量。HF 时，为降低心脏负荷，游离脂肪酸氧化减少，葡萄糖氧化增多以提供心脏能量，而非脂肪组织中游离脂肪酸增多使胰岛素抵抗更加明显。游离脂肪酸抑制剂对糖代谢异常有益。

糖尿病合并心脏病患者胰岛素抵抗状态更加明显，此时糖的利用度及心肌细胞和骨骼肌细胞对糖的代谢能力明显降低。ATP 的利用度降低是 HF 进展的主要因素，糖代谢异常进一步使心肌细胞产能效率降低。曲美他嗪可抑制游离脂肪酸氧化，通过糖酵解及糖氧化使糖利用度增加，继而使心脏功能改善。另外，曲美他嗪还可通过减少内皮素 -1 水平来改善糖代谢。欧洲心脏病学会指出：调节代谢的药物如曲美他嗪可作为糖尿病合并心脏病患者的潜在治疗药物。

6. 其他药物

地高辛和呋塞米用于糖尿病合并 HF 患者尚无相应研究，但基于两者对患者有益，故仍可用于糖尿病合并 HF 患者，但应用时需特别谨慎。地高辛经肾脏代谢，肾功能不全时需调整剂量。糖尿病患者可发展为糖尿病肾病，需经常监测血肌酐水平及肌酐清除率，如血肌酐水平升高或出现地高辛中毒的症状，需检测血清地高辛浓度。应用袢利尿剂及噻嗪类利尿剂时，可发生轻度高血糖，其具体机制尚未明了，可能是钾缺乏引起糖耐量异常。

（四）危险因素的处理

1. 控制血压

高血压可增加糖尿病患者心血管事件的危险，因此有效的血压控制可预防此类患者的长期并发症。有研究表明，对 2 型糖尿病患者行严密的血压控制，结果发现应用 ACEI 或 β 受体阻滞剂可明显降低心血管事件及糖尿病相关死亡率，其中，HF 的发生率降低 56%。但哪种降压药会使糖尿病患者获益最大，至今尚未明了。

2. 抗缺血治疗

冠心病是糖尿病的主要结果，也是 HF 的首要因素。因此，HF 合并糖尿病患者应抗缺血治疗，如应用抗血小板、β 受体阻滞剂和钙拮抗剂等。

3. 他汀类药物

他汀类药物越来越多地用于 2 型糖尿病患者，且对患者预后有益。新近 CARDS 研究，每天给予 2 型糖尿病患者 10 mg 阿托伐他汀，可使各种原因的死亡率降低 27%。因此，他汀类药物可作为缺血性 HF 合并糖尿病患者的二级预防用药。

4. 血运重建

虽然许多证据表明血运重建对心肌梗死后患者有益，但对缺血性 HF 合并糖尿病患者的作用尚未阐明，特别是与传统药物如阿司匹林、他汀类、β 受体阻滞剂、ACEI 及 ARB 相比，血运重建有何独特益处尚未明了。2021 ESC 指南推荐，对于适合外科手术的，尤其是合并糖尿病或存在多支血管病变的患者，应考虑将冠状动脉旁路植入术（CABG）作为血运重建策略的首选治疗方法。

糖尿病是 HF 的重要危险因素，糖尿病合并 HF 患者预后更差。预防及治疗糖尿病合并 HF 的重点在于积极控制高血糖、心功能不全及其他高危因素，药物治疗的目的在于恢复心肌代谢及控制胰岛素抵抗带来的后果，改善患者的预后。但糖尿病合并 HF 的确切机制尚未明了，努力探索其发病机制，有针对性的靶向治疗将是未来的研究重点。

二、糖尿病合并 HF 的中医治疗

临床治疗中，糖尿病合并 HF 多从中医学的消渴病进行辨治。消渴病是中医学的病名，是指以多饮、多尿、多食、消瘦、疲乏、尿甜为主要特征的一种综合病证，是一种发病率高、病程长、并发症多、严重危害人类健康的病证，近年来发病率更有增高的趋势。中医药在改善症状、防治并发症等方面均有较好的疗效。中医学对本病的认识最早，且论述甚详。消渴之名，首见于《素问·奇病论》，根据病机及症状的不同，《黄帝内经》还有消瘅、膈消、肺消、消中等名称的记载。《黄帝内经》认为五脏虚弱、过食肥甘、情志失调是引起消渴的原因，而内热是其主要病机。《金匮要略》立专篇讨论，最早提出治疗方药。《证治准绳·消瘅》在前人论述的基础上，对三消的临床分类做了规范，"渴而多饮为上消（经谓膈消），消谷善饥为中消（经谓消中），渴而便数有膏为下消（经谓肾消）"。明清之后，对消渴的治疗原则及方药，有了更为广泛深入的研究。

（一）病因病机

1. 病因

禀赋异常、五脏柔弱、素体阴虚、过食肥甘、情志失调、久坐少动、运动量减少等为消渴病发生的原因。禀赋异常为内因，饮食情志等为外因，内外因相合而致消渴病。

（1）素体阴虚，五脏虚弱

素体阴液亏虚及阴液中某些成分缺乏，特别是脾肾两虚在消渴证的发病中起着决定作用。

（2）饮食因素

过食肥甘厚味及饮食结构或质量改变为主要病因。多食肥甘，滞胃碍脾，中焦壅滞，升降受阻，运化失司，聚湿变浊生痰，日久化热伤津，导致消渴病。

（3）久坐少动

久坐少动，活动减少，脾气呆滞，运化失常；脾气既耗，胃气亦伤，脾胃虚弱；脾不散精，精微物质不归正化，则为湿、为痰、为浊、为膏，日久化热，导致消渴病。

（4）情志失调

精神刺激，情志失调，长期过度的精神刺激，情志不舒；或郁怒伤肝，肝失疏泄，气郁化火，上灼肺胃阴津，下灼肾阴；或思虑过度，心气郁结，郁而化火，心火亢盛，损耗心脾精血，灼伤胃肾阴液，均可导致消渴病的发生。

2. 病机

消渴病为食、郁、痰、湿、热、瘀交织为患。其病机演变基本按郁、热、虚、损四个阶段发展。发病初期以六郁为主，病位多在肝、在脾（胃）；继则郁久化热，以肝热、胃热为主，亦可兼肺热、肠热；燥热既久，壮火食气，燥热伤阴，阴损及阳，终至气血阴阳俱虚；脏腑受损，病邪入络，络脉亏损，变证百出。病位在五脏，以脾（胃）、肝、肾为主，涉及心肺；阴虚或气虚为本，痰浊血瘀为标，多虚实夹杂。初期为情志失调，痰浊化热伤阴，以标实为主；继之为气阴两虚，最后阴阳两虚，兼夹痰浊瘀血，以本虚为主。阴虚血脉运行涩滞、气虚无力、痰浊阻滞、血脉不利等都可形成瘀血，痰浊是瘀血形成的病理基础，且二者相互影响，瘀血贯穿消渴病始终，是并发症发生和发展的病理基础；痰浊瘀血又可损伤脏腑、耗伤气血，使病变错综复杂。糖尿病合并 HF 者可进展至以气虚、阴虚、阳虚为主，标实以血瘀为主，兼痰、饮等，本虚标实、虚实夹杂的复杂病证。

（二）辨证施治

1. 本病辨治

多由糖尿病前期发展而来，气滞痰阻、脾虚痰湿或气滞阴虚者皆可化热，热盛伤津，久之伤气，形成气阴两虚，甚至阴阳两虚。由于损伤脏腑不同，兼夹痰浊血瘀性质有别，可出现各种表现形式。

（1）痰（湿）热互结证

证候：形体肥胖，腹部胀大，口干口渴，喜冷饮，饮水量多，脘腹胀满，易饥多食，心烦口苦，大便干结，小便色黄，舌质淡红，苔黄腻，脉弦滑。

治则：清热化痰（祛湿）。

方药：小陷胸汤加减。瓜蒌10 g、半夏9 g、黄连10 g、枳实10 g。水煎服。口渴喜饮加生石膏、知母；腹部胀满加炒莱菔子、焦槟榔；偏湿热困脾者，治以健脾和胃、清热祛湿，用六君子汤加减治疗等。

（2）热盛伤津证

证候：口干咽燥，渴喜冷饮，易饥多食，尿频量多，心烦易怒，口苦，溲赤便秘，舌干红，苔黄燥，脉细数。

治则：清热生津止渴。

方药：消渴方或白虎汤加人参汤加减。天花粉15 g、石膏15 g、黄连9 g、生地黄12 g、太子参15 g、葛根20 g、麦冬15 g、甘草6 g。水煎服。肝胃郁热，大柴胡汤（《伤寒论》）加减；胃热，三黄汤加减；肠热，增液承气汤加减；热盛津伤甚，连梅饮加减。

（3）气阴两虚证

证候：咽干口燥，口渴多饮，神疲乏力，气短懒言，形体消瘦，腰膝酸软，自汗盗汗，五心烦热，心悸失眠，舌红少津，苔薄白干或少苔，脉弦细数。

治则：益气养阴。

方药：玉泉丸或玉液汤加减。天花粉15 g、葛根20 g、麦冬12 g、太子参15 g、茯苓15 g、乌梅10 g、黄芪20 g、甘草6 g。水煎服。倦怠乏力甚重用黄芪；口干咽燥甚重加麦冬、石斛。

2. 并发症治疗

（1）肝肾阴虚证

证候：小便频数，浑浊如膏，视物模糊，腰膝酸软，眩晕耳鸣，五心烦热，低热颧红，口干咽燥，多梦遗精，皮肤干燥，雀目或蚊蝇飞舞，或失明，皮肤瘙痒，舌红少苔，脉细数。

治则：滋补肝肾。

方药：杞菊地黄丸或麦味地黄汤。枸杞子12 g、菊花10 g、熟地黄12 g、山茱萸15 g、山药15 g、茯苓15 g、牡丹皮12 g、泽泻10 g。水煎服。视物模糊加茺蔚子、桑椹子；头晕加桑叶、天麻；阴虚火旺五心烦热、骨蒸潮热、遗精失眠盗汗者可加知母、黄柏；尿多而混浊者可酌加益智、桑螵蛸、五味子；遗精者可加芡实、金樱子；失眠者可加首乌藤（夜交藤）、酸枣仁。

（2）阴阳两虚证

证候：小便频数、夜尿增多、浑浊如脂如膏、甚至饮一溲一，五心烦热，口干咽燥，神疲，胸闷，喘促，耳轮干枯，面色黧黑，腰膝酸软无力，畏寒肢凉，四肢欠温，阳痿，下肢水肿，甚则全身皆肿，舌质淡，苔白而干，脉沉细无力。

治则：滋阴补阳。

方药：金匮肾气丸。水肿者用济生肾气丸加减。制附子9g、桂枝10g、熟地黄12g、山茱萸12g、山药15g、泽泻10g、茯苓15g、牡丹皮12g。水煎服。偏肾阳虚，选右归饮加减；偏肾阴虚，选左归饮加减；五更泄泻者，可合用四神丸温阳除湿；阳事不举者酌加巴戟天、淫羊藿、肉苁蓉；早泄者可加金樱子、桑螵蛸、覆盆子。

（3）血瘀水停证

症候：胸闷气喘，心悸（活动后诱发或加重），咳嗽，咳白痰，发绀，身寒肢冷，尿少水肿，腹胀便溏，舌质淡或边有齿痕或紫黯、有瘀点、瘀斑，脉沉细、虚数或涩、结代。

治则：活血化瘀利水。

方药：血府逐瘀汤合五苓散加减。柴胡10g、白术15g、茯苓15g、丹参30g、桃仁12g、红花12g、当归15g、川芎12g、猪苓15g、泽泻12g、党参30g、车前子12g、大腹皮12g。水煎服。偏肾阳虚，右归饮加减；偏肾阴虚，左归饮加减；瘀阻经络加地龙、全蝎；瘀阻血脉加水蛭；血瘀重者可酌加丹参、蒲黄、三七；气虚者可加生黄芪等；津伤燥热者可加栀子、黄芩；阴精不足、气阴两虚者可加人参、麦冬等。

（三）其他中医疗法

1. 饮食控制

坚持做到总量控制、结构调整，每餐只吃七八分饱，以素食为主，其他为辅，营养均衡，进餐时先喝汤、吃青菜，快饱时再吃些主食、肉类。在平衡膳食的基础上，根据患者体质的寒热虚实选择相应的食物：火热者选用清凉类食物，如苦瓜、蒲公英、苦菜、苦杏仁等；虚寒者选用温补类食物，如生姜、干姜、肉桂、花椒做调味品炖羊肉、牛肉等；阴虚者选用养阴类食物，如黄瓜、西葫芦、丝瓜、百合等；大便干结者选黑芝麻、菠菜、茄子、胡萝卜汁、白萝卜汁；胃脘满闷者选凉拌苏叶、荷叶、陈皮丝；小便频数者选核桃肉、山药、莲子；肥胖者采用低热量、粗纤维的减肥食谱，常吃粗粮杂粮等有利于减肥的食物。针对糖尿病不同并发症常需要不同的饮食调摄，如糖尿病神经源性膀胱患者晚餐后减少水分摄入量，睡前排空膀胱；合并皮肤瘙痒症、手足癣者应控制烟酒、浓茶、辛辣、海鲜发物等刺激性饮食；合并脂代谢紊乱者可用菊花、决明子、枸杞子、山楂等药物泡水代茶饮。

2. 穴位贴敷

主穴：胰俞、脾俞、三阴交、足三里。配穴：肺俞、肾俞、胃俞、膈俞。清洁皮肤，穴位贴敷，24小时后更换1次，10~15次为1个疗程或遵医嘱，用于各证型。

3. 针灸

（1）体针

糖尿病患者进行针法治疗时要严格消毒，一般慎用灸法，以免引起烧灼伤。针法调节血糖的常用处方有：上消（肺热津伤）处方：肺俞、脾俞、胰俞、尺泽、曲池、廉泉、承浆、足三里、三阴交；配穴：烦渴、口干加金津、玉液。中消（胃热炽盛）处方：脾俞、胃俞、胰俞、足三里、三阴交、内庭、中脘、阴陵泉、曲池、合谷；配穴：大便秘结加天枢、支沟。下消（肾阴亏虚）处方：肾俞、关元、三阴交、太溪；配穴：视物模糊加太冲、光明。阴阳两虚处方：气海、关元、肾俞、命门、三阴交、太溪、复溜。

（2）耳针

耳针治疗常选用的穴位如下：①胰、内分泌、肾、三焦、耳迷根、神门、心、肝。针法为轻刺激。每次取 3 ~ 5 穴，留针 20 分钟，隔日 1 次，10 次为 1 个疗程。②主穴为胰、胆、肝、肾、缘中、屏间、交感、下屏尖；配穴为三焦、渴点、饥点。偏上消者加肺、渴点；偏中消者加脾、胃；偏下消者加膀胱。根据主症及辨证分型，每次选穴 5 ~ 6 个。针法：捻转法运针 1 分钟，留针 1 ~ 2 小时，留针期间每 30 分钟行针 1 次，隔日 1 次，两耳交替，10 次为 1 个疗程。

（3）灸法选穴

灸法治疗常用穴位如下：①承浆、意舍、关冲、然谷（《普济方》）。②水沟、承浆、金津、玉液、曲池、劳宫、太冲、行间、商丘、然谷、隐白（《神应经》）。③承浆、太溪、支正、阳池、照海、肾俞、小肠俞、手足小指尖（《神灸经论》）。

第二十一章 心力衰竭合并心律失常的治疗

心律失常（cardiac arrhythmia）指心脏冲动的起源、节律、频率及激动的传导次序和速度五方面的异常。心律失常是心力衰竭（HF）发病的重要诱因，心律失常是 HF 患者最常见的并发症之一，两者之间互为因果，尤其是重度 HF 经常与心律失常有关联，对 HF 患者的生活质量造成了严重的负面影响，使 HF 患者发病率及病死率明显增高，威胁着患者的生命安全。无论是心律失常诱发 HF，还是 HF 诱发心律失常，均导致临床症状恶化、影响预后、增加再住院率及死亡率。据统计，在 HF 患者住院的各种诱因中，心律失常占到 13.5%，其中房颤是诱发 HF 最重要的因素。射血分数保留的 HF（HFpEF）合并房颤的患者比射血分数保留的 HF 伴窦性心律的患者有更严重的 HF。因此，HF 合并心律失常已经成为目前心血管疾病领域的研究热点之一。

第一节 心力衰竭合并心律失常的发病机制

HF 患者由于存在病理性心脏重塑，交感神经兴奋性增强、肾素 - 血管紧张素 - 醛固酮系统（renin-angiotensin-aldosterone system，RAAS）激活以及多种体液调节因子如抗利尿激素激活，最终导致细胞毒性，致心律失常及发生率增加或使心律失常病情加重。

一、神经内分泌系统激活与心律失常

HF 由于心肌舒缩功能障碍，心排血量减少，组织灌注不足，引起呼吸困难、水肿等一系列症状。随着交感神经系统（SNS）和肾素 - 血管紧张素 - 醛固酮系统活性增强，使外周血管收缩，代偿性增加心输出量，启动机体维持心脏功能的多种代偿机制。但神经内分泌系统活性改变存在负性效应，促使 HF 患者心律失常发生发展，有文献报道 HF 时 SNS 活性短时间内增强，使心室动作电位时程（action potential duration，APD）节律变异性增加，可能为室性心律失常发生主要原因之一。HF 时，血管紧张素（Ang）具有交感神经激活、迷走神经抑制作用，从而增加心率，促发快速性心律失常和期前收缩；Ang II 通过 Ang II -AT1-ERK1/2 刺激衰竭心肌细胞牵张激活 piezo1 通道，参与机械张力改变所致的心律失常；同时，国外学者观察到转基因小鼠 Ang II 1 型受体活化可导致进行性 HF 和室性心律失常。

二、自身免疫与心律失常

自身免疫反应是机体对自身组织成分或细胞抗原失去免疫耐受性，导致自身免疫效应细胞和自身抗体对自身组织进行病理性免疫应答，从而引起组织结构损伤的过程。不仅系统性自身免疫疾病伴发心律失常时涉及自身免疫机制，同时在一些特发性心律失常的发生中也有

自身免疫机制的参与，HF 患者血中存在多种自身抗体，有学者发现肾上腺素受体细胞外第二环的 β_1 肾上腺素受体自身抗体（β_1-adrenergic receptors autoantibody，β_1-AA）参与触发室性心律失常；抗 β_1 肾上腺素受体自身抗体可以延长动作电位时程，降低外向 Ito 电流密度，增加 L 型 Ca^{2+} 电流，导致致命性室性心律失常，引起猝死。

三、机械张力变化对心律失常的影响

机械活动与电活动之间的密切关联是心肌细胞的重要生理特性。HF 时心肌细胞受牵拉张力增大，细胞内发生钙超载，而钙超载可通过触发等机制引起心律失常，同时，不同张力心肌所致的不应期离散，为折返的发生创造了条件。有文献报道，HF 时过度牵引心肌传导纤维，将该区域传递兴奋速度减慢，而在衰竭心肌中传导减慢可通过促进单向传导阻滞和折返产生心律失常。

四、心脏重构

心脏重构通常包括生理性及病理性，生理性重构指心脏对生长、运动及妊娠发生反应；病理性重构是心脏对炎症、缺血、生物力学应激和过度的神经激素激活等发生反应的重构。心脏病理性重构时左心室在损伤或各种致病因素影响下发生结构和功能变化，是临床 HF 的先兆。病理性重构涉及结构重构、电重构及交感神经重构。HF 时心脏重构造成心肌细胞间连接变化，离子通道及其所产生的电流异常，交感神经重新分布等，从而致心肌细胞稳定性降低，心律失常发生。

HF 可合并多种类型心律失常，心电图（ECG）异常可提高 HF 诊断的概率，对于特异性低，ECG 完全正常的患者，发生 HF 是不可能的（敏感性 89%），因此，推荐 ECG 的常规应用，主要是排除 HF。在因 HF 住院的患者中，18.1% 在住院期间会新出现房颤。不同国家住院 HF 患者的注册研究显示，HF 住院患者基线合并房颤的比例为 24%～44%。HF 可能合并多种类型的室性心律失常，动态 ECG 记录在几乎所有 HF 患者均可检出室性期前收缩。无症状性、非持续性室性心动过速的发作是很常见的，发作频率随着 HF 和心室功能不全的严重程度而增多，并表明 HF 患者的预后较差。约 6% HF 患者合并缓慢性心律失常，尤其是在夜间交感神经活性通常较低和副交感神经活性增高时；睡眠呼吸暂停可能也是一种促发因素。心脏停搏与 CAD 伴左室功能不全患者的预后较差相关。缓慢性心律失常可能是 HF 猝死的重要原因。

第二节　心力衰竭合并心律失常的药物治疗

一、HF 合并心律失常治疗原则

治疗心律失常的基本原则是在整个处理过程中除了要考虑心律失常本身问题，还要考虑到各种临床情况。

（一）首先注意基础疾病的治疗，重视病因和诱因的纠正

心律失常的发生和发展都依赖于一定的基础。例如房颤常见病因（如高血压性心脏病、甲状腺功能亢进、电解质紊乱、风湿性心脏病二尖瓣病变、心肌病、慢性肺源性心脏病等）和诱因（如情绪激动、感染、大量饮酒、运动、手术等）；对室性心律失常患者，了解室性心律失常类型并寻找其加重或诱发的因素［如持续性心肌缺血、电解质紊乱（如低血镁、低血钾等）］。

（二）掌握各类抗心律失常药物的适应证

各类抗心律失常药物的适应证、禁忌证和副作用，只有导致明显症状或影响血流动力学及危及生命的恶性心律失常才需要抗心律失常治疗。并非所以心律失常均需要治疗，例如短阵非持续性心动过速、偶发期前收缩、一度房室传导阻滞、心室率不快的房颤等；部分心律失常如持续性房颤患者，就要以控制心室率为治疗目的，预后与经复律维持窦性心律患者无显著差异，尤其是对于老年患者。对降低慢性 HF 患者的死亡率或发病率而言，节律控制策略（包括药物或电复律）并不优于室率控制策略。房颤射频消融或房室结消融（后续植入起搏器）可能适用于症状性或顽固快速性房颤。

（三）注意预防反复发作

心律失常多为反复性发作，在治疗过程中还要注意预防反复发作。房颤患者，如果 β 受体阻滞剂不能控制的话，胺碘酮治疗阵发性或持续性房颤，以帮助达到窦性心律和降低转复后不久的高复发率，一般应限于短期（<6 个月）使用。很多治疗 HF 的药物（如 ACEI、ARB、β 受体阻滞剂和 MRA）都会降低房颤再发生率。

（四）注意抗心律失常药物的不良反应

抗心律失常药物的不良反应，包括对心功能及全身其他脏器与系统等不良反应，以及致心律失常作用。

二、常用抗心律失常的药物

抗心律失常的药物分类及各种代表药（Vaughan Williams 分类法，依据抗心律失常药物电生理效应分类）。

（一）Ⅰ类抗心律失常的药物

Ⅰ类抗心律失常的药物，阻滞快钠通道药。
Ⅰa 类：延长动作电位时程，普鲁卡因胺、奎尼丁；
Ⅰb 类：缩短动作电位时程，利多卡因、美西律、苯妥英钠；
Ⅰc 类：轻微延长动作电位时程和减慢传导，氟卡尼、普罗帕酮。

（二）Ⅱ类抗心律失常的药物

β肾上腺素受体阻滞剂（β受体阻滞剂）能够阻滞心脏β₁受体，延缓窦房结和房室结的传导，并抑制心肌细胞的自律性，进而延长有效不应期，从而消除因自律性增高和折返导致的室上性和室性心律失常的发生；同时，因负性变时、负性变力和负性传导作用，减慢心率，减弱心肌收缩力，降低氧耗。常用β受体阻滞剂美托洛尔、比索洛尔、阿替洛尔。适用于需要治疗的窦性心动过速、期前收缩、房颤、房扑、室性心动过速等，可预防上述心律失常反复发作。

β受体阻滞剂能降低心力衰竭患者的总体死亡率、心血管病死亡率、心源性猝死发生率和心力衰竭恶化引起的死亡风险，因此被国内外的临床指南推荐为治疗心力衰竭合并心律失常患者的一线用药。此外，大量临床试验结果显示，长期应用β受体阻滞剂可以明显减少心力衰竭患者室性心律失常发生、改善心力衰竭患者预后，因此是目前唯一能改善心力衰竭合并心律失常患者预后的抗心律失常药。

对全部有症状的射血分数降低的HF（HFrEF）患者，β受体阻滞剂应以小剂量启动，并逐渐上调到最大可耐受的剂量，对于因急性HF（AHF）入院的患者，在院内一旦患者稳定，β受体阻滞剂就应慎重地启动。对于HFrEF合并房颤的患者，特别是心室率快的患者，应考虑用β受体阻滞剂控制心率。对于有MI史和无症状左室收缩功能不全的患者，推荐用β受体阻滞剂，以降低死亡风险。

（三）Ⅲ类抗心律失常的药物

胺碘酮是钾通道阻滞和延长复极药。胺碘酮对心力衰竭合并心律失常患者也具有良好抗心律失常效果。胺碘酮是以抗心律失常作用为主的多离子通道阻滞剂，兼有Ⅰ、Ⅱ、Ⅳ类抗心律失常作用，通过阻断INa、L型钙通道（ICa-L）、IKr降低自律细胞的自律性与传导性，可明显延长心肌细胞的有效不应期和动作电位时程。

胺碘酮对室性心律失常的抑制作用强，能改善心力衰竭合并心律失常患者的预后。当血流动力学稳定时，心力衰竭合并持续性室速或电复律后室速复发者可静脉给予胺碘酮。若已植入ICD，经优化治疗和程控后仍然有症状或反复放电者，推荐给予胺碘酮治疗。此外，对不适合植入ICD的心力衰竭患者，亦可考虑胺碘酮治疗，以预防症状性室性心律失常的复发。同时，对于慢性心力衰竭合并有症状的室性心动过速、频发期前收缩的患者，可联合应用胺碘酮和β受体阻滞剂，以降低恶性室性心律失常的发生，改善预后。

（四）Ⅳ类抗心律失常的药物

钙通道阻滞剂（CCB）。二氢吡啶类CCB不适用于治疗HFrEF患者。只有氨氯地平和非洛地平治疗HFrEF患者有安全性的证据，故对于HFrEF患者如果有强制性适应证，只能用这两种CCB。地尔硫䓬和维拉帕米治疗HFrEF患者已显示是不安全的。

（五）其他不能按 Vaughan Williams 分类法分类的药物

因其作用机制各异，在临床上亦广泛应用，如洋地黄、异丙肾上腺素、阿托品、伊伐布雷定、腺苷、硫酸镁及中药制剂稳心颗粒、参松养心胶囊等。

1. 地高辛和其他洋地黄苷

可以考虑用地高辛治疗有症状的窦性心律的 HFrEF 患者，以降低住院（全因和 HF 住院）的风险，地高辛治疗有症状的 HF 并房颤的患者，对减慢快速心室率是有用的，但它仅被推荐治疗 HFrEF 合并快速心率的房颤，而没有其他治疗选择时的患者。毛花苷 C 适用于控制房扑或房颤心室率，尤其适用于心功能不全合并快速型房扑或房颤患者。考虑到其分布和清除，对女性、老年人和肾功能减退的患者应慎用。

2. 伊伐布雷定

伊伐布雷定通过抑制窦房结中的 If 通道减慢心率，因此，适用于不能耐受或者禁用 β 受体阻滞剂的窦性心动过速患者。对于既往 12 个月内因 HF 住过院、正在接受循证剂量（或最大耐受剂量）的 β 受体阻滞剂、ACEI（或 ARB）和 MRA 治疗、LVEF≤35%、窦性心律、心率≥70 次/分、有症状的 HFrEF 患者，伊伐布雷定可降低死亡和 HF 住院联合终点。欧洲药品管理局（EMA）批准，在欧洲伊伐布雷定用于 LVEF≤35%、窦性心律、心率≥75 次/分的 HFrEF 患者，可带来生存率获益。

3. 维纳卡兰

维纳卡兰是具有心房选择性的新型 Ⅲ 类抗心律失常药物，可特异性阻断心房 INa，并可阻断瞬时外向钾电流、IKr，抑制心房复极，从而延长心房肌的有效不应期，因此维纳卡兰对心室肌复极影响较小，发生尖端扭转型室性心动过速（TdP）等室性心律失常的风险相对较低。目前，维纳卡兰尚未获得美国食品药品管理局批准，也未在我国上市。

维纳卡兰对阵发性房颤疗效好，且复律时间短，但对长期持续性房颤或心房扑动可能无效，其相关的药物不良反应主要有味觉异常、低血压、心动过缓等，多为一过性，目前尚无维纳卡兰所致 TdP 的报道。合并急性冠状动脉综合征、严重心力衰竭、QT 间期延长患者应慎用维纳卡兰。

4. 雷诺嗪

雷诺嗪也能降低心力衰竭患者心律失常的发生率。雷诺嗪抑制心肌细胞快钠电流和晚钠电流，降低细胞内 Na^+ 水平，进而减少 Na^+/Ca^{2+} 交换，最终降低细胞内 Ca^{2+} 浓度；同时，雷诺嗪能显著减弱 Ca^{2+} 介导的早期后除极和晚期后除极；此外，雷诺嗪为部分脂肪酸氧化酶抑制剂，能够减少脂肪酸氧化，增加葡萄糖产能，从而通过改变心脏的代谢方式降低心脏需氧量，降低心力衰竭患者发生心律失常的风险。研究表明生理浓度的雷诺嗪可以明显推迟心绞痛的发作，并提高室颤发生的阈值。

此外，一些研究证实，雷诺嗪可明显降低心力衰竭患者发生室性期前收缩及室性心动过速的风险，从而减少植入性心脏复律除颤器的应用。因此，雷诺嗪不仅具有抗心绞痛的作用，而且不影响心率和血压，并且还可有效预防、治疗心力衰竭患者发生室上性和室性心律失常的风险，具有良好的应用前景。

三、HF 合并心房颤动

HF 与心房颤动（简称房颤）互为因果，相互影响。流行病学研究显示，超过一半 HF 患者合并房颤，房颤患病率与 HF 严重程度呈正相关，心功能越差，房颤患病率越高。既往大多数研究针对症状性房颤，对于无症状的亚临床房颤（subclinical atrial fibrillation，SCAF）与 HF 之间的关系尚不明确。

（一）心室率控制

研究表明，治疗 HF 患者心室率控制与节律控制预后相似，与心室率控制相比，节律控制并不能降低慢性 HF 患者的病死率和发病率。目前建议心室率控制以缓解运动和静息时的症状为目的，可以控制在 60 ~ 100 次/分，不超过 110 次/分。

根据患者的症状、心脏瓣膜病（valvular heart disease，VHD）、心功能、是否合并预激综合征等情况决定心室率控制目标。①NYHA 心功能分级Ⅰ ~ Ⅲ级的患者，首选口服 β 受体阻滞剂；若对 β 受体阻滞剂不耐受、有禁忌证、反应欠佳，HFrEF 患者可使用地高辛，HF-pEF 患者可使用非二氢吡啶类 CCB（维拉帕米、地尔硫䓬）；以上均不耐受者可以考虑胺碘酮，或在 β 受体阻滞剂或地高辛的基础上加用胺碘酮。②NYHA 心功能Ⅳ级的患者，应考虑静脉应用胺碘酮或洋地黄类药物。

（二）节律控制

节律控制指尝试恢复并且维持窦性心律，即在适当抗凝和控制心室率的基础上进行心脏电复律、抗心律失常药物治疗及射频消融治疗等。适应证：①有可逆继发原因或明显诱因的房颤患者；②经心室率控制和 HF 治疗后仍有症状的慢性 HF 患者；③房颤伴快速心室率，导致或怀疑导致心动过速性心肌病的患者；④药物治疗不理想或不耐受，拟行房室结消融和起搏器治疗或 CRT 的患者。

（三）预防血栓栓塞

HF 合并房颤时，血栓栓塞风险显著增加，抗凝治疗需要权衡获益与出血风险，建议使用 CHA2DS2-VASc 和 HAS-BLED 评分分别评估患者血栓栓塞和出血风险。CHA2DS2-VASc 评分≥2 分的男性或≥3 分的女性房颤患者均应长期接受抗凝治疗。一般情况下，对于依从性较好的 CHA2DS2-VASc 评分为 1 分的男性和 2 分的女性房颤患者也应接受抗凝治疗。CHA2DS2-VASc 评分为 0 的男性和 1 分的女性房颤患者，不使用抗凝或抗血小板药物预防卒中。对于肥厚型心肌病合并房颤患者，无须进行 CHA2DS2-VASc 评分，应直接给予口服抗凝药物治疗。

四、HF 合并室性心律失常

室性心律失常发生的机制主要包括自律性异常、触发、折返和多重机制共同作用。HF 患者室性心律失常的发生与其 HF 所致的病理生理改变密切相关，包括离子通道重塑、钙稳

心力衰竭诊疗学

态失衡、细胞外基质的重塑、瘢痕的存在、交感神经系统和肾素－血管紧张素－醛固酮系统的激活，以及物理扩张和伸展等。室性心动过速与显著的结构性心脏病相关，在存在结构性心脏病时，发生室性心动过速的风险与形式，以及持续时间和基础病因及潜在病情的严重程度有关，并且随着左心室功能障碍的进展和症状性 HF 的发展而增加。

（一）基础疾病的治疗

HF 合并室性心律失常的治疗，针对 HF 本身及感染、离子紊乱、心肌缺血等诱因的治疗都具有重要的意义，不但可以减轻患者症状、改善预后，还能减少室性心律失常的发生。

（二）药物治疗

对于射血分数降低的 EFrHF 患者，推荐使用 β 受体阻滞剂、盐皮质激素受体拮抗剂和血管紧张素转换酶抑制剂/血管紧张素受体拮抗剂/血管紧张素受体－脑啡肽酶抑制剂来降低心脏性猝死的发生率和全因死亡率。β 受体阻滞剂在 HF 伴室性心律失常患者中已得到广泛应用，其总死亡率降低约 35%，而心脏性猝死减少约 45%。胺碘酮在降低室性心律失常和 HF 患者死亡率方面的疗效已通过多项试验评估。但是，对于无症状性室速患者，应谨慎使用胺碘酮。对于不能进行器械治疗或消融等非药物治疗，以及植入 ICD 后反复出现心动过速和频繁放电的患者，可应用胺碘酮抗心律失常。多数抗室性心律失常的药物有负性肌力及促心律失常作用（尤其多见于 HF 时），对生存终点不利，应慎用或避免使用。

五、HF 合并心动过缓

HF 合并心动过缓在临床上并不少见。随着冠心病、心肌病等基础疾病进展，可能引起心脏传导系统不可逆性损害。β 受体阻滞剂、洋地黄类等药物的应用亦会进一步降低窦房结自律性和（或）加重房室传导阻滞，最终导致心率减慢、心脏排血量下降，加重 HF。

目前尚无有效的药物治疗心动过缓。急性可逆性缓慢心律失常，应针对病因积极治疗。多数提高心率的药物均不同程度地兴奋交感神经，如阿托品及异丙肾上腺素，仅限于抢救和临时应用。症状性心动过缓及房室传导阻滞可酌情短期应用阿托品或异丙肾上腺素，但长期应用往往效果不确定，易发生严重不良反应。药物引起不良反应者应立即停用相关药物。

六、心肌梗死后 HF 合并心律失常

心梗导致 HF 患者心律失常发生率显著增加，其中房颤最常见（约 28%），其次为室性心律失常。心梗后合并心律失常可加重 HF、增加血栓栓塞风险，导致再住院率及猝死风险增加。因此，临床上极其重视心梗后尤其合并 HF 患者的心律失常防治。

第三节　心力衰竭合并心律失常的器械治疗

一、植入式心脏转复除颤器（ICD）

HF 患者特别是中重度的 HF 患者逾半数死于恶性心律失常所致心脏性猝死。20 世纪 80、90 年代，多项临床试验将 ICD 与抗心律失常药物对比，结果均显示，对于心脏骤停幸存者和血流动力学不稳定的室性心律失常患者，ICD 治疗优于抗心律失常药物治疗。

对于心梗后 HFrEF 患者，无论是药物治疗还是 ICD/CRT 植入，已经有了充分的循证研究，但对于心梗后 HFpEF 患者，如何识别高危人群，进行 ICD 猝死一级预防，PRESERVE 研究结果，给了一些启示。该研究连续筛选了 575 例心梗后 HFpEF（LVEF≥40%）HF 患者，符合至少一项阳性心电图无创危险因素（non-invasive risk factor, NIRF），包括：①室性期前收缩；②非持续性室速；③晚电位；④长 QTc；⑤T 波交替增多；⑥心率变异率下降；⑦异常心室容积减少伴异常湍流，共计 204 例，在 152 例接受心室程序刺激的患者中，诱发室速成功者（n = 41）接受 ICD 治疗（n = 37）。主要研究终点为持续性 VT/VF、恰当 ICD 放电或猝死。随访 32 个月，结果显示无一例发生猝死，9 例 ICD（占筛查总人数的 1.57%）发生恰当放电。无 NIRF 或有 NIPF 伴诱发阴性者均未发生持续性 VT/VF、恰当 ICD 放电或猝死事件。该筛查流程的敏感性 100%，特异性 93.8%，阳性预测值 22%，阴性预测值 100%。可见，心梗后 HFpEF 患者亦存在恶性心律失常及猝死风险，如何准确筛查出高危患者是治疗关键。

ICD 可用于 LVEF≤35%，优化药物治疗 3 个月以上 NYHA 仍在Ⅱ级、Ⅲ级患者的一级预防。也可用于 HFrEF 心脏停搏幸存者或伴血流动力学不稳定持续性室性心律失常患者的二级预防。心肌梗死后 40 天内植入 ICD 尽管可使心律失常性猝死的发生减少，但这种获益被非心律失常性死亡增多所抵销，所以，在这段时间内植入 ICD 是禁忌的。如果认为患者存在心室颤动的高风险，可以考虑可穿戴式除颤器。对于 NYHA Ⅳ级、有药物难治性严重症状患者，因为这些患者寿命非常有限，不推荐 ICD 治疗，除非患者有 CRT、心室辅助装置或心脏移植的适应证。植入式心脏转复除颤器治疗 HF 患者的推荐见表 21-1。

恶性室性心律失常通常射频消融不作为治疗首选，但植入 ICD 并接受充分药物治疗后，仍频发室性心律失常，或特殊类型的频发室性率失常（如流出道室速、束支折返型室速、瘢痕型室速等）可考虑。此外，一种全新的治疗方法——非侵入性心脏放射消融发展迅速，该方法应用心脏磁共振、CT 和心电图成像等绘制出室速关键区域，然后应用 25 Gy 的放射量对消融靶点进行立体定向放射治疗，以达到治疗心律失常的目的。

二、心脏再同步化治疗

部分 HF 患者存在房室、室间或室内收缩不同步，进一步导致心肌收缩力下降，加重 HF。心脏再同步化治疗（CRT）通过双心室起搏来实现心室的同步去极化，不仅增加了心肌的收缩力和顺应性，还有助于改善心脏结构重构和电重构，使心排血量增加，从而改善

表 21-1　植入式心脏转复除颤器治疗 HF 患者的推荐

推　荐	推荐类别	证据水平
二级预防 对于已从室性心律失常所致的血流动力学不稳定恢复者，其功能状态良好，预期生存 >1 年，推荐使用 ICD，以降低猝死和全因死亡风险	I	A
一级预防 对于尽管优化了药物治疗 3 个月及以上，仍有症状、LVEF≤35% 的 HF 患者（NYHA Ⅱ~Ⅲ级），只要功能状态良好，预期生存明显长于 1 年，推荐使用 ICD，以降低猝死和全因死亡风险。	I	A
缺血性心脏病：MI 后至少 40 天，ICD 可减少心脏性猝死和总死亡率；	I	A
非缺血性心衰：ICD 可减少心脏性猝死和总死亡率	I	B
在心肌梗死 40 天内不推荐 ICD 植入，因为此时植入不能改善预后	Ⅲ	A
对于 NYHA Ⅳ级、有药物难治性严重症状患者，不推荐 ICD 治疗，除非患者是 CRT、心室辅助装置或心脏移植的对象	Ⅲ	C
在更换 ICD 之前，患者应由一位有经验的心血管医生仔细评估，因为管理目标、患者的需求和临床状态可能已经发生变化	Ⅱa	B
对于存在心源性猝死、生存期有限或作为植入装置的一种桥接，可以考虑使用可穿戴的 ICD	Ⅱb	C

HF 患者症状、提高生活质量、降低再住院率及死亡率，对 HF 患者长期预后有益。CRT 是治疗慢性 HF 有效的一种治疗方法，近年来 CRT 的应用数量在国际上迅猛增长，已成为较为常规的治疗手段。部分 HF 患者对 CRT 治疗的反应性不佳，完全性左束支传导阻滞是 CRT 有反应的最重要预测指标。

2016 ESC-CRT 指南提出：对于窦性心律非左束支传导阻滞，QRS 波群时限≥150 ms，在优化药物治疗后 LVEF 仍≤35% 的症状性 HF 患者（NYNA Ⅱ~Ⅳ级），建议植入 CRT。然而，CRT 在实现双心室同步去极化的同时也改变了心室激动顺序，使 QT 间期延长及跨室壁复极离散度增加，可引起恶性室性心律失常。对 HF 患者心脏再同步治疗的推荐见表 21-2。

表 21-2　对 HF 患者心脏再同步治疗的推荐

推　荐	推荐类别	证据水平
对于优化了药物治疗，仍有症状的窦性心律患者，QRS 波间期≥150 ms、QRS 波呈左束支传导阻滞（LBBB）图形、LVEF≤35%，推荐使用 CRT，以改善症状并降低发病率和死亡率	I	A
对于优化了药物治疗，仍有症状的窦性心律患者，QRS 波间期≥150 ms、QRS 波呈非 LBBB 图形、LVEF≤35%，可以考虑使用 CRT，以改善症状并降低发病率和死亡率	Ⅱa	B

续表

推　荐	推荐类别	证据水平
对于优化了药物治疗，仍有症状的窦性心律患者，QRS 波间期 130～149 ms、QRS 波呈 LBBB 图形、LVEF≤35%，推荐使用 CRT，以改善症状并降低发病率和死亡率	I	B
对于优化了药物治疗，仍有症状的窦性心律患者，QRS 波间期 130～149 ms、QRS 波呈非 LBBB 图形、LVEF≤35%，可以考虑使用 CRT，以改善症状并降低发病率和死亡率	IIb	B
对于有高度房室传导阻滞和心室起搏指征的 HFrEF 患者，无论 NYHA 分级如何，推荐使用 CRT 而不是右室起搏，以降低死亡率。这包括房颤患者	I	A
对于优化了药物治疗，LVEF≤35%、NYHA III～IV 级的患者，应当考虑使用 CRT，以改善症状并降低发病率和死亡率。如果患者为房颤，QRS 间期≥130 ms，要确保双室夺获的方法，或患者有望恢复窦性心律	IIa	B
植入了心室起搏器或 ICD 的 HFrEF 患者，优化了药物治疗，后来发生了 HF 恶化和出现高比例的右室起搏，可以考虑升级到 CRT。这不用于稳定性 HF 患者	IIb	B
QRS 波间期 <130 ms 的患者禁用 CRT	III	A

三、导管消融

最具代表性的当属 CASTLE-AF 研究。研究纳入了 363 例有症状的阵发性或持续性房颤，伴左心室射血分数减低（left ventricular ejection fraction，LVEF）≤35% 并植入 ICD 或心脏再同步化治疗（cardiac resynchronization therapy，CRT）的患者，随机分为导管射频治疗组（n=179）和常规治疗组（n=165）。主要研究终点为全因死亡或 HF 恶化住院的复合终点时间。结果显示，在平均 37.8 个月的随访过程中，消融组的主要终点事件较常规治疗组明显减低（28.5% vs. 44.6%，P=0.007）。消融组较常规治疗组在次要终点事件的全因死亡率（13.4% vs. 25%）及 HF 住院率（20.7% vs. 35.9%）也有显著降低。该结果影响了最新国内外指南的制定，均推荐房颤合并 HF 患者可考虑进行导管消融治疗。另外，此前研究均是针对房颤合并射血分数减低的 HF（heart failure with reduced ejection fraction，HFrEF），而射血分数保留的 HF（heart failure with preserved ejection fraction，HFpEF）是否同样获益缺乏循证证据，2018 年发表在《心脏节律》杂志的一项单中心回顾性研究首次探讨了该问题。该研究入选了 230 例房颤伴 HF 并接受导管消融的患者，包括 97 例 HFrEF（LVEF<50%）和 133 例 HFpEF（LVEF≥50%）患者，主要终点包括不良事件、房颤症状、纽约心脏协会（New York Heart Association，NYHA）心功能分级和 12 个月时房性心律失常复发情况。结果显示，急性 HF 等不良事件 HFpEF 组与 HFrEF 组差异无统计学意义（3.8% vs. 6.2%，P=5.395），房性心律失常复发率在两组之间差异也无统计学意义（33.9% vs. 32.6%）。两组

NYHA 心功能分级改善（-0.32 vs. -0.19）及房颤症状改善（-0.23 vs. -0.09）类似。可见无论是否存在收缩功能障碍，房颤合并 HF 患者接受导管消融可以达到改善心功能，缓解症状效果，但仍有待更大规模的对照研究去验证，还应包括对于临床预后的关注。

四、HF 合并心动过缓的起搏治疗

HF 合并心动过缓起搏治疗的适应证与其他患者相同，不同的是，在常规植入起搏器前，应考虑是否有植入 ICD 或心室同步化起搏器/心室同步化起搏 - 电复律除颤器（CRT-P/CRT-D）的适应证或希氏束起搏适应证。

（一）永久性心房颤动合并 HF 的老年患者，房室结消融联合 CRT 治疗成为新选择

CRT 始终是研究热点，值得关注的一项多中心研究是 APAF-CRT 试验，入选了 109 例有症状的、QRS 间期≤110 ms 且一年内因 HF 住院至少 1 次的永久性房颤老年患者，其中 50 例接受了房室结消融联合 CRT 治疗，52 例继续药物治疗，结果显示，房室结消融联合 CRT 治疗组的主要终点事件（HF 死亡、住院或 HF 加重）发生率较药物治疗组减少 62%（$P < 0.01$），在 LVEF≤35% 的患者中差异更明显（主要终点事件发生率减少 82%，$P < 0.005$）。因此，对于房颤伴顽固性 HF 老年患者，房室结消融联合 CRT 或许是优选治疗策略。

（二）希氏束起搏和左束支区域起搏成为新热点

随着植入技术及器械的发展，更接近生理性起搏的希氏束 - 浦肯野纤维系统起搏，即希氏束起搏（His bundle pacing, HBP）和左束支区域起搏（left bundle branch pacing, LBBP）成为目前起搏治疗领域新的研究热点。2018 年发布的《2018 中国心力衰竭诊断和治疗指南》推荐 HBP 应用于 HF 治疗，并明确其适应证。目前发表的一些单中心、非随机对照研究已经证明，HBP 和 LBBP 均能保持相对生理的心室电激动顺序和收缩同步性，可能是 HF 患者的理想起搏方式，但仍有待大规模随机对照研究证实其疗效。

HF 患者常并发多种心律失常，合理的应用抗心律失常药物，可以有效地控制心力衰竭患者的疾病进程，改善心力衰竭患者的预后，提高生活质量，预防心源性猝死，降低恶性心律失常的发生和心力衰竭再住院率，提高生存率。心律失常的药物治疗和器械治疗不能截然分开，对于大多数心律失常患者，药物治疗是基石，器械治疗一般都是建立在药物治疗基础上。两者不仅仅纠正心律失常，还可改善基础疾病、组织重构、远期预后及降低死亡率。

第二十二章　心力衰竭合并脑血管病的治疗

HF 时，心排出量减少，可引起各器官的组织和功能方面的改变。血液化学成分也发生变化，中枢神经系统由于供血不足和血液内异常的代谢产物积聚引起毒性作用，出现一系列的损害。第一，HF 时血流缓慢，血液黏度增加，脑静脉血回流受阻，均可引起脑静脉、静脉窦及小动脉血栓形成，导致脑缺血性和出血性梗死。第二，HF 时，左房壁血栓形成，血栓脱落可引起脑栓塞，加上 HF 引起的脑组织供血、供氧不足，易发生脑梗死。第三，HF 可引起脑皮质弥漫性损害，表现为表情淡漠、精神迟钝、人格改变、谵妄和抽搐发作等症状。

脑血管疾病的发生可以是由于心脏病所引起，而心脏病也常常能反映出颅内存在活动性脑血管病变。脑血管病患者的心脏损伤主要表现为传导异常和心律失常。对脑血管意外患者进行监测时发现，发病后 3 天内有 90% 的患者出现心电图异常。心律失常包括窦性心动过缓、窦性心动过速、房扑、室上性心动过速、室性心动过速等。脑血管病最具特征的心电图改变可能是蛛网膜下腔出血或内出血引起的，包括 ST 段抬高或对称性 T 波倒置，这些改变同急性心肌梗死的心电图改变非常相似。

心脏病经常引发脑血管意外，如瓣膜异常（换瓣术后、风湿性心脏病、细菌性心内膜炎）、房颤、左房黏液瘤、近期心肌梗死的患者都可能发生脑梗死。静脉及右心系统的血栓也可能引起反常性脑栓塞，如果在年轻患者发生了原因不明的脑栓塞应想到存在心房内分流的可能，可用超声心动图及多普勒检查明确是否存在房间隔缺损或卵圆孔未闭，如果确信脑栓塞的发生与房内通路有关，则应行手术关闭房间隔缺损或未闭的卵圆孔。

在评价近期脑血管意外患者时，必须注意到有 12% ~ 30% 的患者近期同时发生了心肌梗死，尤其在 65 岁以上的患者中更为多见。由于无法采集到确切的病史，加上医生倾向于把心电图的异常改变归于脑血管意外所引起，使脑血管患者的近期心肌梗死诊断有时十分困难，分析患者血清中肌酸激酶及其同工酶 CK-MB 的升高将有助于确诊。最近有报道指出 BNP 在 HF 患者中显著作为早期诊断脑血管意外引发 HF 的重要标志物，且对左室 HF 和右室 HF 有鉴别诊断意义。

第一节　心力衰竭合并脑血管病的西医治疗

一、心脑综合征

各种心脏器质性改变，如血压升高或降低，心率增快或减慢，心肌梗死及心律失常又可引起大脑功能异常，称为"心脑综合征"。文献中报道心脑综合征较多，而大多数是急性心

心力衰竭诊疗学

肌梗死并发的缺血性脑血管病。

（一）病理生理

成年人脑重占体重的 2%～3%，但耗氧量则占全身的 20%；成人脑每分钟需 200～600 mL 氧气、75～100 mg 葡萄糖才能维持其正常功能活动。当平均动脉压 < 35 mmHg（< 49 kPa）时，出现脑缺血缺氧，每百克脑组织每分钟血流量低于 31 mL 可发生短暂性脑缺血（TIA）；低于 20 mL，脑神经细胞电活动则显著减弱；低于 5 mL 则导致脑神经细胞死亡。在常温下，脑缺氧 6～30 min 可有不可逆的缺血性变化。老年患者，动脉硬化、肾上腺功能减退、自主神经功能改变、压力感受器和效应器功能紊乱、脊髓侧角细胞变性等因素，易导致脑血管病的发生。

（二）临床表现

1. 急性心肌梗死（AMI）

AMI 发生机制有：①共同病理基础如高血压、动脉硬化症等。②AMI 常于左室前壁发生，该区受左侧交感神经支配，可反射性引起血管运动中枢及大脑内层血管痉挛，造成脑缺血、水肿及血管周围小出血等，导致脑血液循环障碍。③AMI 并发严重心律失常时，心输出量明显下降，血流缓慢及附壁血栓等易导致脑梗死。87% 脑梗死发生于 AMI 后 4～20 天。

AMI 致脑症状，Alpers 分为五型：①晕厥型：可无心前区疼痛；②偏瘫型：可同时或 AMI 后数小时至数天内发生，心电图多示前、侧壁 AMI；③高血压危象型：可无心前区疼痛；④脑干型：心电图多示广泛前壁 AMI；⑤大脑型：突发头痛、意识障碍、精神运动性兴奋及谵妄状态。国内报道 AMI 并发中风的发病率为 2.3%，一周之内最高。尸检证实，AMI 时，脑实质与脑血管无器质性损害。

2. 风湿性心脏病

二尖瓣狭窄并心房纤颤是脑栓塞的最主要原因。心房壁，尤其心耳处肌肉几乎无收缩，血流迟缓，易形成附壁血栓，血栓脱落随颈内动脉入脑，大脑中动脉及其分支栓塞最多。在心源性栓塞中，67.1% 患者为心房纤颤，可见心房纤颤是许多患者尤其 75 岁以上老年人卒中的致病根源。与非心房纤颤患者脑梗死相比，心房纤颤引起的中风更严重。

3. 细菌性心内膜炎

约 1/3 细菌性心内膜炎患者有神经系统受累表现。瓣膜上细菌性赘生物脱落入体循环引起脑栓塞，常为多发性，往往引起栓塞性脑炎、脑脓肿、脑膜炎、细菌性动脉瘤、内出血等。临床上有时脑症状为细菌性心内膜炎首发症状。

4. 非细菌性血栓性心内膜炎

非细菌性血栓性心内膜炎主要发生于癌症及许多慢性消耗性疾病患者，又名消耗性心内膜炎，瓣膜上生物不含细菌，由血小板、白细胞及纤维蛋白和瓣膜本身变性的胶原等组成，其碎片脱落可致脑栓塞，亦常为多发性。

5. 心律失常

病窦综合征可有失神、眩晕发作；完全性房室传导阻滞，可致 Adams-strokes 综合征

（心源性脑缺血综合征）；室性或室上性心动过速可致一过性意识障碍、抽搐和局灶性神经症等。

6. 心肌病

心肌病多为扩张型心肌病所引起。血栓样物质堆积在左、右心室顶点心肉柱上，另外，心肌病易并发充血性 HF 和心房纤颤，致血栓样物质脱落引起脑栓塞、缺血性中风，尤其青年患者，找不到病因，无动脉粥样硬化及瓣膜损害，亦无心律失常者，应注意是否有心肌病。

7. 心房黏液瘤

心房黏液瘤约 25% 发生脑栓塞。心房黏液瘤好发于左房侧房间隔卵圆窝区，当阻塞二尖瓣口时引起晕厥。瘤的碎片或表面血栓脱落，引起脑栓塞。

（三）心脏循环系统改变影响大脑

动物实验研究及临床证明，室上性心动过速时脑血流量下降 14%；心率快至 190 次/分时，脑血流减少 40% ~ 75%；心房纤颤时脑血流量减少 23%；心肌疾病在运动时脑供血下降，若运动同时并发心律失常更为明显。1953 年日本学者冲中和村上二人首先报道心肌梗死与脑血管意外（病）的关系。后来报道逐渐增多。急性心肌梗死和急性冠状动脉痉挛的患者，尸检证明有 10. 76% ~ 15. 04% 发生脑循环障碍；心源性心律失常中有 1/5 ~ 1/4 发生局限性或弥漫性脑缺血；心肌病患者病理学检查，发现有 50% 的患者在心室内有"血小板纤维素附壁血栓"；心脏室壁瘤、心房黏液瘤（75% 左右发生于左心房），这些改变可以毫无心脏症状，但可为脑栓塞（20% ~ 25%）的潜在因素。心脏瓣膜病患者，颈内动脉进入大脑的血流比椎动脉进入大脑血流多出 3 倍。一并发感染性心内膜炎，就有 50% ~ 60% 的心瓣膜栓子脱落进入大脑引起脑栓塞。出现脑症状的心脏病见表 22-1。

表 22-1　出现脑症状的心脏病

一过性脑缺血	HF、急性心肌梗死、心绞痛、心源性休克	心律失常：阵发性心动过速、严重室性心动过速、阿－斯综合征、心房纤颤、心房扑动、Q-T 延长综合征、心脏骤停复苏后脑损害	心内血流通道狭窄、流出道狭窄、二尖瓣狭窄、心脏肿瘤、肺动脉高压、肺动脉痉挛	各种休克、心脏外科手术
脑动脉栓塞	心内附壁血栓	感染性心内膜炎赘生物脱落		
脑血栓形成	脑动脉硬化、血压下降、血黏度过高			
脑脓肿	多见于感染性心内膜炎			

心血管疾病引起脑症状的主要机制是由于心脏排血量减少而导致一过性脑缺血发作相应的临床表现。

（四）治疗与预后

一般治疗

（1）治疗心脏病，重点在于改善心脏功能、提高心脏排血量。后者有助于促进脑血管闭塞性病变的改善。硝酸甘油静脉滴入，对心脑都有较好效果。

（2）血液黏度增高时降低血液黏度，应用抗凝药物。

（3）应用扩张血管药物。

（4）吸氧、镇静等对症治疗。

（5）应用能量合剂改善心肌代谢。

心脑综合征的预后好坏，取决于心脏疾病及脑部损害的程度。急性心肌梗死同时并发缺血性脑血管病时，病死率可达80%左右；在急性心肌梗死发病后6周内发生的脑梗死，比不并发脑梗死者病死率高6倍，以后12个月内并发者，病死率高5倍；急性心肌梗死并发心房纤颤的缺血性脑血管病，第1个月病死率为27%，第6个月为80%，比窦性心律的心脑综合征病死率高2倍。

二、脑心综合征

1954年，Burch首先报道了一组急性脑血管病患者出现心电图的异常。自此以后急性脑血管病引起心电图变化、心律失常、心肌梗死的报告相继发表，尤其是CT扫描、心脏动态心电图临床运用，使这方面的研究工作更加深入细致。临床上将这种急性颅内疾病引起的继发性心脏损伤称为脑心综合征。急性脑血管病为脑心综合征最常见病因。据报道，急性脑血管病并发心电图改变的发生率为15%～82.5%。

（一）发生机制

脑心综合征确切的发病机制目前尚不十分清楚，一般认为与下列机制有关。

1. 脑、心血管病变存在共同的病理基础

动脉粥样硬化是形成脑血管与动脉硬化性心脏病共同病理基础。中风患者，尤其是老年中风者往往已有冠状动脉的硬化及心脏供血不足。在此基础上，发生脑部病变，以及脱水等处理，加重了心脏负担或加重心脏病变，反过来，心脏病变也可诱发或加重脑部病变。

2. 脑对心脏活动调节作用的紊乱

心脏活动受交感、副交感神经的双重支配，而支配心脏活动的高级自主神经中枢位于大脑的边缘系统下丘脑、脑干。急性颅内病变时，由于脑血流循环障碍、脑水肿或病变的直接作用，影响自主神经中枢或其下行传导通路，从而影响心脏的传导系统和心肌的复极，导致心电图的变化。实验证实，刺激下丘脑外侧部时，可引起高血压及各种心电图的变化；刺激下丘脑前部时，可引起心动过缓；切断实验动物第二颈段的迷走及交感神经后，在刺激脑的各部位，均不会引起心电图的改变。近年来的研究还证实，脑对心脏活动的支配，存在着明确的神经传导途径，如大脑额叶、颞叶、岛叶、下丘脑对心脏的支配均有着定位性及区域性。还有人发现脑干副交感核、下丘脑室旁核与含有儿茶酚胺的神经元之间存在着环行通路，此环行通路在调节心脏中起着重要作用。当脑部发生病变时，该环行通路对心脏的控制与调节发生紊乱，则很容易出现心脏的继发性损伤。

3. 神经体液因素

急性脑部病变时，机体处于应激状态，交感神经－肾上腺素系统亢进，体内儿茶酚胺、肾上腺素水平升高，引起冠状动脉痉挛与收缩，造成心脏缺血。

4. 电解质紊乱

急性脑血管病时由于颅内压升高、呕吐、脱水、不能进食等，以及脑源性神经调节障碍，常伴有电解质的紊乱，出现低钾、低钠、低氯等表现。而电解质的紊乱常可导致不同的心电图变化：低钾时可出现 T 波降低、U 波增高、QT 间期延长、ST 段压低，重度缺钾甚至可导致室性期前收缩、室上性或室性心动过速。

（二）临床表现

脑心综合征的临床表现多不明显，亦不典型，常被脑部症状掩盖。主要表现为心电图的异常、心肌梗死、心肌酶谱的改变等。

1. 心电图的异常

急性颅内病变时，心电图变化最为敏感，最为常见。急性脑血管病时心电图改变者可高达 15% ~ 82.5%，脑血管病性质不同，其心电图异常发生率也不同，一般认为，出血性脑血管病心电图改变率高于缺血性脑血管病。曾有资料报道，381 例中风心电图异常情况统计，脑血栓、脑出血、蛛网膜下腔出血、脑栓塞时心电图异常率分别为 72.5%、89.6%、100%、100%，平均为 78.2%。心电图的异常出现在中风后 12 ~ 48 小时者占 80% ~ 90%，持续 1 ~ 2 周，长者可达 4 周。心电图异常的发生与病情严重程度密切相关，心电图的动态监测对判断脑部病变的严重程度以及估计预后均有一定的参考价值。主要改变有以下几个方面。

（1）心电图复极改变。发生率约占半数。主要为 QT 间期延长，T 波低平或倒置、出现明显的 U 波、ST 段上升或下降。QT 间期延长常被当作严重室性心律失常发生的先兆，ST 段改变与心律失常尤其是室性心律失常的发生相关。这些改变均提示着心肌缺血改变。

（2）各种心律失常。发生率约占 1/3。可有窦性心动过速、窦性心动过缓、房性期前收缩、室性期前收缩、阵发性心动过速、心房纤颤等，各种心脏传导障碍，如房室传导阻滞，以心房纤颤最为常见。

2. 急性心肌梗死及心内膜下梗死

急性脑血管病合并心肌梗死者文献报道为 3% ~ 33%。表现为心慌、心悸、心前区疼痛、憋闷感等。由于患者常有意识障碍、失语，不能很好地表达自己的症状，加上医务人员往往把注意力更多地放到急性脑血管病上，而忽略了对继发的心脏损伤的重视，易造成漏诊。

3. 心肌酶谱的改变

Norris 等观察，224 例卒中患者的血浆心肌酶谱改变，发现 8% 有谷草转氨酶、乳酸脱氢酶和磷酸肌酶升高，而短暂脑缺血发作患者与对照组未见异常。现已证实，急性脑血管病时谷丙转氨酶、谷草转氨酶、磷酸肌酸激酶、磷酸肌酸激酶同工酶、乳酸脱氢酶、乳酸脱氢酶同工酶均可升高，其升高被认为可以特异性地反映心肌受损。各种酶谱的升高多出现在病后第3～5天，1周后多恢复正常，其升高程度不如在急性心肌梗死时明显。

4. 血压改变

血压可以升高，可以降低。以升高多见。血压降低时应除外血容量不足（脱水）及心脏功能不佳所致的低血压或休克。

（三）治疗

因急性脑血管病时的心脏改变往往没有明显临床表现，治疗上易被忽视。因此对急性脑血管病者应全部进行心电图检查，必要时行动态心电图及心肌酶谱检查。以便及时发现所合并的心脏损伤，能及时给予治疗。

1. 原发病的治疗

脑心综合征的根本原因是颅内病变引起的自主神经功能紊乱，随着颅压的降低、脑水肿的消失，脑部病变的恢复，心脏的改变可逐步恢复正常。

2. 保护心脏功能

治疗原发病时要注意保护心脏功能，避免增加心脏负担。对有心肌损害或心功能不全者，应控制补液量、减慢补液速度，尽量少用甘露醇，可适当选用利尿剂。心肌有缺血性损害时，可给予扩容剂、抗血小板聚集剂、溶栓剂等治疗，但注意不可与原发病治疗冲突。及时纠正和预防电解质紊乱。

3. 药物治疗

临床观察发现，大多数治疗心律失常的药物对脑心综合征的心律失常无效。近年来有报道，用钾盐和肾上腺素能β受体阻滞剂获得良好疗效。根据临床情况可选用以下几种药物：①普萘洛尔：10～40 mg/次，每日4次，口服。在1～4 h可获得最大疗效，可持续5～6 h。严重HF、心动过缓、Ⅱ度或Ⅲ度房室传导阻滞、支气管哮喘、慢性阻塞性肺气肿及Ⅱ型糖尿病患者禁用。②普拉洛尔：以2.5～5 mg溶于25%葡萄糖溶液20 mL中在2～3 min内静脉注入；必要时可每隔5～10 min重复1次，直至心动过速终止或总量已达25 mg，一般有效剂量在10 mg左右；本药也可口服，每日剂量30～300 mg，分次口服。

（四）预后

脑心综合征的预后，其原因主要在于严重的脑部病变，但有些与心律失常亦密切相关，如心律失常继发心肌梗死、HF等。频发室性期前收缩、室性心动过速、心室扑动和心室颤动均可导致患者猝死。

第二节　心力衰竭合并脑血管病的中医治疗

HF时，因血流缓慢，血液黏度增加，引起动脉血栓形成，导致脑梗死，或因左房壁血栓形成，血栓脱落引起脑栓塞，临床出现偏瘫、失语等症状。如果长期脑组织供血、供氧不足，还可出现表情淡漠，反应迟钝等神经精神症状。这些均属心脑综合征的范畴。因缺血性脑血管病（中风病）是 HF 继发心脑综合征的主要病理改变，本章节主要论述 HF 继发中风病的辨证治疗。

中医学认为心主血脉，心气推动和调控血液在脉管中运行，流注全身，发挥营养和滋润作用。脑为海，为"精明之府"，司精神，主感觉运动。如心气充沛，血液充盈，脉道通利、完整，则血液能够上行脑髓，发挥濡养作用，维持脑髓的正常功能，如各种原因致心气不足，甚至心阳虚衰，则可使瘀血内阻或水湿内停，致使脑脉不畅、脑髓失养，出现偏瘫、失语等脑髓功能异常的表现。

一、病因病机

HF 虽病在心，但与五脏相关，可以影响其他脏器。如火不生土，即心病及脾。心肺同居上焦，气血相连，心气亏即生肺气虚。心肾水火二脏阴阳互根，心阳全赖肾阳命门之火温，心阳不足，终至命门火衰。心气虚无力帅血运行则血脉瘀阻。肺、脾、肾为水液输布之脏，虚即水湿内停发为胸水、腹水、水肿等。瘀血及水湿内停形成了虚实夹杂之证，最终导致痰浊瘀血内生，隐伏脑脉，气血不畅。加之情志或劳倦等诱因，使气滞血瘀或气结血凝，或阴血亏耗，血液凝涩，痹阻脑脉，出现以半身不遂、口舌歪斜、肢体偏瘫、麻木、失语等为主要表现的脑部疾病。其主要病因病机如下。

（一）气血亏虚

素体虚弱，或病后体虚，或由于烦劳过度等，致气血亏虚。气虚则心气亦虚，推动血行无力；血虚则心血不足，使心失所养，故平素即可表现为心慌、气促、多汗、乏力等，如是则脉络空虚，在劳累、激动、作息无常、生活失律等诱因作用下，可致气血运行不畅或气血偏阻、血脉瘀滞而发生半身不遂、口眼歪斜、语言不利等证。

（二）肝肾亏损

若年老体衰、积劳过度、病后失调等，可导致肝肾亏损。肝肾阴虚则筋脉失养，手足失灵；或是阴亏于下而阳亢于上，肝阳化风，挟气血并逆，上冲于脑，使心神昏聩，出现意识不清、肢体偏瘫等中风之证。

（三）痰浊内阻

饮食不节，或劳倦内伤、脾失健运，即运化水湿功能障碍而聚湿成痰；或肝旺脾弱、脾运失司，致痰浊内生，最终致痰火相结、阻滞经络、蒙蔽清窍；或是风火挟痰，上部犯脑，致窍闭神昏、猝然倒仆。

（四）气虚血瘀

气为血之帅，血为气之母；气行则血行，气滞则血瘀。由于气虚无力推动血液正常运行，瘀阻脉道，风痰内生，风痰是气虚血瘀之病理产物，反过来阻经络，而发中风。

总之，HF 所致中风病等脑病，属本虚标实之证。虚即气虚或血虚，阴虚或精亏（肾精亏虚）；实者，即痰浊血瘀，肝风内火。病位虽在脑，但与心、肾、肝、脾密切相关。病机虽较复杂，但心之气血阴阳不足，是导致脏腑功能失调，痰浊瘀血内阻，最后形成中风等脑病的始动环节。

二、辨证治疗

（一）辨证要点

中风病性为本虚标实，急性期多以标实证候为主。若素有头痛、眩晕等症，突然出现半身不遂，甚至神昏、抽搐、肢体强痉拘急，属内风动越；若病后咳痰较多或神昏、喉中痰鸣、舌苔白腻，属痰部壅盛为患；若肢体松懈瘫软而舌质紫黯，说明阳气不足、瘀血较甚；恢复期及后遗症期，多表现气阴不足、阳气虚衰，如肢体瘫痪、手足肿胀、口角流涎、气短自汗，多属气虚；若兼有畏寒肢冷，为阳气虚衰的表现；若兼有心烦少寐、口干咽干、手足心热、舌红少苔，多属阴虚内热。

（二）分型论治

1. 风痰瘀血，痹阻脉络

症状：半身不遂，口舌歪斜，舌强语謇或不语，偏身麻木，头目眩，舌质暗淡，舌苔薄白或白腻，脉弦滑。

治则：活血化瘀，化痰通络。

方药：化痰通络汤：法半夏 10 g、生白术 10 g、茯苓 10 g、天麻 10 g、胆南星 6 g、天竺黄 10 g、丹参 30 g、香附 15 g、酒大黄 5 g。

加减法：瘀血重，舌质紫黯或有斑加桃仁、红花、赤芍以活血化瘀；舌苔黄腻，烦躁不安等有热象者加黄芩、山栀以清热泻火；头晕、头痛加菊花、夏枯草以平肝息风。

2. 痰热腑实，风痰上扰

症状：半身不遂，口舌歪斜，语言謇涩或不语，偏身麻木，腹胀便干、便秘，头晕目眩，咳痰或痰多，舌质暗红或暗淡，苔黄或黄腻，脉弦滑或偏瘫侧脉弦滑而大。

治则：化痰通腑。

方药：星蒌承气汤：生大黄 10 g（后下）、芒硝 10 g（烊化）、瓜蒌 30 g、胆星 6 g、丹参 30 g。

加减法：热象明显者加山栀、黄芩；年老体弱津亏者加生地、麦冬、玄参。

3. 气虚血瘀

症状：半身不遂，口舌歪斜，语言謇涩或不语，偏身麻木，气短乏力，面色㿠白，口流涎，自汗出，心悸、便溏，手足肿胀，舌质暗淡，舌苔薄白或白腻，脉沉细、细缓或细弦。

治则：益气活血，扶正祛邪。

方药：补阳还五汤：黄芪 30 g、桃仁 10 g、红花 10 g、赤芍 10 g、当归尾 10 g、地龙 10 g、川芎 5 g。

加减法：气虚明显者加党参、太子参以益气通络；言语不利者加远志、石菖蒲、郁金以祛痰利窍；心悸、喘息加桂枝、炙甘草以温经通阳；肢体麻木加木瓜、伸筋草、防己以舒筋活络；上肢偏废者加桂枝以通络；下肢瘫软无力者加川断、桑寄生、杜仲以强壮筋骨。

4. 阴虚风动

症状：半身不遂，口舌歪斜，舌强语謇或不语，偏身麻木，烦躁失眠，眩晕耳鸣，手足心热，舌质红或暗红，少苔或无苔，脉细弦或细弦数。

治则：滋养肝肾，潜阳熄风。

方药：镇肝熄风汤：生地20 g、玄参15 g、女贞子15 g、钩藤30 g、白芍20 g、桑寄生30 g、丹参15 g。

加减法：烦躁失眠加酸枣仁；耳鸣加山茱萸；手足心灼热加丹皮、麦冬。

（三）其他疗法

1. 静脉用药

清开灵注射液60 mL或醒脑静注射液20 mL加5%葡萄糖500 mL，静脉滴注，每日1~2次，10天为1个疗程。

葛根素注射液400~500 mg加5%葡萄糖500 mL，静脉滴注，每日1次，10~15天1个疗程。

复方丹参注射液20 mL加5%葡萄糖50 mL，静脉滴注，每日1次，10~15天1个疗程。

以上适用肝阳暴亢、风火上扰，痰热腑实、风痰上扰，痰热内闭心窍以及阴虚风动证。

盐酸川芎嗪120 mg加入5%葡萄糖500 mL，静脉滴注，每日1次，10~15天1个疗程。

灯盏花注射液20~40 mL加5%葡萄糖500 mL，静脉滴注，每日1次，10~15天1个疗程。

黄芪注射液20~40 mL加5%葡萄糖500 mL，静脉滴注，每日1次，10~15天1个疗程。

参麦注射液20~40 mL加5%葡萄糖500 mL静脉滴注，每日1次，10~15天1个疗程。

以上适用于风痰瘀血、痹阻脉络型，气虚血瘀，痰湿蒙塞心窍证。

2. 针刺治疗

以体针治疗为主，上肢瘫可针患侧肩俞、臂臑、曲池、外关、合谷等；下肢瘫可针患侧环跳、伏兔、风市、梁丘、足三里、阳陵泉、解溪、昆仑等；语言謇涩针廉泉、哑门、通里、金津、玉液等。用以上穴位，每次酌情选6~8穴，实则用泻法，虚则用补法，不明显则用平补平泻法。一般气针20~30分钟，每日针1次。若患肢痉挛明显，为避免加重痉挛，可于上肢伸肌、下肢屈肌上取穴。

3. 推拿

头部及上肢：患者仰卧位，点按其印堂、神庭、上星、百会等头部穴位，之后转抹头部运动区、感觉区和语言区3~5分钟。依次拿患侧手三阴、手三阳经3~5分钟，按肩井、曲池、手三里、合谷等穴，捻揉十指并拔伸指间关节，最后摇肩、肘、腕关节并轻柔地做上肢屈伸动作数次。下肢：沿患肢内侧及外侧自上而下滚、拿5~10分钟，之后按压伏兔、血海、风市、足三里、涌泉、阳陵泉、悬钟、丰隆，并叩击足跟5~15次。最后摇髋、膝、踝关节并做下肢屈伸动作数次。背部：患者取俯卧或侧卧位，医生从大椎起滚、搓其肩、背、腰 5 ~ 10 分钟后点按膀胱经背俞穴，最后推、揉、按、拍打背部。

4. 药浴

（1）中风后出现手足肿胀，肢体疼痛等症，选用川乌、草乌、当归、川芎、红花、桑枝、鸡血藤、天仙藤、络石藤等活血化瘀、温经通络之品，煎汤局部熏洗，每日 2 ~ 3 次。

（2）中风后手足拘挛症，将伸筋草、透骨草、红花加水煮沸 10 分钟，以 50 ~ 60 ℃ 温药液浸泡 15 ~ 20 分钟，先泡手，后泡足。

第二十三章　心力衰竭的外科治疗

近 20 年来，尽管心力衰竭（HF）的药物治疗取得了长足进展，但研究表明，现有信号分子相关药物并不能逆转心肌重构，单纯接受常规药物治疗，无症状的左心室功能严重减退，NYHA Ⅳ级患者 1 年死亡率可高达 50%。因此，通过外科治疗手段来逆转心室重构，辅助甚至替代受损心脏的功能，改善 HF 患者的预后和生活质量，成为 HF 治疗的未来主战场。

HF 的外科干预可以分为四大类：第一类，通过外科手术改善或替代病损心脏的功能；第二类，使用机械装置辅助或替代病损心脏；第三类，运用生物医学手段提高病损心脏的功能；第四类，联合外科手术、生物和机械装置多手段综合治疗。

一、外科手术

（一）冠状动脉旁路移植术（CABG）

近年来我国心外科飞速发展，手术规模快速增长。根据中国生物医学工程学会体外循环分会调查结果，全国 2017 年接受调查的 708 家医院中，77.9% 的医院开展 CABG。CABG 诊疗结局也显著改善。一项基于中国心脏外科注册登记（Chinese Cardiac Surgery Registry，CCSR）数据的研究分析了 2004—2013 年我国主要心外科单位 CABG 患者的院内死亡率与并发症发生率的变化趋势，发现协作医院 CABG 的院内死亡率由 2.8% 下降到 1.6%，降幅为 1.2%，主要并发症发生率由 7.8% 下降到 5.5%，降幅为 2.3%。与美国同期数据对比，我国 CABG 手术结局改善趋势更加明显。2007—2010 年，中国接受 CABG 患者的院内死亡率为 1.91%，高于同期美国 CABG 患者的 1.58%，但随着我国心外科技术发展与整体诊疗能力的提升，2011—2013 年中国 CABG 后院内死亡率显著下降（1.23%），与美国同期数据无显著差异（1.33%）。对于冠心病合并左心功能低下左心室射血分数（LVEF）< 35% 的患者，手术死亡率要明显高于左心室射血分数（LVEF）> 50% 的患者（6.6% vs. 2.6%），但 5 年存活率要高于单纯的药物治疗（63% vs. 43%）。

我国 CABG 诊疗能力快速提升，心外科单位数目和 CABG 手术量快速增长。同时，2016—2018 年，我国 CABG 关键技术的使用、诊疗的规范性和患者结局均呈现改善趋势。但医疗质量问题仍然显著：一方面，整体诊疗规范性相对于欧美国家仍有待提升；另一方面，不同诊疗单位间医疗质量差异显著。因此，持续推进质控工作，促进我国 CABG 医疗质量整体改善，是国家心血管病医疗质控中心下一步的重点工作内容。

（二）左心室重建术

HF 最主要的病因是心肌梗死（简称心梗），其中以前壁心梗最为常见，其梗死区域薄且曲率大，在梗死后易于膨展，形成室壁瘤。左心室重建术正是由室壁瘤切除术发展而来。自 1958 年 Cooley 首次完成体外循环下室壁瘤切除术后，外科治疗左心室室壁瘤的技术不断发展。目前临床应用最多的外科术式主要包括室壁瘤切除加心室内环缩补片成形术（Dor 手术）和室壁瘤线性切除加毡片修补术（改良 Cooley 手术）。由于上述外科学方法均需切开左心室，创伤较大，手术存在一定的风险，因此，研究者一直致力于探索创伤更小、更加有效的左心室重建方法。最初左室重建装置诞生于 20 世纪 90 年代末，是 Acorn 公司研发的 Corcap，该装置是一种聚酯纤维网，需要在体外循环下将其缝合于自心尖至房室沟的心脏表面，达到降低心室容积和心室压力、防止心室扩张的目的。Myocor 公司采用不同的思路，于 2001 年研发了 Myosplint 装置，该装置包含 2 块补片和 1 根补片连接线，垂直于长轴贯穿整个心室，两块补片分别位于心脏前后壁。在非体外循环下，于心尖、心脏中部及基底部植入 3 个 Myosplint 后，可以拉近心室壁，从而降低心室容积。Paracor 公司于 2006 年前后研发了另一种创伤较小的左心室重建装置 Heartnet，它是一种置于心脏表面的弹力镍钛合金网，可以起到类似 Corcap 的效果。与 Corcap 相比，Heartnet 植入仅需微创开胸手术即可完成，不需要体外循环，创伤更小，且通过 X 线下显影可查看其植入情况。上述左心室重建术均需在外科手术下完成，而通过创伤更小的介入治疗逐步取代创伤较大的手术治疗是心血管领域的发展趋势。因此，Cardiokinetix 公司研发的左心室隔离装置（left ventricular partitioning device，LVPD）Parachute 一经问世就受到了广泛关注。经皮心室重建术（percutaneous ventricular restoration，PVR），或称经导管心室隔离成形术（transcatheter ventricular partitioning restoration，TVPR）成为研究热点。LVPD 由镍钛合金骨架、聚四氟乙烯膜和 Pebax 多聚物底座构成，形状类似降落伞。针对左心室室壁瘤患者，可以通过介入学方法，经股动脉穿刺将 LVPD 送入左心室，通过装置的伞面将心室隔离为无功能静止区域和功能活动区域，消除室壁瘤区域的逆向作用，降低心室容积，提高心室收缩能力和机械效率。

随着对心脏结构认知的深入和介入技术的不断发展，近 30 年来左心室重建术已经从最初的外科左心室重建术发展到如今的经皮左心室重建术。目前 Parachute LVPD 是唯一获得 CE 认证的经皮左心室重建装置，它已被证实可以有效降低心室容积、提高残存心肌收缩能力和机械效率、改善临床症状。然而，该结论缺乏大型随机对照临床研究的数据支持。

（三）二尖瓣成形术

HF 患者中二尖瓣关闭不全（MR）往往是功能性的，即继发于二尖瓣环和左心室的扩张。但不论是来自缺血性病变还是心肌病继发 MR，都会进一步损害左心室的功能，促使心室功能失代偿。Romano 等的临床经验显示在左心室功能严重减退的 MR 患者中，通过实施二尖瓣成形术，保存二尖瓣瓣膜的完整性，减少二尖瓣反流，可以有效维护患者的心功能。外科经导管二尖瓣修复对象主要围绕二尖瓣复合体展开，即瓣膜、瓣环、腱索、乳头肌。从外科角度，导管修复大概可以分为瓣叶成形术、瓣环环缩术、人工腱索植入三类。导管入路的主要方式有经外周血管及外科小切口经心尖，也有其他方式如经肺静脉或右心房入路。其中外科小切口经心尖的方法比经外周血管的方法具有以下优点：首先，经心尖不会产生外周血管并发症，不会受外周血管缺失或畸形等情况限制；其次，左心室顶端有足够大的空间，从心尖到二尖瓣的距离很短，很容易实现与二尖瓣的同轴对齐，并且设备位置和角度可以直接控制。即便经心尖入路有较多优点，但实际操作中可有心尖撕裂或是术后更易出现肾功能不全的情况。

瓣膜疾病的经导管治疗不论是对医生还是对患者都极富有吸引力，因为它对医患双方来说意味着较少的并发症和较短的住院时间，尤其对于传统手术高风险的患者，这些治疗方式起到挽救生命的作用。首先，在标准上，与传统手术相比，经导管二尖瓣修复手术（RMVRe）尚待完善，譬如患者入选标准和反流纠正程度标准。其次，在证据上，现有的临床数据已推动 MitraClip 的进一步开展，并且多数学者认为 MitraClip 所能做的不仅是简单的瓣叶成形，更是对二尖瓣复合体的治疗。相较于 MitraClip，其他新技术新设备大多缺乏可靠的循证医学证据，对于患者长期预后尚不清楚。

（四）心脏移植

在现阶段，心脏移植仍是治疗终末期 HF 患者金标准，其 1 年、5 年和 10 年的生存率可以达到 85%、70% 和 60%，而且 90% 的受体能维持心功能在 NYHA I 级水平，目前每年全球大约完成 4500 例心脏移植。我国 2014 年共完成 324 例移植手术，阜外医院自 2004 年至 2012 年共完成 371 例心脏移植手术，术后 1 年和 5 年的生存率分别为 89% 和 75%。术前合并有肺动脉高压、严重肝、肾功能不全、糖尿病终末期脏器损害的患者不适合心脏移植治疗。而移植后远期的免疫排斥反应、移植心脏的慢性血管病变以及恶性肿瘤的发生也是心脏移植术后仍需要长期关注的问题。供体的缺乏仍是制约心脏移植最大的瓶颈，而且 HF 患者等待供体期间 6 个月和 1 年病死率分别为 21% 和 41%。因此未来需要通过探索边缘供心、活体供心、异种供心和人工心脏等新兴手段来解决供体缺乏这一世界性难题。

二、机械装置治疗

（一）心室辅助装置

心室辅助装置作为心脏移植前的过渡支持治疗和永久替代治疗使用，能显著提高终末期 HF 患者生存率和生活质量，因此成为终末期 HF 患者重要治疗方式。目前临床上应用的心室辅助装置主要包括如下几种。

第一代心室辅助装置，即以充盈 - 排空模式模拟自然心脏产生搏动性血流为特点的装置。以 HeartMate XVE 和 Novacor 为代表，到目前为止分别有超过 7000 例 HF 患者接受过上述左心辅助装置支持。而且充血性 HF 机械辅助随机化评估（REMATCH）结果表明，对于不适宜移植的终末期 HF 患者，左心室辅助装置接受者的 1 年生存率为 52%，2 年生存率 29%，而药物治疗组 1 年和 2 年生存率分别仅为 27% 和 13%。但此类装置结构复杂、泵失功率高、泵植入对患者体表面积要求高、术后电源导线感染发生率高限制了其在替代治疗的进一步应用。

第二代心室辅助装置，即以泵产生连续性高流量或高压头血流为特点的装置，分为离心泵和轴流泵。在临床上应用的主要是 HeartMate II、MicroMed DeBakey VAD、Jarvik-2000 等轴流泵。新近的 374 例 HeartMate Ⅱ 的替代治疗临床试验结果表明，1 年和 2 年生存率分别为 80% 和 79%，感染率为 3%，均无泵失功，且显著提高患者生存率和生活质量。第二代心室辅助装置由于体积小，耐久性长，目前正成为心脏移植前过渡支持治疗和替代治疗的主流心室辅助装置类型，预计未来安装轴流泵的 HF 患者会增长到 3000 例/年。

第三代心室辅助装置，即以无接触轴承设计中悬浮轴承为特点的连续性血流泵。目前进入临床试验的磁悬浮心室辅助装置主要有 Incor、VentrAssist、DuraHeart 和 HVAD。其中 HVAD 是以磁悬浮和液力悬浮为设计特点的离心泵，重 145 g，直径 4 cm，产生血流量最高可达 10 L/min，放置在心包腔内而不需要另外腹膜外兜袋，是目前最小的三代心室辅助装置。欧洲 22 例过渡支持治疗临床试验结果表明，1 年实际生存率为 80%，且 10% 的患者由于心功能恢复而撤除装置，并且在 6 个月内保持左心正常功能。对三代心室辅助装置用于替代治疗的耐久性和稳定性的多中心临床试验正在进行。

（二）全人工心脏

临床研究观察表明：约有 30% 晚期 HF 患者是双心室 HF，不能通过单纯的心室辅助获得稳定循环状态。因此，全人工心脏对于挽救这些患者的生命具有重要的意义。同时也是合并瓣膜反流、严重心律失常、左心室附壁血栓、室间隔穿孔、慢性排斥反应、等待二次心脏移植或心肾联合移植患者移植前过渡的最佳选择。全人工心脏根据工作原理分为气动泵和电动泵。SynCardia 是目前应用最多的气动泵，重 160 g，占用空间约 400 mL，可提供 70 mL 的最大每搏输出量和 9.5 L/min 的最大心输出量。工作时空气被打入气室并将压力传导至血室，血液排出，相当于收缩期；气室放气时血室充盈，血液由心房流入血室，相当于舒张期。左、右心室同步收缩射血产生搏动性血流。目前已被植入到 1100 多例 HF 患者体内，最长存活时间是 3.75 年。AbioCor 是全球首个完全植入式电动泵，重 900 g，工作时主动充盈，序贯射血，可提供 60 mL 的最大每搏输出量和 8 L/min 的最大心输出量。由于使用了经皮能量传送技术，消除了经皮穿出的驱动线管，因此减少了感染的发生率。胡盛寿曾于 2007 年在美国 Kentucky 大学完成 2 例牛的植入手术，对其性能也有第一感性认识。后该泵有 10 余例临床应用，最长存活 3 年。新近研发的 Carmat 属于电动泵，使用了血液相容性最佳植入材料，目前植入 2 例患者，最长存活 135 天。Syncardia 作为最早被美国食品药品监督管理局批准使用的临时全人工心脏。Copeland 等的多中心非随机对照前瞻性研究表明，在 130 例终末期 HF 患者中，全人工心脏组移植前过渡支持治疗的生存率 79%，而相同入选标准患者对照组仅 46%，后又长期随访发现移植后 1 年和 5 年生存率分别为 76.8% 和 60.5%。植入后循环支持过程中死亡 32 例患者中，70% 发生于两周内，90% 发生于 40 天内。全人工心脏手术的过程相对复杂，术后存在多种并发症，如出血、感染、血栓栓塞、脑血管不良事件、多系统器官功能衰竭和装置失功等。术后出血各中心报道早期发生率为 23%～62%，各种来源感染（电源线，呼吸道和尿道）是全人工心脏术后最常见并发症，发生率在 24%～77%。由于术中安装装置时空气未排尽，术后易发生空气栓塞。未来全人工心脏应向体型更小、便携、血液成分破坏更小的全植入式设计方向发展。如利用无线技术传输信息和能源，通过 Internet 进行远程监测和控制，消除电源线感染源，改善患者的活动能力。

自从 20 世纪 50 年代人工心肺机出现后，心血管外科治疗发生了巨大的变化。40 年前被认为不可能的外科技术现在已经成为常规的治疗方法。最典型的例子就是心脏移植。然而 TAH 的发展却是不同步的。尽管心脏移植和全人工心脏（total artificial heart，TAH）的出现相隔不到两年，目前 TAH 既没有成为常规治疗，同时也没有得到普及。一方面，由于近年国内心脏移植的蓬勃发展及心室辅助和 TAH 应用的相对滞后，全社会及公众对于前者的接受程度已经远远超过后者；另一方面，和需要切除自体心室的经典 TAH 相比，心室辅助装置，即部分人工心脏有着更加成熟的临床应用和成功的应用历史。TAH 被广泛接受前仍有不少障碍需要克服。感染、出血、血栓栓塞及组织生物相容性等是影响包括 TAH 在内的几乎所有心血管器材的严重问题。另外，和心室辅助装置不同，TAH 的应用对于装置本身的机械故障发生率要求趋近于零。因为一旦机器发生故障，就意味着患者循环的中止，生命的终结。改进的生物材料、更有效的抗生素和抗凝剂等有助于克服这些问题。所有上述问题的解决将是一个漫长的过程。

（三）心脏移植

心脏移植主要是针对晚期充血性心力衰竭和严重冠状动脉疾病进行的外科移植手术。是将已判定为脑死亡并配型成功的人类心脏完整取出，植入所需受体胸腔内的同种异体移植手术。受体的自体心脏被移除（称为原位心脏移植）或保留用以支持供体心脏（称为异位心脏移植）。手术后平均生存期为 13 年。目前，我国每年心脏移植手术 100 余例，三年生存率大于 90%，五年生存率大于 85%。心脏移植并不是心脏病的常规治疗方法，而是作为挽救终末期心脏病患者生命和改善其生活质量的一个治疗手段。

目前主要包括原位及异位心脏移植。

1. 原位心脏移植

原位心脏移植手术是从胸骨正中开胸，暴露纵隔，打开心包，切断大血管后通过体外循环机进行辅助循环。供体的心脏在取出之前，给予氯化钾注射处理使心脏停搏，取出后放入冰中保存。通常供体心脏可以在冰中保存 4~6 小时。衰竭的心脏被切断周围大血管和部分左心房后从受体胸腔中分离出来，剩下的左心房组织保留肺静脉，将供体心脏修剪后植入原心脏部位与受体的血管和剩余左心房组织吻合。供体心脏复跳后，脱离体外循环机，缝合关胸。

2. 异位心脏移植

异位心脏移植指保留受体心脏，且将供体的心脏植入胸腔，并将两个心脏和血管连接形成一个"双心"系统。这种术式能够给受体心脏一个恢复的机会。如果移植失败（如出现排斥反应），可以将出现排斥反应的供体心脏切除。异位移植一般用在供体心脏功能不够强健（受体体重远较供者体重大，供体心脏较弱，或患有肺动脉高压）。

心脏移植是高风险手术，在院死亡率在 7% 左右。心脏术后并发症包括感染、败血症、充血性 HF、出血、冠状动脉粥样硬化、慢性肾衰竭、免疫排斥反应及服用免疫抑制剂的副作用。因为心脏移植属于异体器官移植，受体对其具有免疫排斥可能，对于心脏移植患者来说，出现免疫排斥的风险始终存在，所以必须长期应用免疫抑制剂。但是免疫抑制剂具有一定的副作用，如增加感染的可能性、出现感觉异常、易发肿瘤等。还有部分患者术后可能发生肾功能不全。

三、生物治疗

（一）细胞移植治疗

近年来干细胞移植成为 HF 治疗的热点。其中将自体骨髓内的成体干细胞移植于 HF 心脏的研究目前受到了普遍的关注。常用的细胞类型有：不做严格分离的自体骨髓单核细胞、自体骨髓内 CD_{34}^+ 等前体细胞及间充质干细胞。在 CABG 的同时向梗死心肌区域内直接注射或通过桥血管注入干细胞是运用较多的方法。阜外医院的一项评价自体骨髓单核细胞治疗在晚期缺血性心肌病患者的疗效研究结果表明，自体骨髓干细胞移植在技术操作上安全可行，同期进行再血管化治疗更能改善患者心功能。心脏干细胞（CSCs）是目前公认的用于心脏再生治疗最理想的干细胞。研究发现心肌梗死后注射 CSCs 到心脏梗死区域，可促进新生血管发生，心肌再生，提高心功能。人体的临床研究也得到相同结果，SCIPIO 试验的研究者将自体来源的 CSCs 经冠状动脉输入缺血性心肌病患者的心脏，4 个月后发现患者的 LVEF 显著提高。但一项共有811 例患者荟萃分析结果显示，与对照组比较，经介入或外科途径在跳动的心脏上经冠状动脉注射细胞后患者 LVEF 仅提高 2.99%，梗死面积减小 3.51%。研究表明，移植的细胞滞留在心脏组织中极少，是影响细胞治疗的主要原因之一，而经心内膜直接注射有难度，移植细胞在心肌组织中难以均匀分布，且移植细胞形成细胞团块，还可能引起心律失常发生。国外有研究尝试将用于移植的细胞种植于一种可吸收或可降解的补片材料上，后再将细胞补片固定于心外膜上。阜外医院于 2011 年开始尝试移植自体心耳 + 大网膜心肌块包裹坏死区治疗缺血性心肌病的患者。自体心耳组织是一种组织块，通过大网膜的包裹来提供血供，提高游离的心耳组织存活度。初步 50 例临床结果显示，其方法安全可行，不增加包括腹腔内的并发症，且与对照组比较可改善心功能。细胞移植生效的可能机制有：细胞分化形成成纤维细胞增加心肌组织张力（组织绷带作用），移植细胞自身或刺激周围细胞分泌促进血管再生的细胞因子等。但是到目前为止，还是没有充分的证据证实移植的细胞可以遂人所愿分化成心肌细胞。对于细胞移植的途径、移植类型、在体分化、追踪，以及功能评价还需要细致的研究。

（二）基因治疗

采用病毒裸 DNA、质影脂质体和细胞等作为载体，携带血管内皮生成因子或肌浆内质网 Ca^{2+} - 三磷酸腺苷酶泵（SERCA2a）等，经微创切口直接心肌注射，以促进缺血心肌区域内血管与肌肉的生成。这种基因疗法又被称为"分子搭桥"。尽管初步的临床试验结果曾令人鼓舞，但新近较大规模的随机双盲对照试验 CUPID 2 期临床试验（释放 SERCA2a），均未能证实原始有效终点。基因治疗有其独特的优势，但如何发现不引起免疫和炎症反应的理想载体、调节性释放靶基因、提高靶基因对心肌细胞转染的稳定性，以及如何避免诱发肿瘤的潜在威胁等问题仍须深入的探讨。

四、外科、机械装置和生物联合治疗

由于干细胞在移植心肌缺血区域低存活率，使得其治疗缺血性 HF 效果显著降低。而左心室辅助装置有显著心肌卸负荷、改善微环境的作用，同时一部分 HF 患者心脏辅助卸负荷一段时间后可撤除装置，甚至免于心脏移植达到逆重构，具体机制仍不清楚。有研究表明，左心辅助联合细胞移植治疗可显著改善心功能，并提高心肌细胞存活率。Anastasiadis 等在植入 Jarvik-2000 轴流泵的同时，在心肌梗死区域注射自体来源分离的混合干细胞（CD_{133}^+、CD_{34}^+ 和 CD_{105}^+ 为标记），结果显示，左心辅助通过增加心肌灌注延长干细胞寿命，改善 HF 患者预后。但仍需要更多临床研究确定适应证、方法和手术时机。

五、未来展望

心力衰竭治疗是全世界医疗界共同面临的一个难题，现阶段外科治疗的 HF 患者还侧重于经内科药物治疗后仍无法缓解症状的少数患者，因此未来外科治疗发展空间巨大。相信随着临床医学、生物医学工程、材料学、电子学和机械加工的进步，未来机械循环辅助装置主要向微型化、高组织相容性、耐久性、微创植入、更稳定及更廉价的方向发展，相信随着临床医学、生物医学工程、材料学、电子学和机械加工的进步，更多 HF 外科治疗装置会给终末期 HF 患者带来福音。

第二十四章　心力衰竭非心脏手术围手术期管理

在美国非心脏手术住院患者中，围手术期心血管并发症发生率为3%。合并心脏病患者接受非心脏手术居围术期死因首位。随着我国人口老龄化及心脏病日趋年轻化，伴发心脏病接受心脏及非心脏手术的例数呈逐年增多趋势。未来10年内，预计慢性心力衰竭患病率可能会增加2~3倍，HF患者接受外科手术及重症监护（ICU）治疗的比例逐渐增多。合并心脏病患者接受非心脏手术术中及术后心血管不良事件的发生、患者预后与麻醉处理是否合理密切相关。每一类心脏病围术期处理原则不尽相同，麻醉方式及药物对不同心脏病影响各异，尤其是老年HF患者行非心脏手术过程中，如何选择安全有效地麻醉药物、降低手术风险成为临床研究的焦点。

第一节　麻醉对心力衰竭患者的影响

全麻的诱导会导致血管扩张和交感神经张力丧失等，此外机械通气还会影响正常的心肺交互作用。麻醉诱导后和全麻期间会出现血压下降。在各种诱导药物中，丙泊酚对体循环阻力的影响最大。近期研究表明，依托咪酯、丙泊酚和咪达唑仑作为诱导剂，对心输出量的影响并没有明显差别。对于心衰患者而言，血压下降可能会导致终末器官灌注不足，从而增加死亡率。

麻醉医生术前需要对合并心脏病患者接受非心脏手术进行详细的麻醉风险评估，明确手术时机是否合适，明确术中及术后可能发生的心血管事件并做好应对措施。麻醉医生需要具备丰富的心血管疾病知识，熟知各种心脏疾病的血流动力学要求，熟知各种麻醉方法及不同的外科术式对不同心脏病的影响及可能带来的风险，熟知各种血流动力学监测手段及数据解读，熟知各种血管活性药物、抗心律失常药物的作用特点及其与各类心脏病的对应关系，明确围术期尤其术中出现意外后心内科、心外科干预方式及心脏辅助措施的应用。

因此，麻醉医生术前应明确心脏疾病的严重程度，拟接受手术的风险及患者的活动耐量，制订好完整的麻醉计划，做好出现各类型心血管事件的应急准备，最大程度降低该类患者围麻醉期并发症的发生率及死亡率。

第二节　心力衰竭患者非心脏手术围手术期管理流程及要点

HF患者行非心脏择期手术时，手术各级医师必须明确HF患者的诊断与病情，熟练掌握麻醉和手术对HF患者的影响，选择规范的诊疗方案和围手术期管理方案，准确判断是否需要请心内科医生会诊。麻醉科医师必须做好术前访视、制定好麻醉计划，术中、术后密切观察、及时发现和处理可能出现的问题。

一、术前把控

（一）非心脏手术术前冠脉 CTA 及造影指征

冠心病 HF 患者非心脏手术前进行冠脉检查指征如下。

（1）急性 ST 段抬高型心肌梗死患者；非 ST 段抬高型急性冠脉综合征；确诊的不稳定性心绞痛患者，需要进行冠脉造影。

（2）拟行颈动脉内膜剥脱术等血管类手术患者，建议术前进行冠脉 CTA 或冠脉造影。

（3）对于术前合并高血压、糖尿病及心电图（ECG）提示 ST 段改变并且接受中高危手术的患者，尤其曾经有胸痛、胸闷、心前区不适者，建议术前行冠脉 CTA 检查。若提示左主干病变、分叉病变及主要分支严重狭窄，推荐术前进行冠脉造影以明确冠脉病变严重程度。尤其对于术中可能出现意外行冠脉搭桥手术抢救的年轻患者，术前行冠脉造影可为心外科提供冠脉靶血管相关资料。

（4）不推荐拟行低风险手术的冠心病稳定状态患者术前进行冠脉造影。

（二）非心脏手术术前冠脉开通指征

根据 2018 年欧洲心脏病学会（ESC）及欧洲心胸外科协会（EACTS）冠心病血运重建指南，术前冠脉开通指征如下。

（1）左主干严重狭窄且为稳定型心绞痛的患者。

（2）三支病变的稳定型心绞痛，且左心室射血分数（LVEF）＜50% 时。

（3）两支病变但 LAD 近端严重狭窄的稳定型心绞痛，其射血分数（EF）低于 50% 或无创检查提示明显心肌缺血的患者。

（4）不稳定型心绞痛高风险或非 ST 段抬高型心梗患者。

（5）急性 ST 段抬高型心梗患者。

（三）双联抗血小板治疗（DAPT）患者的术前安全把控

支架术后双抗治疗期间，需要进行非心脏手术时，需要麻醉医生、外科医生、心内科医生根据支架内血栓风险级别、手术类型及距冠脉介入治疗（PCI）术后时间等共同抉择，具体要点如下。

（1）植入药物洗脱支架（DES）者，择期非心脏手术最好延迟 1 年后；3 个月内不推荐进行需要中断 DAPT 的择期手术。

（2）近期心肌梗死（术前 8~30 天内发生的心肌梗死）接受 DAPT 的限期手术，如肿瘤，建议尽可能 6 周后考虑。对于接受 PCI 者，无论支架类型，尽可能 DAPT 1 个月后考虑手术。若接受高危出血风险手术，可考虑术前桥接治疗，若接受低危出血风险的手术，可继续 DAPT。

（3）正在进行抗血小板治疗并且需要接受高风险出血手术的急诊患者，如单独应用阿司匹林者，多不停用，若接受 DAPT 治疗者，保留阿司匹林，停用 P2Y$_{12}$ 受体抑制剂，术前酌情输注氨甲环酸，必要时输注血小板，但输注血小板的时间为氯吡格雷和普拉格雷停药后 6~8 h、替格瑞洛停药 24 h 后。

（4）裸金属支架植入 30 d 内、冠脉球囊扩张 2 周内不推荐进行需要中断 DAPT 的择期手术。

（5）存在冠脉分叉病变、多枚及重叠支架、左心功能不全、肾功能不全等高危心肌缺血风险的心肌梗死患者，至少 DAPT 治疗 6 个月后考虑非心脏手术。

（6）如需要采用深部神经阻滞或椎管内麻醉，氯吡格雷和替格瑞洛术前 5 d 停药，普拉格雷术前 7 d 停药，拔除留置管后即刻可酌情恢复常规剂量抗血小板药物治疗，但冲击剂量的使用需间隔 6 h 以上。

（7）接受高危出血风险手术者，若为高血栓风险患者（冠脉球囊扩张 2 周内、金属裸支架 1 月内、DES6 个月内、复杂多枚支架后 1 年内、心肌梗死后支架 6 个月内、曾有支架内血栓者等），特别是支架植入后 1 个月内，建议术前进行桥接的 2 种方法：①短效抗血小板药物桥接：目前常用短效抗血小板药物为替罗非班，作用于 GPⅡb/Ⅲa 受体，可以快速、直接、完全抑制血小板的聚集。用法用量参考：0.4 μg/（kg·min）（30 min 静脉滴注），维持滴注速率 0.05~0.1 μg/（kg·min），术前 2.5~4.0 h 停用，术后尽快恢复双抗。特别注意，采用短效抗血小板桥接治疗，需要有经验的心内科医生共同参与；②低分子肝素桥接：术前 5~7 d 停用 DAPT 后，采用低分子肝素皮下注射，术前 12 h 停用。

（四）术前其他准备

（1）术前检查。术前需要进行 ECG、心脏彩超、心肌酶、肌钙蛋白、凝血功能、肝肾功能及电解质等检查，尤其对于将要接受中高危手术的重症冠心病患者，术前行股动脉超声，为术中、术后可能主动脉球囊反搏辅助治疗做好通路准备。

（2）阿司匹林。ESC 指南建议，对正在接受 DAPT 进行手术的患者时，推荐整个围术期继续服用阿司匹林。对于阿司匹林二级预防的患者（即心肌梗死病史、冠心病、冠脉支架术后、外周血管病、脑卒中、瓣膜置换术后）接受非心脏手术，不建议停用阿司匹林，但需注意平衡血栓和出血风险。对接受特定的闭腔手术（如脊髓、神经外科和眼科手术），酌情停用阿司匹林 5 d。

（3）合并高血压、糖尿病的冠心病患者。术前控制血压（BP）在 180/110 mmHg 以下，控制血糖及糖化血红蛋白（Hb）在正常范围。术前血糖控制不满意者，采用胰岛素滴定进行血糖精准控制。建议围术期血糖控制在 140~180 mg/dL（7.8~10.0 mmol/L）。β-受体阻滞剂、钙通道阻滞剂用至手术当日清晨。

（4）肌钙蛋白（hs-cTn）。根据患者接受手术种类、是否急诊或限期手术个体化处理。若相邻时间点（2~4 h），hs-cTn 变化 ≥20% 可认为是急性、进行性心肌损伤，需要暂缓手术。若 hs-cTn 变化 <20%，则为慢性、稳定性心脏疾病，可根据临床是否伴有缺血症状、ECG 改变、影像学证据等酌情考虑是否手术。若经过复查肌钙蛋白非但没有改善反而有升高趋势，需暂缓择期手术。

二、麻醉管理

（一）麻醉前准备

（1）无论采用何种麻醉方式，术前准备药物包括去甲肾上腺素、去氧肾上腺素/甲氧明、山莨菪碱、氯化钙、多巴胺、艾司洛尔、尼卡地平、硝酸甘油等。

（2）术前合并心律失常，麻醉前行血气分析，保证血钾、血镁及血钙正常范围。

（3）监测包括五导联心电图、指脉搏血氧饱和度（SpO_2）、有创动脉血压。

（4）心功能不全者可考虑先开放深静脉，并采用泵用注射器将相关血管活性药物连接于深静脉管后进行麻醉。

（5）预计麻醉诱导及术中风险较高者，可酌情预先经股动脉置入 IABP 鞘管，以备紧急 IABP 的应用。

（二）麻醉诱导及气管插管选择

对循环抑制较轻的药物，采用缓慢诱导的方式，如小剂量咪达唑仑、依托咪酯使患者入睡，之后给予中短效药物（阿曲库铵或罗库溴铵）及阿片类药物（芬太尼或舒芬太尼）。插管前可予气管内或静脉给予利多卡因（约 1 mg/kg）的方法来降低喉镜和气管内插管造成的刺激，也可适当应用 β 受体阻滞剂降低插管反应，避免长时间喉镜操作。若 BP 有下降趋势，可给予小剂量去甲肾上腺素或去氧肾上腺素等，保证 BP 下降不超过基础值20%。

（三）术中管理目标

（1）无论全麻还是椎管内麻醉，BP 维持在基础值 ±20% 范围内，或维持平均动脉压（MAP）75 ~ 95 mmHg

（2）保持心率（HR）在较低及正常范围内（50 ~ 80 次/分）。心功能不全者如缺血性心肌病伴发瓣膜关闭不全患者，根据术前心率酌情处理。

（3）保证正常灌注的基础上防止液体负荷过重。及时补充血液制品，保证 Hb 含量≥80 g/L，若合并心功能不全者，维持 Hb 含量≥100 g/L 以维持心肌氧供。

（4）维持患者术前体温在 36 ℃ 及以上，麻醉时间 >30 min 者，麻醉开始后采取体温保护措施，如充气加温或使用保温毯。

（5）全麻患者维持正常呼气末二氧化碳（$ETCO_2$），防止过度通气及二氧化碳（CO_2）蓄积，维持血钾、血镁、血钙在正常范围，防止低镁导致冠脉痉挛。

（四）术中血管活性药物应用

（1）当患者出现低 BP、HR 偏快时，静脉给予纯 α_1 受体兴奋剂去氧肾上腺素 20 ~ 100 μg［必要时持续输注 0.1 ~ 2 μg/（kg·min）］或甲氧明 2 ~ 5 mg［必要时持续输注 1.0 ~ 4.0 μg/（kg·min）］。

（2）若出现 BP 低并且 HR 无增快甚至偏低的情况，则选择去甲肾上腺素，剂量为 1 ~

30 μg/min 或按照 0.01 ~ 0.30 μg/（kg·min）泵注。当去甲肾上腺素效果不佳时，为避免大剂量应用的副作用，可协同加用血管加压素 1 ~ 4 U/h 或 0.01 ~ 0.06 U/min。

（3）若存在低心排，可选择正性肌力药多巴胺、肾上腺素，可与去甲肾上腺素联合使用。常用剂量为肾上腺素 0.01 ~ 0.1 μg/（kg·min），多巴胺 5 ~ 8 μg/（kg·min）。

（4）术中 ECG 出现特征性的 ST 上移或下降，并且无低血压状态，可使用硝酸甘油或钙通道阻滞剂。剂量：硝酸甘油 10 ~ 100 μg/min 或 0.1 ~ 4.0 μg/（kg·min）泵注；尼卡地平 5 ~ 15 mg/h 或 0.08 ~ 0.25 mg/min，地尔硫䓬 2 ~ 5 μg/（kg·min）。术中、术后严重高血压的治疗首选尼卡地平，若 BP 增高伴 HR 增快，可选用地尔硫䓬。

（五）避免低血压

术中监测除基本检测外，需要有创动脉压力监测，避免低血压处理滞后，同时可抽取动脉血行动脉血气分析，及时纠正内环境紊乱。重症及长时间的手术需要中心静脉置管，动态观察中心静脉压的变化，并通过中心静脉泵注血管活性药。可考虑使用微创血流动力学监测手段如 FloTrac、Most-Care 等监测。不推荐应用肺动脉导管（pulmonary artery catheter，PAC）监测心肌缺血，除非合并严重心功能不全接受高危手术的患者可酌情考虑。推荐术中经食管超声心动图（TEE）用于接收中、高危手术的全麻患者，对于不明原因的持续性的循环紊乱，建议采用 TEE 进行鉴别诊断。

（六）术中心肌缺血的紧急处理

术中 ECG 出现 ST 段压低或抬高超过 1 mm，T 波倒置和 R 波变化；TEE 发现新发的局部室壁运动异常均提示心肌缺血。紧急处理如下。

（1）存在低血压首先提升灌注压，必要时泵注升压药去甲肾上腺素和（或）去氧肾上腺素、甲氧明。

（2）若有 HR 增快，酌情采用 β 受体阻滞剂减慢 HR。

（3）采用钙通道阻滞药或硝酸甘油缓解冠脉痉挛。

（4）急查电解质排除低钾、低镁并即刻纠正至正常高限水平。

（5）若对血管活性药反应欠佳，建议紧急经股动脉建立主动脉球囊反搏术（IABP）辅助治疗。注意 IABP 禁忌证，如主动脉瓣膜关闭不全、主动脉窦瘤及主动脉夹层、下肢缺血改变等。

（七）尽快脱管

气管导管拔出术后尽可能早期脱管，防止气管导管及吸痰刺激引起的 BP 增高及 HR 增快而导致心肌缺血。苏醒前优化镇痛（如给予小剂量阿片类药物或经已有的硬膜外导管给予罗哌卡因），无呛咳状态下清理呼吸道分泌物，潮气量（VT）满意即拔除气管插管。若为明确诊断的缺血性心脏病患者，手术结束时不应给予新斯的明和阿托品拮抗肌松残留作用。若为危重冠心病患者，并且术中血流动力学波动较大者，可考虑监护下带气管导管转回监护病房，待患者呼吸循环功能稳定时拔除气管导管。

三、术后管理

（一）持续监测

术后持续监测，防止低血压。

（二）镇痛

镇痛要完善，提倡多模式镇痛，如硬膜外镇痛、神经阻滞、伤口局麻药浸润等，同时静脉或口服使用镇痛药辅助，慎用或禁用非甾体类抗炎药（non-steroid anti-inflam matory drug, NSAID）。

（三）抗血小板治疗

术前进行抗栓桥接的患者，术后尽可能在 24～72 h（最好 48 h 内）恢复双抗治疗。采用低分子肝素桥接者，术后继续低分子肝素治疗，术后 24～72 h 无活动性出血时，尽早恢复 DAPT，停用肝素。

（四）术后监测

术后 48～72 h 内每天测定肌钙蛋白数值。65 岁以上患者建议测定 B 型利钠肽（brain natriuretic peptide，BNP）及 N 末端 B 型利钠肽（NT-proBNP），必要时进行床旁心脏超声检查。

（五）心血管用药

术后尽早恢复术前相关心血管用药。

第二十五章 老年心力衰竭的治疗

由于老年人器官功能的自然衰退、各种老年慢性疾病长期的积累、多种共病、多重用药与老年综合征间的相互影响，各种社会环境和老年心理适应能力的下降，增加了老年 HF 患者的发病率与死亡率。老年 HF 患者的诊断、治疗、康复和长期管理与其他人群有不同之处。临床医生需要充分认识老年 HF 患者的临床特点、尽早诊断不典型 HF 患者、全面综合评估患者的总体状况、充分考虑个体化治疗方案的应用、密切监测病情变化，做到合理药物治疗、康复治疗及长期 HF 的综合管理。同时做好患者及家属的健康教育是提升老年 HF 患者的综合治疗水平的重要基础。

第一节 老年心力衰竭的临床表现

一、老年 HF 流行病学

近年来，随着冠状动脉粥样硬化性心脏病、高血压病等发病率的持续升高，HF 的发病率呈上升趋势，HF 的特点表现为发病率高，死亡率高，病情反复发作，且治疗费用不断攀升，占大多数发达国家年度卫生预算的 1%~2%。相关统计表明，在导致死亡的心血管疾病中 HF 排第三位，老年 HF 患者病死率比中青年患者高 4~8 倍，85 岁以上男性较 75~84 岁高 3 倍，而女性高 4 倍，高龄者预后最差。

老年人群中 HF 的患病率为 1.5%~2.0%。美国一项社区调查研究显示，发生 HF 的平均年龄是 76 岁，且近 50% 患者年龄超过 80 岁。Framinghan 研究显示，在 45~94 岁年龄段，年龄每增加 10 岁，HF 的发病率升高 2 倍，50 岁段患病率为 1%，65 岁以上人群可达 6%~10%，到 80 岁增加了 10 倍。在住院的 HF 患者中，约 80% 年龄在 65 岁以上。

在我国，随着人口老龄化趋势不断加快，老年 HF 的发病率日渐增加。我国 HF 流行病调查结果发现，HF 患者中 60 岁以上的患者占 50% 以上。HF 已成为老年患者住院的主要原因，占老年人群住院的 2%~5%，给老年人的生命健康带来极大的威胁，严重影响老年人的生活质量。此外，由于 HF 的发生、发展与年龄密切相关，老年人一旦发生 HF，便不可逆转且病情日渐加重，遇到诱因，病情急性加重危及生命。首次住院 HF 患者的再入院率很高，部分 HF 患者年住院次数达 10 次之上。

老年患者常伴有一些其他慢性疾病，HF 在老年人中的临床表现不典型，容易误诊或者漏诊，延迟了对高龄老年 HF 患者的治疗，影响了患者的预后和康复。随着医疗水平的提高，近年来 HF 患者的生存率有所提高，但预后仍然很差，HF 确诊后 5 年总体生存率为50% 左右，较部分常见的恶性肿瘤要低。

二、老年 HF 的病因和诱因

在临床上，能够导致中青年 HF 的病因，也可引起老年人 HF，如冠心病、心肌病、高血压性心脏病、肺源性心脏病、风湿性心脏病、休克和严重贫血等，但病因构成比不同，老年 HF 以冠心病、高血压性心脏病、肺源性心脏病多见。除此之外，老年特有心脏病如老年退行性心瓣膜病、老年传导束退化症及老年心脏淀粉样变等患病率及其心肌损害程度随增龄而增加，这是老年人 HF 不可忽视的病因。

（一）老年人 HF 病因的特点

①多种病因共存，多种因素的整合对心脏的影响更大，加重了病情的复杂性，使 HF 发展更迅速、病程更短、临床症状表现不明显。

②老年 HF 患者中两种或两种以上心脏病并存的检出率高达 65%，一种为主要原因，另一种促进发生发展。

③95% 的老年 HF 患者合并至少 1 种非心脏性疾病，且 55% 有 4 种甚至更多非心脏性并发症，最常见的为高血压、糖尿病和慢阻肺。

④老年人多病因性 HF 既可能是病因，也可能为诱因，诱发其他严重的致死性疾病。

（二）老年人 HF 常见的诱因

老年人 HF 的诱因与中青年人并无不同，能引起中青年人 HF 的诱因也能引起老年人 HF，但是在诱因程度上有差异。由于老年人心脏储备功能差和心脏病相对较重，对于中青年患者无关紧要的负荷就可诱发老年患者的 HF。因此，诱因对老年 HF 的影响比中青年患者更重要。

1. 感染

为常见诱因，很多老年患者患有慢性呼吸系统疾病，呼吸道感染是老年 HF 最常见、最重要的诱因。肺部感染，可能与肺淤血后清除呼吸道分泌物的能力下降有关。

2. 心律失常

各种类型的快速性心律失常以及严重缓慢性心律失常均可诱发 HF。最常见的为心房颤动。

3. 心肌缺血

多种原因导致的急性心肌缺血，均可诱发 HF 发作。最常见的有心绞痛、急性心肌梗死。

4. 肺栓塞

老年 HF 患者长期卧床，易产生血栓而发生肺栓塞，因右心室的血流动力学负荷增加而加重右心衰竭。

5. 药物影响

洋地黄过量、利尿剂过度、心脏抑制药物和抗心律失常药物及糖皮质激素类药物引起水钠潴留等。

6. 解质紊乱和酸碱平衡失调

电解质紊乱诱发 HF 最常见于低血钾、低血镁和低血钙，如酸中毒是诱发 HF 的常见诱因。

7. 贫血

铁缺乏为贫血最常见的原因，合并肾功能不全的老年人更容易出现贫血。

8. 其他

体力活动或情绪激动，输液过多或过快。新发 HF 的患者还应考虑是否存在甲状腺功能亢进和甲状腺功能减退。

三、老年 HF 的病理生理特点

老年人 HF 的病理生理同中青年患者，但因老年人的生理功能随年龄增加而减退，因此老年人发生 HF 时的病理生理改变有以下几方面特点。

（一）心输出量明显降低

正常情况下，随着年龄的增加心输出量呈下降趋势，30 岁后每增长 1 岁，心输出量减少1%，即使无 HF 的老年人心输出量也较中青年减少，发生 HF 时老年患者的心输出量较中青年患者减少的更明显。

（二）较易发生低氧血症

老年患者由于增龄性呼吸功能减退、低心输出、肺瘀血、肺通气/血流比例失调等原因容易出现低氧血症，即使轻度 HF 就可出现明显的低氧血症。

（三）对负荷的心率反应低下

老年人因窦房结等传导组织的退行性病变，患 HF 时心率可以不增快，即使在运动和发热等负荷情况下，心率增快也不明显。

四、老年 HF 的临床表现

老年人由于解剖和生理功能的改变及某些特殊原因，发生 HF 时临床表现极不典型，对老年患者应注意 HF 早期征象和非特异性症状，做到正确识别、尽早发现、及时治疗，才能使老年患者获益。

（一）症状

老年人 HF 时临床表现有如下特点。

1. 症状不典型

中青年 HF 患者多有活动后气促、夜间阵发性呼吸困难和端坐呼吸等典型表现，老年人即使处于中度 HF 可完全无症状。一旦存在某种诱因，则可发生重度 HF，危及生命。

2. 非特异性症状

（1）疲乏无力。许多老年人即使有 HF，活动时并不感到明显气短，而是感到极度疲倦、虚弱、双下肢沉重、不愿意行走等。

（2）阵发性呼吸困难。夜间阵发性呼吸困难常常是左心衰竭早期具有的特征性症状，但老年患者左心衰竭可表现为白天阵发性呼吸困难，尤其是餐后或体力活动后，其意义与夜间阵发性呼吸困难相同。

（3）大汗淋漓。尤其是不寻常的面颈部大汗淋漓，伴有口唇或面色青紫、喘息，往往是 HF 的现象。

（4）粉红色泡沫痰少见。老年重症肺水肿可有满肺湿啰音，常伴有神志障碍，但粉红色泡沫痰少见。

（5）慢性咳嗽。有些老年慢性 HF 患者，特别是单纯左心衰竭，主要症状是干咳，卧位性干咳，患者站立或坐位时不出现咳嗽，躺平后即出现干咳，白天轻，夜间重，说明肺部已明显充血或淤血。

（6）胃肠道症状明显。老年人 HF 时以恶心、呕吐、腹痛、腹胀、腹泻等肠道症状多见，多与肝、胃肠道淤血有关。

（7）味觉异常。有些老年 HF 患者可感觉到口腔异味，由此导致精神苦恼、食欲不振及不断饮水等，这种味觉异常可随症状较轻而消失。

（8）精神症状突出。有时以神志改变为首发症状。老年 HF 因有明显的低心输出量和低氧血症，使脑组织供血和供氧减少，导致明显的精神神经症状，主要表现淡漠、反应迟钝、神志不清、烦躁不安、焦虑或有恐惧感，有的甚至出现精神失常、嗜睡昏迷。有时误认为脑血管病。

（二）体征

较隐匿，易混淆，体征常因并存疾病所掩盖。

（1）心浊音界缩小。

（2）心尖冲动移位。

（3）心率未见加快。一般中青年 HF 时多伴有心率增快，老年人因心脏传导组织功能进行性减退，常有窦房结功能不全、窦性心动过缓等，加之平时活动较少，因而 HF 时心率并不加快，有的甚至表现为心动过缓。

（4）呼吸增快。潮式呼吸多见，老年 HF 患者由于低氧血症和循环时间延长，导致呼吸中枢缺氧，表现为潮式呼吸，常见于伴有脑血管病患者。

（5）发绀明显。老年 HF 患者嘴唇和指端发绀一般较中青年患者明显。

（6）肺部湿啰音。不一定是 HF，不仅见于非 HF 性疾病，而且也见于健康老年人，应结合其他表现综合判断。如湿啰音增多或范围扩大而且在利尿后减少或消失则对 HF 有诊断价值。

（7）胸腔积液。老年慢性 HF 患者可发生不同程度的胸腔积液，这与体静脉压升高和低蛋白血症有关。一般以双侧多见，右侧次之，左侧较少见。漏出液多见，也可出现渗出液，这可能是漏出液被部分吸收，使现存的液体相对浓缩所致，心源性胸腔积液可发生于典型HF 症状之前，容易误诊。

（8）骶部水肿。长期卧床和衰弱的老年人，全身静脉回流不畅或出现静脉淤血情况，发生右心衰竭时水肿首发于骶部而非下肢，老年人踝部水肿既见于 HF，也常见于活动少、长期静坐、慢性静脉功能不全、静脉张力的改变、皮肤弹性减退及低蛋白血症等，所以周围性水肿不是老年人 HF 的可靠体征。

（三）并发症

（1）心律失常。以窦性心动过缓和心房纤颤最多见，室性心律失常，房室传导阻滞亦为常见，这些心律失常可诱发或加重 HF。

（2）肾功能不全。由于低心输出量和利尿治疗，使肾脏供血减少，可引起尿少和肾前性氮质血症，心肾同时衰竭不仅增加了治疗的难度，而且增加了死亡率。

（3）水电解质及酸碱平衡失调。老年人的水、电解质及酸碱平衡等调节能力随增龄而降低，加之老年 HF 患者限盐、限水、食欲减退、继发性醛固酮增加及利尿剂等因素，易发生低钾、低镁、低钠、低氯等电解质紊乱；还可发生代谢性碱中毒和酸中毒，使病情恶化。

并发症的发生会加重 HF 的复杂性和难治性，必须及时识别、积极处理。

第二节　老年心力衰竭的治疗与综合管理

一、老年 HF 的治疗目标与原则

老年人 HF 的治疗目标是缓解症状、改善运动耐量、提高生活质量、减少并发症、促进早期康复、降低再住院率及死亡率。早期发现是治疗的关键，治疗应遵循个体化原则，动态评估患者伴随疾病的变化及相应合并用药的调整情况；定期监测和评估患者认知和肝肾功能及电解质；药物选择及辅助装置使用应权衡利弊；病情变化及时调整治疗方案。

二、老年慢性 HF 的治疗

（一）一般治疗

1. 基本病因治疗

有明确病因的采取针对性措施，高血压是导致慢性 HF 常见的病因，也是 HF 的诱因，是至今仍未被控制的主要危险因素。由于老年人常有心、脑、肾等动脉粥样硬化，需要较高的灌注压才能提供适当的血液供应，因而老年 HF 降压治疗应在患者能忍耐的情况下，尽可能降至 140/90 mmHg 以下。冠心病、瓣膜病导致的 HF，如果老年人不能耐受介入手术、瓣膜手术治疗，一定要规律用药改善心脏缺血情况，延缓疾病发展。肺心病 HF 重点是抗感染和改善通气、换气功能，而洋地黄作用有限。心室率缓慢的 HF 主要是提高心率，药物疗效不佳应安装起搏器。

2. 消除诱因

积极控制感染，特别是呼吸道感染。及时治疗心律失常，尤其是心房颤动伴快速心室率等。纠正贫血及电解质紊乱。预防静脉血栓，防止形成肺栓塞。

3. 改善生活方式

（1）充分休息。老年 HF 的急性期必须禁止行走，可以卧床休息、坐椅，但应鼓励在床上活动，以免发生压疮和形成静脉血栓。HF 控制（水肿消失、体重维持恒定）后，应逐渐开始活动。起初可上厕所，然后室内活动，最后上楼，逐渐增加活动量，以免再次诱发 HF。

（2）合理饮食。减少热量和脂肪摄入，增加水果和蔬菜。与中青年患者相比，老年人限钠不能太严格，因为老年人肾小管浓缩功能和钠重吸收功能减退，如同时使用利尿剂，限钠可诱发或加重低钠血症，故射血分数（EF）≥35% 老年患者一般不需限钠，尤其伴有低钠血症时。但 EF < 20% 和伴有肾功能不全者则需适当限钠（3 ~ 4 g/d）。过分限钠影响食欲，引起失水、低钠血症及醛固酮升高，反而加重水肿。但是，一般食品之外不应再增加钠盐。

（3）积极吸氧。老年人的轻度 HF 可有明显的低氧血症，应积极吸氧（2 ~ 4 L/min），肺心病患者应持续低流量给氧（1 ~ 2 L/min），烦躁的老年患者常需要面罩给氧。

（4）适当镇静。老年 HF 患者如伴有烦躁、定向力障碍等精神症状，应注意安全，床周加栏杆。烦躁不安者可用少量地西泮。

（5）改善睡眠障碍。合并睡眠呼吸暂停患者，可侧卧体位睡眠和考虑使用连续气道正压通气以增加 LVEF 和改善睡眠功能状态。

（6）加强健康教育与自我管理。对患者及家属施行健康教育，包括与 HF 相关的基础知识、药物知识、症状监控、饮食运动指导及改善生活方式等。同时，加强患者自我监测与管理能力，特别是每日体重和尿量变化、合理限制钠盐摄入。其次，提高药物依从性，减少不必要的非治疗性保健药物。

（二）老年慢性 HF 的治疗药物

1. 利尿剂

利尿剂是目前唯一充分缓解液体潴留的药物，是 HF 治疗的基石之一。有液体潴留的 HFrEF 患者，若无禁忌证推荐使用利尿剂缓解症状。利尿剂在应用时首选袢利尿剂，最常用呋塞米。噻嗪类利尿剂适用于伴轻度液体潴留的高血压患者，但痛风为禁忌证。新型排水利尿剂血管加压素 V_2 受体拮抗剂——托伐普坦，在袢利尿剂的基础上加用托伐普坦可增加尿量，改善症状，不激活肾素 - 血管紧张素 - 醛固酮系统（RAAS），不增加电解质紊乱及肾功能恶化的风险，对伴有低钠血症的老年患者是一种很好的选择。利尿剂应用时应注意从小剂量开始，逐渐增加剂量至尿量增加，密切观察患者症状、监测尿量及体重变化，根据情况及时调整剂量。用药期间监测患者血压、肾功能、电解质及尿酸，避免出现低血压、肾功能恶化、电解质丢失或高尿酸血症等。无液体潴留症状和体征及对某种利尿剂过敏或存在不良反应的患者应避免使用利尿剂。

利尿剂反应不佳或抵抗的处理：①增加袢利尿剂的剂量。②静脉推注联合持续静脉滴注：静脉持续和多次应用可避免因为袢利尿剂浓度下降引起的钠水重吸收。③ 2 种及以上利尿剂联合使用。④应用增加肾血流的药物，如小剂量多巴胺或重组人利钠肽。⑤常规利尿剂治疗效果不佳，伴低钠血症可加用托伐普坦。⑥超滤治疗或其他肾脏替代治疗。

2. 肾素–血管紧张素（RAS）受体拮抗剂

RAS 受体拮抗剂血管紧张素转化酶抑制剂（ACEI）和血管紧张素受体拮抗剂（ARB）可降低老年患者 HF 恶化再住院率和死亡率，适用有症状的 HFrEF 患者，如无禁忌证推荐初始小剂量应用 ACEI。对 ACEI 不耐受的 HFrEF 患者，推荐使用 ARB。另外，ACEI 可降低 HFpEF 患者发生心房颤动的风险。老年患者应密切监测直立性低血压、肾功能及高钾血症等不良反应。血肌酐 > 265.2 μmol/L（3 mg/dL）、血钾 > 5.5 mmol/L、症状性低血压（收缩压 < 90 mmHg）及主动脉瓣严重狭窄患者应慎用 ACEI 或 ARB。

3. 血管紧张素受体–脑啡肽酶抑制剂（ARNI）

ARNI 是一类作用于 RAAS 和脑啡肽酶的药物，其代表药物为沙库巴曲缬沙坦。在接受 ACEI、β 受体阻滞剂、MRA 治疗后仍有症状的患者建议使用 ARNI 作为 ACEI 的替代治疗。ARNI 可作为新诊断 HFrEF 患者的一线治疗用药。与 ACEI 类药物（如依那普利）相比，ARNI 可进一步降低急性 HF 稳定后患者 NT-proBNP 的水平，并提高所有年龄患者（包括 ≥75 岁人群）的生存率。对因 HF 恶化而住院的患者，出院前和出院后应用 ARNI 具有相似的安全结果。ARNI 在老年 HFrEF 患者具有良好的耐受性，在降低 HFrEF 患者的心血管死亡率方面显示出绝对优势。对应用 ACEI 类、β 受体阻滞剂及醛固酮受体拮抗剂后仍有症状的老年 HFrEF 患者推荐使用 ARNI 替代 ACEI 和 ARB 类药物，以降低 HF 患者住院风险及病死率，且必须在 ACEI 停用至少 36 小时后才可使用 ARNI。推荐起始剂量为 50 mg，2 次/日，每 2~4 周倍增 1 次，目标剂量 200 mg，2 次/日，血压偏低的老年患者应起始减量，根据血压水平、患者耐受程度进行个体化剂量调整。老年患者应警惕出现症状性低血压、高钾血症、肾功能恶化、血管神经性水肿等不良反应，ACEI 治疗期间血压太低的老年患者不宜使用 ARNI。开始使用 ARNI 的 1~2 周内或剂量滴定时，应注意监测患者肾功能和血钾。另外，使用 ARNI 治疗可能会升高老年患者 BNP 水平，但不影响 NT-proBNP 水平。

4. β 受体阻滞剂

HF 治疗的一线药物，老年 HF 患者获益明确。所有有 HFrEF 症状患者，如无禁忌证均应使用 β 受体阻滞剂（比索洛尔、卡维地洛或琥珀酸美托洛尔）以降低发病率和病死率。对有液体潴留患者可联合利尿剂。合并 COPD 和前列腺增生患者应选择高选择性 β₁ 受体阻滞剂。为避免心动过缓和低血压，治疗应从最低推荐剂量开始，滴定间隔时间不应少于两周，可适当延长达到目标剂量时间，目标剂量或最大可耐受剂量为患者静息心率 55~60 次/分时所使用的剂量。如增加剂量后出现容量负荷增加，应退回到原剂量同时加大利尿剂的用量。伴有支气管哮喘、二度以上房室传导阻滞或心率低于 50 次/分的患者应慎用或禁用。使用过程应监测患者血压、心率等，避免出现心动过缓、低血压和 HF 恶化等情况。老年人个体差异大，因此，β 受体阻滞剂的治疗特别要强调个体化。

5. 醛固酮受体拮抗剂（MRA）

MRA 可降低老年 HF 患者死亡率。对应用 ACEI 和 β 受体阻滞剂后依然有症状的中至重度老年 HF 患者（NYHA Ⅱ~Ⅳ级），心肌梗死后 LVEF < 40% 有症状或合并糖尿病患者推荐

使用螺内酯（20 mg/d）或依普利酮（25～50 mg/d）。同时必须满足肾小球滤过率 > 30 mL/min 和血钾 < 5 mmol/L 时才可使用。对高龄患者，MRA 治疗应密切随访，监测血压、血钾和肾功能，警惕高钾血症和肾功能恶化等不良反应。

6. 洋地黄类药物

洋地黄类药物可降低老年患者 HF 恶化再住院率，适用于标准治疗后仍有 HF 症状的 HFrEF 患者，尤其是伴快速心室率的心房颤动患者。二度及以上房室传导阻滞、病态窦房结功能障碍、预激综合征伴心房颤动或心房扑动及肥厚性心肌梗死等患者应避免使用。老年患者由于肝肾功能减退，有较高的洋地黄中毒风险，高龄或肾功能受损患者剂量减半，0.125 mg 每日或隔日 1 次，同时严密监测不良反应，包括心律失常及胃肠道反应等，定期监测洋地黄血药浓度（< 0.9 μg/L）。

7. 钠－葡萄糖共转运蛋白 2（SGLT-2）抑制剂

SGLT-2 抑制剂可增加肾小管中葡萄糖排泄，且具有利尿、降压作用，是治疗 HF 的新型药物。SGLT-2 抑制剂可有效降低 HF 患者死亡率，适用于 NYHA Ⅱ～Ⅳ级成年 HFrEF 患者，成为新四联的一线治疗。建议所有已接受 ACEI/ARNI、β 受体阻滞剂和 MRA 治疗的 HFrEF 患者使用 SGLT-2 抑制剂（达格列净或恩格列净），无论是否患有糖尿病，除非患者有禁忌证或不能耐受。使用过程中应监测患者血压、血糖及肾功能，避免出现低血压、酮症酸中毒、肾功能损伤等不良反应。SGLT-2 抑制剂可能与袢利尿剂相互作用，当两者在老年患者中合用时需要调整剂量。当患者出现低血容量或者酮症酸中毒时可临时停用 SGLT-2 抑制剂和利尿剂，并调整水电解质平衡，老年患者警惕泌尿生殖系统感染，对重度肾功能障碍、终末期肾病或需要透析的患者应禁用 SGLT-2 抑制剂。

8. 伊伐布雷定

在窦性心律 HF 患者中，伊伐布雷定降低心血管死亡率和 HF 住院率在老年组与成年组间无差异；不良事件发生率，如症状性心动过缓、无症状性心动过缓和光幻视亦无差异。对 NYHA Ⅱ～Ⅲ级，LVEF ≤ 35%，或已使用最大耐受剂量 ACEI、β 受体阻滞剂和 MRA 优化治疗后仍有症状，静息窦性心率 ≥ 70 次/分慢性 HF 患者，应考虑使用伊伐布雷定，起始剂量 2.5 mg，2 次/日，最大剂量 7.5 mg，2 次/日，根据心率调整剂量，控制静息心率 55～60 次/分。急性 HF、窦房结功能障碍、二度房室传导阻滞或治疗前静息心率 < 60 次/分患者应慎用伊伐布雷定。

9. 其他药物

①钙离子拮抗剂：非二氢吡啶类钙通道阻滞剂可延长心室充盈时间，提高钙离子处理能力，并降低老年人动脉僵硬度，可用于老年 HFpEF 患者的治疗。但钙通道拮抗剂（如地尔硫草和硝苯地平）可能由于其负性肌力作用而与 HFrEF 患者不良预后相关，应避免在老年 HFrEF 患者中使用。②扩血管类药物：扩血管类药物（如硝酸异山梨酯和肼屈嗪）可通过联合应用调节一氧化氮系统，并改善内皮功能，可考虑初始分开小剂量，逐渐加量至目标剂量，联合应用于无法使用 ACEI/ARB/ARNI 的有症状 HFrEF 患者。但由于联合治疗依从性较差，不良反应发生率较高，不建议 HFrEF 老年患者在标准治疗外常规联用此方案。③他汀类药物：他汀类药物由于对并发症如冠状动脉疾病、糖尿病和肾功能不全的影响，理论上

HFpEF 患者可获益。研究结果表明，他汀类药物可能减少心房颤动发生，降低 HFpEF 的风险，但对改善 HFrEF 患者的预后无明显作用。④心肌能量代谢药物：心肌细胞能量代谢药物对改善患者 HF 症状和心脏功能有一定作用。常用药物有曲美他嗪、辅酶 Q_{10}、辅酶 I、左卡尼汀、磷酸肌酸等。⑤新型可溶性多苷酸环化酶刺激剂——维立西呱：对改善 HFrEF 患者 HF 住院和心血管死亡复合终点有作用。对已接受 ACEI（或 ARNI）、β 受体阻滞剂和 MRA 治疗，但 HF 症状仍恶化的 NYHA Ⅱ～Ⅳ级患者应考虑使用维立西呱。

（三）老年慢性 HFrEF 的药物治疗

慢性 HFrEF 的治疗推荐路线见图 25-1，具体使用药物治疗见上述。

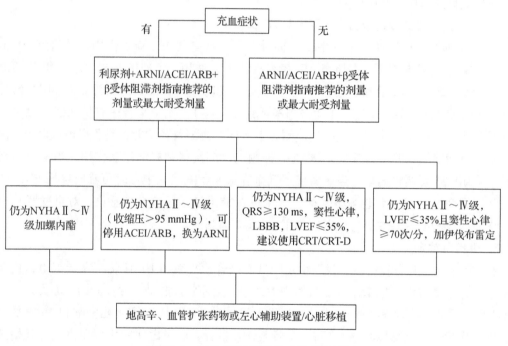

图 25-1　慢性 HFrEF 的治疗推荐路线图

（四）老年 HFmrEF 和 HFpEF 的药物治疗

因 HFmrEF 患者的临床特征与 HFrEF 患者的临床特征相似，可以考虑应用 ACEI、ARBs、MRAs、β 受体阻滞剂、沙库巴曲缬沙坦等药物以降低 HFmrEF 患者的住院和死亡风险。目前针对老年 HFpEF 患者的临床试验有限，治疗 HF 的传统药物未能证实可降低 HFpEF 的发病率和死亡率。针对 RAAS 的治疗（包括 ACEI、ARBs、MRAs）未能使 HFpEF 患者获益。与安慰剂相比，β 受体阻滞剂可降低 HFpEF 患者的全因死亡率和心血管死亡率。地高辛、伊伐布雷定、单硝酸异山梨酯等药物也未能改善 HFpEF 患者预后。而沙库巴曲缬沙坦则具有降低心血管事件风险的趋势。对老年 HFpEF 的治疗主要是积极的并发症管理、优化血压控制和容量状态。

三、运动康复

提高运动耐量是维持老年人独立生活能力的重要方法，合理的运动康复训练，可改善老年 HF 患者的心肺功能，提高其运动耐量和生活质量，改善预后。推荐 NYHA Ⅰ ~ Ⅲ 级的慢性 HF 患者（包括 HFrEF 和 HFpEF）进行合理的有氧运动。因老年患者机体功能退化，共病和并发症多，常合并肌少症、骨关节疾病、认知功能障碍等，其运动风险高于中青年。因此，老年患者进行运动康复前必须进行全面评估和运动风险分层，以指导个体化运动处方的制定和实施。运动形式以有氧运动为主，强调肌力训练和平衡协调训练，对改善老年患者肌少症和减少跌倒风险有重要作用。呼吸肌训练对老年慢性 HF 患者同样重要。当患者因危险分层较高、极高龄、长期卧床、失能、虚弱、无主观运动意愿等而进行主动运动受限时，运动康复应以被动康复为主。

四、老年 HF 的共病管理

（一）高血压

高血压是老年慢性 HF 最常见的病因，血压波动是 HF 加重和恶化的主要诱因之一。积极降压治疗可降低 HF 的发病率、预防或延缓 HF 的进程。合并 HF 的高血压患者推荐首选 ARNI、RAAS 阻滞剂（ACEI/ARB）和 β 受体阻滞剂控制血压，如血压控制不理想，可联用利尿剂、氨氯地平或非洛地平，建议将血压控制在 140/90 mmHg 以下，如能耐受可考虑 130/80 mmHg 以下。

（二）心房颤动

心房颤动是 HF 患者中最常见的心律失常，慢性 HF 合并心房颤动显著增加脑栓塞发生风险，而快速心房颤动可导致心功能进一步恶化，二者相互影响，形成恶性循环，导致患者住院率和死亡率增加。HF 合并心房颤动在老年患者中发生率更高，治疗上应积极寻找可纠正的诱因（如电解质紊乱、高血压、感染、缺氧、甲状腺功能异常等），治疗原发病，依据 CHA2S2-VAS 评估脑栓塞风险，依据 HES-BLED 评估出血风险，个体化制订诊疗方案，包括抗凝、控制心室率、维持窦性心律等。具体流程见图 25-2。

（三）糖尿病

糖尿病是 HF 的独立危险因素。SGLT-2 抑制剂可有效降低糖尿病合并心血管疾病患者的全因死亡率、心血管疾病死亡率及 HF 再住院风险，尤其是对于 ≥65 岁人群获益更大。见第二十章"心力衰竭合并内分泌代谢疾病的治疗"。

（四）认知障碍、焦虑抑郁、谵妄

80 岁以上的 HF 患者中约 1/3 合并认知功能障碍。谵妄在老年 HF 患者中更常见，其与老年患者死亡风险、住院周期相关。

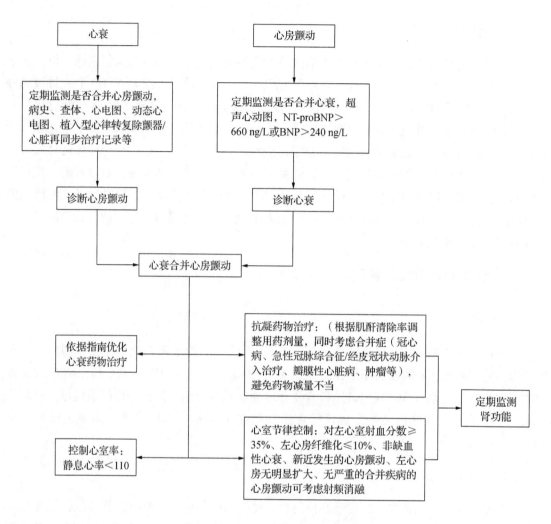

图 25-2　HF 合并房颤治疗路线图

（五）贫血

贫血见第十九章"心力衰竭合并贫血的治疗"。

（六）衰弱

衰弱的慢性 HF 患者其死亡风险、HF 再住院率及生活质量受损发生率更高。HF 再住院及老年人活动受限又可进一步加重衰弱。应及时评估和制订个体化治疗方案。

（七）营养不良

营养不良影响 HF 患者的预后，所有患者均应在住院期间接受营养风险评估。对存在营养风险的患者建议营养干预。

（八）多重用药

老年 HF 患者多病共存，大多数患者存在多重用药情况，会导致患者依从性降低，HF 恶化。因此，老年患者应尽可能简化用药方案，加强对 HF 症状、药物不良反应、肝肾功能、电解质等的监测。

五、中医治疗

见第九章"心力衰竭的辨证论治"。

六、综合管理

HF 是一种复杂的多病因、多机制、多种表现的心血管疾病综合征。对老年 HF 患者的管理不仅是发病期的管理，更要从 HF 加重的诱因、生活方式、药物治疗、康复、护理等多方面、多层次进行综合管理，做到预治结合，并贯穿住院前、住院中和出院后的医疗全过程。

七、转诊与随访

当各种诱因导致发生急性失代偿性 HF、病情恶化加重、生命体征不平稳时，需立即入院进行治疗。对于不具备心脏急救能力与重症监护条件的基层医疗卫生机构，患者需尽快转运至就近的大、中型医院。老年慢性 HF 患者需定期随访。建立患者档案，通过门诊随访、社区访视、电话网络家庭监测、可穿戴式设备远程监控等方式对患者进行病情随访、健康教育及运动康复指导。随访初始为 1~2 周 1 次，病情稳定后为 1~2 个月 1 次。随访内容包括评估患者的病情和用药情况，监测 HF 症状、NYHA 心功能分级、血压、心率、心律、体重、肾功能和电解质等，监测药物不良反应及用药依从性，对用药方案做出适当调整。同时，评估生活能力、认知功能、心理状态及饮食活动情况，指导规范的运动康复，在治疗基础病的同时控制 HF 诱因。

第二十六章　心力衰竭的护理

心力衰竭是各种病因所致心脏病的终末阶段，是慢性心血管疾病。在临床上除制定治疗措施外，护理也非常重要，正确的护理方式有利于病情稳定，防止病情急性加重。

第一节　心力衰竭的护理诊断与评估

一、识别心力衰竭患者

识别心力衰竭主要靠临床表现，主要临床表现有呼吸困难、乏力、咳嗽、咳痰、恶心、呕吐、纳差、腹胀、肝大、肢体水肿。急性心力衰竭突发严重呼吸困难、端坐呼吸、烦躁不安，并有恐惧感、呼吸频率加快、咳嗽并咳出粉红色泡沫痰、心率增快，是心内科急重症，容易出现心源性休克危及生命，正确判断病情的急缓，及时采取合理的护理措施，有利于疾病的治疗。

二、护理诊断

（1）相关疾病的病史，危险因素，本次发病的时间、诱因。
（2）临床症状及体征，实验室检查。
（3）自理能力，生活方式，饮食习惯。
（4）对疾病认识程度。

三、护理评估

（1）气体交换受损：与左心衰竭致肺循环淤血及肺部感染有关。
（2）心输出量减少：与心脏负荷增加有关。
（3）体液过多：与右心衰竭致体循环淤血、水钠潴留、低蛋白血症有关。
（4）活动耐力下降：与心排血量下降组织缺血、缺氧，四肢无力有关。
（5）皮肤完整性受损：与长时间卧床、水肿及营养不良有关。
（6）焦虑：与慢性病情、病情反复发作呈加重趋势、担心疾病预后有关。
（7）潜在并发症：心源性休克、呼吸道感染、下肢静脉血栓形成、洋地黄中毒、电解质紊乱。
（8）睡眠形态紊乱：与焦虑、躯体不适有关。
（9）营养失调：低于机体需要量，与长期食欲下降有关。
（10）知识缺乏：与认识能力有限有关。

（11）有便秘的危险：与活动减少有关。

第二节　心力衰竭的护理措施

一、护理目标

（1）患者呼吸困难明显改善，发绀消失，血气分析指标维持在正常指标。

（2）患者水肿、腹水减轻或消失。

（3）患者能说出限制最大活动量的指标，遵循活动计划，主诉活动耐力增加。

（4）患者皮肤完好，无压疮发生。

（5）患者焦虑程度减轻或消失。

（6）患者能叙述洋地黄中毒及水电解质紊乱的表现，一旦出现能及时反馈和初步控制。

二、护理措施

（一）一般护理

1. 生活起居

保持居住环境的清洁、舒适与安静，避免不必要的探视，作息规律，保证充足的睡眠。

2. 预防感冒

在感冒流行季节或气候骤变情况下，患者要减少外出，出门应戴口罩并适当增添衣服，少去人群密集之处。患者若发生呼吸道感染，则非常容易使病情急剧恶化。

3. 休息与活动

休息可减少心肌耗氧量和对交感神经的刺激，减轻心脏负荷。应根据心功能状况安排休息与活动：心功能Ⅰ级，可进行一般的体力活动，避免剧烈运动和重体力劳动；心功能Ⅱ级，稍事轻微活动，增加午睡时间，强调下午休息；心功能Ⅲ级，严格限制活动量，以卧床休息为宜；心功能Ⅳ级，严格卧床休息，患者采取坐位或半卧位。病情好转后，逐渐增加活动量，以防止长期卧床导致肌肉萎缩、静脉血栓形成、皮肤损伤及消化功能减退等不良反应。活动中如有呼吸困难、胸痛、心悸、疲劳等不适时，应立即停止活动，并以此作为限制最大活动量的指征。

4. 饮食护理

（1）限盐、限水，防止水液在体内潴留，导致心脏负担加重和水肿。轻度心衰，食盐<5克/日；中度心衰食盐在2.5～3克/日；重度心衰，食盐在1克/日；大剂量利尿的患者，盐的摄入量应<5克/日。严重心衰的患者24小时饮水量一般不超过600～800 mL，应尽量安排在白天间歇饮用，做到少量多次。应用排钾利尿剂时，应适量补充含钾丰富的食物并适当放宽对盐的限制。

（2）给予低热量、低动物脂肪、低胆固醇、适量蛋白质、富含维生素C、适量纤维素的食物。适当限制热量摄入，以减少心脏负担，病情严重的患者每日先摄取1000 kcal热量，病情缓解后给予1200~1500 kcal。由于心力衰竭患者胃肠道黏膜淤血水肿，消化功能减退，宜进食易消化食物且少量多餐，因进食过饱导致膈肌上抬，可加重患者呼吸困难，同时会增加心脏负担，诱发心力衰竭。

（3）对于有夜间阵发性呼吸困难的患者，可将晚饭提前。

（4）对于血浆蛋白低、发病与营养缺乏有关的患者，蛋白摄入应不低于1~1.5 g/（kg·d）。

（5）避免刺激性食物，避免产气食物，因为胃肠胀气会加重患者腹胀不适感。

（6）严格控制烟、酒，不喝浓茶或咖啡。因为酒精对心脏有抑制作用，可诱发心房纤颤。吸烟是导致缺血性心脏病的一个重要危险因素，应指导患者戒烟。

5. 保持大便通畅

应多吃富含纤维素的蔬菜和水果，进行腹部按摩，指导患者在床上使用便盆或在床边使用便椅排便，病情许可时让患者适当增加活动量，每日清晨给予蜂蜜20 mL加适量温开水饮服或遵医嘱应用缓泻剂，必要时给予开塞露塞肛、低压灌肠或人工取便。

6. 合理吸氧

有些心力衰竭主要表现为缺氧、呼吸困难，给予吸氧可缓解症状。一般患者可给予低流量2~5 L/min吸氧；肺心病心衰则要严格控制氧流量，防止高浓度氧对呼吸的抑制，一般给予1~2 L/min的氧流量持续吸入，急性肺水肿的患者给予高流量5~10 L/min，经25%~70%的乙醇湿化吸入，避免呼吸道干燥。病情特别严重者加压吸氧。吸氧过程中，保证吸氧管道的通畅，维持呼吸道的通畅。应观察吸氧后患者的呼吸频率、节律、深度的改变，随时评估呼吸困难改善的程度。

7. 加强皮肤、口腔护理

长期卧床患者应勤翻身，以防局部受压而发生皮肤破损。加强口腔护理，以防发生由于药物治疗引起菌群失调导致的口腔黏膜感染。

8. 控制静脉补液速度

以防诱发急性肺水肿，一般为每分钟1~1.5 mL（20~30滴）。静滴过程中保证液路通畅，防止药液外渗，引起周围组织坏死。

9. 体位

根据心功能不全的程度，协助患者采取不同体位。轻度心力衰竭为减轻夜间阵发性呼吸困难可采用头高位睡眠以减轻肺部淤血症状；严重心力衰竭采用半卧位或坐位；急性左心衰竭患者采用端坐卧位同时双下肢下垂，使回心血量减少，膈肌下降，胸腔容积扩大，肺活量增加。

（二）呼吸困难护理

（1）急性期半卧位或坐位卧床休息。

（2）氧气间断或持续吸入，氧流量2~4 L/min。

（3）遵医嘱使用抗心衰、抗感染药物，输液速度控制在20~30滴/分。

（4）密切观察呼吸困难和心衰改善情况。

（三）水肿护理

（1）嘱患者多卧床休息，抬高下肢。

（2）卧床患者要定时翻身，防止局部皮肤压疮。

（3）限盐饮食，控制水的摄入。定期测体重，记录 24 小时出入量，有腹水者每天测量腹围。

（4）使用利尿剂后要观察用药后效果及药物副作用，尿量多时进食含钾丰富的食物。

（四）病情观察

（1）严密监测患者的心律、心率、呼吸、血压及心电图的变化，建议住院患者应用床旁心电监护，便于随时观察。

（2）注意早期心力衰竭的临床表现：一旦出现劳力性呼吸困难或夜间阵发性呼吸困难、心率增加、乏力、头昏、失眠、烦躁、尿量减少等症状，应密切观察。如迅速发生极度烦躁不安、大汗淋漓、口唇青紫等表现，同时胸闷、咳嗽、呼吸困难、发绀、咳大量白色或粉红色泡沫痰，应警惕急性肺水肿发生，立即准备配合抢救。

（3）对于水肿患者，注意观察水肿消长的情况，每日监测体重，准确记录 24 小时出入水量。

（4）监测患者呼吸困难的程度、发绀情况、肺部啰音的变化以及血气分析和血氧饱和度的变化，根据缺氧轻重程度调节氧流量和给氧方式。

（5）定期监测水电解质变化及酸碱平衡情况：低钾血症可出现乏力、腹胀、心悸，心电图出现 U 波增高及心律失常，并可诱发洋地黄中毒。少数老年患者因肾功能减退，补钾过多而致高血钾，严重者可引起心脏骤停。低钠血症表现为乏力、食欲减退、恶心、呕吐、嗜睡等。

（6）观察患者的排便情况，必要时给予缓泻剂，避免患者用力诱发心力衰竭。

（五）用药护理

1. 洋地黄类药物

直接增强心肌收缩力，提高心排血量；兴奋迷走神经和增加心肌对乙酰胆碱作用的敏感性，使窦房结自律性降低，窦性心律减慢，同时使房室交界区的有效不应期延长，传导减慢。

（1）易导致洋地黄药物中毒的因素：洋地黄类药物治疗量与中毒剂量非常接近，同一剂量的药物，某些患者无中毒症状，而有些患者可发生严重中毒，除与个体差异有关外，还有一些因素易导致洋地黄药物中毒：电解质紊乱（如低钾、低镁、高钙）、酸中毒与缺氧、肝肾功能减退、严重心肌病变、甲状腺功能低下和老年人。一些药物与洋地黄有相互作用，也易引起洋地黄中毒。

（2）洋地黄中毒的临床表现：胃肠道反应：食欲不振最早出现，继以恶心、呕吐。中枢性神经系统表现：头痛、抑郁、无力、视力模糊、黄视或绿视等。心脏毒性：表现为各种类型的心律失常，如室性期前收缩、室性心动过速、房室传导阻滞等，严重的出现心脏停搏。血清地高辛浓度增加。

（3）对于使用洋地黄类药物的患者要注意：①给药前要仔细了解患者的基本临床资料如年龄、症状、体征、血电解质、肝肾功能、心电图表现、体重、脉搏、心率和心律（记录一分钟的脉率和心率）。②用药后，每天观察心力衰竭症状和体征改善情况，记录出入量，注意脉搏和心电图的变化。③观察是否出现洋地黄中毒的临床表现，每次给药前测量心率和心律，如果成人心率低于 60 次/分，儿童低于 100 次/分，或出现心律失常，高度警惕洋地黄中毒。④静脉应用洋地黄类药物时务必稀释后在心电监护的情况下缓慢静脉注射，随时观察患者的心率，如出现骤然下降或增快应停止用药。⑤识别易导致洋地黄药物中毒的因素，教育并鼓励患者自我监测，记录脉搏、尿量和体重变化。⑥严格按处方服药，最好在每日同一时间给药和服药，避免漏服或因漏服而加服。

（4）洋地黄中毒的处理：早期诊断十分重要。首先要立即停止使用洋地黄和利尿剂，识别和处理可能增加洋地黄中毒的情况；补充钾和镁盐，可口服或静脉给药；治疗心律失常，如出现快速心律失常可用苯妥英钠和利多卡因，如出现慢性心律失常可用阿托品，一般不需要临时起搏治疗。

2. 利尿剂的应用

心力衰竭时水、钠潴留导致肺水肿和（或）体循环淤血。利尿剂增进水、钠排除，同时有改善血流动力学作用，降低肺动脉阻力和肺毛细血管楔压，扩张静脉血管，降低前负荷，减轻体循环和肺循环的充血症状。长期使用利尿剂会引起各种电解质紊乱如低钾、低氯、低钠等；酸碱失衡如低钾、低氯性酸中毒；内分泌代谢紊乱如尿酸增高、血糖增高、脂质代谢紊乱等；胃肠道反应如恶心呕吐、腹痛、腹泻等；诱发和加重肝肾功能不全和其他不适，如耳聋、眩晕、皮疹等。

使用利尿剂的患者要注意以下几点。

（1）安排给药时间，以早晨或上午为宜，避免夜尿频多而影响患者的休息。向患者说明用药后会出现排尿次数和尿量增多，帮助患者做好相应的准备。

（2）静脉用速尿时要先稀释后再缓慢静脉注射。肌内注射要进行深部肌内注射。

（3）严格记录出入量、体重和水肿变化。每日测体重 1~2 次，判断利尿剂效果，每日尿量少于 500 mL，说明利尿无效，每日尿量大于 2000 mL，说明利尿效果好，同时体重也应减轻。尽可能保证每日测量时条件一致，如穿同样厚度的衣服等，测量体重可在晨起早饭前，排空大小便后。有腹水的患者测量腹围。

（4）密切观察有无电解质紊乱和酸碱失衡的症状。低钾时可出现恶心呕吐、腹胀、肌无力及心律失常；低钠时可出现肌无力、下肢痉挛、恶心呕吐；低钾、低氯性碱中毒可出现神志淡漠、呼吸浅慢等。出现低钾时鼓励患者多摄入含钾丰富的食物如橘子、香蕉、苹果、鱼、肉和青菜，必要时口服钾盐。用保钾利尿剂的患者应少食含钾丰富的食物。

（5）观察药物的其他毒副作用。注意药物的相互作用，特别是同时使用洋地黄类、多巴胺、ACEI（血管紧张素转换酶抑制剂）、抗心律失常药、阿司匹林、激素等。

（6）糖尿病、痛风患者观察是否有病情恶化。

3. β 受体阻滞剂

治疗心力衰竭的常规药物，作用是减慢心率，降低心肌耗氧，减少心律失常的发生，可改善心肌收缩性和射血分数，但不适用于有明显血流动力学障碍的患者。用药时从小剂量开始，逐步增加，注意患者静息心率不低于 50 次/分。注意观察患者的血压、血糖、心率的变化，患者有无支气管哮喘及心衰恶化、液体潴留等。

4. 血管扩张剂

应用此类药物是要注意观察血压及心率变化，随时调整静脉滴入的速度和剂量，当血压下降超过原有血压的 20% 或心率增加 20 次/分时应及时停药，告知患者在用药过程中，起床动作宜缓慢，以防发生体位性低血压。

（1）硝酸酯类。用药过程中要注意观察是否有头胀、头痛、恶心、心率加快、低血压等副作用，一旦出现以上反应需减量或停药。

（2）硝普钠。因为患者对此药的敏感性差异很大，在应用过程中要做到滴速调节的个性化。应用过程中要注意有无氰化物中毒。每次滴注的药液配制时间不宜过 4 小时，并需避光使用。症状缓解后停药时应逐渐减慢滴数，避免出现反跳现象。静脉注射时应单独使用一条静脉通路。

（3）血管紧张素转换酶抑制剂（ACEI）。应注意咳嗽、间质性肺炎、蛋白尿等副作用，注意监测血钾和肾功能。

三、运动指导

（一）制订活动计划

告诉患者运动训练的治疗作用，鼓励患者活动，但要根据心功能的分级安排活动量。6 min 步行试验也可以作为制订个体活动量计划的依据。

（二）活动过程中的监测

若患者在活动过程中有呼吸困难、胸痛、心悸、头晕、疲劳、大汗、面色苍白、低血压等情况应立即停止。

（三）活动过程中注意

活动时间与用药时间尽量错开，以避免血压下降的危险，避免运动中大量出汗。患者运动时应有人陪同，以确保安全。

（四）心衰稳定期，可建议患者打太极拳

四、心理指导

精神应激在心力衰竭的发病中起了重要作用，患者常因严重缺氧而有濒死感，紧张和焦虑可使心率加快，加重心脏负担，应加强床旁监护，给予精神安慰及心理支持，减轻焦虑，

以增加安全感，使患者保持情绪稳定，避免焦虑、抑郁、紧张及过度兴奋，以免诱发心衰。

（1）在治疗、护理过程中应以热情关怀的态度、真诚关注的表情，亲切和蔼的言语对待患者。

（2）抢救时沉着、稳重、严谨、有序，稳定患者的情绪。

（3）在患者病情稳定后，解释各种操作的目的、心衰发作的诱因，帮助患者客观地对待自己的病情，消除恐惧心理，树立战胜疾病的信心，积极配合治疗。

（4）做好家属的解释工作，使家属给予患者积极的支持，保持情绪的稳定，避免紧张焦虑情绪。

五、疾病有关知识的指导

（一）疾病预防指导

积极治疗原发病，控制血压、血糖、血脂。避免心衰加重的危险因素，如吸烟、饮酒。避免各种诱发因素，如过度劳累、情绪激动、输液过多过快等。育龄妇女应在医生的指导下决定是否可以妊娠和自然分娩。

（二）疾病知识指导

保持情绪稳定，积极配合治疗，患者宜摄入低热量、高蛋白、高维生素、低盐、易消化及不胀气的食物，避免刺激性的食物，每餐不宜过饱。

（三）根据心功能的状态进行体力活动锻炼

（四）用药指导与病情监测

告知患者及家属药物的名称、剂量、用法、作用与不良反应。严格按医嘱坚持服药，切忌自行更改或停用药物以免发生严重后果。注意药物的不良反应，记下服药感受，用药期间定期随访，以调整剂量，充分发挥药物的治疗作用。指导患者每天测量体重，教会患者及家属自测脉搏，脉搏必须数满1分钟，注意有无节律变化。当发现体重增加或症状恶化时应及时就诊。

六、中医特色治疗护理与技术指导

（一）辨证施护

给予中药汤剂及中成药，汤剂宜浓煎，每剂100 mL分上、下午服用。服药期间不宜进食辛辣刺激之品，以免影响药效。红参、西洋参宜另煎，宜上午服用。

（二）中成药

适用于慢性稳定期患者，宜饭后半小时服用，以减少胃黏膜的刺激，服药期间根据治疗药物服用注意事项、禁忌，做好饮食调整。

（三）中医特色治疗技术

心衰稳定期的患者可给予中药浴足、穴位贴敷、耳穴压豆、按摩、中药药膳等中医特色治疗技术。

1. 中药足浴

用具有一定功效的中药煎汤泡脚，可改善血液循环，促进全身气血畅通。

足浴药物以益气通络、活血安神为主：党参、黄芪、丹参、赤芍、泽兰、王不留行、当归、牛膝、川芎、石菖蒲、磁石、石决明、桑枝、鸡血藤、香附、夜交藤、百合各 10 克。以上药物煎汤代水或加水稀释后泡脚。

注意事项：①足浴最好用较深、底部面积较大的木质水桶，能让双脚舒服地平放进去，而且要让水一直浸泡到小腿。②水温在 40 摄氏度左右比较适宜。③糖尿病患者水温不宜过高，防止烫伤，局部皮肤损伤时不宜足浴。④足浴时间不能太长，最多 30 分钟，否则会造成身体其他部位相对缺血。⑤饭后半小时内不宜进行足浴，因会影响胃部血液的供给，一般选在晚上睡前进行。⑥足浴后可进行点按脚底，但应避免受凉。

2. 耳穴压豆

王不留行籽敷贴在 0.8 cm×0.8 cm 的胶布上，轻揉双侧耳郭 4 分钟，然后用 75% 酒精消毒耳郭后，将王不留行籽用胶布贴压在双侧耳穴上，每天按压 5 次（9：00、12：00、15：00、16：00、21：00），每次按压 1 分钟，按压程度以轻微胀痛为度，每隔 3 天换药 1 次，取穴：脾、胃、小肠、大肠、三焦、内分泌、便秘点。

3. 中药敷脐

具体操作：将吴茱萸、干姜、肉桂、小茴香、木香、山奈，研细末，加适量陈醋调和制成直径为 2 cm 的药饼敷于天枢（双侧）、关元穴上，用纱布、胶布固定，隔日更换 1 次。

4. 按摩

（1）捏腋前。方法：将一手拇指放在对侧腋前，其余 4 指放在腋窝下，对合用力捏拿腋前肌肉 0.5～1 分钟，双侧交替进行。功效：活血通络，疏经止痛。

（2）摩揉膻中穴。方法：将右手掌掌根紧贴膻中穴（位于两乳头连线正中），适当用力顺时针、逆时针按摩 0.5～1 分钟，以局都发热为佳。功效：宽胸理气，清心除烦。

（3）团摩上腹。方法：将左手掌心叠放在右手背上，右手掌心放在上腹部，适当用力做顺时针环形摩动 0.5～1 分钟，以上腹部发热为佳。功效：宽胸理气，健脾和胃。

（4）分推肋下。方法：将双手四指并拢，分别放在同侧剑突（胸部正中骨头的下端）旁，沿季肋（胸腔下线）分推 0.5～1 分钟。功效：调中和胃，理气止痛。

（5）合按内关穴、外关穴。方法：将一手的中指和拇指放在另手的内关穴（位于手掌侧腕横纹正中直上 2 横指，两筋之间）和外关穴（位于手背侧腕横纹正中直上 2 横指，与内关穴相对）上，两指对合用力按压 0.5～1 分钟，双手交替进行。功效：安神镇静，和胃理气。

5. 中药药膳

（1）洋参益心蜜膏。西洋参 30 g、麦冬 150 g、龙眼肉 250 g、炒酸枣仁 120 g，水煎 3 遍，合并滤液，浓缩，兑适量炼蜜收膏。每日早晚各服 15～30 g。适用于心阴不足症见心悸心烦、失眠多梦、口干咽燥者。

（2）人参养心茶。人参 3 g、炒酸枣仁 15 g、茯神 9 g、陈皮 3 g，炖汤，代茶饮，或开水冲泡，代茶饮。适用于心气不足症见心悸气短、疲乏无力者。

（3）桂姜人参粥。桂枝 6 g、干姜 6 g、人参 3 g、大枣 8 枚，煎煮，沸后改文火煎成浓汁，与粳米 100 g、红糖适量共煮成粥，早晚分 2 次服食。适用于心阳不振症见心悸气短、神疲乏力、形寒肢冷者。

（4）玉竹速溶饮。玉竹 250 g，洗净，先以冷水泡发后，加水适量煎煮，每 20 分钟取药液 1 次，加水再煎，共煎 3 次，合并煎液，以文火煎煮浓缩，到黏稠将要干锅时，停火，待温，拌入干燥的绵白糖 300 g，把煎液吸净、混匀、晒干、压碎、装瓶备用。每日服 3 次，每次 10 g，以开水冲化顿服。适用于一般慢性心力衰竭患者。

（5）苓桂术甘粥。茯苓 15 g、白术 6 g、桂枝 6 g、冬瓜皮 20 g、白芍 10 g、甘草 6 g、干姜 6 g、粳米 50 g。将茯苓、白术、冬瓜皮、桂枝、白芍、甘草、干姜煎汁，共煎 3 次，去渣取汁，与淘洗干净的粳米共煮成粥，缓缓饮用。常服此粥，心衰脚肿、气短心悸症状可得改善。

（6）参姜鸡汤：人参 3 g、生姜 6 g、鸡蛋 1 个。将人参及生姜切碎，入锅中，加水煎煮至 150 毫升，去渣待沸腾时，将蛋清加入药液中，调匀，空腹饮用。常食之对于以下肢水肿为主的心肾阳虚的右心衰患者，有一定益处。

七、预防并发症的发生

（一）吸道感染

保持室内空气流通，每日开窗通风两次，避免阵风，寒冷天气注意保暖，长期卧床者鼓励翻身，预防压疮，协助拍背，以防发生呼吸道感染和坠积性肺炎。

（二）血栓形成

由于长期卧床，使用利尿剂引起的血流动力学改变，使下肢静脉易形成血栓。应鼓励患者在床上活动下肢和做下肢肌肉收缩运动，协助患者做下肢肌肉按摩。用温水浸泡下肢以加速血液循环，减少静脉血栓形成。当患者肢体远端出现局部肿胀时，提示已发生静脉血栓。

八、健康指导

（1）积极治疗原发病，避免诱因，如呼吸道感染、情绪激动、劳累、饮食过咸等。

（2）合理安排休息，保证充足睡眠，恢复期活动以不引起心慌、气促为宜。

（3）嘱咐患者严格按医嘱服药，定期复查，以便及时调整用药。

（4）教会患者观察药物的副作用，预防并发症。缓慢更换体位预防直立性低血压；如感乏力明显应警惕低钾血症；学会监测脉搏，注意有无脉律的变化，服洋地黄类药物前必须数脉搏，如脉搏 <60 次/分或有恶心、呕吐、视力模糊、黄绿视等，不得服药，并立即赴医院就医。

第三节　急性左心衰竭的治疗和护理

急性左心衰竭主要表现为急性肺水肿，是心内科常见的急危重症，应积极迅速抢救、加强护理，做好医护配合。

一、一般处理

（一）体位

使患者取坐位或半坐位，两腿下垂，减少静脉回心血流。也可用止血带结扎四肢，每隔15 分钟轮流放松一个肢体以减少静脉回流，减轻肺水肿。

（二）迅速有效的纠正缺氧

一般用鼻导管或面罩给予高流量氧气，5~6 L/min，维持血氧饱和度95% 以上。氧气可通过加入适量50%~75% 乙醇的湿化瓶或使用有机硅消泡剂，可使泡沫的表面张力下降而破裂，有利于肺泡通气功能改善。病情严重者应给予面罩加压给氧，如动脉氧分压仍不能维持在60 mmHg 以上，应气管内插管机械辅助呼气末正压呼吸（PEEP），以增加肺的功能残气量，减轻肺泡萎陷并可抑制静脉回流。注意因胸腔正压而引起右心室搏出血量减少而致左心排血量降低和低血压。

（三）迅速建立静脉通道

保证静脉给药和采集电解质、肾功能等血标本。尽快送检血气标本。用药过程中避免输液过多、过快。

（四）心电图、血压等监测

以随时处理可能存在的各种严重的心律失常。

（五）心理护理

减轻患者的焦虑、烦躁，积极配合治疗。

二、用药护理

（一）吗啡

吗啡是治疗急性肺水肿有效的药物，不论何种原因引起的肺水肿均可及早给药。吗啡减弱中枢交感冲动而扩张外周动脉和小动脉；其镇静作用又可减轻患者的烦躁不安。一般 3 ~ 5 mg 静脉推注，于 3 分钟内推完，需要时可在首剂量后 15 ~ 20 分钟重复一次，共 2 ~ 3 次，年老体弱者应减量。用药后严密监测病情变化，呼吸困难缓解、焦虑减轻说明病情缓解。以后可 5 ~ 10 mg 皮下注射或肌内注射每 3 ~ 4 小时一次。吗啡的副作用有呼吸抑制、低血压、恶心、呕吐，有脑出血、神志障碍、慢性肺部疾患的患者禁用，出现呼吸抑制时用吗啡的拮抗剂纳洛酮 0.4 ~ 1 mg 拮抗。

（二）快速利尿

呋塞米（速尿）20 ~ 40 mg 静推，于 2 分钟内推完，10 分钟内起效，可持续 3 ~ 4 小时，4 小时后可重复一次。呋塞米除有利尿作用外，还可扩张静脉，有利于消除肺水肿。注意利尿过度引起的低血钾，血容量急剧降低引起的休克。

（三）血管扩张药

简便急救治疗可先舌下含服硝酸甘油 0.5 mg，5 ~ 10 分钟后可重复给药一次。若疗效不明显可改为静脉滴注血管扩张药，常用制剂有硝酸甘油、硝普钠、酚妥拉明等。若应用血管扩张药过程中血压 < 90/40 mmHg，可加用多巴胺以维持血压，并酌减血管扩张药用量或滴速。

（四）洋地黄制剂

常首选毛花苷 C（西地兰），近期无用药史者，0.4 ~ 0.6 mg 稀释后缓慢静脉注射。洋地黄对压力负荷过重的心源性肺水肿治疗效果好，如主动脉狭窄、高血压等。适用于伴有快速心房颤动的二尖瓣狭窄急性肺水肿患者。快速型房颤或室上性心动过速所致左房衰竭应首选毛花苷 C，也可酌用 β 受体阻滞药。

（五）氨茶碱

对解除支气管痉挛有特效。心源性哮喘和支气管哮喘不易鉴别时可应用。除扩张支气管外，氨茶碱具有正性肌力作用、外周血管扩张作用和利尿作用。常用 0.25 g 用葡萄糖水稀释后静脉推注，10 分钟推完，然后用 0.5 mg/(kg·h) 维持。12 小时后减至 0.1 mg/(kg·h)。

（六）病因和诱因的处理

急性症状缓解后应尽快明确病因和诱因，如急性心梗、快速性心律失常、输液过多、感染等，避免过度劳累、情绪激动。

第二十七章　心力衰竭的康复治疗

第一节　心力衰竭的西医康复

心脏康复是通过综合性的康复医疗，消除因心脏疾病引起的体力和心理的限制，减轻症状，提高功能水平，达到全身较佳的功能状态，使患者在身体、精神、执业和社会活动等方面恢复正常和接近正常。

1964年世界卫生组织（WHO）对心脏康复的定义：确保心脏病患者获得最佳的体力、精神、社会功能的所有方法的总和，以便患者通过自己的努力在社会上尽可能恢复正常的功能，过主动的生活。

心脏康复内容包括：医学评估、运动训练、心理咨询、营养咨询、健康教育及危险因素控制等方面的综合医疗，其中运动训练也称为运动康复，是心脏康复的基石，因此，称为以运动为核心的心脏康复。

对于慢性心力衰竭（HF）而言，20世纪70年代中期之前，由于医师认为运动试验会加重患者的症状，并有可能使心室功能恶化、诱发严重心律失常和心脏停搏，因此并没有将运动试验常规应用于HF患者，采用运动训练治疗HF一直没有积极开展，直到20世纪70年代后期，开始有研究表明了HF患者进行运动试验和训练的安全性。心衰患者运动康复经历了由禁忌到质疑，再到目前各大指南强力推荐这三个阶段。

HF-ACTION（heart failure and a controlled trial investigating outcomes of exercise training）研究、ExTra MATCH及Cochran等多项荟萃分析结果均为HF的运动康复提供有力的循证医学依据，证明其安全性与有效性。大量研究表明，以运动为核心的心脏康复（cardiac rehabilitation，CR）可以显著改善慢性心衰（包括HFrEF和HFpEF）患者的运动耐力，提高生活质量，改善抑郁情绪，降低病死率和再住院率，对左心室重构及舒张功能也有改善作用，除此之外，还能改善临床预后，合理控制医疗成本。应推荐心衰患者进行有规律的有氧运动，以改善症状、提高活动耐量、降低心衰住院风险。

心脏康复的短期目标：控制心脏症状、改善心脏功能状态、限制由心脏疾病产生的心理和生理的不利影响、促进心理和执业回归。

长期目标：改变心脏疾病的自然发展过程，从而降低死亡率和再住院率。

心脏康复方案由多学科合作的团队完成，团队由临床心血管医师、康复师、护士、技师、营养师和心理治疗师组成。

一、医学评估

评估是心脏康复的前提，以助于了解患者的整体状态、危险分层以及影响疗效和预后的各种因素，为患者制定个体化的优化治疗策略，实现心衰的全面、全程管理。

评估时间包括 5 个时间点，分别为：初始基线评估，每次运动治疗前评估，针对新发或异常体征/症状的紧急评估，心脏康复治疗周期中每 30 天再评估及结局评估。

（一）评估内容

1. 病史采集

通过问诊，了解并记录患者的主诉及其他症状；心血管疾病病史和相关病史；是否有高血压、糖尿病、血脂异常、烟酒等危险因素情况；药物及非药物治疗情况，服药依从性和药物不良反应；平素运动水平、工作状况及个人、社会心理情况等。

2. 生命体征和生化检测

通过测量患者的生命体征及血生化指标，了解患者病情是否平稳。其中心肌损伤标记物及 BNP 或 NT-proBNP 水平有助于评估其严重程度及预后。

3. 功能学检查

通过心电图、X 线胸片、超声心动图、运动负荷试验及其他徒手评定方法等，必要时行冠状动脉造影或 CT 成像，主要了解心脏结构和收缩舒张功能、心电活动、心肺储备功能、潜在的心血管风险、肌力和肌肉耐力、柔韧性、平衡性、协调性等。

为了实现安全有效的运动康复，运动负荷试验是重要的评估手段。运动负荷试验有多种，慢性心衰患者应根据病史、心功能和运动能力选择不同的运动负荷方案，包括低水平、症状限制性运动负荷试验。选择由简单到复杂，包括 2 min 踏步、6 min 步行试验（6 minutes walking test，6MWT）、运动平板、心肺运动试验（cardiac pulmonary exercise test，CPET）等。CPET 被认为是评估心肺功能的金标准。

（二）有氧运动能力评估

心肺运动试验。CPET 被认为是在心脏康复方案中，心肺储备功能及运动耐力评估的重要手段，也是制定运动处方的重要依据，CPET 是应用呼吸气体代谢监测技术、计算机技术和平板或踏车运动技术，实时性动态地监测在不同负荷条件下，机体氧耗量和二氧化碳排出量等气体代谢指标，通气参数，心电图及心搏出量的动态变化，客观定量评价心肺功能的一种无创性技术。

（1）CPET 原理：CPET 是基于内呼吸与外呼吸耦联原理，通过肺通气（吸进 O_2，呼出 CO_2）、肺与血液 O_2 和 CO_2 交换（外呼吸）、O_2 和 CO_2 通过血液转运、毛细血管与周围肌肉组织细胞进行 O_2 和 CO_2 交换（内呼吸）四个过程完成。CPET 可发现运动状态下外呼吸与内呼吸的异常，而这些异常在静息状态下不易被发现。

（2）运动模式：临床常用运动模式有踏车或运动平板两种，踏车的峰值氧耗量（peak oxygen uptake，peak VO_2）平均低于运动平板的 peak VO_2 的 10%~20%（表 27-1），基于踏车的安全与方便性，临床多选用踏车的运动模式。

表 27-1　运动模式的比较

	踏车运动	平板运动
peak VO_2	较低	较高
腿部肌肉疲劳	经常受限	较少受限
功率定量	是	估计
肥胖患者承受重量	少	多
噪声等影响	少	多
安全问题	少	多

临床运动模式采用分级递增运动方案，常用的是 Bruce 和 Ramp 运动方案。

（3）CPET 的适应证与禁忌证（表 27-2）：用于健康人群、运动员心肺储备功能的评估，用于心血管患者直接评定心脏功能和运动安全性，心血管疾病患者的临床症状需稳定在 2 周以上。

表 27-2　CPET 禁忌证

绝对禁忌证（absolute contraindication）	相对禁忌证（relative contraindication）
①急性心肌梗死（2 天内）	①左冠状动脉主干狭窄
②不稳定型心绞痛	②中 - 重度主动脉瓣狭窄伴有不确定的相关症状
③导致血流动力学不稳定的心律失常	③未控制心室率的快速心律失常
④急性心内膜炎	④获得性的高度或完全房室传导阻滞
⑤严重的主动脉缩窄	⑤伴有严重左室流出道跨瓣压差的肥厚型梗阻性心肌病
⑥失代偿的 HF	⑥近期脑卒中或短暂脑缺血
⑦急性肺动脉血栓形成或肺栓塞或深静脉血栓形成	⑦不能合作的脑功能障碍者
⑧急性心肌炎或心包炎	⑧血压 > 200/110 mmHg
⑨急性主动脉夹层形成	⑨身体状况未得以纠正，如严重贫血、重要的电解质紊乱和甲状腺功能亢进
⑩残疾人不能胜任运动试验或有安全隐患	

（4）受试者医疗评估与指导

①受试者在运动试验前 3 小时不进食、禁烟，受试者着装合理。

②试验前须了解患者病史、并存疾病、心血管危险因素。体格检查重点检查心肺及骨骼

心力衰竭诊疗学

肌肉系统；辅助检查包括心肌损伤标志物、D－二聚体、12 导联心电图、超声心动图、下肢血管彩超、冠状动脉造影或 CTA 等，判断有无运动禁忌证。了解患者用药情况、有无运动诱发心绞痛及运动耐力情况。高危患者识别：对较高风险的患者，如近期发生心肌梗死、HF、心律失常的患者，详细体格检查并了解病史、服药（特别是 β 受体阻滞剂）、习惯活动水平、有无心绞痛或其他运动诱发的症状；测量血压、身高、体重。医师须向患者介绍 CPET 程序及正确执行的方法，患者对运动试验过程和运动用力程度的理解，对运动试验完成的质量很有帮助，签知情同意书。

试验过程中鼓励患者做最大努力，但也可随时停下，提醒患者与运动相关的风险，告知患者如果有胸部窘迫感或腿痛等不适时，请指出不适部位，感到胸部窘迫时可自行停止运动；若医务人员发现患者有严重异常情况立即停止运动。

向患者讲解 Borg scale 自感劳累分级表（rating perceived exertion，RPE）（表 27-3）和呼吸困难分级表（表 27-4）。

表 27-3　Borg scale 自感劳累分级表（RPE）

0～10 级表		6～20 级表	
级别	疲劳感觉	级别	疲劳感觉
0	没有	6	
0.5	非常轻	7	非常轻
1	很轻	8	
2	轻	9	很轻
3	中度	10	
4	稍微累	11	轻
5	累	12	
6		13	稍微累
7	很累	14	
8		15	累
9	非常累	16	
10	最累	17	很累
		18	
		19	非常累
		20	

引自：MAHIER D，FROELICHER V，MILLER N H，et al. American college of sports medicine's guidelines for exercise testing and prescription. Baltimore：Williams & Wilkins，1995，5.

表 27-4　呼吸困难分级表

0~10 级表		10~20 级表	
级别	呼吸困难程度	级别	呼吸困难程度
0	没有	10	没有
0.5	非常非常轻	11.5	非常非常轻
2	很轻	12	很轻
3	轻度	13	轻度
4	中度	14	中度
5	稍微重	15	稍微重
6		16	
7	很重	17	很重
8		18	
9		19	
10	非常非常重	20	非常非常重

引自：中国康复医学会心血管病预防与康复专业委员会．慢性心力衰竭心脏康复中国专家共识［J］．中华内科杂志，2020，59（12）：942-952．

（5）终止运动指征

运动试验分极量、亚极量，症状限制性运动试验，可以采用运动平板及踏车运动方式，基于安全性考虑，建议 CHF 患者采用踏车症状限制性运动试验或亚极量运动试验。运动试验方案应个体化，递增负荷量应小，运动试验总的持续时间应保持在 8~12 分钟（表 27-5）。

表 27-5　终止运动指征

绝对指征（absolute indications for terminating exercise test）	相对指征（relative indications for terminating exercise test）
①EKG 示 ST 段抬高 >1.0 mm，但是无既往心肌梗死产生的病理性 Q 波（aVR、aVL 和 V_1 导联除外） ②随功率递增，血压下降 >10 mmHg，同时伴有其他缺血证据 ③中度到严重心绞痛发作 ④中枢神经系统症状（如共济失调、眩晕、晕厥前兆） ⑤低灌注表现（发绀或苍白） ⑥持续室性心动过速或其他可能导致运动心排血量异常的心律失常，如 Ⅱ~Ⅲ度房室传导阻滞 ⑦存在 EKG 和血压监测困难 ⑧运动试验者要求停止运动	①可疑心肌缺血患者心电图示 J 点后 60~80 ms ST 段水平压低或下斜型压低 >2 mm ②随功率递增，血压下降 >10 mmHg，但无其他缺血证据 ③进行性胸痛 ④出现严重疲乏、气促、喘鸣音、下肢痉挛或间歇跛行 ⑤非持续性室性心动过速的心律失常（可能演变为复杂的且影响血流动力学的心律失常），如多源室性期前收缩、室性期前收缩三联律、室上性心动过速、心动过缓 ⑥运动中血压过度升高，SBP >250 mmHg，DBP >115 mmHg ⑦运动诱发束支传导阻滞未能与室性心动过速鉴别

（6）CPET 急救措施与安全管理

医师须现场督导运动试验，由接受正规培训并且能够提供合适证书的卫生专业人员可以执行运动试验。①患者准备充分。②设备管理［每周维护 1 次，包括设备与药品（尤其抢救设备及药物）］。③运动监测：A. 血压监测（每 3 分钟测一次），心电图实时监测，SPO$_2$ 实时监测。B. 及时正确判断患者症状与反应。C. 正确把握运动终止指征。④一旦发生并发症（表 27-6）抢救措施应及时正确，运动试验施行者应经过正规培训，对运动生理和心电监测具备丰富的知识，掌握心肺复苏技能，包括电除颤、药物治疗。CPET 可能出现的并发症见表 27-6。

表 27-6　CPET 可能出现的并发症

心脏性	非心脏性	其他
心动过缓或心动过速	肌肉骨骼创伤	极度疲乏有时持续数天，眩晕，身体疼痛
急性冠脉综合征	软组织伤	
HF		
低血压、晕厥、休克		
死亡（很少见，发生率约 1/10 000 例）		

（7）CPET 的关键指标及意义

①峰值耗氧量（peak oxygen uptake，peak VO$_2$，or maximal oxygen uptake，VO$_{2max}$）：是指人体在极量运动时最大耗氧能力，它也代表人体供氧能力的极限水平，即当功率增加，VO$_2$ 不增加形成的平台。实测中，有的受试者不能维持功率继续增加而达到最大运动状态，没有平台出现，这种情况被称为 peak VO$_2$，通常以 peak VO$_2$ 代替 VO$_{2max}$。Peak VO$_2$ 的单位为 mL/（kg·min）。②无氧代谢阈值（anaerobic threshold，AT）：是指机体随着运动负荷的增加，有氧代谢不能满足全身组织的能量需求，组织须通过无氧代谢提供更多能量，这时血乳酸开始升高、血 pH 开始下降，此时的临界点称为 AT，也称为通气阈（ventilatory threshold，VT）、乳酸阈。AT 正常值大于 40% peak VO$_2$，一般相当于 50%~65% peak VO$_2$，60%~70% peak 心率（HR），强度相当于轻中度与中高强度之间的亚极量运动强度。影响因素基本同 peak VO$_2$，此外还受基因、长期有氧训练影响。超过 AT 之后，随着运动负荷的增加，乳酸持续增加，体内的碳酸盐不能足够中和运动诱导的酸中毒，此时，肺通气超过了 VCO$_2$ 的产生，导致呼吸性碱中毒。③氧脉搏（oxygen pulse）：反映每搏量随运动负荷增加氧的时相性反应，对可疑心肌缺血患者具有诊断价值。④峰值呼吸交换率（peak RER）：是判断运动用力程度最佳的无创指标。⑤氧摄取效率斜率（oxygen uptake efficiency slope，OUSE）：反映运动中氧的摄取及运送至机体的效率。OUES 整合了心血管系统、骨骼肌肉系统、呼吸功能的总和，OUES 降低提示疾病的严重性，对预后有预测价值。⑥VO$_2$ 与功率（work rate，WR）的关系（VO$_2$/WR）：正常生理情况下，VO$_2$ 与功率存在线性关系，常用 ΔVO$_2$/ΔWR 表示。ΔVO$_2$/ΔWR 减低，多提示氧输送功能障碍，可见于心脏、周围动脉、肺疾病或线粒体肌病患者。对于心脏疾病患者，ΔVO$_2$/ΔWR 可能与心肌缺血相关，且预示死亡风险增加。

⑦运动心率：由于心率易受 β 受体阻滞剂等因素的影响，因此最大心率（HR_{max}）不是运动用力程度的终极目标，通常 VO_2 每增加 3.5 mL/（kg·min）心率增加 10 次/分，当心率达到 85% 最大预测心率时可考虑停止运动试验。储备心率（HRR，HRR = HR_{max} - 静息心率）。
⑧运动血压：反映了心血管对运动反应情况，一般随运动量增加而增高，VO_2 每增加 3.5 mL/（kg·min），血压增加 10 mmHg，若血压随运动量增加反而下降，往往预示有严重心功能障碍。⑨二氧化碳通气当量斜率（VE/VCO_2 slope）：代表肺通气与血流匹配，反映肺通气效率。⑩运动震荡通气（exercise oscillatory ventilation，EOV）：EOV 属非正常通气，是一种病理现象，目前无统一定义。EOV 反映 HF 患者疾病严重程度及预后不良。

（8）CPET 的应用

根据 CPET 测得的 peak VO_2、VO_2AT、峰值负荷等结果判断 HF 患者的运动耐力；根据 peak VO_2、VO_2AT、VE/VCO_2 slope 可判断 HF 的严重程度及预后；经过 CPET 的前后对照，可判断治疗效果；根据 peak VO_2 评估是否需要心脏移植及左室辅助装置植入，既往把 peak $VO_2 < 10$ mL/（kg·min）是心脏移植的绝对指征，由于 peak VO_2 易受较多因素影响加上左室辅助装置植入越来越成为 HF 患者行之有效的治疗方式，目前把 peak $VO_2 < 12$ mL/（kg·min）为左室辅助装置植入指征。

1988 年，Janicki 与 Weber 等提出用 CPET 中的 peak VO_2 和无氧代谢阈值（anaerobic threshold，AT）时的氧耗量（VO_2AT）将 CHF 患者分为 4 级（表 27-7），区别于心功能的 NYHA 分级，认为对 HF 严重程度及预后有较大意义。

表 27-7 peak VO_2 和 VO_2AT 心功能分级标准 [mL/（kg·min）]

分级	peak VO_2	VO_2AT
A	> 20	> 14
B	16 ~ 20	11 ~ 14
C	10 ~ 16	8 ~ 11
D	< 10	< 8

联合 peak VO_2/HR 和 $\Delta VO_2/\Delta WR$ 有助于诊断运动诱发的心肌缺血，其敏感度与特异性均明显高于 EKG（敏感度与特异性分别为：87% 与 74%，46% 与 66%），对缺血性心肌病患者诊断运动诱发的心肌缺血具有重要意义。经 CPET 测得的峰值心率、peak VO_2、VO_2AT、Borg scale 自感劳累分级评分、运动负荷、代谢当量等均是慢性 HF 患者运动强度制定的参照标准。

CPET 也有助于区分患者呼吸困难的病因，HF 患者常合并慢性阻塞性肺病，从 CPET 中非常容易得到呼吸储备（最大通气量和峰值运动时通气量的差值）的数据。在极量运动或超过呼吸困难阈值时，不合并慢性阻塞性肺病的心衰患者呼吸储备是正常的，相反，以肺部病变为主的患者会出现运动能力下降、呼吸储备下降及呼吸困难症状。表 27-8 以两种方法定义呼吸储备，并给出相应的正常值。

表 27-8　呼吸储备

呼吸储备（L/min）= MVV − 最大运动时 VE
呼吸储备（%）=（MVV − 最大运动时 VE）/MVV
正常值 = 至少 15 L/min 或 20%~40% MVV
呼吸储备减低 = 通气受限（如肺部疾病）
在限制性肺部疾病的患者真实的 MVV 会比预计值低。

注：MVV：最大通气量；VE：每分静息通气量。

（9）CPET 报告总原则

①采用 CPET 的原因、运动试验模式及方案。②总结患者对运动的临床和生理反应（如运动时限、症状、停止运动的原因），患者用力程度，是否达到极量运动。③避免直接用阳性或阴性等词汇来报告结果，而是给出最终印象或特定建议，最终报告须明确正常和非正常反应，以示结果的重要性。譬如对 HF 患者，若 peak VO_2 < 10 mL/（kg·min），VE/VCO_2 slope >40%，提示有严重的功能障碍及严重预后不良。对难以解释的呼吸困难患者，报告须指明是心源性还是肺源性等可能。

（三）6 min 步行试验

6 min 步行试验（6 minutes walking test，6MWT）是临床常用的运动试验模式，初始用来评价肺部疾病患者，后来应用于 HF 患者，用来评估心衰患者的活动耐力。该试验适合中、重度心衰患者，无创安全、简单易行、耐受好，可重复，更适合于无条件完成运动试验患者。

患者按照试验要求，在 6 分钟内尽可能地持续行走，根据步行距离评价心功能情况（表 27-9）。

表 27-9　6MWT 距离心功能评价

中国 HF 诊断和治疗指南 2018		慢性 HF 心脏康复中国专家共识 2020	
6MWT 距离（m）	心衰分级	6MWT 距离（m）	心衰危险分层
>450	轻度心衰	>450	低危
150~450	中度心衰	300~450	中危
<150	重度心衰	150~300	高危
		<150	极高危

6MWT 适应证：主要适用于测量中到重度心衰或肺部疾病患者对于医疗干预的反应，也可用于评价患者功能状态或预测发病率和死亡率（表 27-10）。

表 27-10 6MWT 的适应证

治疗前、后的比较	评价功能状态（单一测量）	预测发病率和死亡率
HF	HF	HF
COPD	COPD	COPD
肺循环高压	肺囊性纤维化	特发性肺动脉高压
肺移植	周围血管病	
肺切除	纤维肌痛	
肺减容术	老年患者	
肺的康复		

6MWT 禁忌证：①绝对禁忌证：1 个月内发生不稳定型心绞痛或心肌梗死；②相对禁忌证：静息心率（HR）>120 次/分，收缩压（SBP）>180 mmHg，舒张压（DBP）>100 mmHg。

6MWT 所需设备：标记起始点的圆锥体、卷尺/测量尺、秒表/计时器、机械计数器、易于移动的椅子、血压计、脉搏血氧计、急救设备及药品（包括心肺复苏设备）、Borg Scale 表。

6MWT 试验准备：①路径准备：选取 30 米长、笔直、不间断的平坦相对封闭的路，3 米做一标记，起点及转弯点放置圆锥体，道路两端准备椅子，确保紧急时容易获得氧气和电话。②患者准备：衣着舒适，鞋袜易于行走；携带日常步行辅助工具（如手杖）；继续服用常规服用的药物；试验前 2 小时内避免剧烈活动（图 27-1）。

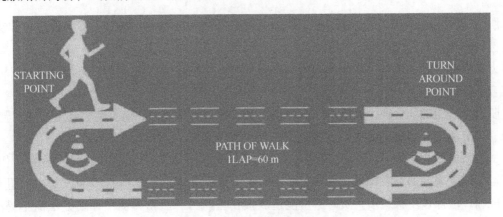

图 27-1 6MWT 试验路径准备

6MWT 操作步骤：①在试验前 10 分钟到达试验地点，起点处放一把椅子，让患者就座休息。核实是否有禁忌证，确认衣着合适，测量血压、脉搏、指脉氧饱和度。②患者站立，Borg 量表评价基础状态下呼吸困难情况。③指导患者如何走路：尽可能走，勿奔跑，从起点开始，过程中避免讲话。④返回起点时记录圈数。⑤结束时，评估 Borg scale 疲劳指数和呼吸困难指数，测量血压、心率、指脉氧饱和度。⑥计算总路程，"四舍五入"法，单位：米。

6MWT 注意事项：抢救措施准备就绪；出现胸痛、大汗、面色苍白、不能耐受的喘憋、步态不稳，立即停止运动；测试前不进行"热身"运动；继续服用日常药物；同一时间进行测试；医务人员不能陪同；结束后询问患者不能走更远的主因。

常见试验中止原因：胸痛、难以忍受的呼吸困难、下肢疼痛、步履蹒跚、出汗、乏力、面色苍白等。同时，6MWT受多因素影响（表27-11）。

表27-11　影响6MWT的因素

	降低6MWT的因素	增加6MWT的因素
其他因素	低身高	高身高
	老年	男性
	超重	求胜欲望强
	女性	既往有试验经历
	走廊过段（转弯次数多）	
疾病或药物	认知受损；肺部疾病、心血管病、骨骼肌肉疾病	试验前服用治疗药物或吸氧

6MWT与CPET测定peak VO₂相比，6MWT简便、安全、经济且易重复，但较CPET欠精确，很难准确区别心功能较小的差异，适用于中、重度HF患者。SOLVD的亚组研究报道，6MWT是死亡率和病残率的独立预测因子。

（四）肌力测试

肌力是维持人体基本活动的保证，肌力减退会导致平衡能力、体位的感觉能力以及姿势稳定性、姿势控制能力下降，易发生跌倒、骨折等不良后果。肌力的增长有助于提高有氧运动能力，因此，心脏康复过程中肌力的训练很重要，在抗阻训练前，应对肌力进行测试从而制定合适的抗阻运动处方。

肌力测试绝对禁忌证：关节不稳、骨折未愈合又未做内固定、急性渗出性滑膜炎、严重疼痛、关节活动范围极度受限、急性扭伤、骨关节肿瘤等。

一般采用最大肌力（1-repetition maximum，1-RM）测试来评价个人的最大肌力，作为抗阻运动强度重要的参考标准。传统的1-RM肌力测试采用递增负荷直接测试的方法进行，结果准确，但操作步骤烦琐、费时且可能造成损伤。肌力和肌耐力徒手评估方法简单易行，建议采用（表27-12）。

表27-12　肌力和肌肉耐力徒手评估方法

评估方法	评估意义	操作方法
握力试验	衡量上肢功能	握力计测量个体在抓握物体时产生的最大力量，最大握力值达到9 kg是满足日常生活各种活动的最低值
30秒手臂屈曲试验	评估上肢肌群力量	30秒内优势手负重情况下完成前臂屈曲的次数，测试时男性抓握8磅（1磅=454 g）哑铃，女性抓握5磅哑铃

评估方法	评估意义	操作方法
30 s 椅子站立试验	评估下肢肌群及核心肌群力量	30 s 内能够完成的由"坐位"转换为"站立位"的次数
爬楼梯试验	评估腿部力量	爬 10 级楼梯所需时间

结合 CPET 有氧运动能力评估结果和肌力评估结果，分析过低 peak VO_2 的原因，若与肌肉力量存在关系，根据抗阻运动禁忌证标准再完成抗阻训练评估（表 27-13）。每组肌肉群从低强度开始，每 0.5 kg 开始逐步递增，心率需在无氧代谢阈值（anaerobic threshold，AT）强度的心率范围之内，不以测定最大 1-RM 为终点。

表 27-13　抗阻运动禁忌证

绝对禁忌证	相对禁忌证（运动前须咨询医师）
①不稳定冠状动脉粥样硬化性心脏病	①有冠状动脉粥样硬化性心脏病的高危因素
②失代偿 HF	②任何年龄的糖尿病
③未控制的心律失常	③血压控制不良（>160/100 mmHg）
④严重肺动脉高压（平均肺动脉压 >55 mmHg）	④运动耐力低（<4 METs）
⑤严重的有症状的主动脉狭窄	⑤骨骼肌肉限制
⑥急性心肌炎、心内膜炎或心包炎	⑥体内植入起搏器或除颤器
⑦未控制的高血压（>180/110 mmHg）	
⑧主动脉夹层	
⑨马方综合征	
⑩活动性增生型视网膜病变或中、重度非增生型糖尿病视网膜病变患者施行高强度抗阻运动（80% ~ 100% 1-RM）	

慢性心衰患者多有全身骨骼肌肉包括呼吸肌存在显著的生化和功能异常，容易产生肌肉疲劳和运动耐力受限，累及呼吸肌则表现为乏力和劳力性呼吸困难。因此，呼吸肌训练对改善慢性心衰的症状及预后具有重要意义。

吸气肌评估包括主观评估、压力测试、超声评估。主观评估：正常呼吸吸气时腹部鼓起，呼气时腹部凹陷。吸气肌无力时出现矛盾运动，吸气时腹部凹陷，呼气时腹部鼓起。

呼吸肌肌力可通过最大吸气压（maximal inspiratory pressure，MIP）或负力吸气（negative inspiratory force，NIF）和最大呼气压（maximal expiratory pressure，MEP）来评估。MIP 反映膈肌及其他吸气肌肌力，MEP 反映腹肌及其他呼气肌的肌力。最大鼻吸气压（sniff nasal inspiratory pressure，SNIP）可作为吸气肌肌力检测的备选方法。测量 MIP 和 MEP 时可通过连接橡胶咬嘴的机械测压表完成。MIP 和 MEP 的参考范围见表 27-14。

表 27-14　MIP 和 MEP 的参考范围

年龄（岁）		MIP 参考范围（cmH$_2$O）		MEP 参考范围（cmH$_2$O）	
		男性	女性	男性	女性
成人	18～65	92～121	68～79	平均 140	平均 95
	65～85	65～90	45～60	140～190	90～130
儿童及青年	7～13	77～114	71～108	99～161	74～126
	13～35	114～121	65～85	92～95	92～95

MIP 预计值是随肺过度充气增加而下调的一个参考值。MIP 低于 MIP 预计值时应怀疑存在呼吸肌无力，但也可能与患者检测操作时不够努力或存在困难有关。MIP 正常可排除明显的吸气肌无力，但是 MIP 低并不能可靠地确认吸气肌无力，通常可重复测试或以 SNIF 代替。

（五）超声评估

可以采用超声测量膈肌活动度及膈肌厚度评定膈肌功能。

二、运动训练

运动训练也称为运动康复，是心脏康复的基石，是心衰患者康复治疗的核心要素。据统计，运动相关的死亡风险约为 1/60 000，运动康复对于高交感神经活性的 CHF 患者具有确切疗效的同时，更是存在一定风险，同样，在 CHF 患者制定运动处方之前需要对患者进行医学评估、了解 CHF 运动康复适应证与禁忌证、有氧运动能力评估、骨骼肌力量评估等。

（一）适应证和禁忌证

适应证：根据国际临床共识/指南的建议，急性失代偿心衰患者，若生命体征平稳则需早期活动；对于纽约心脏协会（NYHA）心功能Ⅰ～Ⅲ级生命体征平稳的慢性心衰患者建议运动康复。

参照 2011 年欧洲心血管预防与康复学会和 HF 协会共同发布的共识及 2020 年《慢性心力衰竭心脏康复中国专家共识》，中所列 CHF 患者运动试验和训练禁忌证（表 27-15），对于符合标准的患者必须按表 27-16 进行危险分层，以判断运动中是否需要心电图、血压监测及需监测的次数，争取风险最小获益最大。

表 27-15　CHF 患者运动试验及训练的禁忌证

运动试验与训练禁忌证	运动训练禁忌证	运动训练可增加风险
①急性冠脉综合征早期（2 天内）	①近 3～5 天静息状态进行性呼吸困难或运动耐力减退	①过去 1～3 天内体重增加 >1.8 kg
②致命性心律失常	②低功率运动负荷出现严重心肌缺血（<2 代谢当量，或 <50 W）	②正接受间断或持续的多巴酚丁胺治疗

运动试验与训练禁忌证	运动训练禁忌证	运动训练可增加风险
③急性 HF（血流动力学不稳定）	③未控制的糖尿病	③运动时收缩压降低
④未控制的高血压	④近期栓塞	④NYHA 心功能Ⅳ级
⑤高度房室传导阻滞	⑤血栓性静脉炎	⑤休息或劳力时出现复杂性室性心律失常
⑥急性心肌炎和心包炎	⑥新发心房颤动或心房扑动	⑥仰卧位时静息心率≥100 次/分
⑦有症状的主动脉狭窄		⑦先前存在并发症而限制运动耐力
⑧严重肥厚型梗阻性心肌病		
⑨急性全身性疾病		
⑩心内血栓		

表 27-16 美国心脏协会（AHA）危险分层标准

危险级别	NYHA 分级	运动能力	临床特征	监管及 ECG、血压监护
A	Ⅰ	>6 METs	无心脏病史；无症状	无须监管及 ECG、血压监护
B	Ⅰ 或 Ⅱ	>6 METs	有基础心脏病，无心衰症状，静息状态或运动试验≤6 METs 时无心肌缺血或心绞痛，运动试验时收缩压适度升高，静息或运动时未出现持续性或非持续性室性心动过速，具有自我监测运动强度能力	只需在运动初期监管及 ECG、血压监护
C	Ⅲ 或 Ⅳ	<6 METs	有基础心脏病，运动负荷 <6 METs 时发生心绞痛或缺血性 ST 段压低，收缩压运动时低于静息状态，运动时非持续性室性心动过速，有心脏骤停史，有可能危及生命	整个运动过程需要医疗监护指导和 ECG 及血压监护，直至确定安全性
D	Ⅲ 或 Ⅳ	<6 METs	失代偿 HF，未控制的心律失常，可因运动而加剧病情	不推荐以增强适应为目的的活动，应重点恢复到 C 级或更高，日常活动须根据患者评估情况由医师确定

（二）运动处方

1. 运动处方的原则

（1）安全原则：安全是运动康复的前提，运动处方制定及实施过程中，须严格遵循各项规定和要求，保证在安全的范围内进行，勿超出安全的限度，以确保安全。

（2）有效原则：运动处方的实施应使患者的功能状态有所改善。运动处方制定要科学、合理，要按质、按量完成。

（3）个体化原则：须因人而异，根据每个人的具体情况制定出符合个人身体情况的个体化运动处方。不同的疾病、同一疾病的不同时期、同一个人不同功能状态下的运动处方应有所不同。

（4）全面原则：运动处方应遵循全面身心健康的原则，在运动处方的制定和实施中，应注意维持人体生理和心理的平衡，以达到"全面身心健康"的目的。

2. 运动处方的内容

运动处方的内容包括 6 大要素：运动种类、运动强度、运动频率、运动时间、运动进度、注意事项。运动种类以改善心肺功能的有氧运动为主，辅助抗阻运动、柔韧性运动、平衡运动及呼吸肌训练，柔韧性运动可以作为热身和整理运动。对大多数慢性心衰患者，在 $3 \sim 4$ 周内逐步增加运动强度、时间、频率，目标运动总量逐步达到 $3 \sim 7 \, MET - h/wk$。

3. 运动处方的制定

运动处方制定经过运动前评估，结合慢性 HF 患者的病史、药物治疗、运动习惯的喜好开具个体化的运动处方。遵循运动处方的六大要素，制定合适运动强度的运动处方是心衰康复治疗的重中之重，直接关系到慢性 HF 患者运动康复的安全性和效果。

（1）有氧运动处方。因为慢性 HF 患者具有高交感神经活性、病死率高特点，其中死亡患者中猝死占 50%，因此慢性 HF 患者运动训练具有一定危险性，有氧运动是慢性 HF 患者运动康复的主要形式，掌握合适有氧运动强度更是制定及执行慢性 HF 患者有氧运动处方成功的关键。

1）运动种类：步行、踏车、游泳、骑自行车、爬楼梯、跑台、功率车、跳绳、划船、球类运动等，也可以结合自身的条件，选择太极拳、八段锦、舞蹈、体操等。步行是最简单易行的有氧运动方式，对慢性 HF 患者首先推荐。膝关节活动受限患者，推荐步行及游泳。

2）运动强度：可参照运动试验测得的峰值心率、储备心率（HRR，HRR = 最大运动时心率 - 静息时心率）、peak VO_2、储备 VO_2（储备 VO_2 = peak VO_2 - 静息 VO_2）、AT 或自主疲劳指数（RPE）制定。

运动强度制定有直接方法和间接方法。直接方法是直接根据心肺运动试验的氧耗量的结果而制定，有% peak VO_2、% VO_2R、VO_2AT 法；间接方法根据% HR_{max}、% HRR、Borg scale 分级评分等制定，针对无法进行心肺运动试验的慢性 HF 患者，可以根据运动平板试验及 $6 \, min$ 步行试验的心率反应及 $6 \, min$ 步行试验距离加以制定，而对服用 β 受体拮抗剂和地高辛的慢性 HF 患者来说，以心率为标准制定有氧运动强度存在很大的干扰，因此以 Borg scale 分级评分较为常用。总体而言，以心肺运动试验制定有氧运动强度是金标准。

①直接方法：a. 峰值氧耗量百分数（% peak VO_2）为标准的运动强度，建议从 40% ~ 50% peak VO_2，开始，逐步递增。b. 氧耗量储备百分数（% VO_2R），VO_2R 为 peak VO_2 − 静息 VO_2，% VO_2R 为标准的运动强度 = 静息 VO_2 + 40% ~ 70%（peak VO_2 − 静息 VO_2），% VO_2R 等效于储备心率百分数（% HRR）。c. VO_2AT 相当于 50% ~ 60% peak VO_2，据报道是安全有效的方法。

②间接方法：a. HR_{max}：传统运动目标心率是（65% ~ 75%）最大预测心率（HR_{max}）[HR_{max} = 220 − 年龄（岁）]，但研究提示以（65% ~ 75%）HR_{max} 作为运动处方强度存在较大的安全隐患，而且目前 β 受体阻滞剂已经作为 HF 患者一线用药，应成为以心率判断运动强度的不利条件。因此，建议 CHF 运动目标心率从（50% ~ 60%）HR_{max} 开始，循序渐进。b. % HRR：范围以（40% ~ 70%）HRR，以 60% HRR 为例，运动时目标心率 = 静息心率 + HRR × 0.6，针对中国的 CHF 患者，建议从 40% HRR 起始，逐步递增。% HRR 已被美国运动医学会（American College of Sports Medicine，ACSM）视为制定运动强度间接方法的金标准。c. Borg scale 自感劳累分级评分（Borg RPE），推荐 Borg RPE 12 ~ 14（6 ~ 20 级表）或 5 ~ 6（10 级表）见表 27−3。表 27−17 是 ACSM 运动强度不同分级标准。d. 根据 6MWD 制定的运动强度，合适强度 =（60% ~ 80%）× 6 min 步行测试的平均速度（km/h）。6 min 步行测试的平均速度（km/h）= 6MWD × 10/1000。

表 27−17　ACSM 运动强度不同分级标准

运动强度	% HRR 或% VO_2R	% peak VO_2	% peak HR	Borg RPE
很轻	< 20	< 25	< 35	< 10
轻	20 ~ 39	25 ~ 44	35 ~ 54	10 ~ 11
中等	40 ~ 59	45 ~ 59	55 ~ 69	12 ~ 13
重	60 ~ 84	60 ~ 84	70 ~ 89	14 ~ 16
很重	≥85	≥85	≥90	17 ~ 19
极重	100	100	100	20

根据 peak VO_2 或 VO_2 AT 制定运动强度的方法，按照 1 MET = 3.5 mL/（kg · min）换算得到代谢当量（metabolic equivalents，METs）。METs 是心脏康复中极为重要的指标，是把运动试验结果与实际生活中的各种身体活动定量联系起来的唯一方法，从而为患者开出合适的运动处方。

还可以根据 METs 值大小把身体活动强度分为：低强度、中等强度、高强度。表 27−18 为三种强度身体活动的具体 METs 值。

有氧运动模式有：连续有氧运动和间歇有氧运动。连续有氧运动和间歇有氧运动均可增加 peak VO_2，但是间歇运动可以提高最大无氧能力。因间歇有氧运动更安全，可在运动训练早期采纳。间歇有氧运动强度分高强度与低强度，根据患者的运动能力选择。

表 27-18　三种强度身体活动 METs 值

	低强度 <3.0 METs	中等强度 3.0~6.0 METs	高强度 >6.0 METs
步行	在家里、商场、办公室缓慢行走 = 2.0 METs	以 4.8 km/h 步行 = 3.3 METs；以较快速度步行（相当于 6.8 km/h）= 5.0 METs	以非常快的速度步行（7.2 km/h）= 6.3 METs；跨不太陡的台阶，且负重轻 = 7.0 METs；跨很陡的台阶 = 7.5~9.0 METs；慢跑（8 km/h = 8.0 METs，9.6 km/h = 10.0 METs）；以 11.2 km/h 跑步 = 11.5 METs
家务/工作	坐在办公桌边用手轻轻打电脑 = 1.5 METs；站着做一些轻的工作，如铺床、洗碗、熨衣服、做饭、商店员工 = 2.0~2.5 METs	清洁工作：洗床单、洗车、洗车库 = 3.0 METs；扫地、拖地、用吸尘器吸地毯 = 3.0~3.5 METs；做木工 = 3.6 METs；扛木头、堆木头 = 5.5 METs；除草 = 5.5 MET	铲沙、铲煤 = 7.0 METs；搬砖块等重物 = 7.5 METs；做重的农活，如排水、挖地 = 8.5 METs
娱乐活动/体育活动	美术、做手工艺品、打牌 = 1.5 METs；打台球、划船（自动）、槌球、飞镖、坐着钓鱼 = 25 METs；弹奏大多数音乐器材 = 2.0~2.5 METs	打羽毛球（娱乐）= 4.5 METs；打篮球（投篮）= 4.5 METs；跳舞（舞厅里）= 3.0 METS；跳舞（舞厅外）= 4.5 METs；钓鱼（在河边上走来走去）= 4.0 METs；高尔夫（俱乐部）= 4.3 METs；帆船、冲浪 = 3.0 METs；游泳（悠闲的）= 6.0 METs；乒乓球 = 4.0 METs；双人网球 = 5.0 METs；排球（非比赛）= 3.0~4.0 METs	篮球比赛 = 8.0 METs；平地自行车（中等强度 19.2~22.4 km/h）= 8.0 METs；平地自行车（快速）（14~16 m/h = 22.4~25.6 km/h）= 10 METs；滑雪（慢速 4 km/h）= 7.0 METs；滑雪（快速）8~12.6 km/h = 9.0 METs；足球（娱乐性）= 7.0 METs；足球比赛 = 10.0 METs；游泳（中等强度、高强度）= 8~11 METs；单人网球 = 8.0 METs；排球（体育馆里比赛或沙滩排球）= 8.0 METs

3）运动时间：每次持续运动时间 20~60 分钟/次，其中热身及整理时间 10~15 分钟；心衰较重患者可从 5~10 分钟起，逐渐增加至 30~60 分钟。

4）运动频率：体弱或不稳定者，建议 2 次/周；稳定心衰患者可≥5 次/周。

5）运动进度：经过 6~8 周的运动，运动耐力等有所改善，可考虑运动强度和运动时间逐渐增加。一般情况下，每 4 周复测运动试验，根据运动试验的结果调整运动处方，直至完成 36 次运动治疗，以后半年或 1 年复测运动试验调整。

6）注意事项：a. 运动中注意热身与整理阶段；b. 高度重视患者运动中不适主诉及症状、体征的变化，做好应急预案，学会识别高危患者，危险分层为 C、D 级患者要求运动时佩戴心率监测设备，必要时佩戴血氧饱和度监测设备，以保证运动治疗的有效和安全；c. 正确处理糖尿病患者运动与药物相互作用的关系，运动时间应避开降糖药物血药浓度达到高峰的时间，在运动前、中或后，可适当增加饮食，避免低血糖。

运动处方示范：

×××患者：

按照你目前身体情况制定的运动处方，请依照执行。

运动形式：步行

运动强度：2.1 km/h，靶心率：82 次/分

运动频率：每周 3～5 次

运动方法：

①热身运动：慢步走 5 分钟

②康复运动：20 分钟内完成 700 m

③整理运动：减慢速度至慢步走 5～10 分钟

④恢复至平时的呼吸和心率

注意事项：请注意运动时是否有胸痛、胸闷、气急、心慌等不适，如果存在请立即停止运动，必要时与医师联系

医师签名：×××

（2）抗阻运动处方

对 HF 患者而言，抗阻运动是有氧运动的有效补充，提倡被列为 B 级和 C 级的 CHF 患者经历了 3～4 周有氧运动后可以进行抗阻运动。所有参加抗阻训练的 CHF 患者均需完成肌力测试，并据此制定抗阻运动处方。

1）运动种类：等张训练、等长训练和等速训练，包括自由举重/哑铃、踝部重量袋、弹力带、滑轮等。

2）运动强度：主要由肌力评定，而不是心率，包括 1 次重复最大力量（1-repetition maximum，1-RM）定义：在保持正确手法且没有疲劳感情况下，一个人一次能举起（仅一次重复）的最大重量；修正的 1-RM（最大反复的90%）：逐渐增加负荷，每次间隔 2 分钟，找到保持正确的手法且没有疲劳感情况下，个体恰能举起 2 次（不是 3 次）的最大负荷重量；等速测试：确定在不同肌肉收缩速度下肌肉产生的力量，使用等速测力。

由于 1-RM 测量可能对心衰患者增加心血管风险，目前并不常用。慢性心衰患者由于多数合并肌肉力量下降和肌肉减少症，建议早期可以采用小哑铃、弹力带简单器具或抬腿等克服自身体质量训练（心率增加 20 次/分，RPE＜12）。病情稳定后通常在数周至数月内，逐渐增加抗阻运动训练强度，上肢从 40% 1-RM 至 70% 1-RM，下肢从 50% 1-RM 至 70% 1-RM，分别重复 8～15 次，RPE＜15，并须确保每次训练的正确实施，避免肌肉骨骼伤害的可能性。

训练强度和实际重量与每一组训练重复的次数相关。重量越重，患者重复的次数越少。

1-RM 就是患者只能举起一次的重量。相反，重量越轻，患者疲劳前可重复次数就越多。表 27-19 为抗阻运动强度分级，表 27-20 为 1-RM 的百分数与重复次数（Reps）的关系。

表 27-19　抗阻运动强度分级

低强度	中强度	高强度
40% 1-RM，10～15 Reps	40%～60% 1-RM，8～10 Reps	>60% 1-RM，6～8 Reps

表 27-20　1-RM 的百分数与重复次数（Reps）的关系

% of RM	Reps
100%	1
95%	3
90%	5
85%	7
80%	10
75%	12
70%	15

3）运动时间及频率：各肌群可不同日交替训练，每次训练 8～10 个肌群，目标为每个肌群每次训练 1～3 组，从 1 组开始循序渐进，每组 10～15 次，组间休息 2～3 分钟。每个肌群训练 2～3 次/周，同一肌群练习时间应间隔 >48 小时。

4）运动进度：当患者每个肌肉群能够轻松完成 3 组训练并每组重复 10～15 次时，重量可增加约 5%，重复次数从一组开始，每组次数 10～15 次，最终增加到 70% 1-RM，重复 10～15 次。老年心衰患者可增加每组重复次数（如 15～25 次/组），减少训练强度。

慢性心衰患者抗阻训练也分三个阶段：指导适应阶段、抗阻/耐力训练阶段、力量训练阶段，各阶段具体运动强度、重复次数、训练频次见表 27-21。

表 27-21　CHF 患者抗阻/力量训练建议

训练阶段	强度	重复次数	频率
指导适应阶段	<30% 1-RM，RPE <12	5～10	2～3 次/周
抗阻/耐力训练阶段	30%～40% 1-RM，RPE 12～13	12～25	2～3 次/周
力量训练阶段	40%～60% 1-RM，RPE <15	8～15	2～3 次/周

5）注意事项：A. 注意调整呼吸模式，运动时避免 Varsalva 动作。B. 抗阻运动前、后应做充分的准备活动及整理活动。C. 运动时保持正确姿势，抗阻训练不应引起明显肌肉疼痛。D. 若患者出现症状，如头晕、心悸或呼吸急促等，应停止运动。E. 在抗阻运动期间，因心率和收缩压上升，可致每搏输出量的轻微变化和心输出量的适度增加。因此对抗阻运动可能存在风险的慢性心衰患者，应从低强度开始，并监测血压和心率。

（3）柔韧性运动处方

①运动种类：动力拉伸和静力拉伸。②运动强度：包括牵拉某关键肌肉群和肌腱的次数和持续的时间。一般关键肌肉群牵拉 3～5 次，每次 20～30 秒。③运动时间及频率：牵拉肌肉群和肌腱每次 20～30 秒，2～3 次/周。④运动进度：循序渐进增加肌肉群的牵拉次数。⑤注意事项：应根据动作的难度、幅度等，循序渐进、量力而行，防止拉伤。

（4）呼吸肌训练

慢性心衰患者由于心排量降低导致外周骨骼肌（包括呼吸肌）的低灌注及血管的收缩，从而产生代谢和结构的异常，导致呼吸肌的萎缩，进一步加重呼吸困难。因此呼吸肌训练对慢性心衰患者尤为重要。

通过增加膈肌活动范围以提高肺的伸缩性增加通气量，膈肌活动范围每增加 1cm，可增加通气量 250～300 mL。膈肌变薄，可致活动时耗氧减少，减少辅助呼吸肌不必要的使用，可提高呼吸效率，呼吸困难缓解。有缩唇呼吸训练、腹式呼吸训练及借助呼吸训练器人工对抗阻力呼吸训练。

①缩唇呼吸训练：练习时嘴唇半闭（缩唇）时呼气，类似于吹口哨的嘴形，使气体缓慢均匀地从两唇间缓缓吹出，吸气时闭嘴用鼻缓慢吸气，稍屏气后行缩唇呼气，吸与呼时间比为 1∶2。这种方法可增加呼气时支气管内的阻力，防止小气道过早塌陷，有利于肺泡内气体排出。②腹式呼吸训练：患者舒适位站立或坐位，左手置于胸前，右手置于腹部，鼻子慢慢深吸气，尽力将腹部鼓起，然后以口呼吸，尽量将腹内收（此时口型为鱼口状），呼吸要深，尽量延长呼气时间，训练为 10 分钟/次左右。③人工对抗阻力呼吸训练：可借助呼吸训练器，患者含住气球吸嘴，收拢嘴唇，使吸嘴将舌体下压，保持口腔及呼吸道通畅，缓慢用力吸气，自我调节吸气流速，直至浮标球全部吸起，要循序渐进，以不疲劳为度，尽量将吸气时间保持较长，使浮标球在相应的高度停留时间长，然后将吸嘴拔出，缓慢缩唇呼气，放松休息 2 分钟后再次锻炼。

三、心理处方

关于心脏与心理的关系，早在公元前 5～3 世纪，我国最早的经典医著《黄帝内经》中即有"七情郁结"可引起"气血凝滞"的记载。《灵枢·邪气藏府病形》说："愁忧恐惧则伤心"，《金匮要略·今释》则有"喜伤心，怒伤肝，思伤脾，忧伤肺，恐伤肾"等精辟论述。无不强调心理因素与躯体疾病之内在联系，提倡医师治疗病理性疾病的同时，注意心理因素，树立整体观。

1628 年，William Harvey 便提出心脏（heart）和心理（mind）之间的某种联系，但之后的三百多年，心脏和心理之间的关系并未得到重视。1993 年，Frasure-Smith 等学者发表了伴有抑郁的急性心肌梗死患者病死率高于不伴抑郁者的研究结果，从此掀起了心血管疾病合并心理障碍研究的热潮。ACC/AHA 于 2008 年在 Circulation 上发表声明，强调应把抑郁筛查作为心脏科医师的诊疗常规。近年来，国内心血管疾病患者心理障碍问题越来越得到关注。

HF 是所有心血管疾病的最终阶段，尤其是有明显症状患者，生活质量差，身体、经济负担大，精神心理压力较大，心理问题更为普遍，荟萃分析显示抑郁在 HF 人群的发生率高达 21.5% ，比普通人群高出 2 ~ 3 倍。通过心理学量表调查显示，轻度抑郁占 35.5% 。抑郁、焦虑等心理问题进一步影响 HF 患者生活质量，还可使心衰患者心脏事件显著增加，恶化 HF 进程。

HF 患者抑郁、焦虑等心理障碍不易识别，危害较大，因此，在慢性 HF 患者的药物及康复治疗过程中，需同时关注患者心理问题，及时发现并干预。下面从心理评估、非药物治疗、药物治疗几个方面讲述 HF 患者心理处方的制定。

（一）HF 患者心理障碍评估

HF 患者伴发心理障碍以抑郁为主，临床症状复杂多样，有情绪低落、乏力、食欲缺乏、兴趣缺乏、睡眠障碍、交往障碍、羞愧感、快感缺乏及呼吸困难等躯体化症状，也可出现出汗、心悸、呼吸急促、胸闷、窒息感等自主神经功能紊乱的症状，严重时有惊恐发作、濒死感。这些症状与客观检查结果不符，病程也长短不一。

对于 HF 伴发抑郁的筛查，调查量表是简便易行的方式，ACC 推荐 PHQ-2 量表（表 27-22）。

表 27-22　PHQ-2 量表

近 2 周，你被以下症状所困扰的频率	完全没有	≤7 天	>7 天	几乎每天
做事情时缺乏兴趣和乐趣	0	1	2	3
情绪低落、抑郁或无望	0	1	2	3

定量评估 HF 伴发抑郁推荐使用贝克抑郁量表（Beck depression inventory，BDI），包括 BDI-Ⅰ、BDI-Ⅱ、患者健康量表 -9（patient health questionnaire，PHQ-9）、综合性医院焦虑抑郁量表（hospital anxiety depression scale，HADs）、汉密尔顿抑郁量表（Hamilton depression rating scale，HDRS），前面 3 个量表为自评量表，更方便使用，HDRS 属他评量表需要经过培训的医务人员对患者进行面对面评估，一方面评估结果较为可靠；另一方面可能不同评估者会产生不同的主观性偏差。首推 PHQ-9 量表（表 27-23），评分诊断标准：0 ~ 4 分为无抑郁，5 ~ 9 分为轻度抑郁，10 ~ 14 分为中度抑郁，15 ~ 19 分为中重度抑郁，20 分以上为重度抑郁。研究显示 PHQ-9 每降低 5 分，其生活质量就有中等程度的改善。

表 27-23　PHQ-9 量表

过去 2 周，有多少时候您感受到以下问题的困扰？ （请在您的选择下打"√"）	完全不会	几天	一半以上的日子	几乎每天
做事情提不起劲或只有少许乐趣	0	1	2	3
感到心情低落、沮丧或绝望	0	1	2	3
入睡困难，很难熟睡或睡太多	0	1	2	3
感觉疲劳或无精打采	0	1	2	3
胃口不好或吃太多	0	1	2	3

续表

过去 2 周，有多少时候您感受到以下问题的困扰？（请在您的选择下打"√"）	完全不会	几天	一半以上的日子	几乎每天
觉得自己很糟糕或觉得自己很失败，或让自己或家人失望	0	1	2	3
很难集中精神于事物，如阅读报纸或看电视	0	1	2	3
动作或说话速度缓慢到别人可察觉到的程度，或正好相反，您烦躁或坐立不安，动来动去的情况比平时厉害很多	0	1	2	3
有不如死掉或用某种方式伤害自己的念头	0	1	2	3

注：<4 分无抑郁；5~9 分轻度抑郁；10~14 分中度抑郁；15~19 分中重度抑郁；≥20 重度抑郁。

抑郁的诊断

抑郁症又称抑郁发作，是一种精神疾病诊断，是由各种原因引起的以抑郁为主要症状的一组心境障碍。根据《国际疾病分类第 10 版》（ICD-10），抑郁症的诊断标准如下。

（1）症状标准：以心境低落为主，至少有以下 4 项：①兴趣丧失，无愉快感。②精力减退或疲乏感。③精神运动性迟滞或激越。④自我评价过低，自责或有内疚感。⑤联想困难或自觉思考能力下降。⑥反复出现想死的念头或有自杀、自伤行为。⑦睡眠障碍，如失眠、早醒或睡眠过多。⑧食欲降低或体重明显减轻。⑨性欲减退。

（2）严重标准：社会功能受损，给本人造成痛苦或不良后果。

（3）病程标准：①符合症状标准和严重标准至少持续 2 周。②可存在某些分裂性症状，但不符合分裂症的诊断标准。若同时符合分裂症的症状标准，在分裂症状缓解后，满足抑郁发作标准至少 2 周。

（4）排除标准：排除器质性精神障碍，或精神活性物质和非成瘾药物所致抑郁。

（二）HF 患者伴抑郁的治疗

关于 HF 伴发抑郁治疗的研究报道并不多，迄今尚缺乏真正既能缓解抑郁又同时显著降低病死率、发病率的有效治疗措施。目前主要的治疗措施包括心理治疗、药物治疗、综合心脏康复治疗等。

1. 心理治疗

（1）谈话治疗：如心理治疗，即通过语言交流、倾听等心理治疗技术帮助患者发现和解决其所存在的心理问题。

（2）认知行为治疗：鼓励患者监察对于自身状况的想法以及导致他们抑郁的生活事件，通过改变他们错误的认知而引导他们采取正确的行为方式。包括健康宣教帮助患者正确认识其心脏疾病等。

（3）电休克疗法：通过对患者大脑施以电流以产生抽搐，有助于减轻严重抑郁症。

（4）运动疗法：有氧运动可以显著改善 HF 伴发抑郁症状。

2. 药物治疗

当 PHQ-9 评分 > 10 分，可考虑使用药物治疗；PHO-9 评分 > 15 分时要积极地药物治疗。传统的抗抑郁药种类繁多，包括三环类、四环类、单胺氧化酶抑制剂、苯二氮䓬类、多巴胺和去甲肾上腺素再摄取抑制剂、5-HT 再摄取抑制剂（SSRIs）等，除了 SSRIs 被证实对于 HF 患者具有较好的安全性外，其他药物因为分别有延长 QT 间期、致心律失常、体位性低血压等副作用而并不被推荐（表 27-24）。

表 27-24　常用 SSRIs 药名、剂量及用法

药名	半衰期	常用治疗量（mg/d）	最高剂量（mg/d）	用法
氟西汀	4 ~ 6 天	20 ~ 40	60	qd
帕罗西汀	24 h	20 ~ 40	60	qd
舍曲林	22 ~ 36 h	50 ~ 100	200	qd 或分次服
西酞普兰	35 h	20 ~ 40	60	qd

3. 心脏康复治疗

由心脏科医师、心理治疗师、康复理疗师、营养师等多学科成员组成的心脏康复团队对患者进行综合评估，结合患者具体情况同步进行心理、运动、药物、营养指导、健康宣教和治疗是一种理想的治疗模式。

（三）HF 患者伴焦虑的治疗

焦虑常与抑郁情绪伴发，建议对于 HF 伴焦虑的筛查使用《广泛性焦虑障碍量表（7-items general anxiety disorders，GAD-7）》（表 27-25）、HADs 等。GAD-7 评分诊断标准：0 ~ 4 分无焦虑；5 ~ 9 分轻度焦虑；10 ~ 14 分中度焦虑；15 ~ 21 分重度焦虑。

表 27-25　GAD-7 量表

过去 2 周，有多少时候您感受到以下问题的困扰？ （请在您的选择下打"√"）	完全不会	几天	一半以上的日子	几乎每天
感觉紧张、焦虑和急切	0	1	2	3
不能停止或控制担忧	0	1	2	3
对各种各样的事情担忧过多	0	1	2	3
很难放松下来	0	1	2	3
由于不安而无法静坐	0	1	2	3
变得容易烦恼或急躁	0	1	2	3
感到似乎将有可怕的事情发生而害怕	0	1	2	3

注：< 4 分无焦虑；5 ~ 9 分轻度抑郁焦虑；10 ~ 14 分中度焦虑；15 ~ 21 分重度抑郁。

根据 ICD-10，焦虑症的诊断标准如下，要符合以下 4 项诊断标准。

1. 症状标准

（1）符合神经症的诊断标准。

（2）以持续的原发性焦虑症状为主，并符合下列 2 项：①经常或持续的无明确对象和固定内容的恐惧或提心吊胆。②伴自主神经症状或运动性不安。

2. 严重标准

社会功能受损，患者因难以忍受又无法摆脱而感到痛苦。

3. 病程标准

符合症状标准至少已 6 个月。

4. 排除标准

排除甲状腺功能亢进、高血压、CAD 等躯体疾病的继发性焦虑；排除兴奋药物过量、催眠镇静药物或抗焦虑药物戒断反应；排除强迫症、恐惧症、疑病症、神经衰弱、躁狂症、抑郁症或分裂症等伴发的焦虑。

HF 伴焦虑的治疗，同 HF 伴抑郁治疗方法相似，包括心理治疗、药物治疗、综合心脏康复治疗等，运动治疗包括一些简单的放松训练、打太极拳等，中重度焦虑可服用 SSRIs 安全有效，用法同抑郁治疗。

四、营养处方

（一）CHF 营养治疗的作用

1. 提供营养保障

HF 为慢性消耗疾病，饮食营养治疗是一种基本的支持治疗法，可提供能量和营养素，全面调节机体代谢，提高免疫力。

2. 纠正营养不良

HF 患者多伴有胃肠道功能障碍而致营养不良，导致疾病迁延不愈、并发症发生、病死率增加等，合理的营养治疗通常可以一定程度上缓解和纠正患者营养不良的发生和发展。

3. 控制病情发展

合理的饮食结构，可针对性地补充患者所缺乏的营养素，同时避免摄入多余水分，有助于有效控制病情发展。

4. 防治并发症

有效控制电解质紊乱、痛风、血脂异常等。

（二）CHF 营养处方制定

心衰患者营养处方，要求食物多样化、粗细搭配、平衡膳食，保障水电解质平衡，根据患者个人情况制定个体化膳食处方，并随时调整膳食结构。

（1）能量选择。需要适当的能量，既要控制体重增长，又要防止 HF 相关营养不良发生。CHF 患者的能量需求取决于目前的干重（无水肿情况下的体重）、活动受限程度及 HF

的程度，一般给予 25 ~ 30 kcal/kg 理想体重的能量。严重 HF 患者，进行积极的肠内、肠外营养支持，以防止心脏病恶病质发生。

（2）水、电解质摄入。建议钠 2 ~ 3 g/d，水 < 2 L/d。心衰患者应避免摄入过量钠盐加重心衰，同时避免因摄入不足、利尿剂应用等导致低钠、低钾。

（3）低胆固醇、低饱和脂肪膳食，减少反式脂肪酸的摄入。

（4）摄入充足的多不饱和脂肪酸、适量的单不饱和脂肪酸。

（5）摄入足量膳食纤维、新鲜蔬菜和水果，包括绿叶菜、十字花科蔬菜、豆类、水果，可以减少冠心病、脑卒中和高血压的患病风险。

（6）充足的优质蛋白质应占总蛋白的 2/3 以上。

（7）适当补充维生素。

（8）戒烟、限酒。

五、健康教育及危险因素控制

（一）慢性 HF 患者的健康教育

目前 HF 患者的药物治疗及外科治疗方面均有了很大的进步，显著降低患者患病率、死亡率及再住院率，显著改善患者生活质量和远期预后。但仍有很多 HF 患者没有得到充分的救治或治疗效果不佳，其中患者未能及时识别早期心衰症状、未能识别心衰症状的变化及依从性较差（如生活方式调整、用药、随诊等）等因素起了重要影响。关于心力衰患者对症状的认识研究中，只有不到 50% 的患者能认识到心衰恶化的症状表现，包括体重增加、水肿、因气短而入睡困难、疲劳等常见症状，40% 的患者无法识别加重的呼吸困难。

患者缺乏自我管理的知识和技巧是心衰反复住院的重要原因之一。通过教育能提高患者的自我管理能力和药物依从性，有助于其改善生活方式。主要内容需涵盖心衰的基础知识、症状的监控、药物治疗及依从性、饮食指导和生活方式干预等（表 27-26）。最佳的宣教方式不仅仅是简单地提供知识，应强调传递个性化的重要信息，同时要考虑可能的干扰因素（如语言、年龄、家庭、文化程度等）和患者是否愿意改变。同时纠正患者对病情和治疗的误解是健康教育的另外一个重要方面。

表 27-26　HF 患者教育内容

项目	主要内容
疾病知识介绍	纽约心脏协会（NYHA）心功能分级、分期，HF 的病因、诱因、并发症的诊治和管理
限钠	HF 急性发作伴容量负荷过重时，限制钠摄入 < 2 g/d；轻度或稳定期时不主张严格限制钠摄入
限水	严重 HF 患者 1.5 ~ 2.0 L/d；轻中度 HF 患者常规限制液体并无获益
监测体重、出入量	每天同一时间、同一条件下测量并记录体重

续表

项目	主要内容
监测血压、心率	介绍血压、心率的测量方法，将血压、心率控制在合适范围
营养和饮食	低脂饮食，戒烟限酒，酒精性心肌病患者戒酒，肥胖者需减肥，营养不良者需给予营养支持
监测血脂、血糖、肾功能、电解质	将血脂、血糖、肾功能、电解质控制在合适范围
随访安排	详细讲解随访时间安排及目的，根据病情制订随访计划，并根据随访结果及时给予相应的干预措施
家庭成员	心肺复苏训练
用药指导	详细讲解药名、剂量、时间、频次、用药目的、不良反应和注意事项等，重点是指南推荐药物的治疗作用及不良反应，利尿剂的使用及调整，给患者打印用药清单，提高患者依从性
症状自我评估及处理	指导患者尽早发现 HF 恶化的症状及如何应对；出现 HF 加重的症状和（或）体征，如疲乏加重、呼吸困难加重、活动耐量下降、静息心率增加≥15 次/分、水肿（尤其下肢）再现或加重、体重增加（3 日内突然增加 2 kg 以上）时，应增加利尿剂剂量并及时就诊
运动康复指导	根据心功能情况推荐不同强度的运动；减少久坐，运动过程注意循序渐进；提供运动处方或建议，包括运动强度、何时停止运动等
心理和精神指导	定期用量表筛查和评估焦虑、抑郁，建议患者保持积极乐观的心态，给予心理支持，必要时使用抗焦虑或抗抑郁药物；因三环类抗抑郁药物可导致低血压、心功能恶化和心律失常，应避免使用
预防感染	每年接种流感疫苗、定期接种肺炎疫苗

（二）危险因素控制

目前，基于 β 受体阻滞剂、血管紧张素转化酶抑制剂/血管紧张素Ⅱ受体拮抗剂和醛固酮受体拮抗剂的药物治疗为广大 HF 患者带来益处，但尚不能完全控制 HF 的进展。而且，有研究表明，慢性 HF 患者 6 个月内再住院率高达 50%，且大多数再住院是由于慢性 HF 的危险因素诱发，而非疾病本身进展所致。因此，除了强调 HF 的药物治疗外，还需加强对慢性 HF 危险因素控制的干预。

1. 积极治疗原发病

HF 是各种心脏疾病的严重和终末阶段。HF 的危害巨大，因此需要积极预防。目前我国心血管患者群中冠心病、高血压是 HF 的主要病因，积极防治冠心病、高血压能有效地降低 HF 的发生率，同时能延缓 HF 患者心功能进一步恶化，预防急性加重。

2. 改善生活方式

（1）避免绝对卧床：须卧床的患者，可借助哑铃、沙袋、弹力带等训练四肢的肌肉，待病情好转情况下，逐步从床上坐位、床边坐位、床边站立循序渐进，然后到病房里借助他人帮助行走。病情稳定情况下，行心肺运动试验评估测试后，根据结果制定运动处方。

（2）心理调整：由于 HF 为长期慢性病，症状易反复，患者容易出现抑郁、焦虑等各种不良心理反应。这些不良心理反应在慢性 HF 恶化中发挥着重要作用，也是慢性 HF 患者死亡的重要预后因素。在心衰治疗过程中，注意心理障碍的干预。

（3）控制水钠：由于水钠潴留可以加重慢性 HF，因此，饮食上很重要的一点就是控制水钠的摄入。限钠（<3 g/d）有助于控制 NYHA 心功能Ⅲ~Ⅳ级心衰患者的淤血症状和体征；心衰急性发作伴有容量负荷过重的患者，要限制钠摄入 <2 g/d。一般不主张严格限制钠摄入和将限钠扩大到轻度或稳定期心衰患者。轻中度症状患者常规限制液体并无益处，对于严重低钠血症（血钠 <130 mmol/L）患者水摄入量应 <2 L/d。

（4）营养支持：由于慢性 HF 的患者存在高代谢状态，胃肠道淤血引起厌食、恶心，以及利尿剂的使用，使得电解质紊乱及大量维生素的丢失，导致慢性 HF 患者容易出现严重的营养不良，不利于心功能的正常发挥，且易形成恶性循环，甚至出现心脏性恶病质。适当的营养支持对改善心功能以及维持机体正常的生理代谢具有十分重要的意义。

3. 预防感染

感染是老年 HF 患者急性加重最主要的原因，其中以呼吸道感染最为常见。呼吸道感染主要包括肺部感染与上呼吸道感染。感染发生时，发热患者的交感神经兴奋，可引起外周血管的收缩，从而增加患者心脏的负荷；感染尤其是肺部感染使得肺部通气换气功能减退，可导致慢性 HF 患者耗氧量增加和供氧减少；另细菌等微生物可释放毒素，不仅直接损害心肌，还可影响呼吸道功能，影响气体交换，加重心肌缺氧。因此，预防和控制感染对于慢性 HF 患者而言，具有积极且重大的作用。

4. 预防和控制心律失常

心律失常也是诱发 HF 的常见危险因素之一。各种类型的快速性心律失常以及严重的缓慢性心律失常均可诱发 HF。统计结果显示，约 50% 的 HF 患者死于恶性心律失常。

（1）快速性心律失常。当慢性 HF 患者出现心律不规则或心率加快时，患者心室的充盈时间会进一步缩短，耗氧量明显增加，从而导致患者心肌缺血等情况加重，心肌的收缩舒张功能受到损害，从而引起 HF 的症状加重。其中以快心室率房颤最为常见。快速房颤发作时，进一步加重心衰情况，应根据心房颤动的持续时间及患者血流动力学情况，选择治疗方案。适合转复的患者，选择合适的药物或电复律治疗，对于不能转复的患者以控制心室率治疗为主，同时如无禁忌证均应抗凝治疗。

室性心律失常如室速、室颤，是心衰患者死亡的常见原因，需积极预防和治疗。对于有症状性或持续性室速、室颤，如患者具有较好的功能状态，治疗目标是改善生存率，推荐 ICD。已植入 ICD 仍控制不佳或不适合植入 ICD 的患者，可选择胺碘酮药物治疗。

（2）缓慢性心律失常和房室传导阻滞。严重的心动过缓和传导阻滞也是慢性 HF 常见的危险因素。虽然目前使用的 β 受体阻滞剂及洋地黄类强心药物对 HF 的治疗有着明显的作用，但是对于合并缓慢性心律失常或严重房室传导阻滞的患者，β 受体阻滞剂及洋地黄的应用受到限制。针对缓慢性心律失常，需积极寻找原因或诱因，及时纠正。如无法纠正，可选择起搏治疗，适应证与其他患者相同，不同的是，在常规植入起搏器前，应考虑是否有植入 ICD 或 CRT/CRT-D 的适应证。

5. 纠正贫血

贫血作为影响慢性 HF 进程的一项独立危险因素正逐步被广大医务工者所认识。研究表明，慢性 HF 患者合并贫血者临床症状恶化、死亡率增加。心衰患者易发生贫血，贫血会进一步加重组织缺血缺氧，进而使心功能恶化，加重 HF 症状。心衰合并贫血的原因有胃肠道功能下降，铁及造血原料吸收障碍，引起缺铁性贫血或营养不良性贫血；另心衰患者多合并肾功能不全，干扰促红素的生成，可见肾性贫血；还有少部分患者由胃肠道出血引起。根据不同病因对症治疗，积极纠正贫血，改善心功能。

6. 改善肾功能不全

心、肾作为控制机体有效循环和血流动力学稳定的两个重要器官，在生理功能上相互依存，在病理状态下相互影响，易出现心肾综合征。肾功能不全对慢性 HF 患者的预后有重要的不良影响。慢性 HF 易合并肾功能不全，而肾功能不全又会影响慢性 HF 患者的预后，肾功能损伤越大，远期生存率越低。目前认为，主要的治疗方式有 ACEI 类或 ARB 药物的合理应用，利尿剂、利钠肽的合理应用，正性肌力药和血管扩张剂的应用等。对于严重肾功能不全，药物治疗效果不佳者，可以给予肾脏替代治疗。通过以上措施，积极预防和干预慢性 HF 患者的肾功能不全，有望改善慢性 HF 患者的远期生存。

7. 其他

血压、血脂、血糖的控制对心衰起了重要作用，尤其缺血性心肌病患者。生活方式的改变，控制钠的摄入、低脂饮食、低糖饮食及运动。随着年龄的增大，HF 的发病率也在不断增加，这说明年龄也是 HF 的一项重要危险因素。我们虽无法阻止年龄的增长，但可预防疾病的发生。做到疾病早发现、早治疗。健康的生活方式也有助于预防疾病的发生。

第二节　心力衰竭的中医康复

中医古代文献中虽然没有 HF 的病名，但对其相应症状的治疗与研究早已详细记载，并根据其证候的不同表现形式，归属于"心悸""喘证""水肿"等病证范畴。1997 年我国"中医临床诊疗术语"中正式以"心衰病"作为病名。在既往中医治疗过程中，形成了中医药养生保健观念，通过药物治疗、非药物干预（如针刺、艾灸、穴位贴敷、情志疗法、中医特色运动疗法、药膳等）方式，增强患者体质、调理气血阴阳、调节脏腑功能等改善临床症状。这与现代疾病管理和疾病康复理念不谋而合。

中医传统运动养生

中医运动养生或传统的健身术，是按传统运动方法进行练习。即古人所指的"导引按蹻"，是以肢体动作、呼吸运动结合按摩而成的养生方法。中医运动养生有助气血运行、舒展筋骨、强脏通络、提升耐力、强身健体、宁心安神等作用，故有祛病延年的益处。历来传统的健身术提倡"动则不衰"，早已深入民心，练习者众，作为强身健体的有效锻炼。

（一）中医运动养生的特点

1. "天人相应"学说

《黄帝内经·素问》有"人以天地之气生，四时之法成"的记载，强调"天人合一"的关系，要健康长寿，就必须"道法自然"，要与四时相应，"以自然之道，养自然之身""春生、夏长、秋收、冬藏，是气之常也"，不可违背大自然的原则。《素问》又说："阴阳四时者，万物之终始也，死生之本也，逆之则灾害生，从之则苛疾不起。"故《黄帝内经·素问》载有："人与天地相参也，与日月相应也"，亦即是"天人相应"学说。

2. "整体观"学说

中医理论认为人体是一个整体，核心是脏腑、枢纽是经络，脏腑互相依存，使人体内保持稳定和完整。一方面，脏腑有病，会由经络联系到其他器官而被影响，并可从体表的相应变化而知悉；另一方面，身体表面任何器官异常，亦可由经络影响到所属的脏腑而得知。故传统运动养生便从整体观出发，利用肢体运动和呼吸吐纳相结合，而达到行气活血、协调脏腑、疏通经络、强健筋骨、宁心安神的作用。

3. "阴阳协调"学说

中医理论指出人体生理功能的物质基础是阴精，而体现生理功能的是阳气。所以有阴阳对立、阴阳互存、阴阳消长的说法。《黄帝内经·素问》指出："阴平阳秘，精神乃治""阴阳匀平，以充其形"时，机体属于健康情况。如果阴阳失调，阴阳任何一方或偏盛，或偏衰，或虚损到"阴损及阳，阳损及阴"时，便会出现"阴胜则阳病，阳胜则阴病"，是机体发病的原理。因此中国传统的养生保健、健身运动及疾病防治方法，都注重人体的阴阳平衡。

4. "恒动"学说

中医认为生命活动有其"恒动"性。朱丹溪在《格致余论》中曰："天主生物，故恒于动，人有此生，亦恒于动。"《三国志·华佗传》亦载："动摇则谷气得消，血脉流通，病不得生，譬犹户枢不朽是也。"提示人体要经常保持适量运动，以增进身体健康，延缓衰老。

5. "形神相因"学说

形即人体的五官、肌肉、筋、骨、脉等；神即人体的精志、感情和思想活动；就内外而言，形是手、眼、身等外在的具体运动，神指心、神、意、气等心理和精神的内容。《黄帝内经》认为"形为神所依，神者形所根""心伤神去，神去则死""能形与神俱，而尽终其天年，度百岁乃去"。所以中医理论主张兼内顾外，使气行经络，协调内外，便能形、神兼顾，令生命延续，而且延年益寿。

（二）常用的传统运动养生的内容

1. 以调形为主的运动

①五禽戏。五禽戏由三国时代名医华佗所创，以熊、虎、猿、鹿、鸟五种禽兽的形态而

设计的一套健身动作。《后汉书方术传》华伦曰："我有一术，名五禽之戏，一曰虎，二曰鹿，三曰熊，四曰猿，五曰鸟，亦以除疾，兼利蹄足，以当导引。"五禽戏经历千百年的发展，已演变成不同的派别，每一种动作各有侧重，但全部练完，又是一个整体。坚持锻炼，有宁心安神、增加体魄、调和气血、脏腑健康、经络通利、筋骨关节灵活敏捷等的效果。

②太极拳。太极拳动作轻巧柔和，动静夹杂，形与气随，体表有舒筋活骨，体内有流畅气血、调和脏腑、通利经络的作用。动作要求圆滑贯彻，起伏有致，动中带静，变化万千；练习时以意引气使周游全身，内外结合以达到形神合一的境界。"太极"源于《易·系辞》的"易有太极，是生两仪"，其意是指太极是"浑元之气"，为万物之起源。基于太极图中的形态，太极拳功法就是强调动作要圆滑连贯，阴阳合抱，招式如太极图形之势，取其形、意，借太极之动则阳生，静则阴生的含意，便能增强人体的气血阴阳功能而收到"阴平阳秘"的效果，长期锻炼，令人活力充沛，从而防治疾病，健身益寿。

近代从生理、生化和免疫等各方面进行研究，确认太极拳有强身、防病、治病的功致，令脊柱周围的软组织和韧带血液循环畅旺，舒缓减轻骨质和韧带的硬化、钙化和退行性病变，有效延迟和预防驼背、关节僵硬等老化状态。又可改善人体的代谢和消化功能，提升免疫能力，维持血压、血糖、血脂的正常水平，预防老人常见病，如高血压、高血脂、动脉硬化、糖尿病以及肥胖症等的出现。

③八段锦。八段锦健身术顾名思义只有八个基本动作，有八百余年的历史。前人将此套巧妙设计的健身动作比喻为彩色优美的绸缎，加上全套八个动作连贯圆滑，带动全身运动，故取名曰"八段锦"。其中有"文八段"（坐式）和"武八段"（立式）等不同流派。八段锦以招式简单，效果全面为特点，对四肢力量有增强作用，又能助胸肌发达，预防脊柱后突和圆背等异常姿势的出现。由于八段锦揉合了调形和调息，使气血流畅，营卫协调，气机疏利，脏腑功能正常，而且不限时间、地点、环境练习，动作简单，力度适中，有益健康，适合任何年龄特别是中老年及肌力较弱或姿势异常的人练习。

④易筋经。"易"即变化、活动，"筋"泛指筋骨、肌肉，"经"乃常道、规范、方法。"易筋经"就是利用筋骨肌肉的动作，帮助全身经络气血流通，从而达到强身健体、筋骨肌肉强壮、祛病长寿的运动养生目的。正如《易筋经》所云："易筋以坚其体。"易筋经的锻炼要领是动静相谐、松紧结合、刚柔相济。易筋经注重放松全身，要求动作随意而动，意随气而行，配合呼吸吐纳，使人体在静止状态下进行用力活动，以意念和气息来锻炼肌肉筋骨的张力，持续练习，将有助提高肌肉韧带弹性、收缩力和舒张力，又疏通全身经络气血和五脏六腑，使人精力旺盛，更有减肥消脂效果，固腰补肾，舒缓腰酸腿痛，令人健步有力。另外，亦可有效防治神经衰弱、高血压、心血管病和关节炎等病。

⑤气功。气功是结合调心、调息、调身的传统养生方法，将身与心两者合而为一，以促进营、卫、气、血、百脉的周流畅顺，调和五脏六腑，从而达到强身健体的目的。气功注重通过调身、调息、调心等方法，来锻炼"精、气、神"使三者达到和谐统一的状态，从而增强机体的新陈代谢，只要精足、气充、神全，便能体魄强健、益寿延年、抗衡衰老。

2. 以调息为主的运动

调息为主的运动，虽形不动，但呼吸吐纳不断，可以按摩脏腑，意随气引，静中带动，

心力衰竭诊疗学

包括有放松功、内养功、强壮功、保健功、站桩功、仙人穿衣功、固精功及十六字诀等。

中医运动养生，不论哪项，皆注重精、气、神的调养，招式多以肢体运动为基础，配合中医的理论来完成；以气机的升降出入特性，作为运动招式中屈伸、俯仰的理论基础；以中医的整体观念理论，解释传统健身法所强调的形、神、气、血、表、里的和谐统一由此达到"阴平阳秘，精神乃至"的养生目的。

心脏康复是指通过综合手段使心脏病患者恢复最佳的体力、精神和社会功能，使患者通过自己的努力过主动的生活。传统的心脏康复是通过全面的康复医疗来缓解患者的症状，包括药物、运动、心理、饮食、危险因素控制等，其中运动是心脏康复的核心。中国传统运动形式八段锦、太极拳、五禽戏等是以"动静结合"为理论基础的运动形式，通过调节脏腑、经络、气血，不仅增强体魄，更能调摄精神、修身养性。慢性心衰心脏康复专家共识指出，患者可根据自身条件选择太极拳、八段锦等有氧运动。

研究证实在药物治疗基础上，配合太极拳和八段锦可明显提高心衰患者的生活质量和运动耐量，改善患者的心功能；并且相对于单纯药物及心理治疗，太极拳可明显减轻 CHF 合并抑郁患者的精神症状、改善睡眠。八段锦可通过调节气血、改善脑灌注、缓解焦虑症状，提高 CHF 患者的认知功能和日常行为能力。循证医学亦证实太极拳和八段锦对心衰患者的生活质量、运动耐力等方面均有积极作用，且安全性较好。

此外针灸、穴位贴敷、足浴等中医外治法均可应用于心脏康复中，具有较好效果，且安全、成本低，不受运动场所和运动器材等的限制。

综上，中医传统运动形式及针灸等非药物疗法在心衰防治及康复过程中具有重要意义，在心衰早期预防、心衰症状治疗、心衰伴精神症状的患者及心脏康复期，对控制患者症状、提高患者运动耐力、改善患者生活质量、改善预后作用显著，我们应当积极发挥中医药在慢性心衰防治及康复中的作用，让中医药在慢性心衰的各个阶段发挥其独特优势。

第二十八章 心力衰竭的预防

尽管心力衰竭的治疗手段不断进步，但心力衰竭的发病率、死亡率及再住院率仍居高不下。人口老龄化、急性心肌梗死生存率提高及存活期延长是慢性心力衰竭增长的原因之一。心力衰竭的发患者数显然不会由于现存的心力衰竭患者存活率改善而减少，而是需要进一步降低心力衰竭发病率。

根据心力衰竭的发生发展过程，将其分为 4 个阶段，心力衰竭 4 个阶段与纽约心脏协会（NYHA）心功能分级的比较见表 28-1，旨在强调心衰重在预防。

表 28-1　心力衰竭 4 个阶段与 NYHA 心功能分级的比较

心力衰竭阶段	定义	患者群	NYHA 分级
阶段 A（前心力衰竭阶段）	患者为心力衰竭的高危人群，无心脏结构或功能异常，无心力衰竭症状和（或）体征	冠心病、高血压、糖尿病、肥胖、代谢综合征、使用心脏毒性药物史、酗酒史、风湿热史、心肌病家族史等	无
阶段 B（前临床心力衰竭阶段）	患者已发展成器质性心脏病，但无心力衰竭症状和（或）体征	左心室肥厚、陈旧性心肌梗死、无症状的心脏瓣膜病等	I
阶段 C（临床心力衰竭阶段）	患者有器质性心脏病，既往或目前有心力衰竭症状和（或）体征	器质性心脏病患者伴运动耐量下降（呼吸困难、疲乏）和液体潴留	I ~ IV
阶段 D（难治性终末期心力衰竭阶段）	患者器质性心脏病不断进展，虽经积极的内科治疗，休息时仍有症状，且需要特殊干预	因心力衰竭反复住院，且不能安全出院者；需要长期静脉用药者；等待心脏移植者；使用心脏机械辅助装置者	IV

新的分类方案增进了对心力衰竭的理解，认识到有已知的危险因素和发展至心力衰竭的结构先决条件，并且在出现左室功能不全表现或症状之前实施治疗性干预可预防或延缓心力衰竭的发生。更加强调早期干预心肌重构、心力衰竭的进行性发展要求须尽力阻止初始阶段的发展，而且最佳的干预时间应该在阶段 A 或之前。

原发性心肌损害和异常是引起心衰最主要的病因，除心血管疾病外，非心血管疾病也可导致心衰。这些因素对左心室的功能和结构产生负面的影响，主要特点为心室重构，即进行性心室肥厚、扩大以及随时间变化心腔变形。识别这些病因是心衰诊断的重要部分，从而能尽早采取特异性或针对性的治疗。常见的有：冠状动脉疾病（CAD）、高血压、糖尿病、代谢综合征、肥胖等，以及使用一些具有重要心脏毒性的药物和娱乐用制剂。其中，冠状动脉性心脏病和高血压约占75%，而二者目前都有已知的可行的防治策略，需积极干预这些可控的危险因素。

一、冠状动脉疾病与心力衰竭

经冠状动脉造影证实的冠心病约占新发心力衰竭病例中的半数，多项研究报道在心力衰竭患者中有23%~73%患冠心病。在左心室射血分数降低的心力衰竭患者中，冠心病是最常见的原因。来自"美国第一次全国健康与营养调查（NHANES-1）"的资料显示，冠心病的存在使心力衰竭风险升高了8倍。Framingham研究数据表明，冠心病所致心力衰竭存在性别差异。冠心病对心力衰竭的人群归因危险度（PAR）在男性为39%，女性为18%。

心肌梗死后心力衰竭发病趋势是另一个值得关注的问题，Framingham研究资料显示，1971—2000年间心肌梗死后心力衰竭逐渐增加，且主要是心肌梗死后早期心力衰竭发病率增加，这可能是由于心肌梗死患者生存率改善，心力衰竭"危险人群"增加，从而使心力衰竭患病率升高。

CAD所致的心力衰竭往往由多种因素引发，与心力衰竭、左室收缩功能不全（LVSD）和（或）舒张功能不全相关的临床表现。第一，最重要的原因是MI，由于功能性心肌细胞的减少、心肌纤维化的进展以及后续的左心室重构，引起房室扩张和神经激素激活，进而导致残余存活心肌的进行性恶化。第二，非MI的CAD患者，亦有相当一部分处于危险状态的心肌由狭窄的冠状动脉供血，可能出现心肌缺血/冬眠，诱发左心室功能不全并增加再发MI的风险，进一步恶化左心室功能或触发SCD。最后，作为粥样硬化性CAD的特征性表况，内皮功能障碍在左心室功能不全的进程中可能也发挥了重要而独立的作用。

CAD和心肌梗死的发生率还可通过控制传统危险因素来降低（如控制高血压、糖尿病、高脂血症等），危险因素也可以通过生活方式调整，包括减体重和戒烟。

CAD合并心力衰竭患者人群，CAD进展在心力衰竭发展过程中发挥重要作用，治疗重点应从单独减少神经激素激活和减轻充血症状为目的的药物治疗转变到采用积极的二级预防措施的策略上来。减缓CAD进展的策略包括通过稳定斑块、减少缺血和增强内皮功能而降低急性冠状动脉事件的风险。值得注意的是，被公认能够提高心力衰竭患者生存率的药物——ACEI、血管紧张素受体阻断剂（ARB）、β受体阻滞剂和醛固酮拮抗剂，正是针对这些因素发挥作用。这些药物既能保护血管，也可阻断神经激素内分泌系统。目前，心力衰竭住院患者所接受的CAD治疗往往不够充分。例如与无心力衰竭的ACS患者相比，伴有急性心力衰竭的ACS患者可能较少接受足量抗血小板药物、β受体阻滞剂、ACEI或他汀类治疗。除了药物治疗以外，心肌血运重建术、外科治疗和心脏器械治疗都可能对CAD心力衰竭患者的治疗发挥重要作用。

许多CAD患者左心室功能不全的进展、心力衰竭的恶化以及死亡可能与CAD的自然进展有关。这种进展并不需要独立的冠状动脉事件，如急性MI。心肌缺血或冬眠（或二者同时）可能会引发心力衰竭的症状。此外，心肌冬眠是一个不稳定的过程，可能会随着时间的进展出现肌细胞丢失、凋亡和替代性纤维化，导致更严重的左心室功能障碍。如前所述，内皮功能不全也可能引起心肌功能障碍的进展。以亚急性缺血性事件风险降低和内皮功能改善为目标的治疗措施对于减慢患者心力衰竭进展和改善预后可能是非常重要的。如果要降低心力衰竭的死亡率，就必须意识到 CAD 在心衰发生、发展中的重要作用。虽然有些患者可能是接受心肌血运重建术或改善左心室功能的外科手术和心脏装置治疗的人选，但所有患者都应接受为减少 CAD 进展而采取的积极的二级预防策略。

二、高血压与心力衰竭

高血压是心力衰竭最常见、最重要的危险因素，在心衰发生、发展过程中扮演了重要角色。舒张压尤其是收缩压升高，是心力衰竭发展过程中的主要危险因素，而且，高血压常常伴随着代谢性危险因素和肥胖，这些也增加了心力衰竭的风险。Framingham 研究显示，75% 的心力衰竭患者有高血压病史，其 PAR 男性为 39%，女性为 59%。与无高血压者相比，高血压患者发生心力衰竭的相对危险度在男性和女性分别增高 2 倍和 3 倍。

急性和慢性高血压都与心力衰竭的危险有关。突然的血压升高（如高血压急症）会导致急性左室功能受损和急性心力衰竭，也是慢性心力衰竭患者急性失代偿的常见主要原因。Framingham 心脏研究，已经通过对自然病程的调查建立了从慢性高血压到心室结构改变，再到无症状心室舒张和收缩功能异常的病程模式。

高血压时后负荷增加导致左心室肥厚，左室肥厚时心肌硬度增加和顺应性减低，后期出现收缩功能不全。

积极控制血压是有效降低高血压人群心力衰竭发病的方法。一些临床试验已经证实高血压治疗对预防心力衰竭的益处。一级预防试验已显示降压药治疗的高血压患者心力衰竭发生率能减少将近 50%。老年高血压患试验中单独用利尿剂吲达帕胺或与 ACEI 类培哚普利合用，减少心力衰竭的相对危险达 64%。

ACEI 抑制剂和血管紧张素受体拮抗剂（ARB）抑制肾素 - 血管紧张素系统，显示出对左室肥厚和重构的益处明显超出预想的降压治疗效果。这类药降低合并动脉粥样硬化的非高血压患者的事件也可能涉及降压及非降压的机制。

β 受体阻滞剂对预防高血压患者发生心力衰竭也有效，部分原因是通过其降压作用，另外的机制是通过抑制左室重构。利尿剂降低前后负荷，有效防治心力衰竭。未发现利尿剂对心室重构有直接作用。

在左心室收缩功能下降或保存的心力衰竭发展过程中，高血压是最重要的可改变的危险因素。多个临床试验数据强有力地证明，降低血压可明显降低心力衰竭发病率。尽管单纯的血压升高会导致心力衰竭，但心力衰竭通常发生在高血压合并其他影响心肌的疾病状态（如冠状动脉粥样硬化、糖尿病）。糖尿病患者积极的降压治疗可降低心血管疾病死亡率，尤其是心力衰竭的死亡率。

高血压对心脏的主要作用在于升高的血压导致的力学效应，这并不除外在病理性 LVH 过程中其他神经激素和局部细胞机制的影响。预防高血压性心力衰竭最关键的措施还是控制血压。

三、糖尿病与心力衰竭

糖尿病和胰岛素抵抗是心力衰竭的重要危险因素，将明显增加无结构性心脏病患者发生心力衰竭的可能性，使已存在心力衰竭的患者预后更加恶化。Framingham 心脏研究显示，45~74 岁的糖尿病患者与年龄相匹配的非糖尿病者相比，男性心力衰竭的发病率为 2 倍，而女性为 5 倍。在 65 岁以上的人群这种相关性更强，男性心力衰竭的发病率为 4 倍，女性为 8 倍。空腹血糖水平超过 300 mg/dL 的糖尿病患者较血糖已得到控制者，发展至心力衰竭的风险高 3 倍。发生心力衰竭的风险与是否合并冠心病和（或）高血压无关。

心力衰竭的发生预示着糖尿病患者在有生之年会有严重的不良预后。心力衰竭是糖尿病患者最常见的入院诊断，而且超过 1/3 的 2 型糖尿病患者死于心力衰竭。在美国，因心力衰竭入院的患者中 44% 患有糖尿病，这种比例似乎随时间推移而增加。明尼苏达州 Olmsted 县的一项 665 名心力衰竭患者的社区队列研究显示，单纯心力衰竭患者的 5 年生存率为 46%，而心力衰竭合并糖尿病者仅为 37%。

糖尿病患者心力衰竭发病率增加的基本原因是存在特异的糖尿病心肌病，以心肌肥厚、微血管病变、内皮功能损伤、心肌纤维化为结构特点。多普勒显像等研究不仅提供无症状的糖尿病患者舒张功能降低的证据，而且显示舒张功能降低的程度与血糖控制有直接关系。尽管舒张功能降低是糖尿病心肌病的特征，但轻微的收缩功能异常甚至在疾病的早期阶段就已经存在。

获得最佳的血糖控制应该是糖尿病患者心力衰竭预防和治疗的目标。除了治疗高血糖，还应注意控制所有其他心血管和代谢危险因素，防止并发症。ACEI 和 ARB 能防止糖尿病患者靶器官病变的发展和临床事件的发生，即使无高血压。在糖尿病患者中已经显示长期使用某些 ACEI 和 ARB 能降低肾疾病的危险，也能降低心力衰竭、心肌梗死和心血管死亡的可能性。近来研究显示钠 - 葡萄糖协同转运蛋白 2（SGLT-2）抑制剂（恩格列净或卡格列净）能够降低射血分数减低心衰患者的心血管死亡和心衰恶化风险。

四、代谢综合征与心力衰竭

"代谢综合征"是指一组心血管疾病和 2 型糖尿病的危险因素。根据美国国家胆固醇教育计划成人治疗组第三次报告，符合以下 5 个危险因素中的 3 个或更多时可诊断为代谢综合征：①空腹血糖≥100 mg/dL；②高密度脂蛋白（HDL）胆固醇水平在男性低于 40 mg/dL，在女性低于 50 mg/dL；③三酰甘油水平≥150 mg/dL；④腰围在男性≥102 cm，女性≥88 cm；⑤收缩压≥130 mmHg，舒张压≥85 mmHg，或正在服用抗高血压药。代谢综合征的患病率：从 20~29 岁人群的 6.7%，到 60~69 岁人群的 43.5%，70 岁以上则为 42.0%。代谢综合征年龄校正的发病率在男性（24.0%）和女性（23.4%）是相似的。

尽管将代谢综合征作为特定的病理生理机制和疾病的预测因子还有争议，大多数临床医生和研究者支持一定的代谢危险因素易于丛集发生，从而增加了糖尿病、心力衰竭和所有心血管病发病率与死亡率的风险。根据国家健康和营养检测调查（national health and nutrition examination survey，NHANES）资料，无代谢综合征者心血管危险最低，那些有代谢综合征的患者具有中等危险，而糖尿病患者危险性最高。

代谢综合征与心血管危险增加相关的机制涉及亚临床器官受损。在无糖尿病的高血压患者中，有代谢综合征者比无代谢综合征者合并微量白蛋白尿、左室肥厚和颈动脉内膜增厚的可能性更大。另外，代谢综合征涉及因素越多，微量白蛋白尿、左室肥厚越严重。代谢通路改变、炎症反应和其他细胞过程可能增加胰岛素抵抗状态时动脉粥样硬化的危险。

代谢综合征的治疗包括每一单独因素的积极控制，如空腹血糖受损、血脂异常和高血压。目前仍需进一步的试验研究以确定代谢综合征最有效的干预措施。

五、肥胖与心力衰竭

肥胖是一个普遍的公共健康问题。世界卫生组织估计到 2015 年，全球超重数量将增加至 23 亿，肥胖将超过 7 亿。曾经被认为只是高收入国家存在的肥胖和超重问题，现在在低收入和中等收入国家也变得显著了，尤其是在城市。

在系列的研究中，BMI 已被作为左室重构和显性心力衰竭的危险因素加以评价。在这些研究中，肥胖与左室肥厚和扩张相关，后者被认为是心力衰竭的先兆。在 Framingham 心脏研究人群中，超重和轻度肥胖与心力衰竭增加的危险相关。极度肥胖也与心力衰竭相关。超重是死亡率的强预测因素，并与卒中显著增加相关。

有一些关于肥胖和心力衰竭之间相关性的可信机制。增加的 BMI 是高血压、糖尿病和血脂异常的危险因素，所有这些都增加 CAD 的风险，而后者是心力衰竭的重要病因。而且，高血压和糖尿病独立增加心力衰竭的危险。增加的 BMI 与左室重构相关，可能是血流动力学负担增加、神经激素激活和氧化应激增加的后果。

努力达到理想体重可能对心血管疾病的一些表现有作用，包括心力衰竭。一些策略已用于治疗肥胖，包括饮食、运动、行为治疗、药物和外科手术。临床医生在选择这些治疗措施时，必须评估这些个体与肥胖相关的危险，并平衡这些风险与治疗可能带来的问题。因为所有的药物比饮食和运动疗法会有更多固有风险，药物只能选择用于益处大于风险的人。

六、药物导致的心力衰竭

虽然心力衰竭主要是由心血管疾病如高血压、冠心病、瓣膜病等引起，但也有少部分患者是药物副反应所致，见表 28-2。许多治疗性和娱乐场所所用的制剂会产生重要的心脏毒性而导致左室收缩功能不全或显性心力衰竭。有两类药物需要特别关注：细胞毒性药物和非甾体类抗炎药（NSAID）。一些药物可能通过引起高血压和其他心血管危险因素而诱发心力衰竭，见表 28-3。另外，一些药物对已经存在的心脏疾病会产生负性的血流动力学影响。药物通过不同的机制导致心力衰竭，包括直接损害心肌、改变生化过程或激起过敏反应。预后也可能从良性到致命性而轻重不同。因为不同类的不同药物可以诱发或加重心力衰竭，有心力衰竭症状和体征的患者应该详细询问用药史。

表 28-2　与左室收缩功能不全或心力衰竭加重有关的药物

导致左室收缩功能不全的药物	加重心力衰竭的药物
细胞毒性药物	NSAID
蒽环类药物	COX-2 抑制剂
曲妥珠单抗	皮质类固醇
抗精神病药	噻唑烷二酮类
氯氮平	钙通道拮抗剂
非典型抗精神病药物	非二氢吡啶类
卡马西平	β 肾上腺素受体拮抗剂
三环类抗抑郁药	
氯喹	未证明的联系
羟氯喹	多沙唑嗪
干扰素 - α	β 肾上腺素受体激动剂
白细胞介素 - 2	
TNF-α 拮抗剂	

注：COX-2：环氧化酶 - 2；NSAID：非甾体类抗炎药；TNF-α：肿瘤坏死因子 - α。

引自：MURPHY C A, DARGIE H J. Drug-induced cardiovascular disorders. Drug Saf 2007, 30 (9): 783 - 804.

表 28-3　与心血管危险因素相关的药物

药物	作用
皮质类固醇	高血压、血脂异常、糖尿病
环孢素和他克莫司	高血压、血脂异常
NSAID 和 COX-2 抑制剂	高血压（轻微）
促红细胞生成素	高血压
复合口服避孕药	高血压
文拉法辛	高血压
HAART	高血压、血脂异常

注：COX-2：环氧化酶 - 2；HAART：高效抗反转录病毒治疗；NSAID：非甾体类抗炎药。

引自：MURPHY C A, DARGIE H J. Drug-induced cardiovascular disorders. Drug Saf 2007, 30 (9): 783 - 804.

（一）细胞毒性药

多柔比星在 20 世纪中期被用于改善肿瘤治疗效果。但是，很快就发现它有显著的心脏毒性，所有后来的蒽环类抗生素都被证明具有相同的问题。尽管已经有报道在使用蒽环类抗生素后很快发生左室收缩功能不全的病例，但这些药物通常在使用多年后与发展至慢性心肌病相关。

多柔比星导致的心脏毒性机制包括：增加氧化和硝基化应激、基质金属蛋白酶激活及心脏能量改变，最终通过凋亡和细胞坏死导致细胞死亡。但是，确切的机制依然没有完全确立。多柔比星的心脏毒性作用是剂量依赖的。通过限制多柔比星累积剂量小于 400 mg/m^2，可以将危险最小化。

因为蒽环类抗生素抗肿瘤的有效性，这类药物没有因它的心脏毒性而撤出，而是试图努力找到减少心脏毒性的方法。使用蒽环类抗生素时理想的心脏保护方法还未定。当与其他的作用于特定肿瘤的细胞毒性药合用时，可采取最小的蒽环类抗生素剂量。药物缓慢输入似乎也可减少心脏毒性，但抗肿瘤作用可能会打折扣。联合使用抗氧化剂如右丙亚胺、辅酶 Q_{10}、普罗布考和他汀类可能具有心脏保护作用。

所有使用蒽环类抗生素的患者都应该考虑有心肌病的危险，但是老年、既往放疗史、合并使用其他化疗剂和具有潜在心脏病的患者危险增加。心脏生物标志物，如肌钙蛋白和尿钠肽，可能有助于危险分层，但是它们的意义还未确定。

（二）曲妥珠单抗

人类表皮生长因子受体 2（HER-2）是一种涉及生长调节的跨膜酪氨酸激酶受体。约 20% 的乳腺癌患者中存在 HER-2 过表达，它与不良预后相关。曲妥珠单抗是作用于 HER-2 受体的人单克隆抗体，已被证明对于治疗这些癌症是非常有效的。

不幸的是，曲妥珠单抗具有严重的心脏毒性。当其作为一线单一用药时，心力衰竭的发生率是 2.6%，作为二线或三线单一用药时增至 8.5%，包括大部分之前用蒽环类抗生素的患者。在患者随机分配至接受曲妥珠单抗或安慰剂、联合紫杉醇或一种蒽环类抗生素治疗时，心力衰竭的发生率在单用紫杉醇是 4.2%，紫杉醇和曲妥珠单抗合用是 8.8%，单用蒽环类抗生素是 9.6%，蒽环类抗生素和曲妥珠单抗合用是 28.0%。

曲妥珠单抗导致心脏毒性的潜在机制不明，但推测可能与恶化蒽环类抗生素诱导的心脏效应有关。尽管有心脏毒性，曲妥珠单抗在治疗 HER-2 阳性的乳腺癌时有效的治疗率是继续使用 HER-2 抗体和其他治疗方案的理由。令人欣慰的是，尽管一些证据仍未确定，但是有证据显示曲妥珠单抗导致的心肌病不像蒽环类抗生素诱导的那样，在停药后可以得到逆转。

（三）非甾体类抗炎药（NSAID）

心力衰竭时肾灌注减低，前列腺素在调控肾血流和液体平衡方面显得尤为重要。但是，NSAID 减少前列腺素合成，进而减少肾小球滤过，导致钠水潴留。NSAID 通过抑制 COX-1 和 COX-2 发挥作用。长期以来认为止痛作用是由抑制 COX-2 产生的，而胃肠道副作用则由 COX-1 介导。这导致选择性 COX-2 抑制剂，如塞来昔布和伐地考昔的产生。COX-2 抑制剂仍然有观察到的 NSAID 副作用：可能升高血压，通过钠水潴留使心力衰竭恶化。胃肠道并发症在用 COX-2 抑制剂者发生较少，这些药开始时被认为是成功的。但是，在投入市场后很快就有证据表明，某些 COX-2 抑制剂增加心肌梗死和卒中的发生率。一项比较塞来昔布和安慰剂预防腺瘤的研究提示：用塞来昔布治疗的患者心肌梗死、卒中和心力衰竭的联合终点事件更多。

通过某些机制，COX-2 抑制剂可以增加心血管事件的风险。COX-2 抑制剂能轻度增加系统血压，通过线粒体氧化磷酸化或单核细胞趋化作用加速动脉粥样硬化。COX-2 抑制也可能有促血栓效应。血栓素是致血栓的前列腺素类，它的产生依赖于 COX-1，但是前列环素（依前列醇）——一种抗血栓剂的产生依赖 COX-2。选择性的 COX-2 抑制剂降低前列环素水平，对血栓素有轻度作用，而导致促血栓状态。

因此，NSAID 和 COX-2 抑制剂都显示与心血管事件的危险增加相关，包括心力衰竭、心肌梗死和卒中。

（四）噻唑烷二酮类

噻唑烷二酮类药物罗格列酮和吡格列酮是口服降糖药，已经显示能改善血糖控制，可能具有减慢 β 细胞衰竭进展的作用。使用噻唑烷二酮类与体重增加和水肿有关，已有罗格列酮和吡格列酮增加充血性心力衰竭危险的证据。在一项关于老年糖尿病患者的人群研究中，与其他口服降糖药联用相比，罗格列酮治疗与充血性心力衰竭、急性心肌梗死和死亡率的增加相关。对这些药物增加充血性心力衰竭的可能性已经发出警告，先前存在充血性心力衰竭的患者不推荐使用噻唑烷二酮类。两个 meta 分析也提示罗格列酮可能与心肌梗死和死亡的风险增加相关。

（五）娱乐性制剂的心脏毒性

许多娱乐性制剂具有重要的诱发心力衰竭的心脏毒性作用。这些制剂包括烟草、咖啡因、吗啡类和其他违禁毒品。患者应该得到关于娱乐性制剂心血管风险的强烈建议。一些流行病学研究已经揭示酒精的摄入量与随后发生心力衰竭没有相关性，尽管如此，对有酒精滥用史或目前正在持续常规饮酒而新发心力衰竭又无其他明显原因的患者，还是认为应该建议戒酒。许多有关心力衰竭的研究均提示对不管何种原因所致的左室功能不全者，酒精性饮料的消耗每天不超过一份。

建议对所有患者进行临床评估以识别心衰危险因素，通过控制心衰危险因素、治疗无症状的左心室收缩功能异常等有助于延缓或预防心衰的发生。

第二十九章　心力衰竭的预后

我国人口老龄化加剧，冠心病、高血压、糖尿病、肥胖等慢性病的发病率呈上升趋势，医疗水平的提高使心脏疾病患者生存期延长，导致我国心力衰竭（HF）患病率呈持续升高趋势。一旦发生有临床症状的 HF 患者，其 5 年生存率与恶性肿瘤相仿，平均 5 年死亡率男性高达 75%，女性高达 60%，但在不同个体之间有较大的变异性。

梅奥临床医学组（Mayo Clinic group）监管的 Rochester 流行病学项目强调了 HF 的不良预后作用，研究共纳入了 1991 年明尼苏达州 Olmsted 县初次被诊断为充血性 HF 的所有患者，在 106 470 名居民中，216 名被证实有"新发充血性 HF"，新近诊断 HF 的患者中，5 年生存率为 35%。Framingham 队列中，1950—1969 年间新诊断为充血性 HF 的男性患者 5 年死亡率为 70%，而 1990—1999 年间被诊断为 HF 的患者 5 年死亡率约为 60%。

国内 10 714 例住院心衰患者的调查显示：1980、1990、2000 年心衰患者住院期间病死率分别为 15.4%、12.3% 和 6.2%，主要死亡原因依次为左心衰竭（59%）、心律失常（13%）和心脏性猝死（13%）。China-HF 研究显示，住院心衰患者的病死率为 4.1%。

根据新近各种失代偿性 HF 住院患者的临床研究结果，HF 患者院内死亡率约为 4%，出院后 90 天死亡率接近 9%，90 天内再住院率约为 30%。急性失代偿性心衰患者的院内死亡率类似于无 HF 或左室功能障碍、Killip 心功能 I 级的急性心肌梗死患者。在这些患者中，目前报告的死亡率约 3%。

第一节　心力衰竭预后相关变量

表 29-1 中列举的 HF 患者预后相关的临床变量，至少经过单因素分析被证实是与 HF 患者的预后相关，其中许多变量经多因素技术分析后也仍具有独立而显著的预测价值。这些变量是按照其预测 HF 患者队列预后的重要性和效能来分级的。通常，最高分级的变量是与不良预后相关的，包括低钠血症、冠状动脉疾病、严重 LVEF 降低以及神经 - 激素水平升高（如肾上腺素、去甲肾上腺素、血浆肾素）。NYHA 心功能分级、左室收缩末期容积、每搏做功指数、持续心房颤动、左室内径、代谢运动踏板试验峰值耗氧量、肺毛细血管楔压、肝功能障碍、超声多普勒证实的舒张期充盈异常、高血压、低血压、年龄和 X 线胸片的心胸比，也是比较常见的预后因素，但较少被考虑作为 HF 患者群体不良预后的独立因素。总的来说，患者的心脏及循环系统越不稳定，其预后就越差。HF 表现的不同阶段也可能影响识别不良预后的能力。例如，新发未接受治疗的 HF 患者的不良预后因素可能不同于那些已接受 β 受体阻滞剂及 ACEI 治疗多年、无充血表现的稳定期患者。除颤器和心脏再同步化设备在特定人群的使用可以改善预后。

表 29-1　HF 患者预后相关的临床变量

人口学特征	运动试验表现
年龄、性别、种族 HF 病因 饮酒（酒精摄入）、淀粉样变性、蒽环类抗生素、冠心病、遗传因素、血色素沉着症、特发性扩张型心肌病、心肌炎、心脏瓣膜病、心室肥厚 合并症 贫血、慢性肺病、糖尿病、肝功能异常、甲状腺功能亢进或甲状腺功能减退、肥胖/恶病质（体重）、肺动脉高压、肾功能不全、睡眠呼吸暂停 症状 心绞痛、抑郁、呼吸困难、水肿状态、NYHA 分级、晕厥 血流动力学指标 心脏指数、左室射血分数（LVEF）、肺毛细血管楔压（PCWP）、右室射血分数	无氧阈、血压反应、出现心律失常、心率反应（包括恢复）、缺血性心电图表现、摄氧斜率、摄氧量峰值或者最大摄氧量、6 min 步行试验、分钟通气量/二氧化碳生成量（VE/VCO_2） 代谢表现 酸中毒或者碱中毒、氮质血症、肝功能异常血清钠水平 X 线胸片 充血状态、心胸比例 心电图 心率变异性、QRS 波群宽度、QT 间期、心律、T 波交替、电压 细胞因子 促炎/抗炎因子比例、红细胞沉降率、TNF-a、IL-1、IL-6、L-10 激素 醛固酮、BNP、肾上腺素、去甲肾上腺素 心内膜活检 细胞紊乱的程度、纤维化程度、浸润进程、炎症

一、人口统计变量

种族、性别和年龄常常被认为是决定 HF 患者预后的重要变量。Framingham 数据提示女性患者的预后好于男性，女性患者的 LVEF 多高于有类似症状的男性，但这一说法还备受争议。当将左室功能障碍研究（SOLVD）的注册数据库资料与其两项反映性别相关预后的 SOLVD 临床试验资料进行比较时，SOLVD 研究显示了有趣的不同结果。SOLVD 临床试验中排除了已接受治疗和干预的 LVEF 高于 35% 的患者，其结果提示女性实际上较男性预后更差。然而，SOLVD 注册登记的患者并不要求患者一定有 LVEF 的降低，也没有观察到女性预后比相应的男性组更差的结果。重要的是，冠心病心衰患者的预后，在男性和女性间也几乎没有差异。也许，心衰的预后更多地受病因和性别以外的其他因素影响。

种族对于 HF 预后的影响也备受争议。观察显示非洲裔美国人心衰患者的预后比美国白人差。然而，心衰病因的差异可能再一次解释了这些观察结果的部分原因；此外，社会经济状况和卫生保健投入也可能参与其中。

年龄是预后不良的更持续有力的预测因素。慢性 HF 的发病率及患病率都是随着年龄增加而升高的。当研究排除 75 岁以上的患者时，年龄可能就不是死亡率的独立预测因素，血管扩张剂和 HF 试验（V-HeFT）即是例证。然而，在 V-HeFT 的老年患者中，12 个月随访发现死亡及因心衰恶化再住院的风险近 50%。

二、心衰的病因

一般来说，冠心病心衰患者，临床遭遇要比扩张型心肌病心衰患者差，但也有少数例外。在 SOLVD 研究中，没能证实缺血和非缺血性心脏病患者间存在预后的差异。但是，许多并不是因缺血性心脏病入组 SOLVD 研究的患者随后发生了心肌梗死；因此，试验开始时没有冠心病诊断并不意味着他们的冠状动脉解剖是正常的。

心脏瓣膜病的心衰与预后独立相关。PCI 患者，二尖瓣反流的存在与长期死亡率增高存在关联性，当 LVEF < 40% 时这种关联尤其明显；二尖瓣反流 3 或 4 + 级的患者，36 个月的生存率不到 50%。未进行瓣膜修复或置换的重度主动脉瓣狭窄，生存期只有 1~2 年。对于主动脉瓣反流患者，早期应用血管扩张剂和进行更积极的干预有可能改变临床进程。

尽管事实上病毒感染可能引起相当数量的"特发性"心肌病，但在心内膜心肌活检中还是很难证实淋巴细胞性心肌炎。然而，在接受心内膜心肌活检并符合 Dallas 标准确定心肌炎诊断的患者和有特发性扩张型心肌病但缺少活检发现的患者之间，没能观察到生存率的差别。无对照报告提示急性暴发性淋巴细胞性心肌炎患者有较高的死亡率，巨细胞性心肌炎也有非常高的急性期死亡率，因原因很难明确，故问题显得更加严重。在死于获得性免疫缺陷综合征（AIDS）患者的尸检系列中，常常可以观察到淋巴细胞性心肌炎。有心肌炎的患者中，近半数死前有 HF 症状。虽然如此，心内膜心肌活检并没有被常规用于决定大多数 HF 患者的预后。

既往患有肥厚型心肌病的患者易发生心脏猝死。存在非持续性室性心动过速的患者出现致死性事件的风险更高。对于有肥厚型心肌病和心源性猝死家族史的患者，左室肥厚的程度与这种综合征不良预后的关系似乎更重要。

酒精性心肌病被认为是某些患者死亡的强有力预测因素。乙醇消耗相关的心律失常（特别是心房颤动）对预后也有恶化作用。

恶性肿瘤化疗引起的心肌病最常与蒽环类药物的使用有关。蒽环类抗生素相关性心肌病因应用的剂量、癌症治疗的强化程度而不同，其发病率为 5%~20%。发生急性蒽环类抗生素相关性心肌病的患者，其临床过程极为凶险，对常规内科治疗 HF 的反应很差，常使患者在发病后几个月内死亡。

心衰也可由浸润性心肌病导致，如淀粉样变性及血色素沉着症，可以通过心内膜心肌活检来诊断。这些患者的实际生存率很低，对标准治疗反应通常并不理想。那些有明确浸润性心肌病诊断的患者，一经发生充血性 HF，其生存期很少超过 2 年。

在平衡其他所有因素后，某些类型的特发性扩张型心肌病似乎对预后有恶性作用。与散发型病例相比，家族性扩张型心肌病似乎与死亡风险增加有关。

三、影响心衰预后的并发症

影响心衰预后的并发症包括高血压、糖尿病、肺动脉高压和肾功能不全等。尽管高血压可明显增加心衰发生的风险，但却只有很少证据提示高血压是心衰发生后预后的独立预测因子。实际上，血压较低患者的结果和预后似乎更差。当然，高血压与急性失代偿充血性 HF

症状的恶化有关，致使许多患者急诊就诊和再住院。

糖尿病是另一个促发 HF 的危险因素，女性的促发作用比男性更强。高血压与糖尿病若同时存在，心衰发生的风险将增加 5 倍。

肺动脉高压，无论是继发性左室功能障碍还是原发于肺血管疾病，都可通过引发右室功能障碍诱发右心衰竭和促发恶性心律失常而影响生存率。

肾功能不全可由低心排出量及药物使用所诱发，也可由伴随的潜在疾病所致，如糖尿病和高血压。肾功能不全可能与 HF 患者的不良预后有关。心衰导致肝淤血，严重时可导致肝硬化，因此被称为心源性肝硬化。

已明确能缩短预期寿命的疾病，譬如慢性阻塞性肺病或转移性恶性肿瘤，当并发 HF 时，是与死亡率增加密切相关的。然而，绝大多数 HF 患者的临床试验和注册研究都排除了有明显肺病或其他慢性疾病的患者，所以这些疾病对心室功能障碍和其并发症的准确作用还相当不明确。

四、临床表现

心衰综合征的严重充血状态一直是预后不良的预测因素，即便是 NYHA 分级，也能显示症状较重的患者死亡率似乎更高。生活质量评分、日常活动分级及运动量评估都可以提供一定程度的预测信息。有抑郁及情绪障碍诊断的患者其死亡及失代偿的风险升高。出现外周水肿或肺水肿常与不良预后有关。较长时间的症状预示着死亡率增高，也暗示降低的 LVEF 改善的可能性较小。晕厥，无论是否与心律失常有关，都预示着预后不良，心绞痛及新近心肌梗死也是如此。

左室舒张功能障碍为主伴充血状态的患者预后可能不同于左室收缩功能障碍为主的患者。当临床医生试图决定舒张功能障碍性充血性心衰患者的预后时，更重要的是要明确舒张功能异常的原因。淀粉样变性和血色素沉着症这样的浸润性疾病会导致更差的预后。当舒张功能障碍合并收缩功能障碍时，生存的机会将会更低。

五、心室功能和血流动力学

收缩期左室功能是心衰患者疾病状态的最有力的独立预测因素之一。总体而言，与 LVEF 大于 35% 的患者相比，LVEF 小于 25% 的患者有极为不良的预后。但是，单独应用 LVEF 评估预后时应慎重，许多其他因素也会发挥作用。一个血压控制良好和 LVEF 仅有 20% 的非充血、主动运动的个体，也可经过 β 受体阻滞剂、ACEI 或者血管扩张剂治疗维持相当好的状态许多年。

当考虑心脏移植时应采用血流动力学来评价心衰严重程度。通过升高的右房压和肺动脉压力来反充血的程度特别重要，不可逆性肺动脉高压是一般或心脏移植后患者预后不良的预测因素。

六、运动试验

慢性 HF 患者的功能状态和心脏储备可以通过运动耐量测定来客观地评价。峰值氧耗量的准确测量尤其重要，这也许是判断患者是否需要接受心脏移植最重要的试验。当呼吸交换比例大于 1：1 时，这意味着患者已经到达无氧阈和最大运动耐量，如果峰值摄氧量 < 10 mL/（kg·min），预示着 1 年死亡风险可以高达77%，与其相比，如果峰值摄氧量在 10 ~ 18 mL/（kg·min），则 1 年死亡风险为 21%。Mancini 和同事们曾经利用这项特殊的发现来确定心脏移植的最佳时机，他们提示峰值摄氧量 < 14 mL/（kg·min）的患者最可能从心脏移植中获益，这个数字已经成为启动心脏移植程序的重要方向标。主要注意峰值摄氧量受年龄、性别、肌肉量、需氧状态和药物治疗等多因素影响。

6 min 步行试验（6 MWK）也能提供有价值的预后信息。目前，很多临床试验应用 6 min 步行试验将 HF 患者归类为不同级别。6 min 内步行距离和生存率之间存在明显的相关性。SOLVD 研究中步行距离 <300 米时，年死亡风险为 11%，若步行距离 >450 米，年死亡率降为 4%。

七、代谢参数

在严重心衰患者中，血钠测定可以反映神经激素紊乱的程度和利尿治疗的强度，低血钠常伴有较高的死亡率。尿酸水平的升高很可能是肾灌注异常的表现，也与不良预后有关。肝淤血患者肝酶水平可能会升高。甲状腺功能减退和亢进常常与 HF 共存，既可以恶化症状，也可以影响生存率。

八、X 线胸片

心胸比例被注意到是生存的独立预测因素，但心胸比例与 LVEF 的相关性却很弱。胸腔积液还是肺实质充血，是死亡的独立预测因素。

九、心电图

QRS 时限 >120 ms 伴 LVEF 降低的患者可从心脏再同步化治疗中获益。I 度房室传导阻滞伴发室内传导延迟是非常棘手的问题。目前，心脏再同步化治疗已用于临床，临床医生必须非常谨慎地评估常规 12 导联体表心电图，尤其是 QRS 延长时间。当然，心房颤动、非持续性室性心动过速及单纯频发室性期前收缩这类心律失常的存在也非常重要。

十、心衰炎症标志物

细胞因子可能会参与产生左室功能障碍，促发肺水肿，导致心肌病，诱发心室重构。细胞因子也可能与极度严重 HF 患者的食欲减退和恶病质有关（如肿瘤坏死因子，也叫恶病质素）。总体而言，促炎细胞因子与不良预后相关（如肿瘤坏死因子和 IL-1、IL-6）。红细胞沉降率（erythrocyte sedimentation rate，ESR）是一种非特异性炎症指标，可能与 HF 患者的疾病严重程度有关。

十一、神经内分泌激活

探索心衰发病机制的最重要发现就是神经内分泌系统激活，对心衰整体认识和治疗有很大促进作用。在使用神经激素调节剂（ACEI、ARB、β受体阻滞剂和醛固酮拮抗剂）治疗前，RAAS系统的异常与预后不良有关。

十二、心内膜心肌活检

心内膜心肌活检不作为评价预后的常规方法，但可为部分病例提供益处。不良预后可能与某些活检发现有关，包括炎症的存在，特别是巨细胞心肌炎。

第二节　心力衰竭的预后预测

在评估HF患者预后的日常实践过程中，应该把注意力放在容易利用的临床信息上，包括症状严重程度（如NYHA分级）、LVEF、HF病因、常规血生化标志物（尤其是血钠、肌酐、血尿素氮、尿酸水平及肝功能检查），以及激素水平（如利钠肽）。

有几个模型已被检验可协助临床医生决定哪些患者可能从心脏移植、药物治疗或器械干预治疗中获益。Aaronson和其同事基于测量峰值摄氧量过程中的临床发现建立了一个无创性危险分层模型。这一模型包括7个变量：是否存在缺血、静息心率、LVEF、QRS时限是否>200 ms、平均静态血压、峰值摄氧量及血清钠水平。这个模型定义的低危、中危及高危心衰组1年的无事件生存率分别为93%、72%和43%。

Campana等建立了另一个类似但有不同变量的预后模型。模型变量包括HF病因、心功能分级、存在S_3奔马律、心输出量、心房平均压、动脉舒张压或PCWP。这个模型需要血流动力学的有创测量。根据危险分值，分为低危、中危及高危组，各组1年的无事件生存率分别为95%、75%和40%，其结果与Aaronson类似。

西雅图HF预后模型可能是最简练易行和具有重要价值的模型。西雅图HF风险预测工具基于简单易得的临床特征和无创性血流动力学测定，可为患者提供HF预后的个体化评估。

当然，这些预测模型仍存在局限性。不过，预测模型的应用有助于HF患者预后的评估，进而帮助临床医师决定哪些患者可能适合于特殊的干预治疗。

参考文献

1. 郭蔼春. 黄帝内经素问校注 [M]. 北京：人民卫生出版社，2021.

2. 丹波元简. 灵枢识 [M]. 上海：上海科学技术出版社，1959.

3. 张仲景. 伤寒论 [M]. 北京：人民卫生出版社，2005.

4. 张仲景. 金匮要略 [M]. 北京：人民卫生出版社，2005.

5. 巢元方. 诸病源候论 [M]. 北京：人民卫生出版社，2009.

6. 赵佶. 圣济总录 [M]. 北京：人民卫生出版社，1998.

7. 王肯堂. 证治准绳 [M]. 北京：人民卫生出版社，2003.

8. 唐宗海. 血证论 [M]. 北京：人民卫生出版社，2005.

9. 周之干. 慎斋遗书 [M]. 北京：中国中医药出版社，2016.

10. 孟景春. 中医养生康复学概论 [M]. 上海：上海科学技术出版社，2012.

11. 王玉川. 中医养生学 [M]. 上海：上海科学技术出版社，2007.

12. 沈玉芹，张健. 慢性心力衰竭心脏康复 [M]. 北京：人民卫生出版社，2017.

13. 赖少伟. 慢性心力衰竭患者中医运动养生的现况研究 [D]. 广州：广州中医药大学，2014.

14. 中华中医药学会肺系病专业委员会. 慢性肺原性心脏病中医证候诊断标准（2012 版）[J]. 中医杂志，
    2012，53（12）：1075 – 1077.

15. 李建生，余学庆. 慢性肺原性心脏病中医诊疗指南（2014 版）[J]. 中医杂志，2014，55（6）：526 –
    531.

16. 中国康复医学会心血管病专业委员会，中国老年学学会心脑血管病专业委员会. 慢性稳定性心力衰竭
    运动康复中国专家共识 [J]. 中华心血管病杂志，2014，42（9）：714 – 720.

17. 陈可冀，吴宗贵，朱明军，等. 慢性心力衰竭中西医结合诊疗专家共识 [J]. 中国中西医结合杂志，
    2016（2）：133 – 139.

18. 中华医学会心血管病学分会心力衰竭学组，中国医师协会心力衰竭专业委员会，中华心血管病杂志编
    辑委员会. 中国心力衰竭诊断和治疗指南 2018 [J]. 中华心力衰竭和心肌病杂志（中英文），2018，2
    （4）：196 – 225.

19. 中国心血管健康与疾病报告编写组. 中国心血管健康与疾病报告 2019 概要 [J]. 中国循环杂志，2020，
    35（9）：833 – 854.

20. 中国康复医学会心血管病预防与康复专业委员会. 慢性心力衰竭心脏康复中国专家共识 [J]. 中华内科
    杂志，2020，59（12）：942 – 952.

21. Flynn KE, Piña IL, Whellan DJ, et al. Effects of exercise training on health status in patients with chronic
    heart failure：HF-ACTION randomized controlled trial [J]. JAMA. 2009，301：1451.

22. Piepoli MF, Davos C, Francis DP, et al. Exercise training meta-analysis of trials in patients with chronic heart
    failure（ExTraMATCH）[J]. BMJ, 2004（7433），328：189.

23. Long L, Mordi IR, Bridges C, et al. Exercise-based cardiac rehabilitation for adults with heart failure [J].
    Cochrane Database Syst Rev, 2019, 1（1）：CD003331.

24. Zhang Y, Zhang J, Butler J, et al. Contemporary epidemiology. management, and outcomes of patients hospitalized for heart failure in China: results from the China heart failure (China-HF) registry [J]. J Card Fail, 2017, 23 (12): 868 – 875.

25. Calvier L, Martinez-Martinez E, Miana M, et al. The impact of galectin-3 inhibition on aldosterone-induced cardiac and renal injuries [J]. JACC Heart Fail, 2015, 3 (1): 59 – 67.

26. Vergaro G, Prudhomme M, Fazal L, et al. Inhibition of galectin-3 pathway prevents isoproterenol-induced left ventricular dysfunction and fibrosis in mice [J]. Hypertension, 2016, 67: 606 – 612.

27. Besler C, Lang D, Urban D, et al. Plasma and cardiac galectin-3 in patients with heart failure reflects both inflammation and fibrosis: implications for its use as a biomarker [J]. Circ Heart Fail, 2017, 10 (3): e003804.

28. Grupper A, Nativi-Nicolau J, Maleszewski JJ, et al. Circulating galectin-3 levels are persistently elevated after heart transplantation and are associated with renal dysfunction [J]. JACC Heart Fail, 2016, 4: 847 – 856.

29. Eskandari V, Amirzargar AA, Mahmoudi MJ, et al. Gene expression and levels of IL-6 and TNF α in PBMCs correlate with severity and functional class in patients with chronic heart failure [J]. Ir J Med Sci, 2018, 187: 359 – 368.

30. Wang C, Xu J, Yang L, et al. Prevalence and risk factors of chronic obstructive pulmonary disease in China (the China Pulmonary Health [CPH] study): a national cross-sectional study [J]. Lancet, 2018, 391: 1706 – 1717.

31. Schönhofer B, Barchfeld T, Wenzel M, et al. Long term effects of non-invasive mechanical ventilation on pulmonary haemodynamics in patients with chronic respiratory failure [J]. Thorax, 2001, 56 (7): 524 – 528.

32. Held M, Walthelm J, Baron S, et al. Functional impact of pulmonary hypertension due to hypoventilation and changes under non-invasive ventilation [J]. Eur Resp J, 2014, 43 (1): 156 – 165.

33. Vitulo P, Stanziola A, Confalonieri M, et al. Sildenafil in severe pulmonary hypertension associated with chronic obstructive pulmonary disease: a randomized controlled multicenter clinical trial [J]. The J Heart Lung Transpl, 2017, 36: 166 – 174.

34. Rao RS, Singh S, Sharma BB, et al. Sildenafil improves six-minute walk distance in chronic obstructive pulmonary disease: a randomised, double-blind, placebo-controlled trial [J]. Indian Journal of Chest Diseases and Allied Sciences, 2011, 53: 81.

35. Blanco I, Gimeno E, Munoz PA, et al. Hemodynamic and gas ex-change effects of sildenafil in patients with chronic obstructive pulmonary disease and pulmonary hypertension [J]. Amer J Resp Critical Care Medi, 2010, 181: 270 – 278.

36. Kim HS, Park JH, Park SJ, et al. Use of tadalafil for treating pulmonary arterial hypertension secondary to chronic obstructive pulmonary disease [J]. Korean J Internal Medi, 2007, 22: 37.

37. Goudie AR, Lipworth BJ, Hopkinson PJ, et al. Tadalafil in patients with chronic obstructive pulmonary disease: a randomised, double-blind, parallel-group, placebo-controlled trial [J]. Lancet Resp Medi, 2014, 2: 293 – 300.

38. Valerio G, Bracciale P, Grazia D' agostino A. Effect of bosentan upon pulmonary hypertension in chronic obstructive pulmonary disease [J]. Ther Adv Resp Dis, 2009, 3: 15 – 21.

39. Stolz D, Rasch H, Linka A, et al. A randomised, controlled trial of bosentan in severe COPD [J]. Eur Resp J, 2008, 32: 619 – 628.

40. Ghofrani HA, Staehler G, Grünig E, et al. Acute effects of riociguat in borderline or manifest pulmonary hypertension associated with chronic obstructive pulmonary disease [J]. Pulmonary circula-tion, 2015, 5: 296 – 304.

41. Young RP, Hopkins RJ. Possible role of statins in COPD-related pulmonary hypertension [J]. Chest, 2010, 137: 1250 – 1251.

42. Moosavi SaJ, Raji H, Faghankhani M, et al. Evaluation of the effects of atorvastatin on the treatment of second-ary pulmonary hypertension due to chronic obstructive pulmonary diseases: a randomized controlled trial [J]. Iranian Red Crescent Medi J, 2013, 15: 649.

43. Opitz I, Ulrich S. Pulmonary hypertension in chronic obstructive pulmonary disease and emphysema patients: prevalence, therapeutic options and pulmonary circulatory effects of lung volume reduction surgery [J]. J Thoracic Dis, 2018, 10: S2763.

44. Packer M. Compartive effects of low at high doses of the angiotensin-converting enzyme inhibitor, lisinopril on morbidity and mortality in chronic heart failure (AT-LAS) [J]. Circulation, 1999, 100 (23): 2312 – 2318.

45. Cohn JN, Tognoni G, for the Valsartan Heart Failure Trial Investigators. A randomized trial of the angiotensin-receptor blocker vaisartan in chronic heart failure (Val-HeFT) [J]. N Engl J Med, 2001, 345: 1667 – 1675.

46. Pfeffer MA, Swedberg K, Granger CB, et al. Effects of candesartan on mortality and morbidity in patients with chronic heart failure the CHARM-ovrrall programme [J]. Lancet, 2003, 362 (9386): 759 – 766.

47. Granger CB, McMurray JJ, Yusuf S, et al. Effects of candesartan in patients with chronic heart failure and re-duced left-ventricular systolic function intolerant to an-giotensin-converting-enzyme inhibitors: the CHARM-Alternative trial [J]. Lancet, 2003, 362 (9386): 772 – 776.

48. McMuray JJ, Ostergren J, Swedberg K, et al. Effects of candesartan in patients with chronic hean failure and reduced left-ventricular systolic function taking angioten-sin-converting-enzyme inhibitors: the CHARM-Added trial [J]. Lancet, 2003, 362 (9386): 767 – 771.

49. Konstam MA, Neaton JD, Dickstein K, et al. Effects of high-dose versus low-dose lorsartan on elinical oute-comes in patients with heart failure (HEAAL study): a randomized, double-blind trial [J]. Lancet, 2009, 374 (9704): 1840 – 1848.

50. Pitt B, Zannad F., Remme WJ, et al. The effect of spironolactone on morbidity and mortality in patients with severe heart failure [J]. N Engl J Med, 1999, 341 (10): 709 – 719.

51. Pitt B, Remme W, Zannad F, et al. for the EPHESUS (Eplerenone Post-acute MIHeart Failure Efficacy and Survival Study) Investigators. Eplerenone, a selective aldosterone blocker in patients wih left ventricular dys-function after myocardial infarction [J]. N Engl J Med, 2003, 348 (14): 1309 – 1321.

52. Zannad F, McMurray JJV, Drexler H, et al. Raionale and design of the Eplerenone in Mild Patientis Hospitali-zation And Survlval Study in Heart Failure (EMPHASIS-HF)[J]. Eur J Heart Failure, 2010, 12 (6): 617 – 622.

53. Zannad F, McMurray JJV, Krum H, et al. Eplerenoe in patients with systolic heart failure and mild symptoms [J]. N Engl J Med, 2011, 364 (1): 11 – 21.